G. J. Dobos, A. Paul (Hrsg.)

Mind-Body-Medizin

AF826336

Nichts ist stärker als eine Idee, deren Zeit gekommen ist.

Victor Hugo

Gustav J. Dobos, Anna Paul (Hrsg.)

Mind-Body-Medizin

Integrative Konzepte zur Ressourcenstärkung und Lebensstilveränderung

2. Auflage

Mit Beiträgen von: Dr. phil. Nils Altner, Essen; Dennis Anheyer, M.A., B.Sc., Essen; Prof. Fabrizio Benedetti, MD, Torino; Dr. med. Lena von Bernus, Berlin; Dipl. oec. troph. Sigrid E. Bosmann, Mülheim; Dr. Christine Brähler, DClinPsy, PhD, München; Prof. Dr. med. habil. Dr. rer. soc. Stefan Brunnhuber, Dresden; Dr. rer. medic. Kyung-Eun Choi, M.A., Aachen; PD Dr. rer. medic. Holger Cramer, Essen; Gary E. Deng, MD, PhD, New York; Dr. med. Ulrich Deuse, Essen; Prof. Dr. med. Gustav J. Dobos, Essen; Dipl. oec. troph. Ute Dujardin, Essen; Prof. Dr. med. Tobias Esch, Witten; Prof. emer. Dr. phil. Alexa Franke, Dortmund; Dipl.-Psych. Heidemarie Haller, Essen; Prof. Aviad Haramati, PhD, Washington; Prof. Nancy Harazduk, MEd, MSW, Washington; Dr. rer. nat. Britta Hölzel, München; Prof. Dr. rer. nat. Dr. med. habil. Gerald Hüther, Friedland; Dipl. oec. troph. Kristina Hugen, Essen; Dr. phil. Petra Klose, Essen; Dr. rer. nat. Anna K. Koch, Essen; Dipl.-Soz.-Päd. Lena Kümmel, B.Sc., Zürich; Silke Lange, MPH, Essen; Prof. Dr. med. Jost Langhorst, Essen; Nadine Laub, M.Sc., Zürich; Prof. Dr. med. Andreas Michalsen, Berlin; Prof. Dr. rer. nat. Frauke Musial, PhD, Tromsoe; Dr. rer. medic. Anna Paul, Essen; Christiane Pithan, M.Sc., Essen; Dipl. oec. troph. Sabine Pork, Bochum; Dr. med. Thomas Rampp, Essen; Frauke Reese, Berlin; Dr. med. Felix Joyonto Saha, Essen; Dipl.-Psych. Christel von Scheidt, Berlin; Dr. med. Petra Voiß, Essen; Dr. med. Claudia Wendt, Essen; Dr. med. Marcela Winkler, Stuttgart; Prof. Dr. med. Claudia M. Witt, MBA, Zürich; Dipl. oec. troph. Christina Zempel, Essen.

Unter Mitarbeit von: Prof. Dr. med. Mark Dominik Alscher, Stuttgart; Dr. med Holger C. Bringmann, B.Sc., Zschadraß; Claudia Gläßer, Zschadraß; Claudia Hausmann, M.A., Essen; Merle Malburg, M.Sc.; Dipl.-Med. Ralph Mikosch, Zschadraß; Dr. med. Julia Preger, Zschadraß; Dipl.-Soz.-Päd. Ralf Reißmann, Köln; Andreas Rohr, Zschadraß; Dr. med. Oliver Somburg, Zschadraß; Dr. rer. pol. Petra Thorbrietz, München; Dipl.-Psych. Katja Tiesler, Zschadraß; Robert F. Weise, Zschadraß.

Mit Geleitworten von: Prof. Herbert Benson, MD, Boston; Prof. Margaret Baim, MS, NP, Boston

ELSEVIER

ELSEVIER
Hackerbrücke 6, 80335 München, Deutschland
Wir freuen uns über Ihr Feedback und Ihre Anregungen an books.cs.muc@elsevier.com

ISBN 978-3-437-57931-8
eISBN 978-3-437-09934-2

Alle Rechte vorbehalten
2. Auflage 2019
© Elsevier GmbH, Deutschland

Wichtiger Hinweis für den Benutzer
Ärzte/Praktiker und Forscher müssen sich bei der Bewertung und Anwendung aller hier beschriebenen Informationen, Methoden, Wirkstoffe oder Experimente stets auf ihre eigenen Erfahrungen und Kenntnisse verlassen. Bedingt durch den schnellen Wissenszuwachs insbesondere in den medizinischen Wissenschaften sollte eine unabhängige Überprüfung von Diagnosen und Arzneimitteldosierungen erfolgen. Im größtmöglichen Umfang des Gesetzes wird von Elsevier, den Autoren, Redakteuren oder Beitragenden keinerlei Haftung in Bezug auf jegliche Verletzung und/oder Schäden an Personen oder Eigentum, im Rahmen von Produkthaftung, Fahrlässigkeit oder anderweitig, übernommen. Dies gilt gleichermaßen für jegliche Anwendung oder Bedienung der in diesem Werk aufgeführten Methoden, Produkte, Anweisungen oder Konzepte.

Für die Vollständigkeit und Auswahl der aufgeführten Medikamente übernimmt der Verlag keine Gewähr.
Geschützte Warennamen (Warenzeichen) werden in der Regel besonders kenntlich gemacht (®). Aus dem Fehlen eines solchen Hinweises kann jedoch nicht automatisch geschlossen werden, dass es sich um einen freien Warennamen handelt.

Bibliografische Information der Deutschen Nationalbibliothek
Die Deutsche Nationalbibliothek verzeichnet diese Publikation in der Deutschen Nationalbibliografie; detaillierte bibliografische Daten sind im Internet über http://www.d-nb.de/ abrufbar.

22 23 24 25 5 4 3 2

Für Copyright in Bezug auf das verwendete Bildmaterial siehe Abbildungsnachweis. Der Verweis auf die jeweilige Abbildungsquelle befindet sich beim Legendentext in eckigen Klammern. Alle nicht besonders gekennzeichneten Grafiken und Abbildungen © Elsevier GmbH, München.

Das Werk einschließlich aller seiner Teile ist urheberrechtlich geschützt. Jede Verwertung außerhalb der engen Grenzen des Urheberrechtsgesetzes ist ohne Zustimmung des Verlages unzulässig und strafbar. Das gilt insbesondere für Vervielfältigungen, Übersetzungen, Mikroverfilmungen und die Einspeicherung und Verarbeitung in elektronischen Systemen.

Um den Textfluss nicht zu stören, wurde bei Patienten und Berufsbezeichnungen die grammatikalisch maskuline Form gewählt. Selbstverständlich sind in diesen Fällen immer Frauen und Männer gemeint.

Planung: Ingrid Puchner, München
Projektmanagement: Stefanie Schröder, München
Redaktion: Dr. Nikola Schmidt, Berlin
Fachredaktion: Dr. Petra Thorbrietz, München
Fotografie von Frau Dr. Paul: Marc Dalhoff, Gladbeck
Satz: abavo GmbH, Buchloe
Druck und Bindung: Rodona Industria Gráfica, S.L., Pamplona/Spanien
Umschlaggestaltung: SpieszDesign, Neu-Ulm
Titelfotografie: Colourbox.com

Aktuelle Informationen finden Sie im Internet unter **www.elsevier.de**

Foreword

As mind-body medicine becomes established in Germany under the impressive leadership of Prof. Dr. med. Gustav Dobos and Dr. Anna Paul, it might be of interest to German readers how this field started in the United States

In 1967 I was a young cardiologist at the Thorndike Memorial Library of the Boston City Hospital and the Harvard Medical School. It perplexed me to consistently over-medicate my hypertensive patients – they would develop hypotension or too low blood pressure as well as other drug side effects. I wondered whether the stress and anxiety of having their blood pressure measured might be a contributory factor. The syndrome called "white coat hypertension" had not yet been recognized. It refers to the white coat of the physician that would induce anxiety in the patient and result in elevated blood pressure.

I decided to return to the Harvard Medical School from which I had recently graduated to investigate, whether I could create an animal model for stress-induced hypertension. I was supported by a grant from The Medical Foundation of Boston and was appointed a fellow in the Department of Physiology.

Working with squirrel monkeys I utilized the operant conditioning paradigms of Professor B. F. Skinner of Harvard University. Ultimately, this approach was labeled "biofeedback". We rewarded or "reinforced" elevations in the blood pressures of the monkeys. After several months, they developed permanent hypertension and died of strokes caused by cerebral hemorrhage.

Young practitioners of transcendental meditation who had learned of my work with monkeys approached me and requested that I study them. They were convinced that they had lower blood pressure because of their practice of meditation. I refused because I had been previously advised not to investigate stress. Stress was an inappropriate academic field. It was "soft" science. To explore meditation would be even more inappropriate. It could doom my future career. The practitioners of transcendental meditation argued that they had obtained considerable funding from the General Service Foundation and chose me as an appropriate person to perform the research.

I met with the Dean of Harvard Medical School, Dr. Robert Ebert, to seek his advice about whether it was appropriate to accept such funding to study the physiology of transcendental meditation. He smiled and told me that, if the Harvard Medical School could not take the risk of doing something new and seemingly inappropriate, who could? He sanctioned my starting the research and wished me well. Years later he became the chairperson of the Board of Trustees of the Mind/Body Medical Institute.

We instrumented the practitioners of transcendental meditation with intravenous and intra-arterial catheters, apparatus to measure oxygen consumption, carbon dioxide elimination, respiratory rate, heart rate and brain waves.

The experiment was divided into three twenty-minute periods. Throughout the entire hour long experiment, the subjects sat quietly with their eyes closed with no overt movement. During the first and last twenty minutes, the subjects thought regular thoughts. During the second period of twenty minutes, they meditated. There were dramatic physiologic changes during the meditation period. They included decreased metabolism, rate of breathing, blood pressure, heart rate, and slower brain waves.

These changes were directly opposite to those of stress or the "fight-or-flight" response. In fact, the fight-or-flight experience had been first described sixty years before by Professor Walther B. Cannon in the exact room of the Department of Physiology of Harvard Medical School in which I was performing my meditation research.

Stress is induced by a multitude of circumstances that require behavioral adjustment and is characterized by increases in the physiologic parameters that were decreased in transcendental meditators. It made little sense to me that this opposite response was brought on by only one type of meditation. After all, it could be an innate human capacity elicited by other techniques as well.

I first decided that there are two basic steps similar to those used in transcendental meditation: (1) the repetition of a word, sound, phrase, prayer, or movement and (2) the return to the repetition when other thoughts intruded. What these two steps achieved is to break the train of everyday thought.

Two years were spent reviewing the religious and secular literatures of the world to see whether those two steps were described elsewhere. I found that every culture of humankind had practices that incorporated these steps. They dated to the seventh century BC as described in the Upanishads. They were also described in the writings of Judaism, Christianity and Buddhism. Similar secular techniques included autogenic training, yoga, tai chi, qi gong, progressive muscle relaxation and the pre-suggestion phase of hypnosis.

In a next step I replicated the changes induced in transcendental meditation by having subjects repeat the number one and disregard other thoughts when they came to mind. I labeled the set of physiologic alterations produced by transcendental meditation and other approaches the "relaxation response".

At the Benson-Henry Institute for Mind Body Medicine at Massachusetts General Hospital, we now teach many different techniques to elicit the relaxation response. By the use of such a smorgasbord of approaches, an individual can choose one that conforms to his or her personal belief: secular or religious – sitting quietly or during exercise. There is no "Benson technique".

The years progressed and new technologies became available. We utilized them to further understand the relaxation response. We, and others, have found decreased responsivity to plasma norepinephrine, distinctive frequency of magnetic resonance imaging brain changes, increased thickness of cerebral cortex and increased levels of exhaled nitric oxide. Most recently we have found that when the relaxation response is elicited, there is a consistent set of changes in the activity of our genes that is opposite to the genomic alterations of stress. They include changes in oxidative phosphorylation, generation of reactive oxygen species, response to oxidative stress, apoptosis and inflammation.

These genomic changes effectively do away with the widely accepted separation of mind and body formulated in the seventeenth century by René Descartes. The mind can alter and change the activity of genes.

Since over 60 % of visits to healthcare professionals are caused or exacerbated by stress, it should not be surprising that regular elicitation of the relaxation response is effective in treating many disorders that include hypertension, anxiety, depression, irritable bowel syndrome, insomnia, the experience of most forms of pain, premenstrual syndrome, infertility, and rheumatoid arthritis.

I had the good fortune to meet Professor Gustav Dobos in 1999 and visit his groundbreaking Clinic for Internal and Integrative Medicine in 2000. We have subsequently maintained an active teaching and research relationship. The Benson-Henry Institute sends guest lecturers to visit the Essen Clinic for Internal and Integrative Medicine. Members of the Essen Clinic have repeatedly come to the Harvard Medical School to be participants in its continuing education mind-body courses.

Delighted to write this foreword I enthusiastically look forward to future associations between our respective organizations. I trust they will become models for the world.

Herbert Benson, MD
Director Emeritus
Benson-Henry Institute for Mind Body Medicine at Massachusetts General Hospital
Mind Body Medical Institute Associate Professor of Medicine, Harvard Medical School

Foreword

Human qualities have a range and valence, and those we collectively view as noble are manifest in the authors of this book. In 1999, when we first met, I distinctly recall walking down a long corridor of our office suite towards a most enthusiastic figure. For nearly ten years prior I had been involved in training others to enter the field of mind-body medicine. Although this was always an enjoyable exchange, this experience was to be set apart from any other. Standing squarely at the end of the hallway was Professor Gustav Dobos with a five-member multidisciplinary team so eager and welcoming, the sea change was palpable. This was not to be like other trainings, this was going to be the beginning of something big.

Our training staff included the venerable Dr. Herbert Benson, who is now Director Emeritus of The Benson-Henry Institute for Mind Body Medicine (BHI). In the late 1960 s, along with Robert Wallace, Dr. Benson quantified physiologic parameters of transcendental meditation and coined the phrase "relaxation response", to emphasize its buffering influence on the stress response. Although our mind-body perspective includes a range of self-care attitudes and practices, the foundation of our work was and remains methods to elicit this alert, yet restful state of mind and body. And if the kind reader forgives me yet another glimpse into this historic setting, I would be remiss not to mention the inclusion of our then research director, Dr. Greg Fricchione. His time was rarely available then, however, he set aside a sufficient amount to honor the potential of this German group and provided them a masterful review of mind-body medicine and discussion of promising new research directions. Soon thereafter Dr. Fricchione left our institute for directorship of the Carter Center and the Templeton Foundation committee developing research on altruism. Through the ensuing years he has contributed extensively to the fields of neuroimmunology, neuropsychiatry, and to the understanding of heart-brain connections. Now with the recent return of Dr. Fricchione as BHI Director, ongoing collaboration between our two faculties is assured.

Indeed, the student surpasses the master. In the past years, under the keen and visionary direction of Dr. Dobos, our faculties have continued to work together through sabbaticals and other educational exchanges bringing forth notable contribution to the science, clinical applications, and educational offerings in the field. In the summer of 2006 the group launched their first mind-body summer training course where I had the added pleasure of joining in their effort to bring this new medical path to light. Due to its great success, the course has become an annual event and ongoing opportunity for our two faculties to collaborate, teach side by side, and make a worthy contribution to a broader net of colleagues. Surely our former trainees have become our esteemed colleagues succeeding to blend both eastern and western mind-body approaches into the traditional pharmacologic and interventional capacities of modern medicine. I marvel at their accomplishment and recall being held spellbound that summer as I toured their 54 bed facility nestled within a modern hospital setting. In this unique setting with its integrated programming and services patients change the complexion of their lives by overcoming long held attitudes and behaviors that have stood between them and their healing.

The discipline of mind-body medicine requires a perspective far afield rudimentary collection of bio-psycho-social components inherent in the biomedical reductionistic examination of parts. Drawing from systems theory, a mind-body approach views the wholeness of human experience as an emerging phenomenon far greater than the sum of parts. Complex interactions among mind, brain, behavior, and body processes are valued and explored. Within this larger landscape, the complexity of health and illness incorporates such influencers as community, family, social and work relationships, mental processes, and behaviors interacting with an internal physical landscape of communications among nerves, organs, tissues, cells, and molecular systems. Understanding illness and health from this more complex model not only offers greater benefit in the treatment of illness, but also opens pathways for the study of human flourishing.

However, this open and complex systems approach requires a multidisciplinary exchange of methodologies, principles, theories, and findings. In the recent years these exchanges have resulted in a quickening of information dependent on translational research to transmit molecular and cellular processes for the benefit of patient care. This book not only represents a collection of findings spanning multiple disciplines but serves as a medium for translating these findings from the laboratory bench into the hands of practitioners for direct care. Within the following pages this multidisciplinary team of dedicated researchers and clinicians legitimizes ancient healing practices while simultaneously advancing the science of a new paradigm.

These scholars and skillful practitioners have pooled their resources to provide the benefit of their longstanding dedication to mind-body medicine and many other healing modalities. Based on the rigor of their own scientific inquiry in concert with those of equal import and influence, each contributor delivers a gift of insight framed within a practical and easily implemented model. The compassionate and precise notification of Dschelaleddin Rumi, "You need more help than you know", is a journey we can engage a bit more confidently thanks to these healers.

"Never doubt that a small group of thoughtful, committed citizens can change the world. Indeed, it is the only thing that ever has" wrote the anthropologist Margaret Mead. So here's to this small group of thoughtful and committed citizens who have made ample contribution to my own life and practice, trusting yours too will be enriched as you share in their collected wisdom.

Margaret Baim, MS, NP
Associate in Medicine, Harvard Medical School
Clinical Director, Center for Training,
Benson-Henry Institute for Mind Body Medicine at
Massachusetts General Hospital

Vorwort

In der Medizin weitet sich der Blick – von der Hochleistungsmedizin mit ihrem naturwissenschaftlich-biologischem Fokus auf eine eher ganzheitliche Sicht, die von Patientenseite immer wieder eingeklagt wird. Sie ist weniger an der Pathologie der Krankheiten orientiert als an den gesunden Anteilen des Menschen, die wir alle in uns tragen, selbst in Zeiten größter seelischer und körperlicher Not.

Aaron Antonowsky (1923–1994) war der erste Vertreter der modernen Medizin, der sich der Tugenden der antiken Medizin erinnerte und die Frage nach den Wurzeln der Gesundheit stellte, sicher nicht zufällig nach zwei Weltkriegen und der Shoah. Während die Stressforschung noch den körperlichen Folgen von chronischen Belastungen nachging, arbeiteten Pioniere wie Herbert Benson und Jon Kabat-Zinn schon im Geiste Antonowskys an der Auflösung: Wie könnte man Körper und Geist wieder beruhigen, damit der Organismus aus der Schockstarre wieder zu seinen lebendigen Regulationsmechanismen finden könne?

Der Schlüssel liegt hier in den Patientinnen und Patienten selbst – nicht nur in Arzneimittelwirkstoffen. Dabei geht es aber nicht um Selbstoptimierung, wie sie gerade so modern ist, sondern um das Wiedererlernen der Fähigkeit, Beziehungen einzugehen – zu seinem eigenen Körper, zum jeweiligen sozialen Umfeld, zur Gesellschaft und natürlich auch zu therapeutischen Helfern wie Ärzten, Mind-Body-Medizin-Therapeuten bzw. Mitarbeitern in der Ordnungstherapie, Pflegenden und vielen anderen.

Für jene ist dieses Buch gedacht. Es soll helfen, über die Beziehung zwischen „Mind" und „Body" – Kopf und Körper – neu nachzudenken und sie für den therapeutischen Alltag fruchtbar zu machen. Indem es die neuesten Ergebnisse der Forschung zusammenfasst und die Erfahrungen der klinischen Praxis schildert, zeigt dieses Buch das große Potenzial der Mind-Body-Medizin. Eigentlich ist es Philosophie und Arbeitsgrundlage für alle Lebenslagen – von der Gesundheitsvorsorge von Kindheit an über Behandlung und Umgang mit chronischen Krankheiten bis hin zur Selbstfürsorge und Lebensstilfragen.

Mit einem Team engagierter und sachkundiger Mitarbeiter aus diversen Gesundheitsberufen arbeiten wir seit rund 20 Jahren daran, das aus den USA stammende Modell der Mind-Body-Medizin auch in Deutschland zu etablieren. An den Kliniken Essen-Mitte ging es eine Fusion mit der klassischen Naturheilkunde, aber auch anderen traditionellen Heilverfahren ein, deren Grundprinzip es ist, die Selbstregulation des Organismus anzuregen und die sich deshalb in besonderer Weise eignen, Bestandteil der Mind-Body-Medizin zu sein. Auf dieser Grundlage wird in diesem Buch beschrieben, was Mind-Body-Interventionen leisten können – im stationären, teilstationären, ambulanten aber auch präventiven Bereich – umfangreich und praxisnah. Unter anderem beschreibt es step-by-step die Arbeit mit Einzelpersonen und Gruppen in den Teilbereichen Ernährung, Bewegung und Entspannung. Darüber hinaus liefert es „Best-Practice"-Beispiele aus unterschiedlichen medizinischen Disziplinen und Settings – über das „Essener Modell", das Fokus der ersten Auflage dieses Buches war, hinaus.

Dass sich die Mind-Body-Medizin auf diese Weise verbreitet und immer neue Anwendungsgebiete erobert, ist nicht nur unseren engagierten und leidenschaftlichen Kollegen und Mitarbeitern zu verdanken, sondern auch der seit vielen Jahren kontinuierlichen Förderung der Erich Rothenfußer Stiftung, die unter anderem die jährliche Mind-Body-Medicine Summer School sowie das darauf folgende Vertiefungsseminar von Anfang an unterstützt und auch inspirierend begleitet hat. Ohne ihre Hilfe wäre dieser Erfolg nicht möglich gewesen.

In unserer Arbeit mit Patienten gibt es einen wichtigen Spruch: „Werde der, der Du bist und nicht der, der Du sein sollst!" In diesem Sinne wünschen wir diesem Buch viele inspirierte Leser.

Essen, August 2018

Prof. Dr. med. Gustav J. Dobos und
Dr. rer. medic. Anna Paul

Danksagung

An der Erarbeitung und Umsetzung der in diesem Buch beschriebenen Konzepte ist eine Vielzahl von Personen beteiligt – zu allererst die Patienten unserer Klinik, die sich uns anvertraut haben und die wir begleiten durften auf ihrem Weg in ein neues, achtsameres Leben. Dafür möchten wir uns bedanken.

Ohne die Erich Rothenfußer Stiftung, die seit den 80er-Jahren die Entwicklung einer modernen Ordnungstherapie in der Naturheilkunde aktiv gefördert hat und aus der sich nun die Mind-Body-Medizin, das MICOM-Programm entwickelt hat, wäre unsere Arbeit nicht möglich gewesen und auch dieses Buch nie entstanden. Ebenso ist die alljährlich standfindende Mind-Body-Medicine Summer School samt dem anschließenden Vertiefungsseminar ein Produkt unserer Jahrzehnte langen Zusammenarbeit. Deshalb ein besonderer Dank an die Erich Rothenfußer Stiftung, vertreten durch Herrn Paul Rothenfußer und Herrn Michael Mahlo.

Herbert Benson und Peg Baim waren unsere Lehrmeister – danke für alles, was wir von ihnen lernen durften und ihre Unterstützung, die sie in ihrem Vorwort ausgedrückt haben. Viele Anregungen und Hinweise bekamen wir von Menschen, die sich in Forschung und Praxis für Erkenntnisse und Umsetzung der Mind-Body-Medizin einsetzen. Sie waren bereit, ihren aktuellen Wissensstand in diesem Buch mit den Lesern zu teilen. Vielen Dank an Fabrizio Benedetti, Lena von Bernus, Christine Brähler, Stefan Brunnhuber, Anna Choi, Gary Deng, Ulrich Deuse, Tobias Esch, Alexa Franke, Adi Haramati, Nancy Harazduk, Britta Hölzel, Gerald Hüther, Lena Kümmel, Nadine Laub, Andreas Michalsen, Frauke Musial, Frauke Reese, Claudia Wendt, Marcela Winkler, Claudia Witt.

Nicht zuletzt haben unsere Essener Kollegen und Mitarbeiter Vieles zu diesem Buch beigetragen – besonders Nils Altner, der es von Beginn an durch seine „achtsame Sprache“ hat wachsen und reifen lassen. Durch seine theoretischen und praktischen Arbeiten vor Ort und durch seine Kontakte zu den Zentren der Mind-Body-Medizin in den Vereinigten Staaten hat er zur Integration von Achtsamkeit in unsere Arbeit beigetragen. Chris von Scheidt hat seit Gründung unserer Klinik beim Aufbau der Mind-Body-Medizin mitgewirkt und entwickelt diese Arbeit als Leiterin der Tagesklinik am Immanuel-Krankenhaus in Berlin weiter. Sie bleibt uns verbunden. Herzlichen Dank.

Neben dem gesamten Team der Klinik für Naturheilkunde gilt unser großer Dank insbesondere den MBM-Therapeuten an den Kliniken Essen-Mitte, denn sie sind es, die in ihrer täglichen Arbeit das Konzept der Mind-Body-Medizin im Teamwork an bisher mehr als 40 000 Patienten umgesetzt haben. Maßgeblich mitgewirkt an diesem Buch haben Silke Lange, Christiane Pithan und Tina Zempel, aber auch Sigrid Bosmann, Ute Dujardin, Kristina Hugen, Merle Malburg, und Sabine Pork.

Von ärztlicher Seite wurden wir unterstützt von den Essener Kollegen Jost Langhorst, Thomas Rampp, Felix Saha und Petra Voiß. Eine wichtige Rolle hat unsere Forschungsabteilung, die unsere Arbeit wissenschaftlich fundiert und in die medizinische Versorgungslandschaft implementieren hilft: Dennis Anheyer, Holger Cramer, Heidemarie Haller, Petra Klose und Anna Koch.

Unser Dank gilt auch Frau Ingrid Puchner und Frau Stefanie Schröder vom Elsevier Urban und Fischer Verlag, die uns zum Schreiben dieses Buches und seiner Aktualisierung in einer zweiten Auflage ermunterten. Claudia Hausmann hat mit unendlicher Geduld die Fäden zusammengehalten, und Petra Thorbrietz und Nikola Schmidt haben mit strengem Redakteursblick und leichter Feder für die Fertigstellung gesorgt.

Ohne Teamwork keine Mind-Body-Medizin. Vielen Dank an alle Beteiligten!

Essen, August 2018
Prof. Dr. med. Gustav J. Dobos
Dr. rer. medic. Anna Paul

Herausgeber und Autoren

Herausgeber

Prof. Dr. med. Gustav J. Dobos
Facharzt für Internistische Medizin, Nephrologie und spezielle internistische Intensivmedizin, Lehrstuhlinhaber der Alfried Krupp von Bohlen und Halbach-Stiftungsprofessur für Naturheilkunde, Medizinische Fakultät der Universität Duisburg-Essen, Direktor der Klinik für Naturheilkunde und Integrative Medizin, Kliniken Essen-Mitte. Schwerpunkte: Naturheilkunde, Integrative Medizin, Mind-Body-Medizin, naturheilkundliche Schmerzmedizin

Dr. rer. medic. Anna Paul
Gesundheitswissenschaftlerin, Leitung Ordnungstherapie, Mind-Body-Medizin, Integrative Onkologie und Organisationsentwicklung an der Klinik für Naturheilkunde und Integrative Medizin, Kliniken Essen-Mitte, Leitung Arbeitsgruppe Prävention und Gesundheit, Lehrstuhl für Naturheilkunde, Medizinische Fakultät der Universität Duisburg-Essen, MBSR-Lehrerin, Trained MSC Teacher, Yoga-Lehrerin. Schwerpunkte: Mind-Body-Medizin, Gesundheitstraining/-pädagogik in der klinischen Versorgung, in Ausbildung und Lehre

Mitautoren

Prof. Dr. med. Mark Dominik Alscher
Internist/Facharzt für Innere Medizin, Chefarzt der Allgemeinen Inneren Medizin und Nephrologie, Fachabteilung für Innere Medizin, Nieren- und Bluthochdruckerkrankungen des Robert-Bosch-Krankenhauses Stuttgart. Schwerpunkte: Allgemeine Innere Medizin, Hypertensiologie, Nephrologie

Dr. phil. Nils Altner
Bildungs- und Gesundheitswissenschaftler u. a. an der Klinik für Naturheilkunde und Integrative Medizin, Kliniken Essen-Mitte, Medizinische Fakultät der Universität Duisburg-Essen. Schwerpunkte: Mind-Body-Medizin, Achtsamkeit, Mitgefühl und Gesundheit, freudvolles Lernen, Prävention und Gesundheitsförderung in Kindergarten, Schule und Unternehmen

Dennis Anheyer, M.A., B.Sc.
Sozialwissenschaftler und Psychologe, wissenschaftlicher Mitarbeiter an der Klinik für Naturheilkunde und Integrative Medizin, Kliniken Essen-Mitte, Medizinische Fakultät der Universität Duisburg-Essen. Schwerpunkte: Integrative Pädiatrie, Gesundheitspsychologie, Forschungsmethodik

Prof. Margaret (Peg) Baim, MS, NP
Clinical Director des Center for Training am Benson-Henry Institute (BHI) for Mind Body Medicine, Massachusetts General Hospital (MGH), Boston/USA, Direktorin des dortigen Stress Management and Resiliency Training (SMART)-Programms, außerordentliche Professorin am MGH Institute for Health Professions, Nurse Practitioner (NP)/Klinische Pflegeexpertin (MS). Schwerpunkte: Anti-Stressprogramme und Forschung zu Resilienz, Empathie und Humor

Prof. Fabrizio Benedetti, MD
Ordentlicher Professor am Institut für Neurowissenschaften „Rita Levi Montalcini", Università degli Studi di Torino/Italien. Führender Experte auf dem Gebiet der Placebo-Forschung. Schwerpunkte: Placebo/Nocebo-Forschung

Prof. Herbert Benson, MD
Professor für Mind-Body-Medizin an der Harvard Medical School, Direktor Emeritus des von ihm gegründeten Benson-Henry Institute (BHI) for Mind Body Medicine, Massachusetts General Hospital (MGH), Boston/USA, Kardiologe, erforschte als Erster die Hirnfunktionen meditierender Mönche, einer der Pioniere der modernen Mind-Body-Medizin. Schwerpunkte: „Relaxation Response"

Dr. med. Lena von Bernus
Ärztin in Facharztweiterbildung für Allgemeinmedizin, Mind-Body-Medizin-Therapeutin, wissenschaftliche Mitarbeiterin am Institut für Integrative Gesundheitsversorgung und Gesundheitsförderung an der Fakultät für Gesundheit der Universität Witten/Herdecke

Sigrid E. Bosmann, Dipl. oec. troph.
Diplom-Oecotrophologin, zertifizierte Ernährungsberaterin (VDOe), Fachberaterin für Vollwert-Ernährung und Fasten (UGB), zertifizierte Kursleiterin und Beraterin (UGB), zertifizierte Ernährungsfachkraft Allergologie (DAAB), zertifizierte Mind-Body-Medizin-Therapeutin im Team der Mind-Body-Medizin an den Kliniken-Essen-Mitte

Dr. Christine Brähler, DClinPsy, PhD
Psychologische Psychotherapeutin, Supervisor & internationale Ausbilderin für Mindful Self-Compassion, München. Schwerpunkte: Selbstmitgefühl in der Psychotherapie

Dr. med. Holger C. Bringmann, B.Sc.
Psychiater und Kognitionswissenschaftler. Funktionsoberarzt und Studienleiter an der Diakonieklinik für Integrative Psychiatrie, Psychosomatik und Psychotherapie in Zschadraß. Schwerpunkte: Integrative Psychiatrie, klinische Meditationsforschung, Spiritualität und Gesundheit, Traditionelle Indische Medizin

Prof. Dr. med. habil. Dr. rer. soc. Stefan Brunnhuber
Psychiater und Wirtschaftssoziologe, Ärztlicher Direktor der Diakonie Kliniken für integrative Psychiatrie, Psychosomatik und Psychotherapie in Zschadraß, W-3 Professur, Mitglied der Europäischen Akademie der Wissenschaften. Schwerpunkte: Integrative Psychiatrie, Nachhaltigkeit und Transformation

Dr. rer. medic. Kyung-Eun (Anna) Choi, M.A.
Diplom-Psychologin, stellv. Leiterin der Rehabilitationswissenschaften am Institut für Medizinsoziologie, Versorgungsforschung und Rehabilitationswissenschaft (IMVR) der Humanwissenschaftlichen Fakultät und der Medizinischen Fakultät der Universität zu Köln. Schwerpunkte: Arbeit und Gesundheit, Integrative Medizin und Integrative Onkologie

PD Dr. rer. medic. Holger Cramer
Diplom-Psychologe, Forschungsleiter der Klinik für Naturheilkunde und Integrative Medizin, Kliniken Essen-Mitte, Medizinische Fakultät der Universität Duisburg-Essen, Gastwissenschaftler am Australian Research Centre in Complementary and Integrative Medicine (ARCCIM), University of Technology Sydney, Australien. Schwerpunkte: Mind-Body-Medizin, Integrative Medizin, Gesundheitspsychologie, Public Health, Forschungsmethodik

Gary E. Deng, MD, PhD
Onkologe, Medical Director Integrative Medicine Service, Memorial Sloan Kettering Cancer Center, New York. Schwerpunkte: Integrative Onkologie, Ernährung, Heilkräuter

Dr. med. Ulrich Deuse
Niedergelassener Facharzt für Innere Medizin und Naturheilkunde, Essen. Schwerpunkte: Mind-Body-Medizin für Hausärzte

Ute Dujardin, Dipl. oec. troph.
Diplom-Oecotrophologin, Ernährungsberaterin (VDOe), MBSR-Lehrerin und zertifizierte Mind-Body-Medizin-Therapeutin im Team der Mind-Body-Medizin an den Kliniken Essen-Mitte

Prof. Dr. med. Tobias Esch
Allgemeinmediziner, Neurowissenschaftler und Gesundheitsforscher, Lehrstuhlinhaber und Institutsdirektor für Integrative Gesundheitsversorgung und Gesundheitsförderung sowie Prodekan für Organisationsentwicklung an der Universität Witten/Herdecke. Schwerpunkte: Grundlagen der Mind-Body-Medizin, Neurobiologie, Selbstheilung, Stressmanagement und Glücksforschung

Prof. emer. Dr. phil. Alexa Franke
Diplom-Psychologin, Psychologische Psychotherapeutin, ehem. Lehrstuhl für Rehabilitationspsychologie an der Technischen Universität Dortmund, Entwicklung des salutogenetisch ausgerichtetem HEDE-Gesundheitstrainings. Schwerpunkte: Salutogenese

Claudia Gläßer
Fachärztin für Psychiatrie und Psychotherapie, Oberärztin der Klinik für Psychiatrie, Psychosomatik und Psychotherapie an den Diakoniekliniken Zschadraß. Schwerpunkte: Allgemeinpsychiatrie inklusive Mutter-Kind-Station, Schmerztherapie

Heidemarie Haller, Dipl.-Psych.
Diplom-Psychologin, wissenschaftliche Mitarbeiterin an der Klinik für Naturheilkunde und Integrative Medizin, Kliniken Essen-Mitte, Medizinische Fakultät der Universität Duisburg-Essen. Schwerpunkte: Komplementärmedizinische Schmerzforschung, Integrative Onkologie, Emotionsforschung

Prof. Aviad (Adi) Haramati, PhD
Professor für Physiologie am Institut für Biochemie, Molekular- und Zellbiologie und Medizin an der Fakultät für Medizin der Georgetown Universität in Washington D. C. Gründungsdirektor des Center for Innovation and Leadership in Education. Schwerpunkte: Aus- und Fortbildung in der Medizin, Methoden

Prof. Nancy Harazduk, MEd, MSW
Pädagogin und Sozialpädagogin, Assistant Professor und Direktorin des Mind-Body Medicine-Programms der Georgetown University School of Medicine in Washington, DC. Ombudsperson für die Medizinstudenten. Schwerpunkte: Integration der Mind-Body Medicine in die Curricula von Mediziner- und anderen Ausbildungen

Dr. rer. nat. Britta Hölzel
Diplom-Psychologin, Neurowissenschaftlerin, MBSR- und Yoga-Lehrerin. Leiterin des Instituts für Achtsamkeit und Meditation in München. Schwerpunkte: Erforschung der neuronalen Mechanismen der Achtsamkeit

Prof. Dr. rer. nat. Dr. med. habil. Gerald Hüther
Neurobiologe, Vorstand der Akademie für Potentialentfaltung. Schwerpunkte: angewandte Hirnforschung, Salutogenese, Bildung und Erziehung

Kristina Hugen, Dipl. oec. troph.
Ernährungswissenschaftlerin und Ernährungsberaterin/DGE, zertifizierte Mind-Body-Medizin-Therapeutin im Team der Mind-Body-Medizin an den Kliniken Essen-Mitte

Dr. phil. Petra Klose
Sinologin und Historikerin, Forschungskoordinatorin an der Klinik für Naturheilkunde und Integrative Medizin, Kliniken Essen-Mitte, Medizinische Fakultät der Universität Duisburg-Essen. Schwerpunkte: Forschungs- und Lehrkoordination, TCM

Dr. rer. nat. Anna Katharina Koch
Psychologin, wissenschaftliche Mitarbeiterin an der Klinik für Naturheilkunde und Integrative Medizin, Kliniken Essen-Mitte, Medizinische Fakultät der Universität Duisburg-Essen

Lena Kümmel, Dipl.-Soz.-Päd., B.Sc.
Diplom-Sozialpädagogin, Psychologin B.Sc., Mind Body Medicine Therapeutin am Institut für komplementäre und integrative Medizin Universitäts Spital Zürich. Schwerpunkte: Mind Body Medicine, Achtsamkeit, Mind Body Medicine bei funktionellen Magen-Darm-Erkrankungen

Silke Lange, MPH
Gesundheitswissenschaftlerin, Physiotherapeutin, Onkologische Trainings-Therapeutin, zertifizierte Mind-Body-Medizin-Therapeutin im Team der Mind-Body-Medizin an den Kliniken Essen-Mitte

Prof. Dr. med. Jost Langhorst
Facharzt für Innere Medizin und Gastroenterologie, Naturheilkunde und Psychotherapie, Apl. Professur an der Universität Duisburg-Essen, Leitender Arzt des Zentrums für Integrative Gastroenterologie an der Klinik für Naturheilkunde und Integrative Medizin, Kliniken Essen-Mitte, Leiter der Task Force „Leitlinien". Schwerpunkte: Integrative Gastroenterologie, Naturheilkunde und Integrative Medizin, Leitlinienarbeit

Nadine Laub, M.Sc.
Fachpsychologin für Psychotherapie, Mind Body Medicine Therapeutin am Institut für komplementäre und integrative Medizin UniversitätsSpital Zürich, Integrative Body Psychotherapy (IBP), Somatic Experiencing®, Yoga- und Meditationslehrerin sowie Bewegungspädagogin. Schwerpunkte: Integrative Psychotherapie, Achtsamkeit, Mind Body Medicine, Stress- und Traumafolgeerkrankungen

Merle Malburg, M.Sc.
Sport- und Gesundheitswissenschaftlerin, Onkologische Trainings-Therapeutin, zertifizierte Mind-Body-Medizin-Therapeutin im Team der Mind-Body-Medizin an den Kliniken Essen-Mitte

Prof. Dr. med. Andreas Michalsen
Facharzt für Innere Medizin, Naturheilverfahren; Stiftungslehrstuhl für Klinische Naturheilkunde am Institut für Sozialmedizin, Epidemiologie und Gesundheitsökonomie der Berliner Charité, Chefarzt der Abteilung Naturheilkunde im Immanuel Krankenhaus Berlin. Schwerpunkte: Rheumatologie, Kardiologie, Fasten, Ayurveda, Mind-Body-Medizin

Ralph Mikosch, Dipl.-Med.
Facharzt für Psychiatrie und Psychotherapie. Leitender Oberarzt der Klinik für Psychiatrie, Psychosomatik und Psychotherapie an den Diakoniekliniken Zschadraß. Schwerpunkte: Integrative Suchtmedizin in Verbindung mit Naturheilverfahren und achtsamkeitsbasierter Psychotherapie

Prof. Dr. rer. nat. Frauke Musial, PhD
Psychologin, Professor of healthcare research – alternative treatment, National Research Center in Complementary and Alternative Medicine, NAFKAM, Department of Community Medicine, Faculty of Health Science, UiT, The Arctic University of Norway. Schwerpunkte: Biopsychologie, Psychophysiologie

Christiane Pithan, M.Sc.
Diplom-Ernährungswissenschaftlerin, clinical training and certification at the Benson-Henry Institute for Mind Body Medicine at Massachusetts General Hospital (MGH), Boston/USA, zertifizierte Mind-Body-Medizin-Therapeutin im Team der Mind-Body-Medizin an den Kliniken Essen-Mitte

Sabine Pork, Dipl. oec. troph.
Diplom-Ökotrophologin und Ergotherapeutin, zertifizierte Mind-Body-Medizin-Therapeutin im Team der Mind-Body-Medizin an den Kliniken Essen-Mitte, zertifizierte Shaolin Qi Gong Instruktorin. Schwerpunkte: Ernährungstherapie und Gong Fu

Dr. med. Julia Preger
Fachärztin für Psychiatrie und Psychotherapie und Fachärztin für Neurologie, Oberärztin der Klinik für Psychiatrie, Psychosomatik und Psychotherapie an den Diakoniekliniken Zschadraß. Schwerpunkte: Gerontopsychiatrie und Geriatrie

Dr. med. Thomas Rampp
Facharzt für Allgemeinmedizin, Oberarzt der Klinik für Naturheilkunde und Integrative Medizin, Kliniken Essen-Mitte, Leiter des Instituts für Naturheilkunde, Traditionelle Chinesische und Indische Medizin, Kliniken Essen-Mitte. Schwerpunkte: Traditionelle Heilverfahren, Schmerztherapie

Frauke Reese
MBM-Gesundheitstherapeutin, Sporttherapeutin, Nordic Walking B-Trainerin, Qigong-, MBSR-, MBCT-, MSC-Lehrerin, Gesundheitscoach, Heilpraktikerin Psychotherapie (Achtsamkeitsbasierte Therapie, Hypnose, EMDR), Weiterbildung Psychoonkologie. Freie Mitarbeit in der Naturheilkundlichen Tagesklinik der Abteilung Naturheilkunde am Immanuel Krankenhaus Berlin und des Charité Seminarzentrums für Prävention und Integrative Medizin sowie in eigener Praxis „lebevoll – Praxis für Gesundheitskultur“

Ralf Reißmann, Dipl.-Soz.-Päd.
Diplom-Sozialpädagoge, zertifizierter Mind-Body-Medizin-Therapeut im Team der Mind-Body-Medizin an den Kliniken Essen-Mitte und in der Mind-Body-Medizin/Ordnungstherapie am Robert-Bosch-Krankenhaus Stuttgart, Integrative Gestalt- und Bewegungstherapie (FPI)

Andreas Rohr
Facharzt für Psychiatrie und Psychotherapie, Oberarzt der Klinik für Psychiatrie, Psychosomatik und Psychotherapie an den Diakoniekliniken Zschadraß. Schwerpunkte: Persönlichkeitsstörungen, Schizophrenie

Dr. med. Felix Joyonto Saha
Allgemeinarzt, Facharzt für Physikalische und Rehabilitative Medizin, Oberarzt der Klinik für Naturheilkunde und Integrative Medizin, Kliniken Essen-Mitte. Schwerpunkte: Schmerztherapie, Manuelle Therapie, Neuraltherapie, Reflextherapien

Christel von Scheidt, Dipl.-Psych.
Diplom-Psychologin, Therapeutin im Bereich Ordnungstherapie/Mind-Body-Medizin, Leiterin der Tagesklinik und Mind-Body-Medizin in der Abteilung Naturheilkunde am Immanuel Krankenhaus Berlin, Dozentin der Essener Mind-Body-Medizin-Ausbildung, MBSR-Lehrerin, Trained Teacher of Mindful Self-Compassion. Schwerpunkte: Curriculumsplanung, Fortbildung und Supervision in der Mind-Body Medicine-Ausbildung, Vermittlung achtsamkeitsbasierter Methoden in Gruppen und im Einzelcoaching

Dr. med. Oliver Somburg
Facharzt für Psychiatrie und Psychotherapie, Facharzt für Neurologie, Chefarzt der Klinik für Psychiatrie, Psychosomatik und Psychotherapie an den Diakoniekliniken Zschadraß. Schwerpunkte: humanistische Psychotherapie, Naturheilkunde, Mind-Body-Medizin, Ernährung und Fasten

Katja Tiesler, Dipl.-Psych.
Diplom-Psychologin, Systemische und Familientherapeutin (DGSF) und Leitende Psychologin an den Diakoniekliniken Zschadraß. Schwerpunkte: Achtsamkeit, Mind-Body-Medizin als Bestandteil der Integrativen Psychotherapie

Dr. med. Petra Voiß
Internistin und Ärztin für Naturheilverfahren, Oberärztin der Klinik für Naturheilkunde und Integrative Medizin im Bereich Integrative Onkologie der Klinik für Senologie/Brustzentrum, Kliniken Essen-Mitte. Schwerpunkte: Integrative Onkologie (Naturheilkundliche adjuvante Behandlung von onkologischen Patienten)

Robert F. Weise
Facharzt für Psychiatrie und Psychotherapie, Oberarzt der Klinik für Psychiatrie, Psychosomatik und Psychotherapie an den Diakoniekliniken Zschadraß. Schwerpunkte: Integrative Psychiatrie, Traumafolgestörungen

Dr. med. Claudia Wendt
Ärztin für Innere Medizin und Naturheilverfahren mit Privatpraxis in Essen. Schwerpunkte: Mind-Body-Medizin, Funktionelle Medizin, Akupunktur

Dr. med. Marcela Winkler
Leitende Fachärztin der Abteilung für Naturheilkunde und Integrative Medizin, Robert-Bosch-Krankenhaus Stuttgart. Schwerpunkte: integrative Onkologie – integrative Schmerztherapie

Prof. Dr. med. Claudia Witt, MBA
Ärztin und Epidemiologin, Direktorin Institut für komplementäre und integrative Medizin UniversitätsSpital Zürich, Prodekanin Interprofessionalität und Vorsitzende Fachbereich Internistische Fächer Universität Zürich. Schwerpunkte: Integrative Onkologie und Mind Body Medicine

Christina Zempel, Dipl. oec. troph.
Diplom-Ernährungswissenschaftlerin und zertifizierte Mind-Body-Medizin-Therapeutin im Team der Mind-Body-Medizin an den Kliniken Essen-Mitte, Dozentin der Essener Mind-Body-Medizin-Ausbildung

Inhaltsverzeichnis

KAPITEL

1

Gustav J. Dobos

Das Potenzial der Mind-Body-Medizin

Warum kümmern wir uns häufig erst dann um unseren Körper, wenn wir krank werden? Sind Medikamente wirklich das wichtigste Instrument des Arztes? Warum chronifizieren so viele Krankheiten und weshalb greifen viele herkömmliche Präventionsprogramme nicht?

Die Antworten auf diese Fragen wurzeln in unserer Gesellschaft: Den meisten von uns fehlt einfach die Zeit, sich um ihre Bedürfnisse zu kümmern. Wir müssen funktionieren, in Schule und Familie, am Arbeitsplatz oder in der Pflege unserer Angehörigen. In der 24/7-Gesellschaft gibt es keine individuellen Freiräume mehr – man müsste schon auf eine einsame Insel fahren, um einen Ort ohne WLAN und WhatsApp zu finden. Rund um die Uhr leben wir in einer Welt voller Ansprüche, und selbst in der wenigen Freizeit sind wir mit einer Vielzahl von Optionen konfrontiert. Wir müssen uns ständig neu entscheiden, ob es um den Einkauf im Supermarkt geht, den Abschluss eines neuen Handyvertrags, die Schule der Kinder oder das nächste Urlaubsziel. Die Qual der Wahl – sie verursacht Stress.

In der Regel sind die krankheitsbedingten Ursachen multifaktoriell, sie liegen in der genetischen Disposition oder in lokalen Umständen wie der Fehlbesiedlung des Mikrobioms. Ob Krankheiten ausbrechen, hängt aber oft an Belastungs- und **Lebensstilfaktoren.** Die Vielzahl der Reize und Impulse, mit denen wir täglich überschwemmt werden, die Geschwindigkeit, in der sie auf uns einprasseln, führen dazu, dass wir unsere eigenen **Körpersignale** nicht mehr wahrnehmen oder falsch interpretieren: 40–49 % der Patienten, die in eine Arztpraxis kommen, haben nicht das, was sie glauben zu haben: Der Brustkorb tut weh, aber in 90 % der Fälle steckt kein körperliches Problem dahinter. Kopfschmerz – zu 80 % ohne organische Ursache. Müdigkeit, Schwindel – ganz ähnlich. Solche **„medizinisch unerklärbaren Symptome“** (Haller et al., 2015) sind ein neu erkanntes Phänomen. Früher hat man solche Patienten vielleicht für Hysteriker gehalten, für Hypochonder oder für Menschen, die sich einfach mal per Krankschreibung ein paar Tage Ruhe verschaffen wollten. Heute entdecken wir dahinter ein tiefer liegendes Problem – eine Art **Körperstörung** unserer Gesellschaft.

Diese „Körperstörung“ hat auch die Medizin befallen. Denn sie behandelt weiterhin die Symptome von Krankheiten, obwohl diese nicht die Ursache sind, sondern nur Ausdruck eines Ungleichgewichts. Wenn wir Symptome wie Schmerz unterdrücken, verändern wir in Wirklichkeit kaum etwas, sondern leiten höchstens eine künstliche Gefühllosigkeit ein. Die Wahrnehmung all unserer Körpersignale ist aber ganz zentral, um dem Raum zu geben, was die Natur uns geschenkt hat: die Fähigkeit zur Anpassung an unsere Umwelt, die Selbstregulation.

Das Spüren löst eine Vielzahl von Prozessen nicht nur im Gehirn aus: Botenstoffe werden ausgeschüttet, Nervenimpulse wandern durch den Körper, Gefäße weiten oder verengen sich, Denkprozesse werden angestoßen. Sich wahrzunehmen aktiviert die Fähigkeit einer „tiefen inneren Heilung“, betont der Pionier der Achtsamkeitslehre, Jon Kabat-Zinn – auf vielen Ebenen gleichzeitig. Sein Programm der **Mindfulness-Based Stress Reduction (MBSR)** gehört zu den Säulen der Mind-Body-Medizin, welche die Tradition der naturheilkundlichen Ordnungstherapie um Erkenntnisse der Hirnforschung, der Immunologie und der Psychologie ergänzt. Es ist zentraler Bestandteil des in Essen in den vergangenen 20 Jahren entwickelten Mind-Body-Programms MICOM (**M**ind Body Medicine **in** Integrative and **Co**mplementary **M**edicine), das in der Tradition der naturheilkundlichen Ordnungstherapie steht.

Was kann die Mind-Body-Medizin zur modernen Gesundheitsversorgung beitragen? An den Kliniken Essen-Mitte, wo Anna Paul und ich sie zum ersten Mal in Deutschland klinisch implementierten, ist sie ein zentraler Ansatz zur Behandlung schwer chronischer Krankheiten, die in den älter werdenden Gesellschaften den größten Anteil der Patienten ausmachen. Sie nimmt dort positiven Einfluss auf den Umgang mit Stress, der nicht nur allgemein den Körper belastet und ein Risikofaktor für die Gesundheit ist, sondern auch als Trigger die Symptome der unterschiedlichsten Krankheiten verstärkt und sie dadurch verschlimmert.

Zum einen macht die Mind-Body-Medizin bewusst, was jeweils individuell **Stress** auslöst. Sie schult die Wahrnehmung, wie der Körper darauf reagiert – denn vielen Menschen ist gar nicht bewusst, wie sehr sie angespannt bzw. verspannt sind und was das in ihnen anrichtet. Bereits das hilft, Krankheitsauslöser zu vermeiden. Zum zweiten leitet sie dazu an, den physiologischen Folgen von Stress gezielt entgegenzuwirken – durch Erlernen der in den USA von Herbert Benson entwickelten *Relaxation Response.* Entsprechend bezeichnen Patienten die Mind-Body-Therapie immer wieder als „Therapie für eine dickere Haut". Sie entwickeln durch die Kombination naturheilkundlicher Behandlungen und Mind-Body-Medizin wieder Achtsamkeit und Selbstwahrnehmung für ihren Körper.

Die Wahrnehmung dessen, was sich dabei physiologisch wie psychisch verändert, stärkt das **Körperbewusstsein.** Das ist wichtig, um zu ausgewogenen biologischen Rhythmen zurückzufinden, die Körper, Nerven und Psyche stabilisieren und dadurch akut lindernd, aber auch präventiv wirken. Positive Erfahrungen motivieren dazu, weitere Erfahrungen zu sammeln, und aus deren Summe wird Lernen zum **intrinsischen Lernen,** aus eigener Motivation heraus. Patienten der Mind-Body-Medizin sind deshalb auf längere Sicht die erfolgreicheren Patienten – sie befolgen nicht einfach nur ärztliche Anordnungen, sondern sie lernen mithilfe des Arztes, aber auch mit speziell geschulten Mind-Body-Medizin-Therapeuten, ihre eigenen Potenziale zu aktivieren. Das ist besonders wichtig, wenn es um notwendige Lebensstiländerungen geht – Gewichtsverlust, mehr Bewegung, regelmäßige Entspannung oder vollwertiges Essen. Nachhaltig können solche Veränderungen nur vorgenommen werden, wenn sie aus eigenem Antrieb kommen – und dafür reichen gute Vorsätze nicht aus. Die positiven Effekte müssen gespürt und erlebt werden, körperlich, emotional und kognitiv – ganzheitlich.

Auf all diesen Ebenen setzt die Mind-Body-Medizin an. Sie lindert nicht nur Symptome oder sorgt für ihr Verschwinden, sie führt uns zurück zu unseren eigenen Gefühlen, Gedanken und Empfindungen. Oft ist das, so machen wir die Erfahrung in unserer Klinik, sehr heilsam – die Ruhe und Reizarmut, in der unsere Patienten „an-" oder „runterkommen", wie sie das selbst beschreiben. Die Stimulation der Wahrnehmung durch die **klassischen Reiz-Reaktionstherapien der Naturheilkunde** – wie Wickel, Güsse oder Auflagen. Die Informationen zu dem, was notwendig ist, um die Gesundheit wiederzuerlangen oder sie zu bewahren und zu schützen. Und nicht zuletzt der Austausch zwischen Betroffenen darüber, wie sie krank geworden sind und was sie in Zukunft verändern möchten. Die Mind-Body-Medizin behandelt nicht nur im Moment, sondern sie versucht, in die Zukunft hinein zu wirken.

Die Mind-Body-Medizin ist also mehr als das Zugeständnis, dass Kopf (mind) und Körper (body) eng miteinander verknüpft sind, wie etwa in der klassischen Psychosomatik. Sie ist Denken, Fühlen, Lernen und Handeln auf allen Ebenen. Sie bezieht sich nicht auf eine spezielle Indikation, sondern auf individuelle Persönlichkeiten, nicht auf einzelne Handlungen, sondern einen moderierten Prozess des Wandels. Es ist sinnvoll, sie mit der Naturheilkunde zu verbinden, da sie wie alle traditionellen Heilverfahren Lebensstilthemen als wichtigen Bestandteil hat. Aber prinzipiell ist die Mind-Body-Medizin kompatibel mit jeder medizinischen Disziplin, vorausgesetzt diese ist bereit, sich auf Veränderungsprozesse einzulassen, bei denen Arzt und Patient sich auf Augenhöhe begegnen.

Im digitalen Zeitalter der wachsenden Beschleunigung, der virtuellen Realitäten und des Verlusts körperlicher Erfahrungen wird es umso wichtiger, zu uns selbst zurückzukehren. Das gilt nicht nur für die Patienten, sondern auch für die Therapeuten. Von der Mind-Body-Medizin profitieren deshalb nicht nur die Patienten, sondern auch ihre Therapeuten, die Angehörigen genauso wie die Pflegenden, vor allem von der Haltung der Achtsamkeit. Sie schützt vor Erschöpfung und Sinnentleerung.

So vielversprechend all diese Ziele sind, so ernsthaft muss die Mind-Body-Medizin erlernt werden. Das Gute zu wollen reicht nicht aus, es muss **syste-**

matisch erarbeitet werden, von allen Beteiligten. Dazu gehören Geduld und Beharrlichkeit, aber auch Entdeckergeist und spielerische Neugier. Man könnte es mit dem Erlernen einer neuen Sprache vergleichen. Die Motivation ist meist abhängig vom individuellen Leidensdruck der jeweiligen Patienten. „Take the worst", „nehmt die Schlimmsten", gab mir Herbert Benson – damals bezogen auf chronische Schmerzkranke auf den Weg, als er uns vor fast 20 Jahren zur Eröffnung meiner Klinik besuchte. Mittlerweile behandeln mein Team und ich in Kombination mit der Mind-Body-Medizin Patienten mit ganz unterschiedlichen Erkrankungen, bei denen der Mobilisierung von Selbstheilungskräfte ein besonderer Stellenwert eingeräumt wird.

Aktuell sind Patienten mit unterschiedlichen **chronischen Schmerzerkrankungen** (chronische Kopf- und Rückenschmerzen, Migräne, Neuralgien), außerdem rheumatische Erkrankungen und schwere Formen der Fibromyalgie, **chronisch entzündliche Darmerkrankungen** und schwere Formen von Reizdarm. Wir helfen auch Patienten mit **arterieller Hypertonie und metabolischem Syndrom** und lindern **Nebenwirkungen onkologischer Therapien** (Fatigue, Schlaflosigkeit, Hitzewallungen bei antihormoneller Therapie) bis hin zur psychisch-physischen Stabilisierung (insbesondere bei Angst, Unruhe und Depression). Meist sind das Patienten, die auf konventionelle Therapien nicht ausreichend angesprochen haben.

Chronische Krankheiten nehmen zu, allein durch die älter werdende Gesellschaft. Die Mind-Body-Medizin ist dabei eine Art „Missing Link" bei der Frage, wie man auf diese Entwicklung reagieren kann. Sie könnte die **Speerspitze für einen Paradigmenwechsel** sein, für eine Medizin, der mehr daran gelegen ist, langfristig Gesundheit zu fördern als kurzfristig Krankheiten einzudämmen, für die Motivation wichtiger ist als Medikamente, eine moderne Medizin, wissenschaftlich fundiert, aber mit uralten Wurzeln.

KAPITEL

2 Grundlagen der Mind-Body-Medizin

2.1 Historische Entwicklung und moderne Perspektiven

Anna Paul, Nils Altner

„Nicht die Umstände bestimmen des Menschen Glück, sondern seine Fähigkeit zur Bewältigung der Umstände."

Aaron Antonovsky

2.1.1 Die Wurzeln der Mind-Body-Medizin

Die moderne Mind-Body-Medizin (MBM) steht in einer langen Tradition von therapeutischen Ansätzen, die das **Zusammenwirken von Geist, Körper und Verhalten** nutzen, um Heilungsprozesse zu unterstützen. Bereits antike Ärzte wie Hippokrates (460–370 v. Chr.) bezogen den Umgang mit den „Gemütsbewegungen" in die Gesundheitspflege ein. Sie erwarteten die aktive Mitarbeit der Patienten bei der Gestaltung ihrer Lebensführung und sahen ihre Rolle vor allem darin, den „inneren Arzt" in ihren Patienten zu wecken.

In der Geschichte der europäischen Naturheilkunde ist der Gedanke der **Stärkung der Selbstheilungskräfte** wie in allen traditionellen Heilsystemen ein zentrales Thema. Für den Pfarrer Sebastian Kneipp (1821–1897) gehörte neben naturnaher Kost und Wasserbehandlungen die spirituelle und geistige Dimension zum natürlichen Genesungsprozess. Der Schweizer Arzt Max Bircher-Benner (1867–1939) entwickelte eine **„Ordnungstherapie"**, die auf die Lebensführung Einfluss nahm, und bei der auch psychische Aspekte eine entscheidende Rolle spielten.

Mit der zunehmenden naturwissenschaftlichen Prägung der Medizin ab dem 18. Jahrhundert verschwanden diese **verhaltensbezogenen und psychisch-geistigen inneren Faktoren**, die zur Ausprägung und Genesung von Erkrankungen beitragen, aus dem Fokus des medizinischen Interesses. Es galt nun, die durch äußere Krankheitserreger verursachten Erkrankungen zu kurieren oder sie auch – ab dem 20. Jahrhundert – durch wirksame Schutzimpfungen zu verhindern. Es wurden operative Methoden entwickelt, um die Funktion erkrankter Organe wiederherzustellen oder diese zu ersetzen. Neuartige Medikamente konnten krankhafte Prozesse dauerhaft beeinflussen.

Fragen nach dem Einfluss der Gedanken, Vorstellungen, Gefühle und Verhaltensgewohnheiten auf körperliche Symptome und Funktionen spielten in dieser immer mehr auf äußere Einflussfaktoren fixierten Medizin keine Rolle mehr. Ganz im Sinne der rationalistischen Weltsicht trennte man den Körper vom Geist und behandelte ihn separat. Lebensstilfaktoren wie Ernährung und Bewegung galten zwar als wichtig, aber es schien nicht mehr die Aufgabe der Medizin, darauf Einfluss nehmen zu wollen.

In der zweiten Hälfte des 20. Jahrhunderts begannen Medizin und Biologie jedoch, sich intensiv mit dem Phänomen **Stress** und seinem Einfluss auf das Immunsystem zu beschäftigen. Angesichts der steigenden Zahl chronischer Erkrankungen wuchs das Interesse an **Methoden der Selbstregulation und Selbstfürsorge** (z. B. Progressive Muskelentspannung, Yoga oder Meditation). Zugleich erhielten **präventive Strategien** in der Gesundheitspolitik eine größere Rolle.

Diese Entwicklung wurde dadurch unterstützt, dass sich die pathogenetisch geprägte Sicht durch eine **salutogenetische** erweiterte: Neben der Frage nach der Entstehung und Bekämpfung von Krankheiten gewann die **Suche nach Faktoren, die Gesundheit erhalten und fördern,** an Bedeutung (➤ Kap. 2.2.9).

2.1.2 Einflüsse der interdisziplinären Forschung auf die Mind-Body-Medizin

Die Ursprünge der amerikanischen Mind-Body-Medizin sind in den verhaltensmedizinischen Testlabors amerikanischer Universitäten zu finden. So untersuchte Walter Cannon (1871–1945) in den 1920er-Jahren an der Harvard University den **Zusammenhang von Stress und neuroendokrinen Vorgängen** (Cannon, 1932). Dabei prägte er die Bezeichnung *„fight or flight response“* (Flucht-oder-Kampf-Reaktion) für die Stressreaktionen des Körpers in akuten Gefahrensituationen. Auch der Begriff der **„Homöostase“,** der Fähigkeit des Körpers, regulierend und ausgleichend auf Reize zu reagieren, geht auf Walter Cannon zurück. Hans Selye (1907–1982) entwickelte in den 1930er- bis 50er-Jahren in Montreal eine **physiologische Stresstheorie,** in der er die „unspezifische Reaktion des Körpers auf jede Form von Anforderung“ als „allgemeines Adaptionssyndrom“ beschrieb (Selye, 1956). In den 1960er-Jahren erkannte Richard Lazarus (1922–2002), dass der Verlauf einer Stressreaktion davon abhängt, wie eine Person eine Anforderung **subjektiv bewertet,** und ob sie der Ansicht ist, dass ihr für die Bewältigung ausreichend eigene Ressourcen zur Verfügung stehen (Lazarus, 1991).

Mitte der 1970er-Jahre begann Robert Ader (1932–2011) in Kooperation mit Nicholas Cohen, die **Zusammenhänge von Bewusstsein und Immunsystem** systematisch zu untersuchen (Ader und Cohen, 1975). Ader hatte in Tierexperimenten entdeckt, dass die immunsuppressive Wirkung eines Medikaments, das gleichzeitig mit Saccharin verabreicht wurde, nach einiger Zeit auch durch den Süßstoff allein erzielt wurde. Die **Erkenntnis, dass Immunreaktionen konditioniert (erlernt) werden** konnten, erweckte das Interesse an den Interaktionen von Psyche, Nerven, Botenstoffen und Immunabwehr, denen sich nun die Psychoneuroimmunologie widmete.

Der partizipative und ressourcenorientierte Ansatz der Mind-Body-Medizin wurde wesentlich vom **Paradigma der Salutogenese** geprägt, das auf den israelischen Medizinsoziologen Aaron Antonovsky (1923–1994) zurückgeht. Dieser wollte in den 1960er-Jahren verstehen, was es manchen Menschen ermöglichte, trotz schwieriger, sogar traumatischer Lebensereignisse (wie der Internierung in Konzentrationslagern) die Fähigkeit zu Gesundheit und Gesundung beizubehalten. Damit hob er sich von der damals vorherrschenden Blickrichtung auf Faktoren ab, die Erkrankungen verursachen und sie chronifizieren lassen. Er stellte die Frage nach den Ursachen für Gesundung und Gesundheit neu. Antonovsky ging dabei von einem individuellen **Kohärenzgefühl** (*Sense of Coherence,* SOC) aus, das es je nach Ausprägung ermöglicht, Lebensereignisse zu verstehen, zu handhaben und in ein sinnvolles Ganzes einzuordnen (➤ Kap. 2.2.8). Menschen mit einem hohen Kohärenzgefühl empfinden demnach Schwierigkeiten eher als Herausforderung denn als Bürde (Antonovsky, 1987).

Die Herausforderungen des Wohlstands

Da seit den 1950er-Jahren in den Industriestaaten Erkrankungen stetig und in großem Umfang zunahmen, die ganz oder teilweise auf ungesunde Verhaltensweisen zurückzuführen waren (wie Rauchen, Fehlernährung, Bewegungsmangel, soziale Isolation und dauerhafter psychischer Stress), gewannen medizinische Interventionen an Bedeutung, die darauf abzielten, den **Lebensstil dauerhaft gesundheitsfördernd auszurichten.** Ein direktives Vorgehen seitens der Behandler – z. B. eine ärztliche Verordnung von gesunder Ernährung und Bewegung – erwies sich jedoch als ungeeignetes Mittel, um Patienten zu einer nachhaltigen Lebensstilveränderung zu motivieren.

Untersuchungen zu **Verhalten, Verhaltensänderung sowie zur Motivation von Verhaltensänderungen** haben mittlerweile Erklärungs- und Interventionsmodelle formuliert, die diese Prozesse für Mediziner, Therapeuten und Patienten verstehbar, sinnvoll und handhabbar werden lassen. Konstrukte wie die **Selbstwirksamkeitserwartung** und die **gesundheitsbezogene Kontrollüberzeugung** beschreiben dabei mögliche Wirkfaktoren (➤ Kap. 2.2.9): Als wichtige Ressource für Genesung und Gesundheitserhalt erweist sich die Überzeugung, auch in (gesundheitlich) schwierigen Situationen die Entwicklung selbst mit beeinflussen zu können. Ein Ziel

Mind-Body-medizinischer Interventionen besteht deshalb darin, die innere gesundheitsbezogene Kontrollüberzeugung sowie die Selbstwirksamkeitserwartung zu stärken. Dies geschieht, indem es den Patienten ermöglicht wird, Erfahrungen mit **selbstkontrollierten Handlungen** zu machen, die einen für sie wahrnehmbaren positiven Effekt auf Wohlbefinden und Gesundheit haben. Vor diesem Hintergrund gewinnen Fragen der partizipativen Medizin und der Behandler-Patienten-Beziehung zunehmend an Bedeutung.

2.1.3 Pioniere der Mind-Body-Medizin

Wegweisend für die Mind-Body-Medizin wurden die Arbeiten des Kardiologen **Herbert Benson.** In den frühen 1970er-Jahren untersuchte er an der Harvard University, wie sich der Bluthochdruck u. a. durch Biofeedback, also durch die Bewusstmachung der Blutdruckveränderung mittels technischer Hilfsmittel regulieren ließ (Benson, 1976). Er fand heraus, dass meditative Verfahren wie die – von Maharishi Yogi auf der Basis altindischer Methoden im Westen gelehrte – Transzendentale Meditation mindestens genauso effektiv sind und dabei ohne technische Geräte auskommen. Benson beschrieb, wie sich im Alltag stressinduzierte Veränderungen des Organismus ausgleichen bzw. abpuffern ließen und prägte dafür den Begriff der *Relaxation Response* als Gegenfunktion zur *Fight or Flight Response* (Benson, 1976; ➤ Kap. 2.2.1). Seine Arbeitsgruppe widmet sich seither der Forschung, Therapie und Lehre auf diesem Gebiet, heute als Benson-Henry-Institute for Mind Body Medicine am Massachusetts General Hospital in Boston.

Parallel zu dieser Entwicklung begann Ende der 1970er-Jahre auch der Biologe **Jon Kabat-Zinn** an der University of Massachusetts, die Wirkungen von Achtsamkeitsmeditation bei Patienten mit chronischen Erkrankungen zu untersuchen. Ähnlich wie bei Benson legt sein **MBSR-Programm** eine möglichst tägliche Durchführung von meditativen Übungen nahe, regt aber darüber hinaus explizit die Kultivierung einer achtsamen Haltung im Alltag an (Kabat-Zinn, 1990). Diese ist von einem verstärkten Fokus der Aufmerksamkeit auf den gegenwärtigen Moment und von einer akzeptierenden, nichtreaktiven Gelassenheit geprägt. Kabat-Zinn stellte fest, dass sich bei den Teilnehmern seines 8-wöchigen Programms Schmerzzustände dauerhaft besserten, Depressivität und Angst ab- und die **Fähigkeiten der Stressbewältigung** zunahmen. Auch Psoriasis-Patienten, die zusätzlich zur herkömmlichen Medikamentierung während der Standard-Lichttherapie Achtsamkeitsübungen praktizierten, heilten wesentlich schneller als ohne diese. MBSR gehört heute zu den weitverbreitetsten und am besten untersuchten MBM-Programmen weltweit und hat eine Vielzahl an differenzierten achtsamkeitsbasierten Interventionsprogrammen inspiriert (➤ Kap. 2.2.6).

Schließlich etablierte der Kardiologie und Lebensstilmediziner **Dean Ornish** an der University of California, San Francisco, ein Programm für Herzkranke, das auf einer Ernährungsumstellung sowie auf Meditation, Yoga, Ausdauertraining und liebevoller Zuwendung zu anderen Menschen und zu sich selbst basiert. Ornish konnte zeigen, dass mit seinem **Lifestyle-Programm** auch schwere krankhafte Herzgefäßveränderungen rückgängig gemacht werden können (Ornish, 1990).

2.1.4 Konzepte der Mind-Body-Medizin

Die Mind-Body-Medizin ergänzt die bis dahin vorrangig somatisch orientierte medizinische Forschung und Praxis um verhaltens- und lebensstilorientierte Ansätze – vor allem bei chronischen Erkrankungen. Im Unterschied zur psychosomatischen Medizin und zur Psychotherapie werden in der Mind-Body-Medizin nicht tiefenpsychologisch Konflikte aufgedeckt und auch keine psychodynamischen Erklärungen für ein Verhalten gesucht, das als defizitär eingeordnet wird. Mind-Body-medizinische Interventionen zielen stattdessen auf die **Entwicklung gesundheitsfördernder Haltungen und Verhaltensweisen im Alltag.**

Die National Institutes of Health (NIH) in Washington D.C. haben die Mind-Body-Medizin wie folgt definiert: „*Mind/body medicine focuses on the interactions among the brain, mind, body, and behavior, and the powerful ways in which emotional, mental, social, spiritual, and behavioral factors can directly affect health. It regards as fundamental an approach that respects and enhances each person's capacity for self-knowledge and self-care, and it emphasizes techniques that are grounded in this approach*" (National Center for Complementary and Alternative Medicine, 2006).

Als Mind-Body-medizinische Methoden nennen die NIH Interventionsstrategien wie Entspannungstechniken, Hypnose, Vorstellungsübungen, Meditation, Yoga, Tai-Chi, Qigong, kognitiv-verhaltensbezogene Techniken, Gruppenunterstützung und Autogenes Training. Zudem beschäftigen sie sich auch mit Spiritualität. Das amerikanische Verständnis der Mind-Body-Medizin beinhaltet also vorrangig **Methoden der Stressbewältigung und Entspannung.**

An den Kliniken Essen-Mitte wurde, in Kooperation mit dem Lehrstuhl für Naturheilkunde an der Universität Duisburg-Essen, die Mind-Body-Medizin zum ersten Mal in Deutschland klinisch implementiert und seitdem intensiv erforscht. In Ergänzung zur NIH-Definition bezieht das Mind-Body-medizinische Konzept hier Lebensstilaspekte ein, die in der **Tradition der europäischen Naturheilkunde stehen.** Dazu gehören die Ernährung, die Spannungsregulation mit Atmung und das Bewegungsverhalten im Alltag sowie naturheilkundlich basierte Strategien zur Selbstregulation und Selbsthilfe (z.B. die Anwendung von Güssen, Wickeln, Auflagen und Kräutern).

Dieses Modell der **Mind Body Medicine in Integrative and Complementary Medicine (MICOM)** spricht alle gesundheitsrelevanten Bereiche des Lebensstils an, die eine Person in ihrem Alltag selbst beeinflussen, ausführen bzw. umsetzen kann (➤ Abb. 2.1).

Dazu zählen auch zentrale psychologische Aspekte wie die mit der Lebenshaltung verbundenen persönlichen Gedanken und Gefühle – Wünsche, Hoffnungen, Erwartungen bis hin zu Lebenszielen und der Sinndimension. Auch die **sozialen Beziehungen** und die **berufliche Leistungsfähigkeit** einer Person werden als relevante Aspekte thematisiert.

MICOM beschäftigt sich also damit, wie psychologische, biologische und lebensstilbezogene Prozesse zusammenwirken und sich unmittelbar auf die Gesundheit auswirken. Damit öffnet es in Ergänzung der partikularen fachmedizinischen Sichtweisen den Blick auf den **ganzen Menschen in seiner Umwelt.** Dieser ganzheitliche, biopsychosoziale Ansatz basiert auf einem humanistischen Menschenbild, das jedem Individuum ein großes Maß an inhärenten Gesundheitsressourcen zuschreibt.

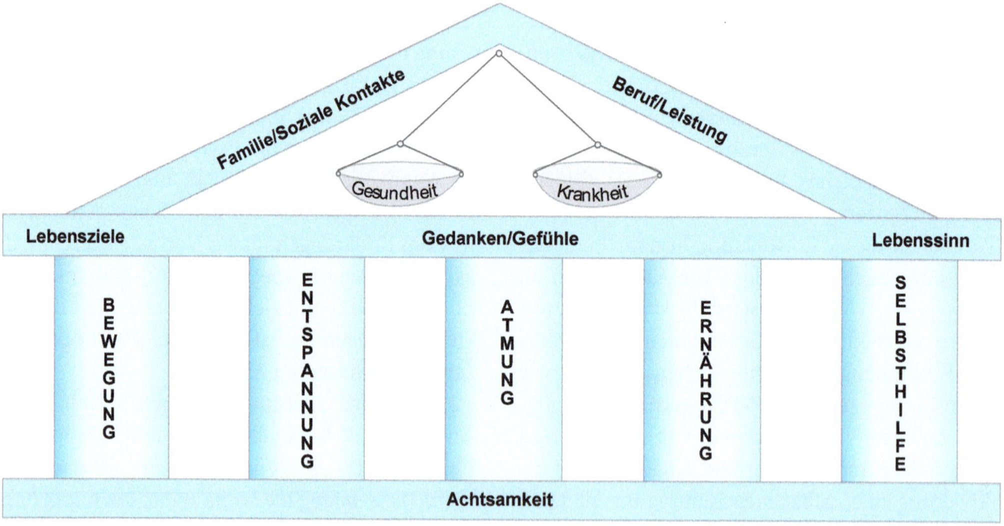

Abb. 2.1 Der Tempel der Gesundheit, © Anna Paul [M570/L143]

2.1.5 Ziele und Ansatzpunkte des Essener Modells

Mind-Body-medizinische Interventionen zielen darauf ab, die individuellen Gesundheitsressourcen (Selbstheilungskräfte) zu aktivieren und zu kultivieren sowie den Lebensstil auf die individuellen Bedürfnisse so anzupassen, dass er die Gesundheit erhält und fördert.

Im Rahmen der MICOM wird ein komplexer integrativmedizinischer Behandlungsplan für jeden Patienten im Team besprochen und die Mind-Body-medizinischen Interventionen werden dann im Gruppen- bzw. Einzelsetting von speziell geschulten Therapeuten durchgeführt. Anknüpfend an den Sprachgebrauch der europäischen Naturheilkunde werden diese als **Ordnungstherapeuten** und auch als **Mind-Body-Medizin-Therapeuten** bezeichnet. Sie bilden ein transprofessionelles Team aus akademisch ausgebildeten Fachkräften der Bereiche Ernährungswissenschaft, Sportpädagogik und -therapie, (Sozial- und Gesundheits-)Pädagogik, Psychologie und Gesundheitswissenschaft (➤ Abb. 2.2). Als weitergebildete Generalisten sollen alle in der Lage sein, Gruppeninterventionen in allen Lebensstilbereichen anzuleiten. Wenn individueller Bedarf nach Beratung oder Krisenintervention besteht, greifen sie als Spezialisten auf ihre berufsspezifischen Kenntnisse und Fähigkeiten zurück.

Gemeinsam mit den Patienten evaluieren und modifizieren sie die Einflüsse der Stressbelastung wie auch von rationalen und emotionalen Prozessen auf die Gesundheit. Bei der Lebensgestaltung werden vor allem das soziale Umfeld sowie Ernährung und Bewegung betrachtet. Die Hauptzielgruppe sind **Patienten mit chronischen oder wiederkehrenden Erkrankungen.**

Im Prozess der Mind-Body-medizinischen Intervention tritt jedoch der Krankheitsaspekt mehr und mehr in den Hintergrund, denn das Hauptaugenmerk der Arbeit liegt darauf, salutogene Fähigkeiten zu stärken und zu entwickeln. Dabei geht es auch darum, die Fähigkeiten der Patienten zu **Selbstwahrnehmung, Selbstfürsorge und Selbstverantwortung** in den physiologischen, emotionalen, gedanklichen, sozialen und transpersonalen Dimensionen ihres Menschseins zu entwickeln und zu stärken (➤ Abb. 2.3).

Gemeinsam mit dem Patienten wird ermittelt, in welchen dieser Bereiche (z. B. Ernährung, Bewegung, naturheilkundliche Selbsthilfe und Stressbewältigung) gesundheitsfördernde Veränderungen für ihn sinnvoll, wünschenswert und im Alltag umsetzbar sind. Änderungen in Verhalten und Einstellungen müssen vom Patienten selbst immer als sinnvoll und umsetzbar erachtet und in ihren gesundheitlichen Wirkungen verstanden werden. Nicht die Überzeugung des Arztes oder Therapeuten ist der Motor der Veränderung, sondern die **Einsicht und der Wunsch des Patienten.** Die Befähigung zu einer **nachhaltigen Selbstfürsorge im Alltag** steht dabei immer im Vordergrund.

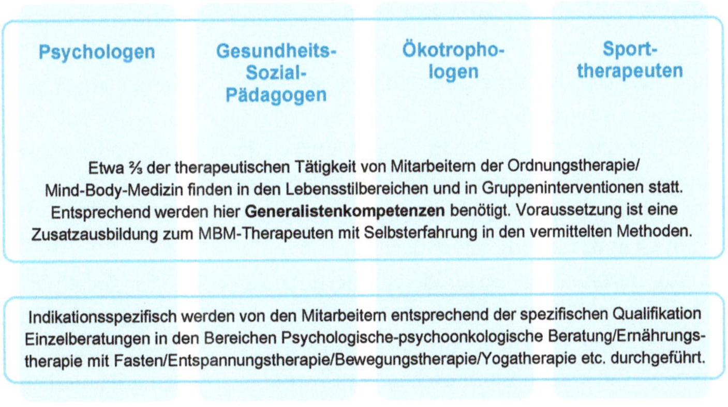

Abb. 2.2 MICOM: das transprofessionelle Team der Ordnungstherapie/Mind-Body-Medizin [M570/L143]

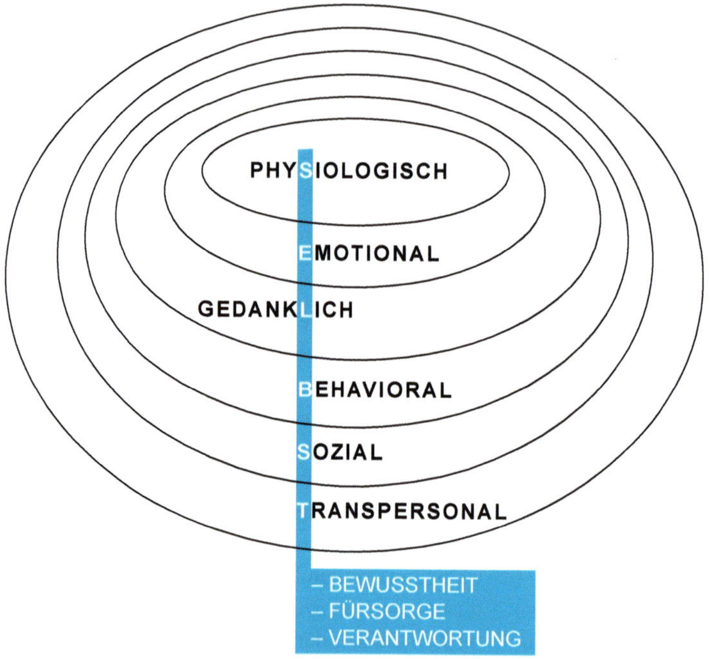

Abb. 2.3 Ebenen der Stärkung des SELBST durch Mind-Body-medizinische Interventionen (nach N. Altner) [P466]

Gesundheitskompetenz und Gruppenlernen

Selbstregulation und Selbstfürsorge als wichtige Ziele Mind-Body-medizinischer Interventionen lassen sich als Aspekte von **Gesundheitskompetenz** verstehen (Soellner et al., 2009). Als Bildungsziele sind sie nicht nur im kurativ-therapeutischen Setting, sondern auch im Kontext von Prävention und Gesundheitsbildung relevant. Positive Erfahrungen existieren sowohl im Rahmen der betrieblichen Gesundheitsförderung (➤ Kap. 5.1) als auch in der Arbeit mit Kindern und in Schulen (➤ Kap. 5.3). Als besonders relevant erscheint die Stärkung einer „Gesundheitskultur" für die alternde Gesellschaft (➤ Kap. 5.4).

Die Fixierung auf die Behandlungen durch den Arzt oder den Therapeuten verdeckt für Patienten oft den Blick auf die eigenen Gesundheitsressourcen. Ein **Gruppensetting** bietet dagegen Unterstützung zur nachhaltigen gesundheitsfördernden Lebensgestaltung. Es hat sich unter anderem bei der Behandlung von Patienten mit koronarer Herzerkrankung, mit psychosomatischen Beschwerden, Schmerzerkrankungen und onkologischen Erkrankungen bewährt. **Die Kombination unterschiedlicher thematischer Module** (➤ Kap. 3.2) kann – je nach den Bedürfnissen und der Motivation der Gruppenmitglieder – Modifikationen in mehreren Lebensstilbereichen gleichzeitig anregen. Im Essener Modell werden Gruppeninterventionen sowohl stationär als auch teilstationär in einer Tagesklinik eingesetzt, aber sie können auch im ambulanten haus- oder fachärztlichen Setting sinnvoll sein. Denn in einem unterstützenden Gruppensetting fördern die Patienten einander gegenseitig in ihrer Eigenaktivität. Das kann auch eine **gesundheitsförderliche Grundhaltung** verbessern. Die Patienten werden hierbei angeregt, ihre aktuelle Situation auch im Hinblick auf Präsenz, Gemeinschaft, Verantwortung, Lebenssinn und Spiritualität zu befragen.

Praxis

MICOM: Mind Body Medicine in Integrative and Complementary Medicine

Ein **naturheilkundliches Medizinverständnis** wird verbunden mit Aspekten und Methoden aus amerikanischen Lebensstilprogrammen, z. B.:

- **Benson-Programm:** Schwerpunkte sind Relaxation Response sowie kognitive Umstrukturierung, Verhaltensänderung und Resilienz.
- **Lifestyle-Programm nach Dean Ornish:** Es betont Aspekte der Ausdauer-Bewegung sowie der adaptierten mediterranen Ernährung und fördert explizit die soziale Unterstützung.
- **MBSR-Programm nach Jon Kabat-Zinn:** Haltung und Praxis der Achtsamkeit sich selbst und der Lebenswelt gegenüber.

Selbsthilfeansätze aus der europäischen Naturheilkunde sind z. B. Wasseranwendungen, Kräuter und Hausmittel. Aus der Chinesischen und Indischen Medizin wurden Akupressur, Qigong und Yoga integriert.

Je nach Indikation werden die einzelnen Module und Methoden individuell auf die Bedürfnisse und Fähigkeiten der Patienten zugeschnitten (➤ Abb. 2.4). Der stationäre Aufenthalt mit der naturheilkundlichen Komplexbehandlung beträgt durchschnittlich 10–14 Tage. Im daran anschließenden teilstationären tagesklinischen Programm nehmen die Patienten an 10 wöchentlich stattfindenden Treffen von jeweils 6 Stunden teil. Während dieser Zeitspanne setzen sie außerdem täglich zusätzlich bis zu 60 Minuten unterschiedliche Lebensstilelemente in ihrem Alltag um (z. B. eine halbstündige Bewegungseinheit am Abend).

Ein zentrales Ziel der Mind-Body-Medizin ist es, die **Negativspirale chronischer Erkrankungen zu unterbrechen:** Häufig sind die Betroffenen in ihren sozialen Beziehungen und in ihrer Leistungsfähigkeit eingeschränkt, was sie als oft sehr leidvoll erleben. Das wirkt sich oft negativ auf die oben zitierten „Lebensstil-Säulen" (➤ Abb. 2.1) ihrer Gesundheit aus: Bewegung, Atmung, Entspannung, Ernährung, Selbsthilfe werden vernachlässigt. Es kommt zu dysfunktionalen Verhaltensweisen. Ein Beispiel: Häufige Migräne reduziert die Leistungsfähigkeit und schränkt die sozialen Kontakte ein. Das fördert einerseits depressive Verstimmungen, auf der anderen Seite aber möglicherweise auch berufliches Überengagement – weil die Betroffenen versuchen, ihren Leistungsabfall an den „guten" Tagen zu kompensieren. Im Ergebnis werden Aktivitäten, Mußezeiten und Treffen mit Freunden reduziert oder sogar ganz aufgegeben. Das schränkt die Selbstregulation des Organismus ein, der sich dann nicht mehr optimal erholen kann und zu Erschöpfung und verstärkten muskulären Verspannungen neigt. Prompt verstärken sich die Migränesymptome. Bewegungsmangel und soziale Isolation verstärken dann die depressive Gestimmtheit weiter, was die Rückzugstendenzen weiter unterstützt etc. Dieser Teufelskreis wird durch Medikamente nur kurzfristig unterbrochen, denn irgendwann kann die Arzneimitteleinnahme selbst zum dysfunktionalen und symptomverstärkenden Verhalten werden.

Im Essener Modell werden die Patienten **naturheilkundlich stationär bei Reduktion oder Entzug von Medikamenten** unterstützt, eventuell durch eine mehrtägige Heilfastenkur, flankiert durch Akupunktur, Senfmehlfußbäder, heiße Nackenrollen

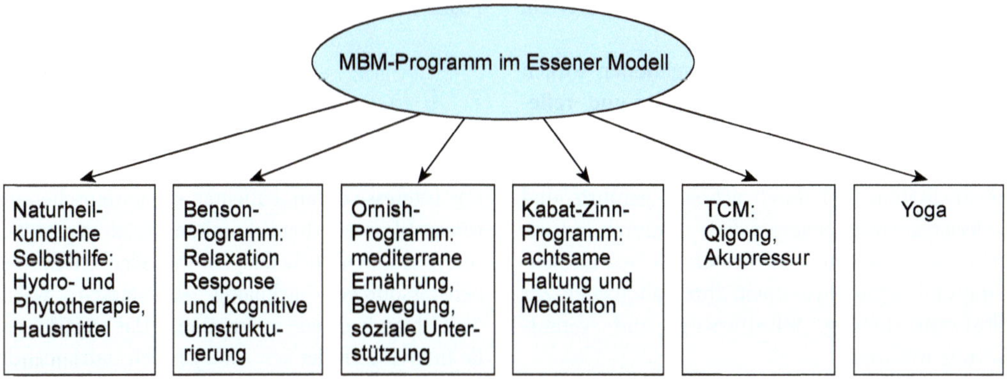

Abb. 2.4 Quellen und Elemente des MBM-Programms im Essener Modell [P467/M570]

und Minzölauflagen auf die Stirn (Rampp, 2006). Anschließend erhalten sie mediterrane Vollwerternährung (➤ Kap. 3.5.2). Als Mind-Body-medizinische Intervention wird die Erfahrung des Fastens reflektiert und im Anschluss eine gesundheitsförderliche Ernährungsumstellung angeregt. Gleichzeitig wird thematisiert, wie wichtig Regelmäßigkeit in Bezug auf Ernährung, Bewegung und Entspannung ist. Im Einzel- und Gruppenaustausch werden die von den Patienten selbst wahrgenommenen Auswirkungen von Walking, Yoga, Qigong oder Meditation auf ihre Symptome und Befindlichkeit besprochen. Die Zusammenhänge zwischen Gedanken, Erwartungen, Handlungen und Symptomen werden dabei deutlich. Begleitende Vorträge und Gespräche widmen sich den Ursachen bzw. dem Umgang mit Schmerzen, den physiologischen und psychologischen Wirkungen von Bewegung, Entspannung und Ernährung sowie Fragen nach der selbstverantwortlichen und nachhaltigen Umsetzung von Lebensstiländerungen im Alltag.

Sich kennen und für sich sorgen lernen

Bei vielen Patienten spielen auch Themen eine Rolle, die über die Person selbst hinausgehen. Diese **zwischenmenschlichen und transpersonalen Dimensionen** können neben Fragen des sozialen Umfelds z. B. auch ökologische oder spirituelle Aspekte von Gesundheit betreffen. Umweltmedizinisch-ökologische Themen wie z. B. Schadstoffbelastung, Lärm, Licht und Luftqualität im häuslichen oder beruflichen Umfeld können dabei ebenso bedeutsam sein wie philosophisch-spirituelle Fragen nach Werten, Wünschen und dem Lebenssinn.

Mind-Body-medizinische Interventionen wirken hier, indem sie die **Selbstwahrnehmung und -reflexion mittels introspektiver Methoden anregen** (z. B. durch Kognitive Umstrukturierung, Achtsamkeitsmeditation und durch achtsam geführte und moderierte Gruppengespräche). Dadurch entwickeln die Patienten eine bessere Selbstwahrnehmung und Selbstbewusstheit: Ihre Fähigkeiten zur Selbstwahrnehmung, Selbstfürsorge und -verantwortung wachsen.

So könnte eine Migränepatientin, die ihren **inneren Dialog** nun bewusst wahrnimmt, eine Instanz identifizieren, die sie verinnerlicht hat und die sie zu übermäßigem beruflichem Engagement auf Kosten ihrer Selbstfürsorge antreibt. Dahinter steht vielleicht ein irrationaler Glaubenssatz wie „Ich muss immer alle beruflichen Anforderungen zu 180 % erfüllen, sonst fühle ich mich wertlos, und mein Leben hat keinen Sinn". Durch meditative und kognitive Methoden lernt die Patientin dann, diesen Glaubenssatz zu relativieren. Dadurch, dass sie sich mit philosophischen und spirituellen Fragen beschäftigt, erkennt sie die biografischen und kulturellen Wurzeln dieser Grundannahme. In der Meditation und im Austausch mit der Gruppe erfährt die Patientin dann möglicherweise Verbundenheit und Aufgehobensein, losgelöst von irgendwelchen Ansprüchen an sie. Dadurch gestärkt und motiviert kann sie den Kontakt zu Freunden neu beleben.

Nach dem stationären Aufenthalt hat sich ihre Stimmung aufgehellt, sie experimentiert mit Ernährungsumstellung, regelmäßiger Bewegung und Meditation im Alltag und erkundet Möglichkeiten, wie sie den hohen Anspruch an ihre berufliche Leistungsfähigkeit mit Selbstwahrnehmung und Selbstfürsorge verbinden kann. Durch die Teilnahme an der Tagesklinik über 10 Wochen lernt sie, erste Signale einer beginnenden Migräneattacke wahrzunehmen, der sie unter anderem mit heißen Senfmehlfußbädern und Entspannungsübungen begegnen kann. Die Erfahrung, dass sie erfolgreich auf ihr Befinden Einfluss nehmen und Migräneattacken abwenden kann, fördert die Selbstverantwortung bei der Patientin. Sie bestärkt sie in ihrer Selbstwirksamkeit und befähigt sie zunehmend, ihr Leben bewusst zu gestalten. Der Negativkreislauf ist zu einem Positivkreislauf geworden.

2.1.6 Perspektiven der Mind-Body-Medizin

Das Interesse daran, Patienten mit chronischen und lebensstilassoziierten Erkrankungen durch geeignete Interventionen zu befähigen, ihre eigenen Gesundheitsressourcen nachhaltig zu stärken, wächst deutschlandweit wie international. Das zeigt das große Interesse an der seit 2005 jährlich stattfindenden Essener Summer School für Mind-Body-Medizin, auch bereits bei Studierenden. Viele Teilnehmer haben das anspruchsvolle einjährige „Vertiefungsseminar in Mind-Body-Medizin“ absolviert. Über 40 000 Patienten sind bisher allein in Essen durch Mind-Body-medizinische Interventionen inspiriert worden, ihr Leben gesundheitsbewusst zu gestalten. Auch wenn sie sicher nicht immer nur enthusiastisch reagiert haben mögen, so sind doch dadurch auch unzählige Familienangehörige, Freunde und Kollegen in ihrer gesundheitlichen Mitgestaltungskompetenz angesprochen worden. Darüber hinaus tragen die akademische Lehre, die klinische Forschung, Präventionsprojekte und Publikationen dazu bei, dass die Mind-Body-Medizin, die in den USA in jeder größeren Klinik vertreten ist, auch in Deutschland und Europa weitere Kreise zieht. So sind u. a. inspiriert vom Essener Modell in den letzten Jahren klinische Behandlungszentren z. B. in Berlin, Stuttgart, Zschadraß und Zürich entstanden (> Kap. 4).

Ganz im Sinne von Hölderlins – „wo aber Gefahr ist, wächst das Rettende auch“ – nimmt mit der Verbreitung pathogener Faktoren wie Beschleunigung, Ökonomisierung, psychischem Druck, Entgrenzung von Arbeit und Erholung, Virtualisierung, sozialer Isolation und der Entfremdung von der Natur auch als eine Gegenbewegung die bewusste Entscheidung vieler Menschen für ein achtsameres, selbstfürsorgliches und fürsorgendes Leben und Arbeiten zu. Die Mind-Body-Medizin trägt hier in Praxis und Theorie mehr und mehr zur wissenschaftlich basierten Gesundheitsorientierung in der Medizin und Prävention bei.

MERKE

Die moderne Mind-Body-Medizin, als MICOM verortet in der Integrativen Medizin, versteht sich ausdrücklich **nicht** als **Alternative zur konventionellen Medizin,** sondern als **komplementäres Element.** Für die Arbeit und das Selbstverständnis des medizinischen Fachpersonals wird es zunehmend wichtig, Patienten nicht mehr nur als passive Empfänger von Behandlungen zu verstehen, sondern als **aktiv Handelnde.** Die Mind-Body-Medizin hält ergänzende Methoden bereit, die nach den individuellen Bedürfnissen des Patienten von Experten empfohlen und dann gemeinsam mit den Patienten erarbeitet werden, um diese gezielt darin zu unterstützen, ihre Gesundheitsressourcen zu mobilisieren. Es geht darum, die Fähigkeiten der Patienten zur Selbstwahrnehmung, Selbstfürsorge und Selbstverantwortung in den physiologischen, emotional-gedanklichen, sozialen und transpersonalen Dimensionen ihres Menschseins zu entwickeln und zu stärken.

2.2 Theoretischer Hintergrund der Mind-Body-Medizin

2.2.1 Selbstregulation: Die physiologischen Grundlagen

Tobias Esch, Lena von Bernus

Chronischer Stress als Bedrohung

Stress ist heute in aller Munde. Dabei ist Stress an sich nicht neu, es hat ihn immer gegeben, er gehört zum Leben dazu. Entscheidend dagegen sind die Frage der **Dosis** (Dauer, Stärke und Form) und die Frage, **wie wir mit Stress umgehen,** ihn bewältigen. Stress – d. h. eine meist plötzlich auftretende, bedrohliche oder schlicht herausfordernde Situation, welche uns zwingt zu reagieren – löst in unserem Körper bzw. Geist (inkl. Gehirn) **physiologische Anpassungsmechanismen** aus, die **Stressantwort** (Stefano et al., 2005).

Solche endogenen oder autoregulativen Reaktionen haben das Ziel, uns in die Lage zu versetzen, auf außergewöhnliche Situationen (Auslöser sind Stressoren), wenn irgend möglich, adäquat zu reagieren (Esch, 2002). Es handelt sich hierbei also um eine fraglos sinnvolle biologische Fähigkeit, eine gewissermaßen „gesunde“ Überlebensstrategie, die erst das Überleben einzelner Organismen und ganzer Arten (und sogar die biologische Evolution an sich) gefördert und letztlich mit ermöglicht hat (Esch, 2003b). So finden wir Stressreaktionsmechanismen und vergleichbare biologische Strategien schon bei einfachsten Lebewesen (Esch, 2003b). Stress ist somit nicht per se krankhaft. Gefährlich wird es allerdings, wenn er **chronisch** auftritt, wir uns also von der stressbedingten Weckreaktion *(Arousal)* nicht wieder erholen können.

Dies geschieht, wenn die physiologische Balance nicht wieder hergestellt werden kann, oder wenn unsere Stressregulation (selten) aus anderen Gründen generell gestört ist (Esch et al., 2002a; 2002b; 2002c). Und es geschieht auch, wenn die Stressoren zu massiv sind, als dass unsere Regulationsmechanismen damit noch auf normalem, gesundem Wege fertig werden könnten.

2

Alter Mechanismus – neue Belastungen

Die Fähigkeit von Mensch und Tier, auf bedrohliche Situationen mit der Ausschüttung von Stresshormonen und einer **Kampf-oder-Flucht-Reaktion,** d. h. der genannten Stressantwort, zu reagieren, ist phylogenetisch von entscheidender Bedeutung für das Überleben einer Spezies. Obwohl die Stressbelastungen des heutigen Menschen größtenteils – mutmaßlich – anders aussehen als die des Neandertalers, unterscheidet sich unsere automatisch ablaufende „stressspezifische Software" nicht von der unserer frühen Vorfahren. Aber: Heute sind die Belastungen eher **psychosozialen Ursprungs,** damals waren die Bedrohungen wohl hauptsächlich physischer Natur. Und da Flucht oder Kampf als Bewältigungsstrategien im modernen Alltag in der Regel nicht wirklich infrage kommen, müssen wir **alternative Wege der Stressbewältigung** entwickeln. Dazu ist es hilfreich, die automatisch und häufig unbewusst ablaufenden Stressreaktionen **bewusst wahrzunehmen** und mögliche **Alternativen der Interpretation und Handlung** abzuwägen.

Das heutige Stresskonzept basiert auf den grundlegenden Arbeiten von Hans Selye aus den 1970er-Jahren (Selye, 1973). Danach wird „Stress" als Oberbegriff aufgefasst, der die Auswirkungen psychosozialer und umweltbedingter Faktoren (d. h. psychologische, soziale, biologische, physikalische sowie chemische Einflussgrößen) auf das körperliche und geistig-seelische Wohlbefinden zusammenfasst (Stefano et al., 2005; Jones et al., 2001). Man unterscheidet **Stressoren** (Faktoren) und **Stressreaktionen/-antworten:** Stressoren induzieren Stressreaktionen, die physiologische, verhaltensorientierte und/oder psychologische Anpassungsvorgänge bedingen. Ziel ist es, die Chancen eines Organismus zu erhöhen, eine potenzielle Bedrohung (Stresssituation, Herausforderung) zu bewältigen und letztlich also das Überleben zu sichern (Esch, 2003).

Diese Bedrohung kann ihren Ursprung in der Umwelt haben oder auch den eigenen Gedanken und Vorstellungen entspringen. Ob und in welchem Ausmaß eine Stressreaktion erfolgt, wird auch dadurch mit beeinflusst, ob die eigenen Bewältigungsressourcen als zureichend oder unzureichend empfunden werden. Allerdings wissen wir heute auch, dass das subjektive Empfinden von Stress und sein interner Abgleich mit der „Coping-Fähigkeit" nicht zwingend Voraussetzung für das tatsächliche Vorhandensein von Stress sind. Mit anderen Worten: Es ist durchaus vorstellbar, **objektiv** gestresst zu sein, ohne dieses **subjektiv** wahrzunehmen.

Im Stresszustand mobilisiert der Organismus alle Ressourcen, um der Bedrohung durch Kampf oder Flucht zu begegnen: Er reagiert in potenziell gefährlichen Situationen durch **autonom ablaufende Anpassungsreaktionen,** die dafür sorgen, dass lebenswichtige Funktionen aufrechterhalten werden. Gesteuert wird dies durch fein aufeinander abgestimmte hormonelle Vorgänge – ein komplexes, sich selbst regulierendes System: Sobald eine mögliche Gefahr wahrgenommen wird, wird das vegetative Nervensystem aktiviert, und aus dem Nebennierenmark werden unter anderem die Katecholamine **Noradrenalin und Adrenalin** ausgeschüttet. Diese Hormone bewirken eine Engstellung der Blutgefäße in der Haut und im Darm. Zugleich weiten sich die Blutgefäße der Skelettmuskulatur. Damit gelangt sauer- und nährstoffhaltiges Blut in die Muskulatur vor allem der Schultern, Arme und Beine für den bevorstehenden Einsatz bei Kampf oder Flucht. Zugleich verringern die Verdauungsorgane und auch die Sexualorgane ihre Aktivität.

Dieses im Notfall aktivierte **„sympathikoadrenale System"** hat noch weitere Veränderungen zur Folge: Die Atem- und Herzfrequenz nehmen zu, der Blutdruck steigt an und die Pupillen weiten sich. Funktionen des Bewusstseins wie logisches Denken, moralische Entscheidungen, prosoziales Verhalten oder Humor werden zugunsten der Fähigkeiten des Kämpfens, Flüchtens oder Totstellens reduziert. Etwas zeitversetzt wird bei Stress das Glukokortikoid **Kortisol** freigesetzt und kontrolliert – ebenfalls über einen komplexen Regelkreis, der vom Hypothalamus gesteuert wird: Das Corticotropin-releasing Hormon (CRH) aus dem Hypothalamus gelangt über die hypophysären Portalvenen/den Portalkreislauf lokal in die Hypophyse. Dort wird das Adrenocorticotropin Hormon (ACTH) gebildet, das in der Nebennierenrinde dann die Kortisolfreisetzung stimuliert, daher sprechen wir auch von der **Hypothalamus-Hypophysen-Nebennierenrinden-Achse.** Man kann festhalten, dass Kortisol in der Bilanz einen anabolen Effekt hat.

Streben nach Gleichgewicht

Eine Schlüsselfunktion im modernen Stresskonzept (Selye, 1973) besitzen **Gleichgewichtszustände:** Biologische Organismen sichern ihr Überleben, indem sie als Anpassung auf ständige externe oder interne Stimuli (Stressoren) ein kompliziertes Äquilibrium aufrechterhalten. Um die eigene Existenz zu sichern, ist es notwendig, dass die innere Struktur des Organismus und lebenswichtige Vorgänge nachhaltig gesichert, verteidigt und einsatzbereit gehalten werden – gleich einem Fels in der Brandung, der den Gezeiten (Stressoren) trotzt. Das schließt all jene Vorgänge rund um die Fortpflanzung, die Nahrungsaufnahme und -verdauung (Endokrinium/Hormonsystem und vegetatives Nervensystem), die körperliche Belastbarkeit (Muskulatur und Herz-Kreislauf-Funktionen) sowie die geistige Beweglichkeit und Konzentrationsfähigkeit (zentrales und allgemeines Nervensystem) und schließlich auch die Abwehrbereitschaft (Immunsystem) mit ein. Diese Funktionen und die Ausgangszustände der beteiligten Systeme werden daher ständig – auch und gerade im Stress – überprüft und um einen definierten „Setpoint" (Voreinstellungs- bzw. Optimalniveau im Ausgangszustand) im Gleichgewicht gehalten. Dieses wird auch als **„Homöostase"** bezeichnet. Diese augenscheinliche „Harmonie", d.h. das „orchestrierte", abgestimmte Zusammenspiel der verschiedenen Systeme, das dafür sorgt, dass die innere Balance aufrechterhalten bleibt, wird fortwährend angegriffen und muss stets verteidigt werden (Esch, 2003; Chrousos und Gold, 1992).

Ein solcherart gesichertes **dynamisches Gleichgewicht** gewährleistet letztlich biologische Autonomie und Selbstorganisation (nur ein dezidiert abgestimmtes und fein geregeltes Gesamtsystem kann eigenständig und weitgehend fehlerfrei arbeiten, vergleichbar z.B. mit einem regelmäßig gewarteten Heizungskessel oder Verbrennungsmotor). Die **Aufrechterhaltung der eigenen Struktur und Organisation** unter Einbeziehung der Anpassungsfähigkeit auf veränderte Umweltbedingungen ist eine notwendige **Voraussetzung für das Überleben** (Esch, 2003). Hätte ein Automotor z.B. nicht die Möglichkeit, im Abgleich der eigenen inneren und äußeren Temperatur die Kühlung während des Betriebs zuzuschalten und zu regeln, würde er möglicherweise überhitzen und letztlich kaputtgehen. Dabei ist wichtig festzuhalten, dass die Bedingungen, in denen ein Organismus existiert, einem immanenten Wandel unterworfen sind (Esch, 2003): nicht nur der Wechsel von Anspannung und Entspannung, Arbeit und Freizeit, Tag und Nacht, der Jahreszeiten, Temperaturen, sondern auch der inneren Ausgangsbedingungen und Determinanten (z.B. zirkadiane oder monatliche Hormonverschiebungen oder Alterungsprozesse). Der Wandel ist das Normale, und eine **flexible Anpassungsfähigkeit** ist Voraussetzung für Gesundheit und Überleben.

Hierzu haben alle Lebensformen **wirksame Mechanismen** entwickelt, um kurzfristige „Erschütterungen" und Beanspruchungen zu meistern – z.B. die protektive physiologische Stressantwort (Kampf-oder-Flucht-Reaktion). Letztlich geht es, wie beschrieben, um die erfolgreiche Bewältigung einer potenziell bedrohlichen Situation, indem physiologische Anpassungsmechanismen aktiviert werden.

Anpassung an den Wandel

Mittlerweile ist das Stresskonzept um den Begriff **„Allostase"** erweitert worden (McEwen, 1998; Sterling et al., 1988). Allostase meint wörtlich „Erhaltung von Stabilität durch Wandel". Sie beschreibt die Fähigkeit des Organismus, **physiologische Parameter kontinuierlich zu verändern,** um sich optimal (und stabil) in eine sich ständig wandelnde Umwelt einzupassen. Dies impliziert ein dynamisches Gleichgewicht im oben genannten Sinn, einen komplexen und „lebendigen" Zustand der Selbstorganisation (Esch, 1999) (> Abb. 2.5).

Entstanden ist diese konzeptionelle Erweiterung aus einem vertieften Stressverständnis: Heute fassen wir unter **„Homöostase"** zumeist die lebensnotwendigen Basalfunktionen zusammen, die zwar Schwankungen durch endogene und exogene Ursachen unterworfen sind (vgl. Körpertemperatur beim Gesunden mit im Normalfall geringen Tagesschwankungen, dagegen Fieber als geplante Anhebung des Sollwerts), auf die dann, wie beschrieben, reagiert werden muss. Sie müssen in der Regel in einem engen Korridor im Gleichgewicht gehalten werden (Esch, 2003; Stefano et al., 2005).

„Allostase“ lässt hingegen eine größere biologische Flexibilität bzw. **größere Schwankungen und Ausschläge** zu, um auf diese Weise besser auf besondere Beanspruchungen und Herausforderungen (Stressoren) reagieren zu können. Es wird gewissermaßen ein Stück der sonst sorgsam gehüteten biologischen Kontrolle dem Anpassungsvorgang und seiner physiologischen Entsprechung (Stressantwort) geopfert. Ein Beispiel hierfür ist das stärkere Schwanken oder gar dauerhafte Anheben des arteriellen Blutdruckniveaus bei chronischem Stress, d.h. einer fortwährenden „Aufforderung zum Kämpfen oder Fliehen“.

Dadurch, dass solche allostatischen Stressantworten wiederholt oder andauernd auf entsprechende Stimuli oder Stressoren aktiviert werden, wird der Organismus beansprucht bzw. erfährt „Abnutzungen“. Wenn das homöostatische „Fine-tuning“ (Ausgangs- oder Normalzustand) zugunsten einer verbesserten Flexibilität und Selbstorganisation vernachlässigt wird, hat dies jedoch Konsequenzen und geht nicht spurlos am „System“ vorbei: Diese Beanspruchungen werden auch als **„allostatische Last“ oder „allostatische Ladung“** bezeichnet (McEwen, 1998; Sterling et al., 1988). Dabei handelt es sich gewissermaßen um den Preis, den ein Organismus zu zahlen hat, damit er seine Autonomie und Selbstorganisation im Rahmen eines dynamischen Gleichgewichts (➤ Abb. 2.5) erhalten kann: letztlich der Preis für das Überleben.

Allostatische Last – möglicherweise der Boden für das Entstehen von Krankheiten – entsteht insbesondere bei **inadäquatem Stress** (chronischem oder zu starkem akutem Stress, d.h. überwältigende Stressoren) und ebenso, wenn das An- oder Abschalten von aktivierten Stressantworten **ineffizient** funktioniert (Esch, 2003; Esch et al., 2003; Stefano et al., 2005; Esch und Stefano, 2007).

Vom Nutzen des Stresses

Im Idealfall werden die aktivierten Stressreaktionen wieder beendet, nachdem ein Stressor eine Stressantwort initiiert hat und autoregulative Anpassungsvorgänge eingeleitet worden sind. Dann ist ein physiologischer Zustand wiederhergestellt (oder bleibt erhalten), Ist- und Sollwerte der autoregulativen Signalkaskaden stimmen wieder überein, die Selbstorganisation ist sichergestellt.

Allerdings scheint sich die Natur nur selten derartig lineare und „folgenlose“ Abfolgen zu erlauben: Trifft ein herausfordernder Reiz auf einen Organismus und werden das Gleichgewicht oder die innere Ordnung bedroht, reagiert der Körper umgehend mit einer allostatischen Stressantwort. Je nach Bedrohungsszenario geht es jetzt in erster Linie um die schnelle Sicherung des Überlebens (evolutionsbiologisch werden damit der Erhalt und die potenzielle Weitergabe der genetischen Information gesichert; Esch, 2003). Erst in zweiter Linie steht der Schutz von Gesundheit. Negative Folgen dieser Strategie, d.h., allostatische Ladung und Krankheit, welche sich später zeigen können, werden dabei in Kauf genommen.

Diese Konsequenzen der Allostase können sich mittel- und langfristig durchaus verheerend auf das zunächst gesicherte Überleben auswirken. Allgemein scheint **kurzzeitiger und adäquater Stress die Leistungsbereitschaft und biologische Kompetenz zu erhöhen:** Die kardiovaskuläre Leistungsfähigkeit wird verbessert, das Immunsystem stimuliert (d.h. auf eine Infektabwehr, verbesserte Wundheilung und sogar Tumorabwehr vorbereitet), die aufgabenspezifische Wachsamkeit und die neuronale Aktivität werden verstärkt (Stefano et al., 2005). Probleme entstehen dagegen, wenn **permanenter und/oder**

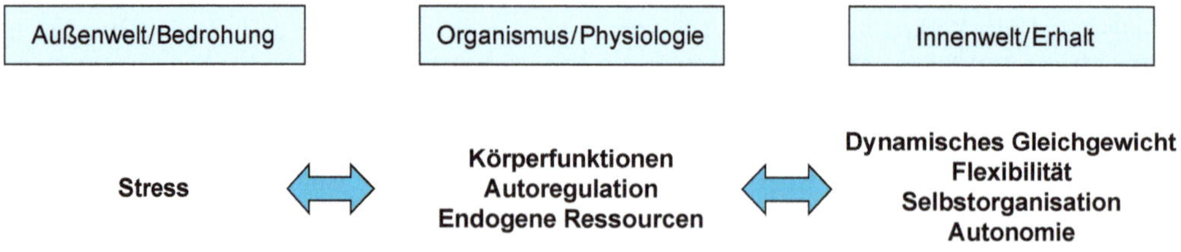

Abb. 2.5 Gestresster Organismus. Dynamisches Gleichgewicht, biologische Flexibilität, Autonomie und Selbstorganisation als Ziele und Instrumentarien physiologischer Anpassungsvorgänge und Ressourcen des Individuums unter Stress. [P468]

zu hoher – d. h. inadäquater – Stress auftritt. Dann können sich die ursprünglich positiven Eigenschaften von Stress ins Gegenteil umkehren (Esch und Stefano, 2002; Chrousos und Gold, 1992; Esch, 1999; Esch, 2003a; Esch et al., 2002; McEwen, 1998; Miller et al., 2002).

Stress stellt einen motivierenden Zwang dar, einen schicksalhaften oder unerwarteten Reiz (ein unvorhergesehenes Ereignis), der eine flexible Reaktionsweise einfordert: Ohne Not verändert sich nichts. Doch bereits die Vorstellung eines konkreten psychosozialen Konflikts kann Stressreaktionen hervorrufen, die – neben den emotionalen Komponenten Angst, Erregung etc. – auch schematische physiologische Aktivierungsmuster beinhalten können: Hier verbessern z. B. erhöhte zentralnervöse Noradrenalinspiegel als Teil einer aktivierten Stressantwort die Lösungsfindung und erleichtern es, unmittelbar relevante von irrelevanten Informationen zu trennen. Solche Effekte im Rahmen kontrollierbarer Stressreaktionen sind von kurzer Dauer. Sie sind abzugrenzen von unkontrollierbaren Reaktionen, die bei ausbleibender Problemlösung oder einer „Stressorenüberdosierung" (bzw. bei pathologischen Stressbeantwortungsfunktionen) ausgelöst werden können.

Überreaktionszustände und ihre Folgen

Bei unkontrolliertem Stress können **Flexibilität, Gedächtnisfunktionen und Lernfähigkeit** praktisch zum Erliegen kommen. Gleichzeitig ist die Wahrscheinlichkeit, dass psychische und somatische Erkrankungen auftreten, erhöht (Esch, 2003; Hüther et al., 1999).

Es muss jedoch betont werden, dass der Organismus zumeist noch über Möglichkeiten verfügt, die geschilderten Mechanismen **individuell** zu beeinflussen, d. h. der subjektiven „Ohnmacht" etwas entgegenzusetzen.

Dieses Potenzial kann z. B. durch verhaltenstherapeutische oder integrativmedizinische Behandlungsansätze (u. a. Stressmanagement) herausgearbeitet und gefördert werden. So kann ein professionelles Stressmanagement helfen, unkontrollierbare in kontrollierbare Stressantworten zu überführen oder – über subjektive Anpassungsvorgänge – die notwendige Beendigung einer überhöhten Stressphysiologie zu initiieren. Gerade der **Einsatz von Entspannungstechniken** als Teil einer therapeutischen Stressreduktion hat sich in diesem Zusammenhang als besonders effektiv erwiesen (s. u.).

Chronischer Stress und chromosomale Alterungsprozesse

Welche Auswirkungen chronischer Stress und eine hohe Dosis vermeintlich bedrohlicher Stresssituationen auf unseren gesamten Organismus haben können, wie sie uns sprichwörtlich „alt aussehen" lassen können, lässt sich unter anderem auf **molekulargenetischer Ebene,** u. a. an unseren Chromosomen, erkennen.

Mit zunehmendem Alter steigt das allgemeine Risiko für eine Vielzahl von Erkrankungen, sowohl die Morbidität als auch die Mortalität nehmen „schicksalhaft" zu, wie es den Anschein hat. Die Abnahme der Regenerationsfähigkeit des Organismus, alte oder beschädigte Zellen zu ersetzen, wird mit einer Reihe von Alterserkrankungen wie Alzheimer, kardiovaskulären Erkrankungen, Diabetes Typ 2 oder auch der allgemeinen Muskelatrophie (Sarkopenie) in Verbindung gebracht (Ludlow et al., 2013). Stress scheint hier eine bedeutsame Rolle zu spielen – wie auch beim **programmierten Zelltod (Apoptose).** Unabhängig aber vom chronologischen Alter des Organismus (d. h. der Person) zeigen sich jedoch auch deutliche individuelle Unterschiede.

Die Frage, über welche molekularen Mechanismen und Faktoren das biologische Alter eines Menschen und die Zellalterung letztlich bestimmt werden, und wie sich diese ggf. positiv beeinflussen lassen, ist nach wie vor hoch relevant – und umstritten. Ein Marker und möglicher Faktor, der Hinweise über die individuelle Vulnerabilität (und eine „molekulare Resilienz": die zelluläre Widerstands- und Regenerationsfähigkeit) zu geben scheint, ist die **Länge der chromosomalen Telomere** und die **Aktivität der zellulären Telomerase.**

Die menschlichen Chromosomen weisen an ihren Enden einen Strukturkomplex auf, der die einzelnen Chromosomenstränge vor einem Abbau durch Fehler in den Replikations- und Reparaturprozessen schützt (Harley et al., 1990; Blackburn et al., 2015; Puterman et al., 2015). Diese sog. Telomere, bestehend aus repetitiven Desoxyribonukleinsäure (DNA)-Sequenzen, unterliegen physiologisch einer Verkürzung durch die diskontinuierliche Replikation bei jeder Zellteilung. Die „reverse Transkriptase" (Telomerase) trägt durch Verlängerung der Telomere entscheidend zur Aufrechterhaltung des protektiven Effekts der Telomere bei. Das Level der Telomerase-Enzymaktivität ist in vielen Zellen limitiert und es wird angenommen, dass der graduelle Verlust von telomerischer DNA zu (beschleunigter) Zellalterung und letztlich Zelltod führt (Harley et al., 1990). Gleichzeitig kann durch eine übermäßige Enzymaktivität ein erhöhtes Risiko für bestimmte neoplastische Erkrankungen festgestellt werden (Blackburn et al., 2015).

Mit dem **Älterwerden** wird beim Menschen eine zunehmende Verkürzung der Telomere beobachtet, darüber hinaus existieren auch altersunabhängig interindividuelle Längenunterschiede (Blackburn et al., 2015; Harley et al., 1990; Epel et al., 2009). Es konnte gezeigt werden, dass die Telomerlänge neben der individuellen **genetischen Prädisposition durch exo- und endogene Noxen, oxidativen Stress,** aber auch durch **chronischen Stress sowie das eigene Gesundheitsverhalten** direkt beeinflusst wird. Auch depressive Erkrankungen führen mutmaßlich zu einer Verkürzung der Telomere (Armanios und Blackburn, 2012).

Es wird vermutet, dass der negative Einfluss von chronischem Stress auf unsere Gesundheit unter anderem auf zellulärer Ebene durch eine Beschleunigung der Zellalterung und somit ein früheres Auftreten altersassoziierter Erkrankungen bewirkt wird. Sowohl mit wahrgenommenem Stress als auch mit chronischem Stress konnten ein **erhöhtes Maß an oxidativem (zellulärem) Stress,** eine **verminderte Aktivität der Telomerase** und eine **Verkürzung der Telomere** assoziiert werden (Harley et al., 1990; Blackburn et al., 2015; Puterman et al., 2013; Puterman et al., 2015; Prather, 2015; Epel et al., 2004).

Mind-Body-Praktiken und die Telomere

Grundsätzlich scheinen die geschilderten Mechanismen einer gewissen Regulierbarkeit bzw. Beeinflussbarkeit von „außen" – z. B. durch Verhaltensmaßnahmen – zu unterliegen. So existieren zunehmende Wirksamkeitsnachweise, dass **Mind-Body-medizinische Verfahren** sich **protektiv** auf die **Telomerlänge** auswirken können (Black et al., 2013; Bhasin et al., 2013; Denninger, 2014; Epel et al., 2016). Die Forschungsgruppe um die Nobelpreisträgerin Elizabeth Blackburn, die für ihre Forschung an Telomeren ausgezeichnet wurde, hat unter anderem untersucht, wie sich gesundheitsförderliches Verhalten bei Gesunden (d. h. gesunde Ernährung, Bewegung und Schlafqualität, Achtsamkeits-Meditation) direkt auf die Länge der Telomere positiv auswirkt. Die **Länge der Telomere** erscheint zudem bereits über kurze Zeiträume **veränderlich.** Über einen Beobachtungszeitraum von einem Jahr zeigte sich z. B. in Untersuchungen, dass einschneidende Lebensereignisse sowie anamnestisch stark belastend erlebte Lebenssituationen eine direkte Verkürzung von Telomeren zur Folge haben konnten. Bemerkenswerterweise war dieses Phänomen jedoch zu vernachlässigen bei Personen mit einem ausgeprägten gesundheitsförderlichen Verhalten und deutlich abgeschwächt bei Personen, die ein moderates Gesundheitsverhalten aufrecht erhielten (Puterman et al., 2015).

Ornish et al. konnten darüber hinaus Hinweise liefern, dass durch eine 3-monatige Lebensstil-Intervention (Ernährung, Bewegung, Stressmanagement) Patienten mit Prostatakarzinom eine erhöhte Aktivität der Telomerase und eine Verlängerung der Telomere im Vergleich zu der Kontrollgruppe aufwiesen. Die relative Verlängerung der Telomere konnte zudem auch im Follow-Up nach 5 Jahren beschrieben werden (Ornish et al., 2013). Bei Patienten mit koronarer Herzkrankheit (KHK) konnte gezeigt werden, dass Patienten, die über den beobachteten Zeitraum von 5 Jahren eine Verlängerung der Telomere aufwiesen, unabhängig von weiteren kardiovaskulären Risikofaktoren mit einer verminderten Mortalität assoziiert waren (Goglin et al., 2016).

Die Ergebnisse der Telomerbiologie lassen vermuten, dass die psychophysiologische Stressverarbeitung einen direkten Effekt auf die Zellalterung und darüber hinaus auf das individuelle Erkrankungsrisiko haben kann. Die gute Nachricht: Mithilfe unterschiedlicher Mind-Body-medizinischer Techniken kann eine **Verminderung von kognitiv-**

mentalem (bzw. seelischem) Stress und „Stress Arousal" bei **Zunahme einer positiven Gemütsverfassung** erreicht sowie die **Modulation des Katecholamin- und Kortisol-Hormonhaushalts** aufgezeigt werden – beides assoziiert mit einem salutogenetischen Effekt auf die Telomere (Epel et al., 2006; Epel et al., 2009).

Gesundheit durch Stressmanagement gezielt fördern

Zwei Hauptkomponenten der autoregulativen Stressantwort sind bisher bekannt geworden und beide sind mit dem Nervensystem und den assoziierten endokrinen Drüsen verbunden: die **Hypothalamus-Hypophysen-Nebennierenrinden-Achse** und das **sympathische Nervensystem bzw. sympathoadrenale medulläre System** (Stefano et al., 2005). Diese beiden Systeme mit ihren maßgeblichen Effektoren Kortisol und Adrenalin/Noradrenalin arbeiten normalerweise in minutiös abgestimmten Bereichen, um die notwendige biologische Balance (Homöostase) zu sichern und so die Integrität des Organismus – sogar unter extrem herausfordernden Bedingungen – zu erhalten. Eine sensitive und in Teilen komplexe Physiologie bei gleichzeitig eher schematischen Reaktionsmustern und Signalpfaden bedingt allerdings auch eine Anfälligkeit der Stressaktivität für pathophysiologische Faktoren und Prozesse. Somit ist Stress letztlich ein **subjektives** und **hochindividuelles Phänomen.**

Gesundheit fördern heißt demnach:

- Das Subjekt stärken,
- Vorgänge der Selbstorganisation berücksichtigen,
- Flexibilität unterstützen und
- eine übergroße Anhäufung allostatischer Ladung, d. h. inadäquaten Stress, vermeiden.

Das bedeutet auch, den Patienten zu befähigen, **Eigenkapazität und Selbstverantwortung** wahrzunehmen. Therapeutisch oder präventivmedizinisch können hier die derzeit aufkommenden verhaltensmedizinisch ausgerichteten Stressmanagement-Programme bzw. die Mind-Body-Medizin sehr hilfreich sein. Diesen praktischen Konzepten ist gemeinsam, dass ein hohes Maß an Autonomie bei der Stressbewältigung oder -reduktion erhalten und genutzt werden kann, indem die subjektiven Ressourcen individuell aktiviert werden. Gesundheit, im Sinne des subjektiven Wohlbefindens, ist dabei ein selbstständig anzustrebendes Ziel (Esch, 2008).

Es ist denkbar, Gesundheit als den erfolgreichen Versuch zu verstehen, die momentane innere Struktur des Subjekts in der Auseinandersetzung mit der Umwelt weitgehend zu erhalten, d. h. trotz des Wandels und der ständigen Konfrontation mit Umweltveränderungen, Herausforderungen und Stressoren – und der notwendigen autoregulativen allostatischen Anpassungsschritte (s. o.) – die eigene Struktur und Konsistenz weitgehend „gesund zu halten", letztlich also den Stress erfolgreich zu bewältigen. Bei der Erfassung von Gesundheit muss demnach auch das **dynamische Wechselspiel zwischen Außenwelt** oder **einwirkenden Reizen** und dem **Individuum** einbezogen werden. Wichtige Bestandteile dieses theoretischen Modells sind somit auch „Aktivität" und „Selbsterhalt" (z. B. Anpassung, Allostase, Selbstorganisation und Autoregulation, ➤ Abb. 2.6; Esch, 1999, 2003): Deutet ein Organismus einen Reiz als bedrohlich oder nimmt ihn so wahr, so werden verhaltensorientierte und physiologische Reaktionen initiiert. Ziel ist die Anpassung (Allostase). Dabei können über die Zeit neuronale, endokrine oder immunologische Stressmediatoren akkumuliert werden, die zu unerwünschte Nebenwirkungen in verschiedenen Organsystemen führen: Krankheiten entstehen. Schließlich kann das zunächst gesicherte Überleben gefährdet sein. Die Mind-Body-Medizin vermag hier präventiv oder stützend zu wirken, indem sie die autoregulativen Selbstheilungskräfte anregt:

- Im Zustand eines **statischen Gleichgewichts** sind keine Adaptationen nötig, allostatische Ladung kann nicht entstehen. Techniken, die eine **physiologische Entspannungsantwort (EA)** auslösen, könnten diesen Zustand theoretisch stabilisieren. Doch das ist ein Konstrukt, denn natürliche Prozesse sind i. d. R. nicht statisch.
- Im Zustand eines **dynamischen Gleichgewichts** ist Homöostase möglich. Sie wird erreicht, indem **allostatische Stressantwort- oder Autoregulationsprozesse** aktiviert werden, die schließlich eine dynamische Anpassung bedingen. Das System ist charakterisiert durch einen hohen Flexibilitätsgrad, wie wir es bei Gesunden bzw. leicht Erkrankten sehen. Allerdings führen erfolgreiche

Anpassungsleistungen potenziell auch dazu, dass sich **allostatische Ladung** anhäuft. **Entspannungsverfahren** können die Bewältigung von akutem Stress oder akuten Erkrankungen begünstigen.

Im Zustand des Ungleichgewichts haben **lineare bzw. nichtflexible Dynamiken** die Überhand gewonnen. Dieser Zustand geht meist einher mit schweren, fortgeschrittenen oder chronischen Krankheiten. Homöostase ist nicht möglich. Allerdings versuchen die Organismen unter Umständen weiterhin und erfolglos die physiologische Anpassung anzufachen, welches die zusätzliche Gefahr einer **massiven Akkumulation von allostatischer Ladung** birgt (Teufelskreis). **EA-Techniken** können lediglich symptomreduzierend wirken oder negative Therapieeffekte adjuvant abmildern.

Stressmanagement-Techniken enthalten meist Elemente aus folgenden Bereichen (Esch, 2002, 2008; Stefano et al., 2005):

- Kognitive Verhaltenstherapie
- Entspannungstherapie
- Physikalische Therapie (inkl. Bewegungstherapie)
- Soziale Unterstützung
- Ernährungstherapie
- Evtl. Spiritualität

Ähnlich der Ordnungstherapie bzw. den klassischen Naturheilverfahren werden hier **Selbstfürsorge, Eigenkapazität und Ressourcenorientierung** als wichtige Elemente eines umfassenden therapeutischen Konzepts mit in die Behandlung eingebunden (Esch, 2002). Studien konnten verdeutlichen, dass ein professionelles Stressmanagement positive Effekte im Bereich des Herz-Kreislauf-Systems erzielen kann, z. B. indem durchgreifende Lebensstilmodifikationen initiiert werden. Manifeste Pathologien – wie arteriosklerotische Gefäßwandveränderungen – zeigten sich mitunter reversibel (Ornish, 1998). Die verschiedenen Säulen des Stressmanagements sind heute Objekt intensiver Forschung und haben sich z. T. bereits fest in allgemein anerkannten Therapieschemata etabliert, die die unterschiedlichen lebensstilassoziierten Erkrankungen behandeln (Esch et al., 2003, 2007; Esch und Stefano, 2007; Stuart et. al, 1987; Ornish et al., 1998; Patel, 1997; Linden et al., 2001; Castillo-Richmond et al., 2000; van Dixhoorn, 1990; Blumenthal et al., 2005; Michalsen et al., 2005).

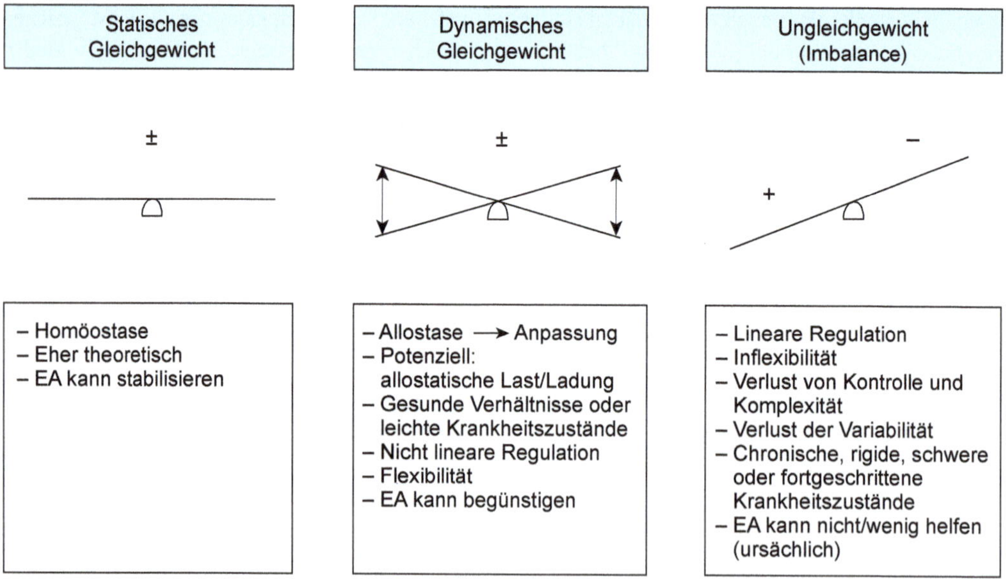

Abb. 2.6 Stressmanagement, Allostase und Autoregulation [P468]

Entspannungsantwort als Gegenspieler der Stressreaktion

Ein wesentlicher Bestandteil fast aller Stressreduktionskonzepte sind, wie bereits erwähnt, Entspannungsverfahren. Hiermit sind Techniken gemeint, welche die sog. Entspannungsantwort *(Relaxation Response)*, das ist der physiologische Gegenspieler der Stressantwort, auslösen können (Hoffman et al., 1982; Benson et al., 1975; Stefano et al., 2001; Benson, 1997).

Biologischer Hintergrund ist die Tatsache, dass unser Organismus nicht nur über die oben beschriebene Möglichkeit verfügt, uns im Sinne einer Kampf-oder-Flucht-Reaktion (Stressantwort) auf eine Stresssituation einzustellen. Wir reagieren dann z.B. mit beschleunigtem Herzschlag, verbesserter Durchblutung der Muskulatur, Blutdruckanstieg oder einer verminderten Verdauungstätigkeit. Vielmehr besitzen wir aber auch einen vergleichbaren Mechanismus, um eine (möglichst erfolgreiche) Stressantwort wieder zu beenden und das System wieder in die Ausgangssituation zu versetzen – auch damit wir beim nächsten „Angriff" wieder vollständig einsatzbereit sind. Um eine solche **Regeneration** ebenfalls optimal zu gewährleisten, wird das System kurzzeitig sogar unter die physiologische Ausgangssituation geregelt (z.B. verlangsamter Herzschlag, verlangsamte Atmung, verminderter Hirnmetabolismus). Das ist eine biologisch durchaus „empfindliche" Situation, die nur in einer sicheren Umgebung sinnvoll ist. Diese Vorgänge hat Herbert Benson als Erster wissenschaftlich untersucht und dezidiert beschrieben (Benson et al., 1975); er bezeichnete das Phänomen als Entspannungsantwort. So wird auch auf der physiologischen Ebene deutlich, dass es sich hier um **den natürlichen Gegenspieler zur Stressantwort** handelt.

Entspannungstechniken, genauer Entspannungsantworttechniken *(Relaxation Response Techniques)*, sind folglich Stressreduktionstechniken. Diese Techniken (z.B. Meditation, Autogenes Training, Progressive Muskelentspannung) haben sich heute vor allem bewährt, weil sie sich meist leicht erlernen lassen und gut für den alltäglichen Einsatz von Selbstfürsorgeregimes geeignet sind. Zahlreiche Studien haben darüber hinaus die Wirksamkeit von Entspannungstechniken bei der Behandlung vor allem stressassoziierter Erkrankungen belegt (Stefano et al., 2005; Esch et al., 2003).

Entspannungstechniken sind insbesondere in der Lage, die Stressreaktivität gegenüber mental-seelischem Stress zu reduzieren (Esch, 2003; Esch et al., 2003). Dieser Stress, den wir uns zumeist selbst machen (ihn uns gewissermaßen „denken") oder in Gedanken größer und bedrohlicher werden lassen (ihn uns immer wieder „vor Augen führen"), ist medizinisch gesehen besonders gefährlich (Chrousos und Gold, 1992; McEwen, 1998; Stefano et al., 2005). Hier kann das regelmäßige Entspannen – als eine integrale Säule der Mind-Body-Medizin – nicht nur **subjektiv entlasten,** sondern eben auch **messbar und auf molekularer Ebene stressabbauend wirken.**

Bei den physiologischen Mechanismen der Entspannungsantwort scheinen gerade stress- oder sympathikusreaktivitätsmindernde Aspekte sowie die Aktivierung konstitutiver Signalpfade zur Stressgegensteuerung eine wesentliche Rolle zu spielen (Stefano und Esch, 2005; Esch et al., 2003; Hoffman et al., 1982; Benson et al., 1975; Stefano et al., 2001; Benson, 1997): So konnte gezeigt werden, dass durch Entspannung, d.h. bei Aktivierung der physiologischen Entspannungsantwort, das Herz bzw. das Herz-Kreislauf-System weniger empfindlich auf Sympathikusreize (hier: Noradrenalin) reagiert (Hoffman et al., 1982).

Die Rolle des Stickstoffmonoxids

Diese Effekte konnten auf Rezeptorebene mittlerweile unter anderem auf die konstitutive Ausschüttung von Stickstoffmonoxid (NO) zurückgeführt werden. Zwar ist vieles noch modellhaft und die NO-Beteiligung bisher nur experimentell nachgewiesen worden, aber die einzelnen Komponenten des Modells fügen sich zu einem robuster werdenden Gesamtbild zusammen. So blockiert NO als Signalsubstanz, deren Konzentration im Gewebe während der Entspannungsantwort möglicherweise ansteigt, die Noradrenalinwirkung an der Nervenzelle (Stefano und Esch, 2005; Stefano et al., 2006). Es gibt darüber hinaus Hinweise, dass die Entspannungsantwort auf molekularer Ebene nicht nur mit NO, sondern auch mit der **Endocannabinoid-Autoregulation** und sogar der **endogenen Produktion und Freisetzung von Opioiden und Opiaten (endogenes Morphium)** verbunden ist (Stefano et al., 2006; Esch et al., 2004, 2006; Salamon et al., 2006).

Für alle diese endogenen bzw. autoregulativen Überträgerstoffe wird mittlerweile eine Beteiligung an der Physiologie von Entspannungsprozessen – auch zellulären – diskutiert. Interessanterweise bewirken sie experimentell unter anderem eine deutliche und schnelle Erhöhung der NO-Ausschüttung. Die Bildung von endogenem Morphium, z. B. durch eine enzymatische Umwandlung aus den Aminosäuren Tyrosin oder Tyramin bzw. aus Dopamin als seiner Vorstufe, wird unter anderem durch Kortisol (also mutmaßlich auch durch erhöhten Stress bzw. erhöhte Stresshormonspiegel) angeregt. Endogenes Morphium führt seinerseits ebenfalls zu einem deutlichen Anstieg der endogenen NO-Freisetzung (Stefano und Esch, 2005), d. h., in der betreffenden Signalkaskade kommt NO wahrscheinlich nachgeschaltet als Effektor zur Wirkung (Esch et al., 2002; Stefano und Esch, 2005). NO würde in diesem Rahmen einen physiologischen Konvergenzpunkt darstellen, auf welchen auch verschiedene gesundheitsförderliche bzw. stressreduzierende Techniken zulaufen.

So könnte man, aus dem Blickwinkel der Autoregulation betrachtet, durchaus von der konstitutiven NO-Physiologie als einem **molekularen Instrument der Gesundheitsförderung** sprechen (Stefano et al., 2001; Esch et al., 2004). Entspannungstechniken greifen dabei, wie beschrieben, auf ein messbares Potenzial der endogenen – d. h. autoregulativen – Stressreduktion zurück, nicht zuletzt auch deshalb, weil konstitutives NO als physiologischer Gegenspieler der Stresshormone und damit direkt der Stressantwort wirkt (Esch et al., 2003, 2004, 2006; Stefano et al., 2001, 2005; Stefano und Esch, 2005; Mantione et al., 2007, 2008; Dusek et al., 2006; Salamon et al., 2006).

Die molekulargenetische Wirkung der Relaxation Response

Auf molekulargenetischer Ebene werden für die Relaxation Response aktuell Veränderungen und Modulationen beschrieben, die einer stressinduzierten **Genexpression** (genetisches „Stressmuster") entgegengesetzt sind. Mit modernen Techniken kann heute immer besser das ursprüngliche Postulat von Benson (d. h. die Annahme eines biologischen Stressantagonismus der Entspannungsantwort) experimentell bestätigt werden. Zusätzlich zeigt das Feld der sozialen Genetik, dass unsere alltäglichen **Lebensumstände Einfluss** darauf nehmen, welche **genetischen Informationen** – der unterschiedlichen Gene – „abgelesen" (transkribiert) werden und über die Synthese von Proteinen in unserem Organismus in Erscheinung treten und mannigfaltig wirken. Die sozialen Lebensumstände, z. B. ein niedriger sozialökonomischer Status, soziale Isolation sowie soziale Unsicherheit und Bedrohung, werden mit einer Vielzahl von veränderten Gentransskripten z. B. in den weißen Blutzellen und in erkrankten Geweben in Verbindung gebracht (Cole, 2014; Aggarwal et al., 2006). Chronischer Stress und soziale Benachteiligung rufen ein **charakteristisches Genexpressionsmuster** hervor, das eine **vermehrte Entstehung von Entzündungsprozessen (Proinflammation) und eine Verminderung der antiviralen und spezifischen Immunabwehr** bedeutet. Dieses spezifische Muster wird heute auch *conserved transcriptional response to adversity* (CTRA) genannt und gilt als molekulare Signatur von chronischem Stress (Buric et al., 2017), letztlich als Teil der schon beschriebenen biologischen Stressantwort. Während die akute Entzündungsreaktion eine zeitlich begrenzte Adaptation unseres Körpers mit einer erhöhten Aktivität des Immunsystems zur Bekämpfung von Verletzungen oder Infektionen darstellt, ist die **chronische Entzündungsreaktion i. d. R. ein maladaptiver Zustand.** Dieser wird mit einem erhöhten Risiko für bestimmte Krebsarten, neurodegenerative und kardiovaskuläre Erkrankungen sowie Asthma, Arthritis und psychischen Störungen in Verbindung gebracht (Slavich, 2015).

Die Entspannungsantwort trägt nachweislich zu einer symptomatischen Verbesserung einer Vielzahl stressassoziierten Erkrankungen bei (Kearney et al., 2008; Buric et al., 2017). Die zugrunde liegenden molekulargenetischen Mechanismen sind jedoch meist weniger gut bekannt. Es wird angenommen, dass die **Entspannungsantwort** der durch Stress geprägten Genexpression gewissermaßen **entgegenwirkt** und somit über verschiedene biochemische Signalwege zu einer partiellen Verbesserung der negativen Stressfolgen auf den menschlichen Organismus führen kann (Dusek et al., 2008).

Insbesondere ein modulierender Effekt der Entspannungsantwort auf entzündliche Prozesse auf zellulärer Ebene wird häufig diskutiert – und untersucht. In den meisten beschriebenen Fällen zeigt sich durch das Anwenden von unterschiedlichen Entspannungsantwort-erzeugenden Techniken eine **Beeinflussung der spezifischen Genexpression,** die an der **Entstehung von entzündlichen und immunologischen Prozessen** sowie an der **Regulation des Zellüberlebens** beteiligt ist. Die Aktivität dieser Gene wird unter anderem durch den nukleären (zellulären) Transkriptionsfaktor NF-κB (nuclear factor kappa B) reguliert, der bei der Entstehung und Aufrechterhaltung von chronisch entzündlichen Prozessen eine wichtige Rolle spielt (Esch und Stefano, 2002; Stefano et al., 2010).

In Studien konnte zwischenzeitlich vielfach beschrieben werden, dass Mind-Body-medizinische Interventionen eine **Herunterregulation des proentzündlichen Transkriptionsfaktors NF-κB** bewirken können. Im Vergleich z. B. zu Kontrollgruppen zeigte sich dieser Effekt vor allem bei erfahrenen Praktikern, aber auch bei Neuanfängern, bei Gesunden und bei Erkrankten, und unter der Anwendung unterschiedlicher Meditationsmethoden – sowie bei Yoga und Tai-Chi (Dusek et al., 2008; Bierhaus et al., 2003; Black et al., 2013; Creswell et al., 2012; Bower et al., 2014; Irwin et al., 2014; Kuo et al., 2015; Ho et al., 2016; Bhasin et al., 2013). Auch an diesem Mechanismus scheint NO beteiligt zu sein (Esch et al., 2002; Stefano et al., 2010). Durch die Physiologie der Entspannungsantwort kommt es, wie bereits erwähnt, mutmaßlich zu einer vermehrten NO-Ausschüttung, die wiederum die Aktivität des NF-κB tatsächlich beeinflusst. Die NF-κB-Aktivität wird durch die Assoziation mit dem spezifischen Inhibitor IκB-Kinase-Komplex (IKKB) blockiert. Durch das Vorhandensein von NO wird dieser Komplex zusätzlich stabilisiert, sodass die NF-κB vermittelte Aktivierung pro-entzündlicher Gene vermutlich gedrosselt wird. Resultierend daraus wird eine verminderte Synthese pro-entzündlicher Mediatoren erwartet, die über mehrere Schritte – theoretisch – durch die Entspannungsantwort erzeugt wird und sich gesundheitsförderlich auswirken würde (Stefano und Esch, 2005; Buric et al., 2017).

Jedoch konnten bisher nur in wenigen Studien diese „direkten“ biologischen Konsequenzen einer nachweislich veränderten Genexpression in direkter Korrelation beobachtet werden. Von einigen Ausnahmen abgesehen, bei denen tatsächlich veränderte Konzentrationen einiger Entzündungsmediatoren wie IL-6, IL-12 und IL-10 auftraten (Irwin et al., 2014; Cahn et al., 2017; Jang et al., 2017), konnten trotz der verminderten NF-κB-Aktivität nicht die hypothetisch zu erwartenden Veränderungen auf molekularer Ebene umfänglich bestätigt werden.

Die Inhomogenität der Ergebnisse ist sicher nicht zuletzt durch die mitunter stark variierenden Studiendesigns zu erklären. Neben der Auswahl und Methodik der jeweils untersuchten laborchemischen Paramater, der jeweiligen Studienkohorten, der spezifischen Mind-Body-medizinischen Methode sowie Dauer und Übungsfrequenz der Interventionen, stellen auch Aspekte wie Ernährungsgewohnheiten und körperliche Aktivität, die nachweislich einen Einfluss auf die evaluierten Parameter nehmen (wie z. B. IL-6), weitere Einflussfaktoren dar. Diese wurden nur teilweise berücksichtigt. Somit ist es erschwert, studienübergreifende einheitliche Aussagen zu treffen. Auch inwieweit Kontrollgruppen im Hinblick auf die Vielfältigkeit der Einflussfaktoren wirklich als solche fungieren können, gilt es kritisch zu hinterfragen. (Cahn et al., 2017; Buric et al., 2017; Carlson et al., 2017).

Neben der Modulation der NF-κB-Aktivität existiert eine Bandbreite weiterer Mechanismen, bei denen ein **Einfluss auf den Zellmetabolismus und die Apoptoseregulation** (kontrollierter Zelltod) durch die molekulare Wirkung der Entspannungsantwort vermutet wird. Auch hier werden Unterschiede zwischen Personen mit regelmäßiger, langjähriger Praxis und Neuanfängern beobachtet. Insbesondere bei erfahrenen Praktikern zeigte sich eine vermehrte Genexpression von Genen, die mit Signalwegen des mitochondrialen Energiemetabolismus und einer gesteigerten Insulinsekretion in Verbindung gebracht werden. Außerdem zeigten sich Adaptionen, die die Signalwege zellulärer Oxidationsprozesse betreffen. Es wird eine vermehrte Reduktion von oxidativem Stress beobachtet, was einen wichtigen Reparationsprozess der Zellen darstellen könnte und sich somit begünstigend auf die Zellalterung auswirken würde (Bhasin et al., 2013; Denninger, 2014; Dusek et al., 2008).

Ein weiteres durch die Entspannungsantwort beeinflusstes molekulargenetisches Phänomen ist eine z. B. durch Yoga und Mediation vermittelte Zunahme des *brain derived neurotropic factor* (BDNF) im Blutplasma. Diesem Wachstumsfaktor kommt sowohl für die Entstehung als auch für das Überleben und die Plastizität der Neurone, d. h. das Anpassungsvermögen im zentralen und peripheren Nervensystem, eine wichtige Rolle zu. Das Protein zeigt seine größte Aktivität in den Gehirnarealen, die von zentraler Bedeutung für Lern- und Gedächtnisfunktionen und höhere Bewusstseinszustände sind (Cahn et al., 2017; Esch und Stefano, 2010).

Sich ein abschließendes Bild der molekularen Wirkungsweise der Entspannungsantwort zu machen, fällt zum gegenwärtigen Zeitpunkt schwer. Es bleibt festzuhalten, **dass es im Kontext der Entspannungsantwort zu molekulargenetischen Veränderungen kommt,** wobei die praktische Erfahrung ebenfalls eine zusätzliche Rolle zu spielen scheint. Veränderte Genexpressionsmuster sowie weitere zelluläre und nukleäre Prozesse sind hieran beteiligt. Darüber hinaus können unterschiedliche (Teil-)Mechanismen solcher Prozesse konkret mit der Entspannungsantwort assoziiert werden, die sich wiederum gesundheitsförderlich (salutogenetisch) gegenüber bekannten zellulären Stresseinwirkungen und pathophysiologischen Mechanismen unterschiedlicher Krankheitsbilder auswirken.

Positive Motivation ist zentral

Interessant ist auch, dass die Initiierung der Entspannungsantwort **anatomisch-räumlich auf engem Raum** stattfindet. Die beschriebenen Vorgänge laufen insbesondere im limbischen System ab, wo unser körpereigenes Motivations- und Belohnungssystem sitzt (Stefano und Esch, 2005; Stefano et al., 2001; Esch et al., 2004). Der **limbische Belohnungs-Motivations-Kreislauf** ist daher ein zentrales Modul aller nachhaltig wirksamen gesundheitsfördernden Programme und präventivmedizinischen Überlegungen – ob bewusst eingeplant oder nicht. Nur wenn Mechanismen einer positiven (appetitiven oder belohnenden) Motivation einbezogen werden, können nachhaltige und tiefgreifende Verhaltensänderungen bewirkt werden. Nur was uns Spaß macht, was uns von innen Wohlgefühl und „Belohnung“ schenkt, werden wir wiederholen und als (neue) Verhaltensweise beibehalten wollen. Dieser Zusammenhang gilt gerade auch für gesunde Verhaltensweisen und medizinisch positive oder sinnvolle Lebensstilmodifikationen.

Dabei ist die zentralnervöse **Belohnungs-Motivations-Physiologie** z. B. durch Aktivitäten anzustoßen, die uns eben jenes Vergnügen oder Wohlgefallen bereiten *(Pleasure, Wellness;* Esch et al., 2004, 2006; Esch und Stefano, 2004, 2005). Dieses Element ist entscheidend für eine erfolgreiche Verhaltensmedizin und gleichzeitig im Konzept der Mind-Body-Medizin (wie auch in der sog. Positiven Psychologie als Teilmenge) tief verankert. Voraussetzung, dass dies gelingt, ist jedoch, dass eine biologische Flexibilität gewährleistet ist, d. h., dass die physiologische Autoregulation erfolgreiche Anpassungsvorgänge erlaubt.

Nur wenn wir von Zeit zu Zeit etwas Neues wagen, uns auch zutrauen, dabei ausreichend flexibel sind, um auf neue oder geänderte Bedingungen zu reagieren, werden wir diese erfolgreich bewerkstelligen und dann ein Wohlgefühl daraus entwickeln (Belohnung). Dieser Zusammenhang führt wiederum dazu, dass wir uns Anteile des neu Erlebten – und der dazu hinführenden Verhaltensweisen – mit einer größeren Wahrscheinlichkeit merken (d. h. lernen) und schließlich in unseren alltäglichen Lebensstil integrieren. Flexibilität ist also die Voraussetzung, damit wir nicht am Ende *„immer bekommen, was wir immer bekommen haben, weil wir immer tun, was wir immer getan haben“* (John Goddard).

MERKE

Stressmanagement durch Mind-Body-Medizin

Stress ist **immanenter Bestandteil des Lebens.** Er ist Kennzeichen und Produkt einer fortwährenden **Auseinandersetzung** zwischen dem Individuum und den Umweltbedingungen, denen es ausgesetzt ist. Stress kann, wenn er wohldosiert ist oder sinnvoll bewältigt wird, neue Lösungsstrategien und eine flexible Problembehandlung ermöglichen. Stress in Maßen ist auch notwendig, um optimal leistungsfähig zu sein. Stress ist zunächst also **weder gesund noch krank.** Allerdings stellt er potenziell – und per definitionem – eine Bedrohung für das individuelle Wohlbefinden dar. Demnach kann er die Gesundheit, wie sie die WHO versteht, beeinträchtigen (Esch und Stefano, 2007).

Stressmanagement dagegen bedeutet eine Gesundheitsförderung, die das **Selbstwirksamkeitsprinzip** wesentlich einbezieht. Die Patienten lernen dabei, ihre eigenen Selbstheilungskräfte und Ressourcen zu aktivieren, um damit selbst aktiv zur individuellen Gesundheit bzw. dem Gesunderhalt beizutragen.
Die **Mind-Body-Medizin** mit den ihr zugehörigen Stressmanagement-Techniken setzt an den **physiologischen und autoregulativen Gleichgewichtsprozessen** an. Mittels Stärkung der Eigenkompetenzen und Widerstandsressourcen, d.h. also der Fähigkeit zur Selbsthilfe, wird die individuelle Reaktionsbereitschaft gestärkt. Das kann in der Folge helfen, gesundheitsgefährdende äußere oder innere Reize besser in Schach zu halten. Die Mind-Body-Medizin kann so eine sinnvolle und präventiv wirkende Ergänzung etablierter medizinischer Strategien sein (Esch und Stefano, 2010).

2.2.2 The role of placebo and nocebo effect

Fabrizio Benedetti

The study of placebo and nocebo is a very good model to unterstand the **doctor-patient-relationship.** As a neuroscientist I am interested in the neurobiological mechanism of the psychology in the placebo response. The placebo effect is pharmacology as well as the nocebo effect is toxicology. **Words and rituals are very important in medical practice** as in psychotherapy. Drugs on the one hand and words on the other use the very same biological pathways.

What is the definition of a drug? A drug is a molecule we inject into the patient's body and there it is capable of modulating different biochemical pathways. Narcotic drugs bind to mu-opioid receptors, cannabinoids bind to CB 1-receptors, aspirine or other non-steroidal anti-inflammatory drugs modulate the activity of the cox-enzyme.

The definition of a placebo is a bit more difficult. **The most common definition is that a placebo is a fake drug, a fake therapy or treatment.** This is correct, but the definition is not complete, because something very important is missing. The complete definition is: **placebo is a fake drug together with the psycho-social context around the therapy,** around the patient. This refers to the sight of the hospital environment, sight and words of the health professionals, the smell of drugs, or to be touched, by people or by different machines.

Why are social and sensual stimuli so important?

The stimuli tell the patient that a treatment is in progress that within the next minutes or in the next few hours there will be a clinical improvement, a therapeutic benefit for them. We can call all these stimuli **the ritual of a therapeutic act.** There are many rituals in medicine – the ritual of taking a pill, the ritual of a shot, the ritual of a surgery, which has an especially intense effect on the patient. Then there is the ritual of CAM therapy like acupuncture, which is a very complex ritual, that induces positive expectations in the patient. There also is the ritual of psychotherapy or the ritual of using medical devices. The ritual of shamans is often not very different from those of conventional medicine.

All these rituals, all those sensual and social stimuli, modulate the very same biochemical pathways that are modulated by biochemical drugs. When morphine binds to the mu-opioid receptors the simple expectation of receiving morphine modulates the very same receptors. The same principle goes for aspirin – the drug modulates the activity of cox-enzyme and the expectation does the same.

Why is this so? **The context has a most important role, because our brain can be deceived by it.** The context can completely change our perception. This is true for any sensory system, for example the visual (➤ Abb. 2.7)

This chessboard has black and white squares. The black one is A, the white one is B. But are you sure that this is the right colour? If you change the context around square A and square B you can see that there is no difference between the two squares (➤ Abb. 2.8).

Changing the meaning through context

In the clinical context you have the very same situation. You can replace the visual stimuli with two

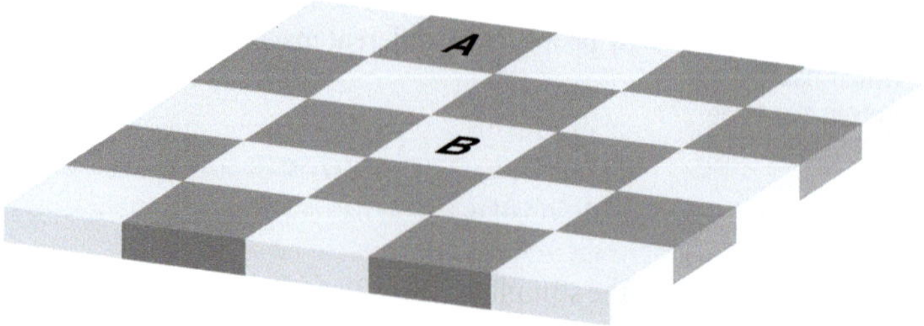

Abb. 2.7 Change of perception 1: A dark (A) and a bright (B) area. [P469/L231]

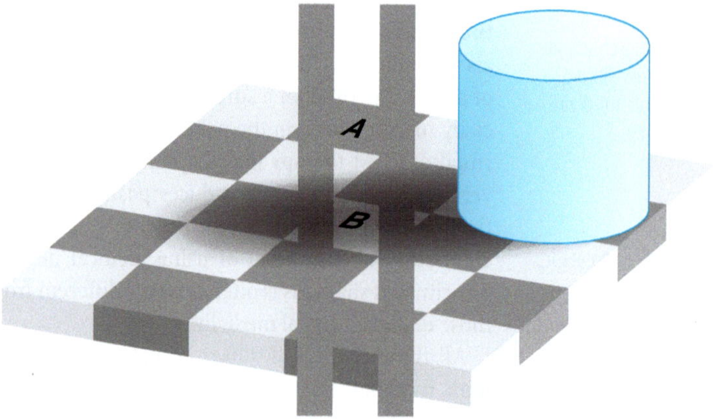

Abb. 2.8 Change of perception 2: It depends on the context: A dark (A) and a bright (B) area become similar by the shadow, cast by the cylinder. This is how placebo works: positive and negative influence change the "colour" of perception, e.g. from less to more sense for pain. [P469/L231]

bottles containing tap water. If you place them into a different context, you can change the meaning of their content. I can put one of the bottles into an empathic context with a very good doctor-patient-relationship and the expectations regarding the treatment will be positive. If I put the other bottle into a negative conflict-burden relationship, the expectation will be a negative one. These two different contexts can modulate the very same biological pathways like the drugs we give in medical treatment.

In the 70s of the last century opioid receptors within the **central nervous system** were being discovered. They can be activated by different stimuli. They can be activated by agonists, by drugs like morphine and other pharmacological agents. But **social interaction can also modulate** them – words, rituals, behaviour or attitudes of doctors and other health professionals.

During the evolution compassion and altruism emerged through social grooming – and this pro-social behaviour changed the patient-doctor-relationship and the effect of treatments. During evolution many molecules have emerged – for example the expression of cannaboid receptors. Today we know that the doctor's **words can activate those receptors – quite similar to the shamanic practice in former times.** Words and rituals have a real pharmacology as well as a toxicology – because we know that biochemical pathways can be modulated by social interaction.

The shaman factor in medicine

Placebo is a very good model to study this, because with a placebo you modulate the psycho-social context and induce positive expectations. If you give a nocebo you induce negative expectations in the patient's brain. Usually people ask me: "What is the mechanism of placebo response", but this is the wrong question. There is not a single placebo response – in fact there are many placebo responses across different systems, across different medical conditions. We know about the placebo's mechanisms in neuropsychiatry disorders like depression or anxiety, we know something about placebo and the immune or the endocrine system. And we know quite a lot about pain and neuromotor diseases like Parkinson.

We do not know exactly, why not everybody is such a good responder. This is a challenge for future research. We had a patient, that underwent thoractomy surgery due to lung cancer. The resulting surgical wound is quite painful and this restricts clearly the range of the left arm's movement. Then we gave to the patient a placebo, maybe a glass of water. But we told her: "I give you a powerful pain killer!" After that she was able to lift her arm fully.

So you did not inject a drug – you injected words. How can there be an analgetic effect in the brain of the patient by the positive expectation only?

The role of positive expectations

We know that narcotic drugs bind to the **opioid receptors** and that placebos activate the very same ones. Some cannabinoid agonists like tetrahydrocannabinol binds to CB1-cannabinol receptors. Placebos bind to exactly the same ones. In a brain scan you can see that under placebo some brain regions on the cortical level light up, others are being deactivated. Those are the regions, that respond to the neuromatrix involved in brain processing. So it is not surprising that there is a reduction in pain perception.

From a pharmacological point of view this is an **inhibitory system.** It can use **two different neurotransmitters.** This depends on the previous exposure to different drugs. For example if this patient was exposed to an agonist of the opioid receptors like morphine for several days in a row – and then you replace this by a placebo – the placebo acts like a switch, that turns on a memory mechanism. If there was a previous exposure to a CB1 cannobinoid receptor's agonist placebo turns on those. An expectation of a therapeutic benefit, of clinical improvement is a complex mental activity. It can react with different neurotransmitters. But which one it will be, depends on the previous experience with different pharmacological agents.

A second mechanism relies to cycloxygenase pathways. Nonsteroidal anti-inflammatory drugs inhibit cycloxygenase, as well as placebos can inhibit them. During a typical headache attack for example the cycloxygenase pathway activates some prostaglandins like PG 2, that induces vasodilation in the brain which causes the pain. If you give an aspirin, which is quite effective with headaches, this reduces PGs and the activity of cycloxygenase pathways. The result is a clinical improvement of the headache attack. A placebo has the very same effects. It is smaller than that of aspirin but it uses the very same pathways.

Another example is that of **Parkinson.** Motor diseases are interesting from a neurobiological point of view. Anti-Parkinson drugs bind to dopamin receptors – as well as placebos do. You can measure the slowdown of a patient's movement from a starting point to a target point, using a digital movement analyser. When this patient receives a placebo along with strong suggestions that his condition will improve, you will find that his movements are getting much quicker. Unfortunately these improvements last not longer than 20 or 25 minutes. The effect of a real anti-Parkinson drug is of course much longer.

A PET study using a radio tracer shows a huge release of extracellular dopamin in the brain, after you induced positive expectations in Parkinson patients. There is a 200 % increase. This corresponds to a full dose of amphetamine. Both treatments have a very powerful effect on different neurons in the brain. When we implant electrons for deep brain stimulation, we can record the activity of single neurons before and after placebo response. We find that the release of dopamine can change the activity of basal ganglia of Parkinson patients.

Now what is the difference between drugs and placebos? There are many similarities but also many differences. We can measure the muscle rigidity of Parkinson patients and the change through administering an anti-Parkinson drug – an apomorphine (which is different from morphine). 2 mgs of apomorphine show a decrease of rigidity of about 50 %. This lasts from 60 to 90 minutes. The effect of placebo is much shorter, about 45 minutes. And a smaller percentage of the patients responds to the placebo than to the medication.

2

The power of nocebo

About nocebo effects we know much less, as usually ethics commissions do not approve a protocol including nocebo patients. But if you give the patient with the thoraxsurgery another glass of water and you tell her: „Now I am going to give you a powerful hyperalgesic, that will increase the pain." Then you ask her to repeat the same movements and you get not a wider range but a further reduction. This is called nocebo hyperalgesia, a psychological effect due to **negative expectations.**

From a mechanistic point of view the nocebo response is not difficult to explain. When you give negative verbal suggestions – like you are going to inflict pain on a certain region of the body – you induce negative expectations. This activates the **negative anticipatory anxiety regions of the brain** and those activate at least two different pathways – one is the CCK (cholecystokinin) pathway, the other is the COX (cyclooxygenase) pathway. CCK has a facilitatory effect on pain transmission – you feel more pain.

But why do some people respond and others do not? We do not know exactly. Drug companies of course would like to be able to predict in advance, who is a very good responder, to eliminate them in a clinical trial setting. I do not think that this is a correct approach, neither from the ethical, nor from a methodological point of view – because this is not a realistic view of the world. Drug companies however spend a lot of money to find out in advance who is a good placebo responder and who is not.

Why do only some people react to placebo?

There are a least three mechanisms about placebo responsitivity: The first one is **learning.** If you give a placebo for the first time, only some people will respond. But if you give it following a repeatedly positive treatment – morphine from Monday till Friday, but from Saturday on just a placebo – then you can bet that virtually all patients will reply positively. By learning you can turn placebo-nonresponders into responders.

The second point are **genetics.** There are many genotypes who respond positively to placebo treatment and others that do not at all. Neurosocial illnesses like depression, anxiety or IBS respond pretty well to placebos. But we should be very careful in talking about the genetics of placebo. Science is only at the very beginning and our data need further confirmation.

The third mechanism is **personality.** Optimists have been found to be very responsive to placebo, a pessimist to nocebo. This is not very astonishing. But other personality traits as well have been found to influence the magnitude of placebo effects.

What are the clinical implications? While drugs and placebos use the same biochemical pathways, there is an interference of what you expect and what you get. That means the psychological aspect can interfere with the performance of drugs (➤ Abb. 2.9).

What happens, if we eliminate the psychosocial context? Is the action of a drug the same without the ritual of application? Among patient, doctor, drug and some machine the doctor itself is probably the most important factor in the psychosocial context. You can have an open injection by a doctor or you can have a hidden administration of the drug, which is done by a computer. The crucial point here is that these patients do not know that any drug has been given. They have therefore no expectations. Therefore the hidden injection is less effective and this is a case for different pain killers.

For metamizol the difference is the biggest one – a hidden injection shows almost no effect while the open application of the drug works. This example shows that you can seperate the pharmacological effect from the psychological one. The pharmacological effect shows in the hidden administration, because this is free from any psychological contamination. The pharmacodynamic component of metamizol is very, very small. Probably there is no pharmacodynamic component at all in this case. The effect is only psychological.

How do we measure? Is metamizol effective in post-operative pain? According to classical clinical trial methodology you have two groups of patients. The first group would receive metamizol, the second one would receive a placebo. Then you compare metamizol with the placebo. If metamizol is better than the placebo you say: Yes, metamizol is effective.

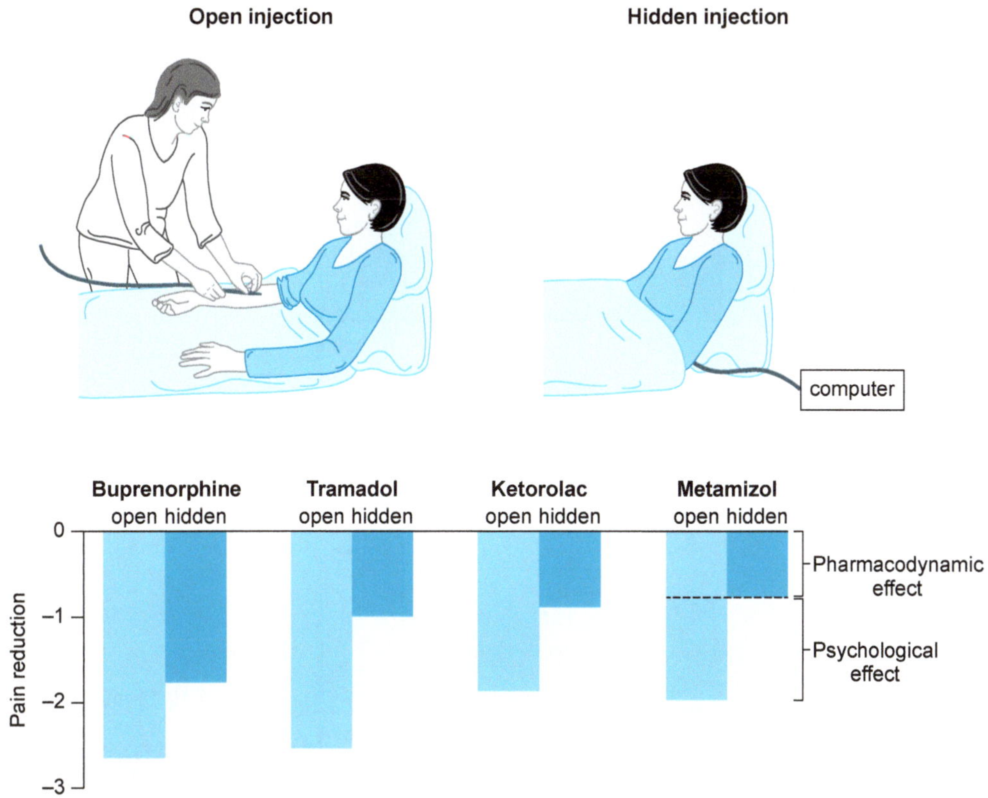

Abb. 2.9 Pharmacodynamic and psychological effects of drugs [F210-021/L231]

Our approach is completely different: We compare an open injection of metamizol with a hidden one (➤ Abb. 2.10). There is an informed consent: You tell the patient you will receive metamizol but you actually will not know when it is beeing dispersed by the computer.

You see that the patients that get the hidden injection of metamizol have more pain, while those with the open injection clearly respond to the injection (yellow line). If metamizol was really effective you should see an effect after the hidden injection. This is a new way of clinical trial.

So different therapeutical trials with the focus on doctor-patient-relationship, placebos, words or rituals can use the same biological pathways as drugs. Of course drugs have stronger effects. But it is sometimes very difficult to assess the real effectiveness of a drug.

*(*Shortened transcript of a lecture in Zurich at the conference 'Patient provider interaction: the impact of empathy, alliance and trainings', Sept. 21, 2017. Courtesy of Fabrizio Benedetti and Institute for Complementary and Integrative Medicine, Claudia Witt.)*

2.2.3 Der Einfluss der Gefühle auf die Selbstregulation

Kyung-Eun Choi, Frauke Musial

Was sind eigentlich Emotionen? Die Frage ist nur auf den ersten Blick einfach zu beantworten. Wir glauben zu wissen, wann wir glücklich, traurig oder ärgerlich sind. Bei dem konkreten Versuch, den Zustand genauer in Worte zu fassen, den eine bestimmte Emotion in uns auslöst, stellen wir jedoch fest, dass dies mitunter gar nicht so einfach ist. Der Volksmund bringt das oft bildreich auf den Punkt: Es kann uns vor Angst das „Herz bis zum Halse schlagen“ oder es kann uns jemand das „Herz bre-

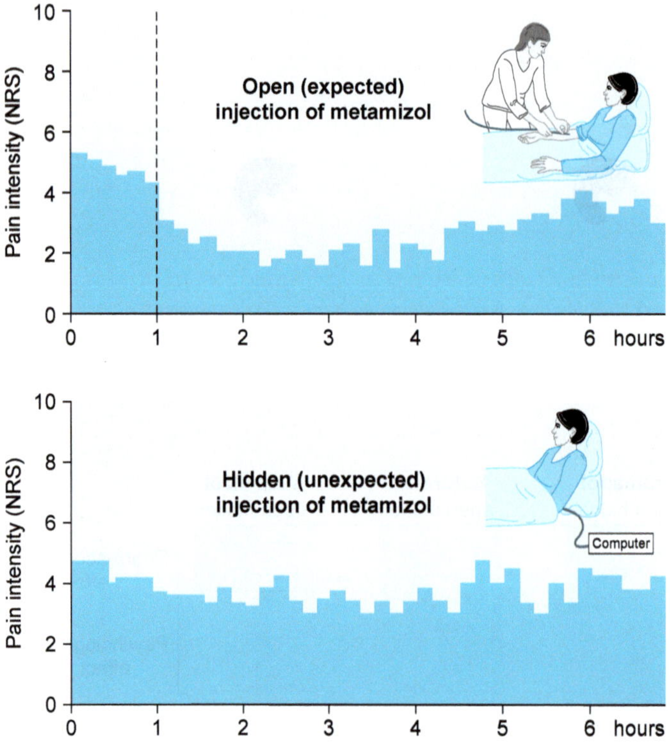

Abb. 2.10 Open and hidden injection of the pain killer Metamizol [F210-021/L231]

chen", und in einem alten Adventslied aus dem Jahr 1653 heißt es: „Fröhlich soll, mein Herze springen ..." (Paul Gerhardt). Die Beispiele aus dem Volksmund machen deutlich, dass mit einer Emotion offensichtlich auch ein gewisses Maß an **körperlicher Erregung** einhergeht. Dass Emotionen und körperliches Befinden eng miteinander gekoppelt sind, bedeutet aber auch, dass sie eine wichtige Rolle für Gesundheit und Krankheit einnehmen können.

Zahlreiche Untersuchungen konnten nachweisen, dass **negative Emotionen** wie etwa Ängste Stress verursachen und so der Gesundheit schaden können. Seit einigen Jahren wendet sich die Gesundheitsforschung nun auch der Frage zu, wie **positive Gefühle** sich auswirken und das Wohlbefinden des Menschen fördern können.

In der naturheilkundlichen Ordnungstherapie und der Mind-Body-Medizin kommt den Emotionen eine besondere Bedeutung zu. Deshalb wird mit den Patienten erarbeitet, warum es sich lohnt, sich nicht nur mit den körperlichen Symptomen, sondern auch mit den **Funktionen einer Krankheit** zu beschäftigen. Sie eignen sich **psychologische Kompetenz** an und befassen sich mit Themen wie Krankheitsbewältigung, Stressmanagement, Spannungsregulation, Entspannungsfähigkeit, sozialer Unterstützung sowie Kognitiver Umstrukturierung. Da emotionale, kognitive, soziale und andere verhaltensrelevante Faktoren eng mit Gesundheit verknüpft sind, kann sich das maßgeblich auf den Verlauf einer Krankheit auswirken. Bei jedem dieser Punkte haben **Emotionen eine Schlüsselrolle.**

Gefühlsausdrücke verbinden und trennen

In aller Regel bemerken wir Wut, Trauer oder Fröhlichkeit nicht nur bei uns selbst, sondern auch bei unseren Mitmenschen. Diese Fähigkeit ist für einen sozial lebenden Primaten wie den Menschen von großer Bedeutung. Da sich Menschen überwiegend in einer sozialen Umwelt bewegen, ist es für den Einzelnen hilfreich zu wissen, ob das Gegenüber **freundlich oder feindselig** gesinnt ist. Eines der elementarsten Signale hierbei ist der **Gesichtsaus-**

druck. Die Stellung von Mundwinkeln, Augenlidern und Augenbrauen vermitteln uns Emotionen. Bereits simple Strichzeichnungen reichen aus, um eine bestimmte Stimmung darzustellen. So erfreuen sich die in den 70er-Jahren entwickelten, einfach gestalteten „Smileys" großer Beliebtheit und werden bis heute gerne eingesetzt.

Welche große Relevanz der Gesichtsausdruck für Emotionen besitzt, hat bereits Charles Darwin in seinem Werk „Der Ausdruck der Gemüthsbewegungen bei dem Menschen und den Thieren" aus dem Jahre 1872 beschrieben. Die kulturvergleichenden Arbeiten von Paul Ekman und Wallace Friesen belegen, dass Menschen unabhängig von Zivilisation, Hautfarbe oder Sprache in der Lage sind, bestimmte Gefühlsausdrücke in Gesichtern von anderen Menschen richtig zuzuordnen (Ekman und Friesen, 1971). Diese sog. **Grundemotionen,** die allen Menschen gemeinsam sind, sind Freude, Ärger, Trauer, Furcht, Ekel, Überraschung und Zufriedenheit. (Eine Uneinigkeit gab es nur bei der Frage, ob „Beschämung" auch eine Grundemotion darstellt.) Unsere Gefühle und die Art, wie wir sie **nonverbal** kommunizieren, sind also Dinge, die Menschen über alle ethnischen Unterschiede hinweg einen sollten. Doch Emotionen werden nicht nur über den Gesichtsausdruck vermittelt, sondern auch über **Körperhaltungen, Gesten** oder **komplexe Handlungsabläufe.** Bereits Darwin sah im Emotionsausdruck nicht nur Verbindendes, sondern eine wichtige Form der **innerartlichen Kommunikation.** Denn mit klaren Zeichen z. B. für Aggression (und Stärke) sollte zum einen das Risiko von Missverständnissen innerhalb der Art gering gehalten und zum anderen sollten unnötige Kämpfe vermieden werden.

Was löst Emotionen aus? Wie entstehen sie?

Emotionen treten häufig in Situationen auf, die uns Handlungen abverlangen, eine **Reaktion.** Selbst wenn wir nur traurig „in der Ecke sitzen", ist dieses Verhalten auch ein Rückzug von sozialer Interaktion.

Älteren Theorien zufolge steht bei der Bildung von Emotionen an erster Stelle, dass ein äußeres Signal (z. B. „Gefahr") wahrgenommen wird. Solch ein Signal können ein plötzlicher lauter Knall sein, aber auch ein wütender Chef, der ins Zimmer stürmt. In der Folge entwickelt sich eine spezielle Emotion („Angst oder Furcht"), und letztendlich werden die entsprechenden **physiologischen Reaktionen** (z. B. Herzrasen oder feuchte Hände) hervorgerufen. Im Fall von Angst und Furcht nennt man dies die **Kampf-oder-Flucht-Reaktion** (> Kap. 2.2.1). Die physiologische Aktivierung ist Vorbereitung einer körperlichen Anstrengung.

Diese intuitive Interpretation der Emotionsentstehung ist aber nicht ganz zutreffend. Dass zunächst einmal ein Signal **identifiziert** wird, bevor in einem zweiten Schritt die psychophysiologische Reaktion in Gang kommt, reicht für die Konfrontation mit einem ärgerlichen Chef noch aus. Für die lebensgefährliche Konfrontation mit einem Säbelzahntiger aber wäre dieser Mechanismus nicht schnell genug! Könnte es demnach sein, dass die physiologische Reaktion **vor** der Interpretation des Stimulus als Gefahr stattfindet? Mit diesem Problem beschäftigten sich bereits seit Langem viele Wissenschaftler.

Körper oder Psyche? Was kommt zuerst?

Es gibt eine **Reihe von Erklärungsmodellen,** die versuchen, den genauen Zusammenhang zwischen physiologischer Aktivierung und der Emotion zu beschreiben. Die wichtigsten frühen Theorien waren die James-Lange-Theorie, die besagt, dass Gefühle **Begleiterscheinungen** körperlicher Vorgänge seien, und die Cannon-Bard-Theorie, die davon ausgeht, dass beide unabhängig voneinander, aber gleichzeitig entstehen (Breedlove et al., 2007). Genauer dargestellt werden soll an dieser Stelle Schachters Kognitive Theorie (Schachter et al., 1962): Stanley Schachter (1922–1997) ging davon aus, dass zwei wesentliche Einflussgrößen bestimmen, wie eine Gefahr wahrgenommen wird:

- die Reizeigenschaften (z. B. Lautstärke des Tigerbrüllens) und
- der Kontext (z. B. freie Wildbahn = Gefahr).

Der **physikalische Reiz** allein führt zu einem **passenden, autonomen Erregungsmuster** (z. B. Herzrasen). Es ist dann allerdings der **Kontext,** der die spezielle Emotion, in diesem Falle Angst, bestimmt.

Besonders wichtig ist, dass diese beiden Reaktionen schnell und **parallel** ablaufen.

Maßgeblich für die Emotionsentwicklung ist also die Interpretation des Kontexts. Das Ausmaß der autonomen Reaktion bestimmt lediglich die Intensität der erfahrenen Reaktion. Die erlebte Reaktion wird gespeichert und beeinflusst zukünftige Interpretationen von Reizen und die dazugehörige autonome Erregung.

Ein ärgerlicher Chef kann einen bedrohlichen Reiz darstellen, der Gefahr signalisiert und eine autonome Erregung hervorruft. Hat man tatsächlich einen Fehler begangen, bestätigt der Kontext die Gefahr, und die drohende Konfrontation wird eine noch stärkere autonome Erregung hervorrufen. Bestätigt sich der gefahrvolle Kontext aber nicht, weil der Vorgesetzte sich z. B. über den Fehler eines anderen Kollegen ärgert, reagiert man bei der nächsten Begegnung mit dem ärgerlichen Chef gelassener. Dann ist die mit der Situation verbundene, physiologische Reaktion eher abgeschwächt. **Individuelle Erfahrungen** und **erlebte körperliche Reaktionen** bilden somit ein Set, aus dem die Interpretation neuer Situationen konstruiert wird.

Natürlich spielen gerade in sozialen Zusammenhängen auch die **kognitiven Einstellungen** des Individuums eine Rolle. Diese Zusammenhänge zwischen den individuellen Erfahrungen, kognitiven Einstellungen und Interpretationen einerseits und emotionalem Befinden andererseits sind umfassend in den Arbeiten von Richard Lazarus (1922–2002) beschrieben worden (Lazarus, 1991). Ihm ging es als Therapeut vor allem um die Beziehung zwischen Therapeut und Patient. Doch dabei zeigte er auch ganz generell auf, wie sich verschiedene Lebensbereiche und Erfahrungsprozesse wechselseitig bedingen können.

Freude kann sich wie Furcht auswirken

Zu jeder Emotion gehört also auch immer eine physiologische Erregung. Die Intensität der erfahrenen Emotion hängt vom Ausmaß dieser Erregung ab. Dieser Zusammenhang schlägt sich auch in der Sprache nieder. So kann sich Besorgnis zu Furcht und schließlich zu Panik steigern, während sich Fröhlichkeit über Freude zur Ekstase entwickeln kann (Breedlove et al., 2007). Dabei ist das psychophysiologische Erregungsmuster **nicht zwingend spezifisch** für die erfahrene Emotion: Große Freude kann z. B. ein ähnliches psychophysiologisches Erregungsmuster wie Furcht aufweisen. Für die Interpretation, welche Emotion nun tatsächlich vorliegt (z. B. bei Herzrasen), sind entweder der spezifische Emotionsausdruck oder das subjektive Empfinden erforderlich (siehe auch Birbaumer und Schmidt, 2006).

Für die Entstehung und Aufrechterhaltung von Emotionen, die psychophysiologische Wirkungen zur Folge haben, sind **Stresshormone** essenziell, insbesondere zwei Hormongruppen:

- Die **Katecholamine** haben eine Bedeutung für die Emotionen Aggression, Angst und Furcht, die durch eine Kampf-oder-Flucht-Reaktion begleitet werden (Henry et al., 1986, 1992).
- Die Ausschüttung des Stresshormons **Kortisol** spielt eine wichtige Rolle für die Emotionen Trauer, Depression und Hilflosigkeit, die mit einer passiven Rückzugsreaktion einhergehen.

Beide Reaktionen beschreiben sog. **Stressreaktionen,** die mit negativen Emotionen in Verbindung gebracht werden. Das psychoendokrine Modell von Henry kann sicherlich heute an einigen Punkten detaillierter ausgeführt werden, es hat jedoch nichts von seiner prinzipiellen Gültigkeit verloren. So beschreibt z. B. Richard Davidson ausführlich den Zusammenhang zwischen Depression und dem dazugehörigen psychophysiologischen Reaktionsmuster (Davidson et al., 2002).

Emotionen werden häufig unter dem Blickwinkel von negativen Emotionen und Stress diskutiert, da bei vielen chronischen Patienten eine Veränderung in der Psyche wie auch im Stressempfinden zu erkennen ist. Geht es den Patienten in ihrer Haupterkrankung besser, so mildern sich in der Regel auch ihre Begleitsymptome.

Lange Zeit wurde hier der Fokus auf negative Emotionen und Stress gelegt. Aber positive Emotionen nehmen vermutlich ebenso starken Einfluss auf unser körperliches Befinden. Interessanterweise gibt es vergleichsweise wenig Forschung dazu.

Zwei Aspekte: Das „Mögen" und das „Wollen"

Neuropeptide spielen eine wichtige Rolle bei der Vermittlung positiver Emotionen (Panksepp, 1998). Viele Jahrzehnte lang wurde vor allem das mesolimbische **Dopaminsystem** untersucht, das als neurobiologisches Korrelat von **„Belohnung"** gilt (bzw. nach der Lernpsychologie von „positiver Verstärkung"). Da es sowohl bei der Drogensucht als auch bei natürlich motiviertem Verhalten wie z. B. der Futtersuche oder dem Sexualverhalten eine Rolle spielt, bezeichnet man es auch als „Lustsystem". Doch was steckt eigentlich physiologisch hinter positiven Emotionen?

Das **Lustsystem ist im Wesentlichen dopaminerg** und hat Anteile in den Gehirnstrukturen des ventralen tegmentalen Areals (VTA) und des Striatums (Nucleus accumbens). Dabei erhält der Nucleus accumbens Input vom präfrontalen Kortex und vom limbischen System (z. B. von der Amygdala, vom Hippokampus und vom Septum; Schandry, 2006). Diejenigen Neuronen, die vom ventralen Tegmentum zum Nucleus accumbens ziehen, sind am häufigsten an der natürlichen Belohnung und an der Aktivität süchtig machender Drogen beteiligt.

Die natürliche Funktion des **mesolimbischen Belohnungssystems** ist wahrscheinlich mit explorativem Neugierverhalten und allgemeiner Verhaltensaktivierung verknüpft. Sie führt zur **Verstärkung** all jener **Verhaltensweisen,** die seine Reizung ausgelöst haben. Damit ist dieses System an physiologischen, mit Befriedigung verknüpften Verhaltensweisen beteiligt, die dem Überleben des Individuums und der Art dienen. Es ist gleichzeitig das neuronale Korrelat von Belohnung. Dieser Zusammenhang erklärt auch, warum es bei bestimmten Drogen zur Abhängigkeit kommt: Sie erzeugen im Individuum positive Emotionen, indem sie den neurobiologischen Funktionsmechanismus des mesolimbischen Systems aktivieren. Dies geschieht, indem sie wie natürliche Stimuli auch eine Freisetzung von Dopamin in den Nucleus accumbens bewirken (Schandry, 2006).

Dennoch ist die Interpretation des mesolimbischen Dopaminsystems als „Lustsystem" wahrscheinlich nicht richtig. Es entspricht eher einem generellen Verhaltensantrieb, jedoch höchstwahrscheinlich nicht dem eigentlichen Lustempfinden. Dieses wird erst durch das endogene Opiatsystem vermittelt. Einfach ausgedrückt: Das **mesolimbische Dopaminsystem** vermittelt eher das „Wollen", während das **endogene Opiatsystem** eher das „Mögen" vermittelt.

Das endogene Opiatsystem ist sehr komplex. Endogene Opiate wie z. B. **β-Endorphine** wirken (abgeschwächt) so ähnlich wie Heroin im Gehirn und beeinflussen (lindern) vor allem negative Gefühle, insbesondere die sozialer Isolation und Einsamkeit. Darüber hinaus gibt es Hinweise dafür, dass Opioide gleichzeitig positive Emotionen auslösen können. Die Ausschüttung von Opiaten durch den Hirnstamm kann bestimmte Handlungen und Reaktionen verstärken. Die körpereigenen Stoffe sind sogar in der Lage, **Schmerzen** zu lindern. Daher wird ihre Rolle bei der Mediation von analgetischen Placeboeffekten diskutiert. Insgesamt war der ursprünglich gewählte experimentelle Zugang, die Reaktion auf Drogen als Modell für positive Emotion zu nehmen, zu eindimensional, um die neurobiologischen Grundlagen positiver Emotionen ausreichend zu beleuchten.

Positive Emotionen durch Bindungen

Erfolgreicher in der Aufklärung der neurobiologischen Grundlagen positiver Emotionen ist dagegen ein Ansatz, der **natürlich motiviertes Verhalten** untersucht. Dieses kann als positiv sowohl für das Individuum als auch für die Art interpretiert werden. Jaak Panksepp, einer der innovativsten Vertreter einer modernen Neurobiologie der Emotionen, betont die Bedeutung **sozialer Emotionen** wie Liebe und Bindung bzw. Neugier und Spiel (Panksepp, 1998). So verbringen z. B. Primaten bis zu 70 % der Zeit, die nach Schlaf und Futtersuche bleibt, mit sozialer Fellpflege (Grooming). Dieses Verhalten festigt die sozialen Bindungen und führt zu einer erhöhten Ausschüttung bestimmter **körpereigener Opioidpeptide (β-Endorphin).** Dieses Erklärungsmodell entspricht der Vermutung, dass der eigentliche Belohnungsaspekt positiver Emotionen tatsächlich über das **endogene Opiatsystem** vermittelt wird.

Eine ganz besondere Rolle bei der **Vermittlung von Bindung** spielen zwei Hypophysenhinterlappenhormone:

- **Oxytocin** vermittelt zunächst den Milchejektionsreflex. Die Stimulation der Brustwarze durch das Saugen des Kindes wird zum paraventrikulären Kern des Hypothalamus (PVN) übertragen. Das regt die Freisetzung von Oxytocin aus dem Hypophysenhinterlappen in den Blutkreislauf an. In der Folge kontrahiert sich die glatte Muskulatur des Brustgewebes, welche Milch in die Brust pumpt. Dieser **Reflex** der Mutter ist leicht an verschiedene kindliche Verhaltenssignale (z. B. Weinen) zu **konditionieren.**
- **ADH** (Vasopressin) hemmt primär die Wasserausscheidung der Niere und erhöht den Blutdruck, es ist ein antidiuretisches Hormon (ADH).

Beide Hormone haben im Verlauf der Entwicklungsgeschichte über ihre Hauptfunktion hinaus auch **weiterreichende Funktionen im Zusammenhang mit Bindungsverhalten** übernommen (Pankseep, 1998). So spielen sie auch bei der Bindung zwischen erwachsenen Partnern eine Rolle. So wird Vasopressin bei Männern vor allem während der Phase der sexuellen Erregung ausgeschüttet. Mit der Ejakulation und dem männlichen Orgasmus (und auch beim weiblichen Höhepunkt) kommt es dann zu einem Anstieg von Oxytocin. Deshalb wird es auch als **Bindungshormon** bezeichnet.

Aus Tierexperimenten ist bekannt, dass Oxytocin- wie auch Endorphinnetzwerke im Gehirn aktiv sind bei angenehmen, prosozialen Aktivitäten wie z. B. Grooming, Spiel und Sex. Darüber hinaus ist Oxytocin in der Lage, die Sensitivität der Opiatnetzwerke zu erhöhen: Der **Hippokampus,** als zentrale Struktur für Lernen und Gedächtnis, verfügt über eine sehr hohe Dichte an Oxytocinrezeptoren. Es wird postuliert, dass die Aktivierung dieser Netzwerke bei Kindern das Sicherheits- und Bindungsgefühl stärkt und bei Erwachsenen in Pflege- und sexuellem Verhalten sowie den damit verbundenen positiven Emotionen involviert ist.

Im Gehirn von sehr jungen Ratten finden sich Oxytocinrezeptoren vor allem im Zingulum, im vorderen Thalamus, sowie in der dorsalen hippokampalen/subikulären Region. Diese Gehirnareale kontrollieren kindliche Emotionen wie Trennungsstress oder primäre soziale Bindungen. Bei erwachsenen Ratten findet sich eine erhöhte Rezeptordichte im ventromedialen Thalamus und Subikulum. Diese Gebiete vermitteln sexuelle Empfänglichkeit und Gedächtnisprozesse im Zusammenhang mit soziosexuellen Interaktionen. Auch diese zeitliche Veränderung der Verteilung der Rezeptoren stützt die Annahme, dass **Oxytocin** zwar zunächst für die **Mutter-Kind-Bindung** eine wichtige Rolle spielt, dann aber beim erwachsenen Tier auch eine Funktion im Sexualverhalten und in der **Paarbindung** übernommen hat.

Körperkontakt erzeugt positive Gefühle

Ein besonderer Aspekt der sozialen Bindung ist der Körperkontakt. Wird ein neugeborenes Küken behutsam in einer menschlichen Hand gehalten, zeigt es eine Behaglichkeitsreaktion, indem es still wird und die Augen schließt. Diesen Effekt kann man experimentell durch eine Opiatrezeptorblockade mit Naltrexon abschwächen und durch die Gabe von einer geringen Dosis eines Opioids verstärken.

Eine ganz besondere Rolle bei der Entwicklung von Säugern spielt offensichtlich auch das *Rough and Tumble Play.* Hierbei handelt es sich um Raufspiele, die man gut bei allen jungen Säugern, aber auch erwachsenen Tieren oder Menschen beobachten kann, etwa, wenn junge Hunde herumtollen oder Fohlen Fangen spielen. Experimente mit Ratten zeigen, dass das *Rough and Tumble Play* die Dichte von NMDA-Rezeptoren (N-Methyl-D-Aspartat-Rezeptoren, das neuronale Korrelat von Lernen und Gedächtnis) erhöht: im Hippokampus, im somatosensorischen Kortex und in der Area parafasciculata. Diese Befunde sind ein deutlicher Hinweis auf **spielinduzierte, neuronale Plastizität.** Vor dem Hintergrund dieser Befunde ist der Schluss, dass Spielen nicht nur Spaß macht, sondern sich wahrscheinlich auch günstig auf **Intelligenzleistungen** auswirkt, gerechtfertigt. In diesem Zusammenhang sei auf die Arbeiten von Panksepp zum **„Lachen" (den „Chirps") bei Ratten** im Rahmen des sozialen Spielverhaltens hingewiesen. Dabei handelt es sich um Lautäußerungen, die insbesondere beim sozialen Spiel der Tiere auftreten und die als Pendant von menschlichem Lachen interpretiert werden.

Tatsächlich legen Ergebnisse sonografischer Analysen nahe, dass einige der „Chirps" intensiver und somit eventuell „vergnügter" sind als andere. Ihre

Intensität könnte demnach ähnlich dem menschlichen Lachen – je nach Intensität der erlebten Emotion – variieren. Interessanterweise umgeben sich Ratten gerne mit Artgenossen, die häufig „Chirps" von sich geben. Darüber hinaus scheinen Ratten, die gekitzelt werden, dies regelrecht zu genießen und sozial an einen kitzelnden Experimentalleiter gebunden zu werden. Panksepp argumentiert, dass die „Chirps" in Ratten durch neurochemische dopaminabhängigige Belohnungskreisläufe provoziert werden könnten. **„Chirps" bei Ratten bzw. Lachen bei Menschen** könnten somit auf Verhaltensebene ein Maß für die Analyse natürlicher Belohnungskreisläufe im Gehirn darstellen. (Panksepp, 2005).

Emotionen als Therapie

Welche Rolle spielen nun Emotionen für Krankheit und Gesundheit? Die beste Antwort darauf gibt bis heute J. P. Henry (Henry et al., 1986). In den 80er-Jahren des letzten Jahrhunderts definierte er die an der Kampf-oder-Flucht-Reaktion bzw. Depressions-Hilflosigkeitsreaktion orientierten **Stressachsen** und unterschied in seinem Modell drei verschiedene Typen von Stressoren.

Das Modell vermutet einen **Zusammenhang zwischen den Grundemotionen Ärger, Angst und Depression und dem endokrinen System.** Dabei wird je nach Situation ein spezifisches endokrines Stressreaktionsmuster entwickelt:

- **Furcht** führt zu einer verstärkten Ausschüttung von **Adrenalin** (Vorbereitung zur Flucht) und in der Folge zu leichtem Anstieg von Blutdruck und Herzfrequenz.
- **Ärger** bewirkt einen **Noradrenalin- und Testosteron**anstieg (Vorbereitung zum Kampf), woraufhin Blutdruck sowie Herzfrequenz deutlich ansteigen.
- **Depression** bedingt eine vermehrte Ausschüttung von **Kortisol** und **Testosteron** (Kontrollverlust, Unterordnung) und die Herzfrequenz nimmt deutlich ab.

Der entscheidende Punkt in diesem Modell ist, dass mit einer Emotion auf physiologischer Ebene ein **spezifischer und messbarer Zustand** assoziiert ist. Welches Muster tatsächlich in einer konkreten Belastungssituation auftritt, ist allerdings von den Situationen und auch von der **individuellen Reaktionsdisposition** abhängig. Individuelle Erfahrungen sind für die Disposition zu bestimmten Reaktionen wichtig.

Später ergänzte Henry sein Modell um die **positiven Gegenpole.** Dabei ging es ihm auch um die Frage, was uns vor den Auswirkungen der Stressreaktion schützt. So bildeten in dem neueren Modell nach Henry die Begriffe **„Entspannung", „Meditation" und „Schlaf"** die Gegenpole zu Aggression, Kampf oder Flucht und Widerstand. Als Gegenpole zu Depression, Hilflosigkeit und Verlust setzte er die Begriffe **„gehobene Stimmung", „Bindung" und „Grooming".**

Dieses Modell postuliert, dass ein Ausbau positiver Werte die Ausprägung negativer Gegenpole verringern kann. Ein Ausbau an positiven Emotionen kann demnach in der Regel auch einen Krankheitszustand verbessern. Auch neuere Befunde bestätigen eine neuromodulatorische und wahrscheinlich neuroprotektive Wirkung von z. B. Meditation auf das Gehirn (Davidson et al., 2003; Davidson und Lutz, 2007). Die regelmäßige Praxis der Meditation führt demnach wahrscheinlich zu physiologisch messbaren Veränderungen in Parametern, die mit Gesundheit assoziiert sind (➤ Kap. 2.3.2).

Interessanterweise bieten gerade **integrativmedizinische Versorgungsansätze** Settings, in denen Techniken wie Meditation oder Yoga als Praktiken, die Entspannung vermitteln, eine wichtige Rolle zukommt. Entscheidend sind hier darüber hinaus auch die persönliche Zuwendung sowie die Beachtung und Achtung des Individuums. Ein integrativmedizinischer Ansatz behandelt somit nicht nur primär die körperlichen Symptome, sondern bietet durch seine Ganzheitlichkeit auch Ansatzpunkte für Selbstheilungskräfte. Als Beispiel sind hier Elemente der naturheilkundlichen Ordnungstherapie sowie der Mind-Body-Medizin zu nennen, die auf Entspannung, Aufmerksamkeit und positive Emotionen abzielen.

MERKE

Es ist für den Patienten essenziell herauszufinden, dass er durch aktive Veränderung von Dingen, die er nicht direkt mit seiner Krankheit in Verbindung bringt, tatsächlich selbst den Verlauf seiner Erkrankung beeinflussen kann.

2.2.4 Die Sicht der Neurobiologie: Heilung ist immer Selbstheilung

Gerald Hüther

2

Jede **Erkrankung** ist Ausdruck einer **Überforderung:** Der Organismus kann eine aufgetretene Störung seines inneren Gleichgewichts zwischen Anforderungen und Bewältigungsressourcen nicht mehr ausreichend ausgleichen. Meist werden unter solchen Bedingungen Notfallreaktionen aktiviert, die ursprünglich Kampf, Flucht oder Starre ermöglichten. Wenn diese heute kaum mehr angebrachten Notfallstrategien nicht durch langfristig tragfähige Lösungen ersetzt werden, führen sie funktionellen und nachfolgend auch strukturellen Veränderungen durch Maladaption.

Vor allem **strukturelle Veränderungen** sind später nur **schwer wieder auflösbar.** Sie werden zum Ausgangspunkt **sekundärer Anpassungsprozesse,** die ihrerseits stabilisierend auf die primäre maladaptive Veränderung wirken – die Folge sind **chronische Erkrankungen.** Ein Beispiel: Besteht eine belastende zwischenmenschliche Situation über längere Zeit und die betroffenen Personen sind weder in der Lage, ihre Beziehung durch deeskalierende Kommunikation zu normalisieren, noch verfügen sie über gesundheitsfördernde Strategien zur Bewältigung ihrer emotionalen Belastung, dann befinden sie sich in einer dauerhaften Stresssituation. Damit können – je nach Typ – Gereiztheit, Aggressivität oder Niedergeschlagenheit verbunden sein sowie ein erhöhter Muskeltonus (vor allem im Schulter-Nacken-Bereich oder Rücken), eine chronische Überlastung des Herz-Kreislauf-Systems, eine dauerhafte Reduzierung der Immunfunktionen sowie Verdauungs- und Schlafstörungen. Ihre Versuche, diese Belastungen durch maladaptive Strategien wie Frustessen, Rauchen, Trinken, Drogen, Medikamente, Perfektionismus, Überarbeitung, Mediensucht oder sozialen Rückzug zu kompensieren, verstärken zum einen die Belastung des Organismus. Zum anderen etablieren sie neuronale Strukturen, die es nicht nur zunehmend erschweren, das ursprüngliche Problem zu lösen, sondern die ihrerseits zu sich selbst verstärkenden Problemen werden. Anders als bei einer akuten Erkrankung kann der Organismus hier nur noch in eingeschränktem Umfang auf seine Selbstheilungskräfte zurückgreifen, die er benötigt, um seine innere Balance wiederherzustellen.

Medizinische Interventionen wie etwa die Behandlung eines Magengeschwürs oder das Legen eines Bypasses können dazu beitragen, die funktionellen oder strukturellen Veränderungen zu korrigieren – und setzen damit einen **Impuls** für **heilsame Regenerations- und Reorganisationsprozesse.** Sie können auch dazu beitragen, das Ausmaß und die Intensität der maladaptiven Reaktionen einzudämmen. Eine **Heilung** bewirken sie jedoch nicht. Wie gut und wie schnell eine Person wieder zu gesunden in der Lage ist, hängt deshalb ganz entscheidend davon ab, ob und wie effektiv es ihr gelingt, ihre eigenen Selbstheilungskräfte zu reaktivieren. Für die Unterdrückung wie auch für die Reaktivierung von Selbstheilungsprozessen spielen zentralnervöse Regelmechanismen eine Rolle.

Die neuronale Basis von Selbstheilungsprozessen

Angst ist das mit Abstand stärkste Gefühl, das die im Hirnstamm angelegten Regulationssysteme für körperliche Reaktionen und damit die Selbstheilungskräfte des Organismus zu stören vermag: Sie aktiviert neuronale Netzwerke des limbischen Systems, speziell der **Amygdala.** Ob und in welchem Ausmaß ein Patient auf bestimmte Symptome einer Erkrankung mit Angst reagiert, hängt davon ab, wie er diese bewertet. Diese subjektiven Bewertungen hängen wiederum davon ab, welche Erfahrungen der Patient bisher gemacht hat (Hüther, 2004).

Erfahrungen verankert der Organismus in Form gebahnter synaptischer Verschaltungsmuster im **präfrontalen Kortex.** Gegenüber erlernten Wissensinhalten zeichnen sie sich dadurch aus, dass sie „unter die Haut“ gehen: Sie werden gekoppelt mit gleichzeitig aktivierten Netzwerken für emotionale Reaktionen und solchen, die körperliche Prozesse regulieren. Aus diesem Grund sind Erinnerungen oder Vorstellungen mit einem bestimmten Gefühl und einer bestimmten Körperreaktion (somatischem Marker) verbunden.

Im allgemeinen Sprachgebrauch wird die Summe von Erfahrungen einer Person als „innere Haltung“ oder „innere Einstellung“ umschrieben. Es handelt sich hierbei um ebenfalls im präfrontalen Kortex verankerte Metarepräsentanzen subjektiv gemachter Erfahrungen. Diese Einstellungen und Haltungen sind entscheidend dafür, wie ein Ereignis subjektiv bewertet wird. Diese sind ausschlaggebend dafür, ob – im Fall einer Krankheit – eine körperliche Veränderung eine Angst- und Stressreaktion auslöst oder nicht, ob der Patient die Symptome wahrnimmt oder unterdrückt, ob er einen Arzt aufsucht oder nicht, oder ob er eine bestimmte Behandlung annimmt oder ablehnt. Sie entscheiden auch darüber, ob er an seine Gesundung glaubt und sich darum bemüht, oder ob er die Erkrankung passiv erduldet oder gar aktiv aufrechterhält.

Ansatzpunkte für therapeutisches Handeln

Diese im präfrontalen Kortex eines Menschen verankerten Haltungen sind schwer veränderbar. Weil sie **an Gefühle und körperliche Reaktionen gekoppelt** sind, bleiben rein **kognitive Interaktionen** (z. B. Aufklärung, Belehrung oder Beschreibungen) meist ohne nachhaltige Wirkungen, wenn die emotionalen Anteile nicht ebenfalls gleichzeitig aktiviert werden. Gleichermaßen bleiben **emotionale Interventionen** (z. B. Zuwendung, Mitgefühl, Fürsorge) meist ebenso wirkungslos, solange die kognitiven Anteile dabei nicht ebenfalls aktiviert werden.

Eine nachhaltig wirksame Veränderung einmal entstandener Haltungen lässt sich daher nur herbeiführen, wenn es gelingt, den betreffenden Patienten einzuladen, eine **neue, andere Erfahrung** zu machen. Ob ein Arzt in der Lage ist, einen Patienten einzuladen und zu ermutigen, sich solch einer neuen Erfahrung zu stellen, hängt von der Haltung und Einstellung des betreffenden Arztes ab. Sie entscheidet über die Art der therapeutischen Beziehung, die sich zwischen Arzt und Patient herausbildet. Diese ist ausschlaggebend dafür, ob die vom Arzt eingeleiteten therapeutischen Interventionen dazu führen, dass die Selbstheilungskräfte des Patienten reaktiviert werden oder nicht.

Ideal wäre eine Intervention demnach, wenn sie die **pathogen veränderten Funktionen** und **Strukturen behandelnd korrigierte.** Zugleich sollte sie den Patienten emotional und kognitiv so ansprechen, dass er Informationen über geeignete Strategien und Verhaltensweisen aufnehmen und überdenken kann, die seine Selbstheilungskräfte langfristig unterstützen und stärken. Erhält der Patient zudem noch die Möglichkeit, die neuen Strategien in einem angstfreien und ermutigenden Umfeld selbstbestimmt zu erleben, zu erlernen und im Alltag zu etablieren, sind ideale Bedingungen gegeben, damit sich die Selbstheilungskräfte entfalten können.

Denken oder nicht denken?

Das Denken wird in unserem Kulturkreis noch immer als die wichtigste Funktion des menschlichen Gehirns betrachtet. Descartes „cogito, ergo sum" (ich denke, also bin ich) ist Ausdruck und Ausgangspunkt dieser Vorstellung. Interessanterweise wird diese Überzeugung in den letzten Jahren durch neuere Erkenntnisse der Hirnforschung immer stärker infrage gestellt.

Wie die Neurobiologen inzwischen zeigen konnten, strukturiert sich unser Gehirn primär anhand der **Signalmuster,** die in den **frühen Phasen der Hirnentwicklung** vom Körper zum Gehirn weitergeleitet werden. Es sind also eigene Körpererfahrungen, die steuern, wie synaptische Verschaltungsmuster in den älteren, tiefer liegenden Bereichen des Gehirns organisiert werden. Und die primäre Aufgabe dieser sich früh herausformenden Hirnbereiche ist es, die im Körper ablaufenden Prozesse zu integrieren, zu koordinieren und zu harmonisieren. Dazu gehört auch, motorische Leistungen bei Bewegungen und später auch beim Sprechen zu steuern. Erst nach der Geburt wird es zur wichtigsten Aufgabe des sich entwickelnden kindlichen Gehirns, **Beziehungen zur äußeren Welt** (in erster Linie zu den primären Bezugspersonen) zu gestalten (Storch et al., 2006).

Das Denken spielt während dieser frühen Phasen der Hirnentwicklung noch keine Rolle. Das Gehirn wird – wie beschrieben – noch **ausschließlich durch eigene, am eigenen Körper und in der unmittelbaren Beziehung zu den Objekten und Personen in seiner Außenwelt gemachte Erfahrungen** strukturiert. Erst mit dem **Spracherwerb** und der sich parallel dazu herausbildenden Fähigkeit zum symbolischen Denken gewinnen nun auch die eigenen Gedanken, Vorstellungen und Überzeugungen eine zunehmend stärkere, strukturierende Kraft, die neuronale Verschaltungsmuster weiter ausreifen lässt. Diese Verschaltungsmuster bilden sich in den jeweiligen, sich am langsamsten entwickelnden und komplexesten Bereichen des Kortex, vor allem im präfrontalen Kortex. Aber auch diese eigenen Gedanken, Vorstellungen und Überzeugungen sind kein Selbstzweck, sondern dienen einer nun für den Rest des Lebens fortwährend und immer wieder neu zu bewältigenden Aufgabe: der Stabilisierung all dessen, was die betreffende Person als ihr zugehörig betrachtet, was in ihren Augen und aufgrund der bisher gemachten Erfahrungen als wichtig betrachtet wird, um ihre Identität aufrechtzuerhalten (Hüther, 2004).

Jetzt erst wird deutlich, was Descartes Erkenntnis „ich denke, also bin ich" wirklich bedeutet: Wenn ich aufhöre zu denken, löst sich automatisch all das auf, was ich bisher mittels meiner Denkanstrengungen unternommen habe, um meine eigene Identität zu stabilisieren. Die allein durch das Denken aufrechterhaltene Vorstellung vom eigenen „Ich" verschwindet. Was übrig bleibt, sind all jene Anteile der eigenen Identität, die nicht auf dem eigenen Denken basieren: die im Verlauf der bisherigen Entwicklung mit dem eigenen Körper und in der unmittelbaren Beziehung zu anderen Menschen und der äußeren Welt gemachten Erfahrungen.

Es ist ein befreiendes Gefühl, wenn es einem gelingt, sich bzw. sein authentisches Selbst wiederzufinden, nachdem man die ich-bezogenen Gedanken und Vorstellungen losgelassen hat. Die Schulung solch transpersonaler Fähigkeiten ist ein Ziel der Persönlichkeitsentwicklung, wie sie in vielen spirituellen Traditionen angestrebt wird. Doch nur wenige Menschen in unserem Kulturkreis kennen dieses Gefühl. Die meisten haben Angst davor, sich in diesem Prozess des Loslassens zu verlieren.

Die Wiederentdeckung des Eigenen

Medizinische Interventionen müssen, wenn sie nachhaltig wirksam sein sollen, darauf abzielen, die Selbstheilungskräfte des betreffenden Patienten zu unterstützen bzw. zu reaktivieren (Antonovsky, 1987; Dörner, 2003). Aus neurobiologischer Sicht geht es dabei in erster Linie darum, die im präfrontalen Kortex verankerten Vorstellungen, Einstellungen und Haltungen zu verändern, die lebensgeschichtlich später herausgebildet wurden als die für die Regulation körperlicher Prozesse verantwortlichen Verschaltungen in den tiefer liegenden, älteren Bereichen des Gehirns (Storch et al., 2006). So drückt z. B. ein kleines Kind seine Gefühle und Gedanken direkt und oft mit dem ganzen Körper aus, wenn es sich bedrängt fühlt. Je älter es wird, umso mehr lernt es seinen inneren Zustand vor anderen zu verbergen. Damit geht aber auch einher, dass es die eigenen Gefühle und Bedürfnisse selbst nur sehr undifferenziert wahrnimmt. Statt das Verhalten an den eigenen organismischen Bedürfnissen zu orientieren, fungieren nun zunehmend die von außen vermittelten Werte und Normen als Richtungsgeber für das Verhalten. Nicht selten führt dies jedoch zur Etablierung eines Lebensstils, der wichtigen Bedürfnissen und Fähigkeiten des Organismus zuwiderläuft.

Aus diesem Grund ist die **Reaktivierung bisher unterdrückter Selbstheilungskräfte** bei einem Patienten immer dann möglich, wenn es dem betreffenden Patienten gelingt, etwas wiederzufinden, was er verloren hat oder wieder an etwas anzuknüpfen, was unterbrochen oder getrennt war. Konkret heißt das, dem Patienten muss Gelegenheit geboten werden, die im Lauf seines bisherigen Lebens gemachten Erfahrungen von Unverbundenheit, Unvereinbarkeit, Unverständnis und Hilflosigkeit durch **positive Erfahrungen** zu überlagern. Die neuen Erfahrungen sollten an **ursprüngliche, vorgeburtliche** oder in der **frühen Kindheit** gewonnene **Erfahrungen von Kohärenz, Verbundenheit und eigener Gestaltungsfähigkeit** anknüpfen, damit diese Qualitäten für eine gesundheitsfördernde und freudvolle Lebensgestaltung nutzbar werden können. Dabei wird individuell anhand der lebensgeschichtlichen Erfahrungen und der daraus bei einem Patienten herausgeformten Haltungen abzuleiten und zu entscheiden sein, wie sich der betreffende Patient für welche therapeutischen Hilfestellungen am besten ermutigen lässt.

So können z. B. die im **Transtheoretischen Modell (TTM)** identifizierten Phasen der Veränderungsbereitschaft Orientierung dafür geben, in welchem Lebensstilbereich eine Person über Interessen, Neigungen und Vorerfahrungen verfügt, an die sich therapeutisch anknüpfen lässt. Dabei kann gezielt auf **ressourcenorientierte Vermittlungsstrategien** wie die motivierende Gesprächsführung zurückgegriffen werden (➤ Kap. 3.3.2).

Zum Spektrum therapeutischer Verfahren, die sich hierfür eignen, weil sie emotionale, kognitive und Verhaltens- bzw. Trainingsaspekte berücksichtigen, und deren Effizienz inzwischen auch durch entsprechende Untersuchungen nachgewiesen ist, zählen:

- Relaxationstechniken (Benson, 1976; Dusek et al., 2006)
- Verfahren zur Stärkung der Selbstregulation (Kabat-Zinn et al., 1986; Miller, 2002)
- Meditative achtsamkeitsfördernde Techniken (Kabat-Zinn et al., 1992; Astin, 1997; Davidson et al., 2003)
- Verfahren zur Veränderung von Haltungen und Einstellungen aus dem Bereich des Lifestyle-Change-Managements (Ockene et al., 1988; Ornish et al., 1998; Michalsen et al., 2005)

Diese Verfahren sprechen die Patienten in ihren gesunden und gesundheitsfördernden Fähigkeiten an, legen Wert auf einen wertschätzenden Umgang und zielen bewusst auf eine Verankerung der erlernten Haltungen und Strategien im Alltag. Damit schaffen sie aus neurobiologischer Sicht die Voraussetzungen, um bisherige dysfunktionale Gewohnheiten durch funktionale zu überlagern.

Die **Reaktivierung der Selbstheilungskräfte** des Patienten steht bisher **nicht** im Zentrum der medizinischen Ausbildung und der medizinisch-therapeutischen Praxis. Innerhalb des gegenwärtigen medizinischen Versorgungssystems der westlichen Industriestaaten stößt dieser Ansatz auf erhebliche Umsetzungsprobleme (Sobel, 2000):

Um die Selbstheilungskräfte eines Patienten zu reaktivieren, bedarf es einer eingehenden **Kenntnis der Lebensgeschichte** des Patienten. Der behandelnde Arzt oder Therapeut braucht ausreichend Zeit, um herauszufinden, welche Erfahrungen der Patient gemacht hat und welche Haltungen und inneren Einstellungen aufgrund dieser Erfahrungen entstanden sind. Dazu bedarf es einer persönlichen Beziehung, die von gegenseitigem Vertrauen geprägt ist. Um eine solche Beziehung aufzubauen, müsste der Therapeut seinem Patienten in einer offenen, **nicht durch diagnostische Befunde oder materielle Interessen geprägten, wertschätzenden und zugewandten Haltung begegnen.** Nur so kann es gelingen, den Patienten zu ermutigen, eine neue Erfahrung zu machen. Aufseiten des Patienten müssten gegenwärtig noch weit verbreitete falsche Erwartungshaltungen ebenso wie negative Vorurteile abgebaut werden. Und aufseiten der Ärzte wären fragwürdige Selbstbilder, vorschnelle Urteile und Bewertungen und ein Mangel an Einfühlungsvermögen in die Situation des Patienten zu überwinden.

Kostendruck, Zeitmangel und der Zwang zu diagnostischer Klassifikation und juristischer Absicherung, aber auch eine unzureichende Kenntnis salutogenetischer Prinzipien sind entscheidende Faktoren, die eine Fokussierung ärztlichen Handelns auf die Reaktivierung der Selbstheilungskräfte gegenwärtig noch ganz entscheidend verhindern.

Dennoch besteht Hoffnung, dass sich diese Situation in absehbarer Zeit ändert. Zum einen gibt es eine ganze Reihe medizinisch-therapeutischer Disziplinen – und hierzu zählt die Mind-Body-Medizin ebenso wie die naturheilkundlich orientierte Medizin –, die bereits sehr stark auf die Reaktivierung der Selbstheilungskräfte ausgerichtet sind. Zum anderen wird der zunehmende Kostendruck im Gesundheitswesen zwangsläufig dazu führen, dass in Zukunft verstärkt nach bisher unzureichend beachteten Potenzialen gesucht werden muss, um vor allem bei medizinischen Langzeitbehandlungen die Kosten zu reduzieren.

MERKE

Niemand kann einen anderen Menschen gesund machen. Jede Heilung ist daher immer und grundsätzlich **Selbstheilung.** Die ärztliche Kunst besteht darin, diesen Prozess der Selbstheilung zu unterstützen.

2.2.5 Die Haltung und Praxis der Achtsamkeit

Nils Altner

„Geboren werden, aufwachsen, sterben, krank sein: scheinbar ganz einfache und ständig geschehende Dinge. Die Menschen haben aber in Bezug auf sie vielschichtige und veränderliche Haltungen entwickelt, die nicht nur ihren Sinn verändern, sondern mitunter auch die Folgen, die sie zeitigen können."

Michel Foucault

Wie im Zitat deutlich wird, erkannte auch der französische Philosoph Michel Foucault die Wichtigkeit einer achtsamen Lebenseinstellung. Im Folgenden soll die Bedeutung einer Haltung und Praxis der Achtsamkeit für Mind-Body-medizinische Interventionen erhellt werden. Dabei liegt der Fokus zum einen darauf, eine **achtsame Haltung beim Patienten** im Sinne eines therapeutischen Agens zu fördern, z. B. durch Methoden und Programme der Achtsamkeitsmeditation. Zum anderen geht es um die Entwicklung von **Achtsamkeit aufseiten der Behandler und Therapeuten** als Wirkfaktor der therapeutischen Kunst.

Seit Ende der 1970er-Jahre gehören achtsamkeitsfördernde Methoden zum Behandlungsspektrum Mind-Body-medizinischer Interventionen und ihre Anwendung erfreut sich zunehmender Beliebtheit und Verbreitung. Den kulturellen Hintergrund dafür bietet das wachsende Interesse westlicher Mediziner und Therapeuten für **Methoden der meditativen Selbstschulung,** die v. a. im Kontext buddhistischer und taoistischer Traditionen entwickelt und tradiert worden sind. Die Grundannahme der buddhistischen Philosophie, dass Leben Leid sei und es Wege gebe, Leiden zu verringern und zu überwinden, hat offensichtlich Relevanz für die therapeutische Arbeit. Ebenso von Bedeutung ist das Ziel taoistischer Adepten, möglichst lange bei möglichst guter Gesundheit zu leben.

Der in den östlichen Traditionen kultivierte innere Zustand der präsenten sinnenbezogenen Gegenwärtigkeit ohne mentale Diskriminierungsaktivitäten wird im Kontext der „dritten Welle" der verhaltensbezogenen Interventionen als „achtsam", engl. „mindful", bezeichnet. Er kennzeichnet auch spontan erlebte Momente des Im-Moment-Eins-Seins. Ganz unabhängig von der Kultur werden diese von Menschen seit frühester Kindheit erlebt und oft als sehr **glückhaft** empfunden. In pädagogischen Kontexten findet der Erhalt und die Kultivierung der natürlichen Fähigkeit zum Achtsamsein daher zunehmend Beachtung (Altner, 2009, 2012).

Achtsamkeitsschulung als therapeutische Intervention

Vor allem in der Arbeit mit Patienten, die unter **chronischen Erkrankungen** leiden, haben sich Achtsamkeitsschulungen bewährt und etabliert. Sie stellen einen Weg dar, die Fähigkeiten zu schulen, besser mit den Belastungen durch lang anhaltende Krankheit umzugehen. Dadurch kann das erlebte Leid reduziert werden. Zugleich scheinen Achtsamkeitsschulungen als therapiebegleitende Maßnahmen dazu beitragen zu können, die **Selbstheilungskräfte der Patienten** nachhaltig zu stärken.

Achtsamkeitsfördernde Elemente finden sich mittlerweile in diversen **Interventionsprogrammen,** die zum Teil indikationsspezifisch ausgerichtet sind. Dazu zählen vor allem:

- Die indikationenübergreifend ausgerichtete Mindfulness-Based Stress Reduction von Kabat-Zinn (Kabat-Zinn, 1994)
- Die Mindfulness-Based Cognitive Therapy von Segal, Williams und Teasdale, die sich vor allem an remittiert depressive Patienten wendet (Segal et al., 2002)
- Das Mindfulness-Based Eating Awareness Training (MB-EAT) für Patienten mit Essstörungen (Kristeller und Hallet, 1999)
- Das von Marlatt und Kollegen zusammengestellte Programm für Alkohol- und Drogenabhängige (Boewen et al., 2006)
- In den letzten Jahren haben sich zudem Programme etabliert, welche die Praxis von Achtsamkeit explizit mit dem Schwerpunkt Selbstmitgefühl und Mitgefühl mit anderen verbinden (Neff und Germer, 2013; van den Brink und Koster, 2012).

Im Verlauf dieser **8- bis 10-wöchigen Programme** werden die Patienten an Meditationsformen bzw. an körperzentrierte Aufmerksamkeits- und Bewegungsübungen herangeführt. Dazu dienen der **Body Scan,** bei dem die Aufmerksamkeit für 20–45 Minuten detailliert durch den Körper geführt wird, oder einfache **Yoga-Sequenzen** sowie **Qigong-** oder **Tai-Chi-Übungen.** Dabei wird ihnen nahegelegt, eine **tägliche bzw. regelmäßige Praxis** in diesen Methoden aufzubauen. Indem diese Übungen in den Alltag einbezogen werden, treten dann z. T. tiefgreifende Veränderungen auf. So spüren sich die Patienten zunehmend deutlicher und können dadurch sowohl besser ihre Belastungsgrenzen respektieren als auch ihre Bedürfnisse wahrnehmen.

FALLBEISPIEL

Robert K., ein in der Essener Klinik für Naturheilkunde und Integrative Medizin behandelter arbeitsunfähiger 48-jähriger Zimmermann, litt unter starken chronischen Schmerzen in der Lumbalregion. Er hatte über Jahre sein Körperempfinden so weit reduziert, dass er mittlerweile jeden Schritt und jedes Bücken so unphysiologisch ausführte, dass sein unterer Rücken deutlich mehr belastet wurde, als notwendig und sinnvoll war. Er war sich dessen jedoch nicht bewusst. Seine innere Wahrnehmung war so eingeschränkt, dass er kaum mehr Zugang zu den Signalen seines Körpers hatte. Zugleich hatte sich sein Bewegungsrepertoire auf einige wenige stereotype Muster reduziert. Damit standen ihm weder ein inneres Sensorium noch alternative Bewegungsvarianten zur Verfügung. Seine Schmerzen hatten sich im vergangenen halben Jahr drastisch und dauerhaft verstärkt.

Der zweiwöchige stationäre Aufenthalt und die anschließende Teilnahme an dem 10-wöchigen achtsamkeitsbasierten Tagesklinikprogramm halfen ihm, die Wahrnehmung für sich selbst wiederzubeleben und weiter auszubauen. So entwickelte er durch die regelmäßige Durchführung des Body Scans ein lebendiges Empfinden für die schmerzende Lumbalregion. Die Qigong-Übungen legten ihm alternative Haltungs- und Bewegungsmuster nahe, die ihn aus seiner Schonhaltung herausführten, Muskelverspannungen lockerten und die Beweglichkeit förderten. In den Gruppengesprächen mit dem Kursleiter und den anderen Teilnehmern entwickelte er eine Haltung, die seine Erkrankung weniger vehement zurückwies. Er konnte ein gewisses Maß an Akzeptanz für seine Situation entwickeln. Dadurch nahm seine Verbitterung ab und er nahm eine weniger „harte" Haltung sich selbst und seiner Situation gegenüber ein. Berichte anderer Teilnehmer von frühen Missbrauchserfahrungen berührten ihn offensichtlich und brachten ihn möglicherweise in Kontakt mit eigenen ähnlichen Erfahrungen, ohne dass er darüber sprach.

Therapeutische Ziele: Selbstwahrnehmung und Akzeptanz

Mit der Intention, heilsame und heilende Persönlichkeitseigenschaften anzusprechen und entwickeln zu helfen, stehen die achtsamkeitsfördernden Programme ganz in der Tradition der humanistischen Psychologie und Pädagogik sowie der Positiven Psychologie.

Die Haltung der Achtsamkeit regt dazu an, alles, was in das Feld der Aufmerksamkeit tritt, akzeptierend anzunehmen und sein zu lassen. Einerseits gehören dazu **angenehme und freudvolle Wahrnehmungen,** die unter Umständen durch die wachsende Beachtung im Alltag einen größeren Stellenwert im Erleben erhalten. Andererseits geht es auch darum, körperliche Missempfindungen sowie internalisierte Selbstabwertungen, Ängste, Befürchtungen und aggressive Impulse **wahrzunehmen, zu akzeptieren und sein zu lassen.**

Unliebsame Wahrnehmungen und Wertungen werden also nicht wie in herkömmlichen kognitiv-verhaltenstherapeutischen Ansätzen in erster Linie disqualifiziert und ersetzt. Vielmehr wird der Versuch unternommen, sie auf metakognitiver Ebene erst einmal **als Bestandteile der Realität zu akzeptieren,** um sie dann ggf. auf ihre Angemessenheit hin zu prüfen. Die wachsende Fähigkeit zur intentionalen Lenkung, Ausrichtung und Fokussierung der Aufmerksamkeit bringt zudem die **eigenen Belastungsgrenzen und Bedürfnisse** stärker ins Bewusstsein.

Im Kontext der Achtsamkeitsschulungen wird die grundsätzlich akzeptierende Haltung in erster Linie durch die Qualität der **von den Kursleitern ausgehenden Interaktionen** verkörpert: Immer wieder laden die Kursleiter die Patienten – im Gruppenprozess und auch in der Einzelarbeit – ein, ihre bewusst gewordenen Wahrnehmungen zu beschreiben. Die akzeptierende, nicht abwertende, freundlich zuwandte und empathische Art und Weise, wie die Kursleiter darauf eingehen, erwächst aus einer achtsamen Haltung ihrerseits und wirkt dadurch modellhaft über den gesamten Zeitraum der Intervention. Im Fall des Essener Programms (➤ Kap. 3.1) umfasst die Intervention 2 Wochen stationäre und anschließend 10 Wochen teilstationäre Begleitung. In dieser Zeit sind die Patienten eingeladen zu explorieren, wie es ist und wirkt, wenn sie sich selbst gegenüber eine zunehmend achtsame und empathische Haltung einnehmen sowie auch ihre zwischenmenschlichen Beziehungen achtungsvoll und mitfühlend gestalten. Die Erfahrungen mit diesem Ansatz zeigen, dass diese Qualitäten für viele weit über den Zeitraum der Intervention hinaus wirksam bleiben.

2

Den Lebensstil ändern

Auf der Verhaltensebene wird angeregt, selbstfürsorgliche Verhaltensweisen in den Alltag zu integrieren. Außerdem werden die Patienten angeleitet, einen für sie passenden **gesundheitsfördernden Lebensstil** zu etablieren. Das in Essen unterrichtete Programm umfasst z. B. folgende Aspekte:

- Vermittlung und Schulung gesundheitsfördernder, achtsamer Bewegung (Yoga, Qigong, Walken; ➤ Kap. 3.5.1)
- Mediterrane Vollwerternährung (➤ Kap. 3.5.2)
- Spannungsregulation durch Meditation, Body Scan, Atemmeditation, Minis, Yoga, Qigong (➤ Kap. 3.4.4)
- Kognitive Strategien, wie die Aufdeckung von ablehnenden Gedanken oder überzogenen Annahmen (➤ Kap. 3.5.4)
- Kommunikationstraining (➤ Kap. 3.5.5)
- Naturheilkundliche Selbstanwendungen (Wasser- und Kräuteranwendungen, Akupressur und Selbstmassagen; ➤ Kap. 3.5.6)

Dabei erhalten die Patienten in all diesen Bereichen des Lebensstils vertiefte Kenntnisse, im Alltag handhabbare Methoden und Techniken, um nach Abschluss des Programms wählen zu können, welche sie davon als für sich heilsam und praktikabel beibehalten möchten. Deren Sinnhaftigkeit und die Motivation zum Integrieren in den Lebensstil werden in den Kurseinheiten immer wieder **erfahrungsbasiert reflektiert** und **besprochen.** Die Haltung der Selbstachtsamkeit bildet dabei die Basis für das Treffen von gesundheitsfördernden Lebensstilentscheidungen im Alltag sowie für die Etablierung neuer salutogener Gewohnheiten.

Einfluss auf Beschwerden

Im Verlauf achtsamkeitsbasierter Programme werden die Beschwerden häufig gelindert. Zum Teil treten sie auch ganz in den **Hintergrund des Erlebens.** Positive Ergebnisse von achtsamkeitsfördernden Programmen, vergleichbar mit TAU oder besser, sind metaanalytisch bei folgenden Krankheiten nachgewiesen:

- Psychische Störungen wie Depression, Angst und Panik; chronische Schmerzen (Gotink et al., 2015; Anheyer et al., 2017)
- Kopfschmerzen (Andrasik et al., 2016)
- Psychosen (Cramer et al., 2016)
- Krebs (Haller et al., 2017; Gotink et al., 2015)
- Chronisch entzündliche Darmerkrankungen (Langhorst et al., 2014)
- Herzerkrankungen (Younge et al., 2014)

Im Sinne der Befähigung der Patienten zur Selbstregulation im Alltag ist es häufig sehr sinnvoll, **konventionell etablierte Behandlungsformen** mit **Achtsamkeitsprogrammen** und mit **Angeboten zur Lebensstiländerung** zu kombinieren.

Gesundheitsfördernde Wirkungen von Achtsamkeitsprogrammen konnten zudem bei der **Raucherentwöhnung** sowie der **Psoriasis-Therapie** gezeigt werden, wenn sie komplementär zu gängigen Therapieformen unterrichtet wurden: So reduzierten Raucher, die an solchen Programmen teilnahmen, ihren Nikotinkonsum stärker und dauerhafter als Vergleichsgruppen (Altner et al., 2004). Psoriasis-Patienten, bei denen eine herkömmliche Lichttherapie von Achtsamkeitsschulung begleitet wurde, gesundeten deutlich schneller als ohne dieses Angebot (Kabat-Zinn et al., 1998).

Achtsamkeitspraxis verändert Gehirn, Genom, Immunsystem und Zellalterung

In den letzten Jahren ist eine Reihe von Studien über die Wirkzusammenhänge von achtsamkeitsbasierten Interventionen veröffentlicht worden. Die dabei gewonnenen Erkenntnisse deuten darauf hin, dass eine strukturierte, z. B. durch ein mehrwöchiges Programm vertiefte und im Alltag verankerte Praxis von Achtsamkeit zu einer **generellen Stressreduktion** führen kann (Pascoe et al., 2017). In einer anderen durchgeführten Untersuchung (Davidson et al., 2003) konnte zudem festgestellt werden, dass sich nach einem 8-wöchigen Achtsamkeitskurs die **mit der emotionalen Gestimmtheit assoziierte Gehirnaktivität von der rechten zur linken präfrontalen Region der Hirnrinde verschiebt.** Je stärker diese Verschiebung ausfiel, desto stärker verbesserte sich die Gesamtstimmung und desto intensiver fiel die Immunreaktion auf eine Grippeschutzimpfung hin aus.

Durch Achtsamkeitsmeditation verändern sich nicht nur Hirnaktivitäten, sondern mittel- und langfristig auch **Hirnstrukturen.** Dies zeigen morphologische Untersuchungen des Kortex mit bildgebenden Magnetresonanzverfahren. Dabei werden z. B. die Hirnstrukturen von Langzeitmeditierenden mit denen einer Kontrollgruppe ohne Meditationspraxis verglichen. In der Gruppe der Meditierenden waren die **Strukturen im somatosensorischen und auditorischen Kortex** durchweg **stärker** ausgeprägt. Stärker ausgeprägt waren auch die Strukturen der rechten anterioren Insula, die für die **Aufrechterhaltung der Aufmerksamkeit für innerorganismische Empfindungen und Vorgänge inklusive des Atems und der inneren Organe** zuständig sind. Das heißt, dort existierten dichtere und mehr neuronale Netzwerkstrukturen. Je länger die untersuchte Person schon meditierte, desto deutlicher fielen diese strukturellen Unterschiede aus. Ebenfalls voluminöser ausgebildet waren die Brodmann-Areale 9 und 10 (rechter mittlerer und superiorer Frontalsulcus). Sie sind, so ist aus anderen Studien bekannt, Strukturen, die bei der Wahrnehmung und Integration von Gefühlen und Kognitionen beteiligt sind. Dieser Bereich war interessanterweise in der Gruppe der Nichtmeditierenden im Alter zwischen 40 und 50 Jahren deutlich dünner als bei den jüngeren im Alter zwischen 20 und 30 Jahren. Dies deutet auf eine altersbedingte Schrumpfung hin. Diese Altersunterschiede traten jedoch in der Gruppe der Meditierenden nicht auf (Lazar et al., 2005). Schon nach wenigen Wochen Achtsamkeitspraxis lassen sich mittlerweile **hirnphysiologische Veränderungen** nachweisen, die mit der Selbstwahrnehmung, der Emotionsregulation sowie die Haltung zum eigenen Selbst in Richtung größerer Wahlmöglichkeiten und Freiheit in Zusammenhang zu stehen scheinen (➤ Kap. 2.2.6).

Eine Übersichtsarbeit (Muehsam et al., 2017) fasst die Wirkungen auf das Gehirn, das Genom, das Immunsystem und die Zellalterung zusammen und zwar:

- **Weniger Aktivität** in
  - Amygdala („Angstzentrum") und Hippocampus („Stresszentrum")
- **Mehr Aktivität** im
  - Präfrontalen Kortex („Aufmerksamkeitsregulation"),
  - Somatosensorischen Kortex („Zentrum der Selbstwahrnehmung"),
  - Orbitofrontalen und im anterior zingulaten Kortex (wo „Gefühlsregulation" stattfindet)

Damit einher geht das Gefühl von Beruhigung und wacher Konzentration. In diesem beruhigten Aktivierungszustand herrschen ideale Bedingungen für **kortikale Plastizität,** d. h. für neuronale Strukturveränderungen

- des Lernens,
- neuer Ideen und Kreativität,
- sowie der Persönlichkeitsentwicklung.

Die empfundene **Beruhigung und wohlgespannt konzentrierte Wachheit** sind verbunden mit einer reduzierten Aktivität im sympathischen Nervensystem und verstärkter parasympathischer Aktivierung (N. vagus). Dabei wird die stress-evozierte Hormonausschüttung von z. B. Adrenalin und Kortisol verringert. Das beeinflusst: größere Herzfrequenzvariabilität sowie reduzierte entzündliche Prozesse im ganzen Körper, die nicht nur verbunden sind mit körperlichen Erkrankungen, sondern z. B. auch mit Depressivität. Bezogen auf das Immunsystem findet eine Reduktion stress-evozierter Hormonausschüttungen statt und damit verbunden

- die Down-Regulation chronisch entzündlicher Prozesse,
- bei zugleich optimierter Immunaktivität durch Leukozyten (weiße Blutkörperchen, Fresszellen, T-Zellen, Killerzellen etc.)
- sowie von Zytokinen und Chemokinen, die zentral z. B. die Aktivierung und Bewegung von Immunzellen steuern.

Beobachtet werden zudem epigenetische Veränderungen v. a. im Immunsystem mit folgenden Auswirkungen:

- Reduzierte Genexpression für pro-inflammatorische Zytokine sowie für metastasierungsfördernde Gene
- Verstärkte Expression für Interferone (antiviral und antitumoral) und Leukozyten
- Reduzierte Bildung reaktiver Sauerstoffverbindungen und mehr Schutz vor oxidativem Stress

Chronische Stressbelastung stärkt genau die entgegengesetzten epigenetischen Einstellungen. Die mit regelmäßiger Meditation einhergehende Stressreduktion fördert die Peristaltik und das Milieu für erwünschte Darmmikroben wie z. B. Laktobazillus. Dabei wirkt die Zusammensetzung des Mikrobioms außer auf die Verdauung u. a. auch auf das Immunsystem, die Stimmung und die psychische Gesundheit. Eine Praxis der Achtsamkeitsmeditation fördert zudem die Telomeraseaktivität, die zum Erhalt der Telomere in den Chromosomen beiträgt und damit die „Zellalterung" verlangsamt (Schutte und Malouff, 2014).

Der Hirnforscher und Psychiater Dan Siegel, der den Stand der Neurowissenschaften zum Phänomen Achtsamkeit umfassend dargestellt hat, beschreibt die durch Meditation und Achtsamsein verstärkten Wahrnehmungen von Selbst-Resonanz und innerer Integration aus der First-person-Perspektive so (Siegel, 2007): *„Einstimmung im Innern entsteht, indem wir das primäre „Wer" unterhalb des sekundären Geplappers unseres geschäftigen Geistes spüren. Es ist diese innere Einstimmung auf unser primäres Selbst, welches das kraftvolle Gefühl erzeugt, zu Hause anzukommen … Jenes Selbst willkommen zu heißen, ist das Feiern des Lebens, zu dem uns die Achtsamkeit einlädt."*

Positive Beziehungs- und Verhaltensänderungen

Die Erkenntnisse zur Wirkung von Achtsamkeit auf somatischer, emotionaler und kognitiver Ebene lassen sich durch Studienergebnisse auf den Beziehungs- und Verhaltensebenen ergänzen:

- Untersuchungen mit **Eltern von autistischen und entwicklungsverzögerten Kindern,** die lernten, achtsames Gewahrsein zu praktizieren, zeigen unter anderem, dass diese zugewandter, gelassener und zufriedener wurden. Dadurch lernten auch ihre schwierigen Kinder, freundlicher mit ihren Geschwistern umzugehen (Singh et al., 2007; Rayan und Amand, 2017).
- Untersuchungen mit Ehepaaren zeigen, dass die Praxis von achtsamem Gewahrsein **Liebespartner** dabei unterstützt, konstruktiv und liebevoll miteinander zu sprechen und umzugehen. Die so geschulten Frauen und Männer konnten besser mit Beziehungsstress umgehen und regten sich deutlich weniger übereinander auf. Sie konnten Ärger und andere Gefühle besser regulieren und konstruktiver in Worte fassen und waren glücklicher mit ihren Beziehungen als vor der Achtsamkeitsschulung (Karremans et al., 2017; Wachs und Cordova, 2007).
- **Psychotherapeuten,** die regelmäßig Meditation praktizierten, erzielten signifikant bessere Therapieerfolge als ihre nichtmeditierenden Kollegen (Grepmaier et al., 2007).
- Untersuchungen zu Meditationsangeboten für **Pflegepersonal** zeigten, dass Meditation sowohl die Fähigkeiten der Selbstfürsorge als auch die fürsorgliche Interaktion mit den Patienten fördert (Raingruber und Robinson, 2007).
- **Psychiatrisches Personal,** das mit selbstverletzenden Patienten mit Borderline-Symptomatik arbeitete, profitierte durch eine Ausbildung in dialektisch-behavioraler Therapie nach Linehan. Die Stress-Coping-Skills verbesserten sich u. a. im direkten Patientenkontakt. Dabei wurde der Aspekt der Achtsamkeit als besonders hilfreich erlebt (Perseius et al., 2007).
- **Lehrer,** die Achtsamkeit praktizieren, unterrichten stärker auf die Schüler bezogen und fokussieren mehr auf deren emotional-motivationale Entwicklung als Kollegen ohne Achtsamkeitspraxis. Deren Unterrichtsstil war in einer repräsentativen Befragung von 1 200 Lehrern in erster Linie am Unterrichtsstoff orientiert (Altner, Sauer, 2013)
- **Grundschullehrer** berichten nach einem gemeinsamen Achtsamkeitskurs über mehr Selbstfürsorge, fürsorglichere Erfahrungen im Kollegium, mitfühlenderes und fürsorglicheres Verhalten gegenüber den Kindern sowie über eine achtsamere Gestaltung der Schulkultur (Altner, 2018).

Achtsamkeit und Mitgefühl

Bringt das achtsame Im-Moment-Ruhen die **Aufmerksamkeit zum Körper** und **zum Selbst im gegenwärtigen Moment,** so entsteht eine Haltung, die von Selbstmitgefühl und Mitgefühl mit den Anderen geprägt ist. Diese reduziert stressassoziierte Erregungsmuster und stärkt die wohltuenden, nährenden Gefühle von Sicherheit, Verbundensein und fürsorglicher Nähe (➤ Kap. 2.2.7). Eine großangelegte Studie des Max-Planck-Instituts für Kognitions- und Neurowissenschaften in Leipzig hat gezeigt, dass Achtsamkeitspraxis in Kombination mit einem regelmäßigen (selbst)mitfühlenden Austausch sowohl

Stress reduzieren hilft, als auch die Gehirnareale stärkt, die für Mitgefühl und die Fähigkeit, sich in Andere Hineinzuversetzen, verantwortlich sind (Valk et al., 2017).

Für den Menschen bedeuten mitfühlende und fürsorgliche soziale Beziehungen ein bedeutsames Korrektiv zu Erregung und Stress. Aktivitäten im Alarmsystem, das auf Schutz und Angriff abzielt, und/oder im Antriebssystem, das auf Leisten und Erreichen ausgerichtet ist, gehen physiologisch mit sympathikotoner Aktivierung einher. Parasympathisch aktiviert sind Menschen dagegen in der Regel, wenn sie sich mit anderen und/oder mit sich selbst in friedlicher, mitfühlender und nährender Beziehung spüren (Gilbert, 2005). Dann sinkt die Stressbelastung, und die Selbstregeneration kann einsetzen.

Die Arbeiten von Stephen Porges zur **Polyvagaltheorie** zeigen differenziert die physiologischen Korrelate für diese Beziehungsempfindungen. So prägen entsprechende Vagusaktivitäten unter anderem die für das soziale Signalsystem und Bezogensein wichtigen Bereiche wie Mimik, Ohr, Stimme, Atem und Herz (Porges, 2009). Das Gesicht entspannt sich, wird freundlich und einladend. Das Innenohr stellt sich auf den Frequenzbereich der menschlichen Stimme ein und reduziert die Wahrnehmung der Umgebungsgeräusche. Der Stimmapparat wechselt zu niederfrequenten resonanzreichen Lauten, die dem Gegenüber Wohlwollen signalisieren. Die Atmung geht tief und langsam, und das Herz „öffnet" sich für Begegnungen.

Gleichzeitig finden Herzschlag und Atem in eine verbundene Resonanz. Diese sog. **respiratorische Sinusarhythmie (RSA)** gilt als wichtiges Merkmal eines gesunden Organismus, dessen Selbstregulation fein abgestimmt funktioniert (Yasuma und Hayamo, 2004). Untersuchungen zur Verbindung von RSA, Mitgefühl, Emotionsregulation und Sozialverhalten bei jungen Erwachsenen fanden Zusammenhänge zwischen hoher, d. h. gesunder RSA und dem Verwenden prosozialer Strategien in zwischenmenschlichen Auseinandersetzungen. So waren die Personen mit gesunder RSA besser in der Lage, negative Emotionen wie Traurigkeit durch das Suchen von sozialer Unterstützung zu regulieren. Sie verhielten sich weniger vermeidend, waren weniger ärgerlich und regulierten ihren Ärger häufiger durch soziale Absprachen und Kompromisse als ihre Altersgefährten mit weniger ausgeprägter RSA (Geisler et al., 2013). Da eine regelmäßige Praxis von Achtsamkeitsübungen eine gesunde RSA fördern kann (z. B. Ditto et al., 2006), scheint hier eine physiologische Verbindung zwischen Achtsamkeit, Selbstregulation, Mitgefühl und prosozialem Verhalten zu liegen.

In der therapeutischen Arbeit verkörpern Behandler im besten Fall eine achtsame und mitfühlende Haltung sich selbst und den Patienten gegenüber. Sie stärken damit deren genesungs- und gesundheitsfördernden empathischen Selbst- und Sozialbezug (➤ Kap. 3.2.1) Explizite Übungen wie z. B. die Metta-Meditation und entsprechende Kommunikationsformate in der Gruppe stärken diese Qualitäten darüber hinaus und regen Schritte in der Persönlichkeitsentwicklung der Patienten an, die über Krankheitsbewältigung und Therapie hinaus reichen.

Ausblick

Diese Erkenntnisse deuten darauf hin, dass die Praxis von Achtsamkeit und Mitgefühl den Organismus befähigt, **adäquater auf äußere und innere Ereignisse zu reagieren.** Damit kann die mitfühlende Achtsamkeitspraxis nach der Definition der US-amerikanischen National Institutes of Health als Mind-Body-medizinische Intervention par excellence gelten, da sie direkten Einfluss nimmt auf die „Interaktionen von Gehirn, Geist, Körper und Verhalten sowie auf die direkten Auswirkungen emotionaler, mentaler, sozialer, spiritueller und verhaltensbezogener Faktoren auf die Gesundheit". Sie trage nachhaltig zur Entwicklung von Selbsterkenntnis und Selbstfürsorge bei und das sowohl bei Patienten als auch bei Behandlern und Therapeuten. Das „Zusammenwirken von Gehirn, Geist, Körper und Verhalten", so die NIH, stärke „Gesundheitspotenziale von emotionalen, mentalen, sozialen, spirituellen und behavioralen Faktoren". Die Fähigkeiten zu Selbstfürsorge und Selbstverantwortung wachsen in gleichem Maße, wie Menschen sich der gesundheitlichen Bedeutung der kleinen und großen Lebensstilentscheidungen im Alltag bewusst werden.

So ist z. B. in therapeutischen und psychosozialen Berufen aufseiten der Behandler und Therapeuten häufig ein **besonders hohes emotionales Engagement** ausgeprägt, das bis zum Burnout führen kann. Gerade in Zeiten der zunehmenden Ökonomisierung und Präkarisierung sollten wir daher nicht mehr darauf verzichten, eine **selbstfürsorgliche Haltung zu kultivieren.** Bei der Suche nach einer Balance von Verausgabung und Erholung im therapeutischen Alltag erweist sich die Praxis von Achtsamkeit und (Selbst)Mitgefühl als ein auch für viele Mediziner und Therapeuten gangbarer Weg.

Praxis

Achtsame Haltung

Als Bestandteil der therapeutischen Kunst kann eine achtsame Haltung die Behandler dabei unterstützen, ihre Patienten auch als Individuen wahrzunehmen, die über standardisierte Behandlungsverfahren hinaus in ihrer Einmaligkeit erkannt, wertgeschätzt und begleitet werden möchten (Grepmaier et al., 2007).

Zugleich sollten wir uns bewusst sein, dass wir in der Arbeit mit unseren Patienten sehr häufig vor allem auch dadurch wirksam sind, **wie** wir uns verhalten und die gemeinsame Beziehung gestalten und nicht nur dadurch, **was** wir tun. So beschreiben die Autoren der Mindfulness-Based Cognitive Therapy sehr anschaulich, wie ihre Intervention erst wirksame Behandlungseffekte zeigen konnte, nachdem sie die Haltung der Achtsamkeit, die sie ihren Patienten nahebringen wollen, **bewusst selbst praktizierten** (Segal und Teasdale, 2002). Erst aus der sich damit eröffnenden Innenkenntnis der von ihnen unterrichteten Methode heraus konnten sie diese authentisch vermitteln. Daraus ist ihnen eine Haltung erwachsen, die von großem Respekt für die Patienten geprägt war und von Vertrauen in die im Patienten vorhandenen Ressourcen für die eigene Genesung. Das MBM-Skill-Training (➤ Kap. 5.2) ist ein Beispiel für ein entsprechendes Angebot für zukünftige Ärzte im Rahmen des Medizinstudiums.

2.2.6 Durch Achtsamkeit das Gehirn verändern

Britta Hölzel

Wissenschaftliche Untersuchungen legen positive Effekte der **Achtsamkeitsmeditation** auf eine große Reihe von stressbedingten körperlichen Symptomen und psychiatrischen Erkrankungen nahe. Sie zeigen zudem, dass die Achtsamkeitspraxis das allgemeine Wohlbefinden und die Lebenszufriedenheit verbessern und die kognitive Leistungsfähigkeit erhöhen kann. Wie ist es aber möglich, dass eine scheinbar so einfache Praktik eine solche Bandbreite an positiven Effekten bewirkt (Hölzel et al., 2011)?

Die Achtsamkeitsforschung der letzten Jahre hat begonnen, diese Frage zu untersuchen. Ein Großteil der Ergebnisse der bestehenden Forschungsarbeiten lässt sich dabei in ein einfaches theoretisches Rahmenmodell einordnen, das aber nur ein erster Schritt im Verständnis sein kann. Demnach wird davon ausgegangen, dass Achtsamkeitsmeditation Einfluss auf drei verschiedene, aber eng interagierende Bereiche nimmt:

- Sie stärkt die Aufmerksamkeitsregulation.
- Sie verbessert die Emotionsregulation.
- Sie verändert das Selbsterleben.

Im Folgenden wird auf diese drei Bereiche eingegangen, erläutert wie in der Achtsamkeitsmeditation geübt wird, und diese Praxis mit Befunden aus der psychologischen und neurowissenschaftlichen Forschung in Zusammenhang gebracht.

Die Regulation der Aufmerksamkeit

Die meisten Meditationstraditionen beginnen das Training mit einer Schulung der Aufmerksamkeit. Es ist ganz normal, dass diese abgleitet, wenn man versucht, sie für längere Zeit bei ein und demselben Aufmerksamkeitsobjekt zu halten. Die Meditierenden werden jedoch angehalten, die Aufmerksamkeit zumindest zu einem gewissen Maß aufrechtzuerhalten bzw. zum Meditationsobjekt zurückzubringen. Eine Reihe wissenschaftlicher Untersuchungen dokumentiert dann auch eine verbesserte Aufmerksamkeitsleistung bei Meditierenden.

Aufmerksamkeit wird oft in drei Komponenten unterteilt:

- **Vigilanz** (oder auch Daueraufmerksamkeit; engl. *alerting*): bezeichnet die Bereitschaft, in monotonen und lange andauernden Situationen auf seltene Reize angemessen zu reagieren, z. B. bei langen, eintönigen Autobahnfahrten.
- **Selektive Aufmerksamkeit** (oder Um-Orientierung; engl. *orienting*): wählt aus einer Vielzahl von Informationen ein „Objekt oder einen Gedankengang" als Gegenstand der Aufmerksamkeit aus. Das „*Orienting*"-Netzwerk wickelt dabei die Abwendung vom alten Stimulus hin zum neuen ab.
- **Exekutive Aufmerksamkeit** (engl. *conflict monitoring, executive attention*): beschäftigt sich mit dem Überwachen und Lösen von Konflikten der Aufmerksamkeit durch ablenkende Reize. Sie hilft, sich bewusst einem Stimulus zuzuwenden – auch wenn dabei anderes ausgeblendet werden muss.

Diese drei Aufmerksamkeitskomponenten sind mit jeweils spezifischen neuronalen Netzwerken in Beziehung gebracht worden (Raz und Buhle 2006)

Ein systematischer Review einer größeren Anzahl von Studien, welche die Auswirkung von Achtsamkeitstraining auf verschiedene Aspekte der Kognition untersuchten (Chiesa et al., 2011) kommt zu dem Schluss, dass es in **frühen Phasen** des Achtsamkeitstrainings **zu einer Verbesserung der exekutiven und der selektiven Aufmerksamkeit** kommt, wohingegen **längeres Training** mit einer **Verbesserung in der Vigilanz** im Zusammenhang steht. Die exekutive Aufmerksamkeit wird z. B. während der Atemachtsamkeit gestärkt, wenn die Aufmerksamkeit – obwohl der Übende dauernd von inneren Impulsen abgelenkt zu werden droht – stetig bei der Atemempfindung gehalten wird. Die selektive Aufmerksamkeit kommt z. B. beim *Bodyscan* zum Tragen, wenn die Aufmerksamkeit systematisch durch den Körper geführt wird. Erst mit größerer Erfahrung kommt es zu einer Erhöhung der Vigilanz, wenn der Fokus bereits für längere Phasen konstant beim Aufmerksamkeitsobjekt gehalten werden kann.

Verbesserte Aufmerksamkeitsregulation

Der anteriore zinguläre Cortex (ACC) ist diejenige Hirnregion, in der **Konflikte bezüglich des Aufmerksamkeitsfokus entdeckt und gelöst** werden. Wenn man also versucht, sich auf die Empfindung des Atems zu konzentrieren, einem dann aber der notwendige Einkauf einfällt, ermöglicht der ACC, den zweiten, ablenkenden Reiz auszublenden. Verschiedene Studien haben einen Effekt der Achtsamkeitspraxis auf den ACC belegt (Fox et al., 2014, Fox et al., 2016). Manche Studien zeigten, dass es bei erfahrenen Meditierenden zu einer höheren Aktivierung dieser Hirnregion während der Meditation kommt. Andere Studien, die die Hirnstruktur von Meditierenden untersuchten, fanden im Bereich des ACC einen dickeren Kortex (die graue Substanz im Gehirn – das Gewebe, in dem u. a. die Nervenzellkörper liegen) und eine erhöhte Integrität der Verbindungsfasern (der weißen Substanz – dem Gewebe, in dem die Axone der Neuronen liegen und das die verschiedenen Hirnregionen miteinander verbindet).

Schnellere Reizverarbeitung durch Hirnaktivierung

Slagter et al. (2007) erfassten z. B. den Effekt eines 3-monatigen intensiven Achtsamkeitsretreats auf den sog. *Attentional Blink.* Dieser bezeichnet den kurzfristigen „blinden Fleck" in der Aufmerksamkeit, der entsteht, wenn ein Reiz verarbeitet wird. Getestet wird er, indem sehr schnell aufeinanderfolgende Reize dargeboten werden, z. B. Buchstaben und Zahlen auf einem Bildschirm, wobei die Aufgabe darin besteht, die Buchstaben zu erkennen. Erscheint ein zweiter Buchstabe sehr schnell nach einem ersten (innerhalb von 500 ms), wird der zweite nicht entdeckt, weil das Gehirn noch mit der Verarbeitung des ersten beschäftigt ist. Meditierende waren nach einem Retreat eher in der Lage, den zweiten Buchstaben zu erkennen. Gleichzeitig zeigte ein EEG (Elektroenzephalografie), dass im Gehirn **weniger Ressourcen zur Verarbeitung** des ersten Reizes gebraucht wurden – ohne dass dabei jedoch die Exaktheit des Erkennens vermindert wurde.

Die Befunde zur verbesserten Aufmerksamkeitsregulation sind **vielversprechend für die Behandlung von Krankheiten,** die mit einem Defizit in diesen Funktionen einhergehen, wie z. B. eine **Aufmerksamkeits-Defizit-Störung oder bipolare Störung.**

Anders mit Emotionen umgehen

Emotionen liefern die Würze für das Erleben und motivieren zu handeln. Es ist wichtig, dass man **angemessen** auf Emotionen reagieren und diese auch **regulieren** kann. Studien zeigen, dass Meditationspraxis die Emotionsregulation verändern kann. Teilnehmer von Achtsamkeitstrainings berichten von einer verminderten Intensität und Häufigkeit negativer Gefühle und von vermehrten positiven Gefühlszuständen. In einer experimentellen Studie wurde der Effekt von Achtsamkeitspraxis auf die „emotionale Interferenz" untersucht, dem Phänomen, dass intensive emotionale Reize die Leistung bei einer anderen, davon unabhängigen Aufgabe, z. B. einer Reaktionszeitaufgabe, reduzieren (Ortner et al., 2007).

Im Anschluss an ein Achtsamkeitstraining sind die Meditierenden besser in der Lage, **ablenkende emotionale Reize auszublenden** und sich ganz auf die zu bewältigende Aufgabe zu konzentrieren.

In einer anderen Studie, die Daniel Goleman bereits in den 1970er-Jahren durchführte (Goleman, 1976), wurde den Versuchspersonen – Meditierenden der Transzendentalen Meditation™ und Nicht-Meditierenden – ein Film über Unfälle bei Holzarbeiten gezeigt. Die Meditierenden zeigten in Erwartung der stressigen Reize eine stärkere antizipatorische autonome Antwort (einen Anstieg der Hautleitfähigkeit, ein typisches Stressmaß) sowie ein schnelleres Abklingen dieser autonomen Reaktion. Das heißt, sie waren offenbar einerseits **mitfühlender, erholten sich aber andererseits auch schneller wieder von der Stressreaktion,** die der Körper auf die Filme zeigte.

Es gibt eine Reihe von Hinweisen, dass Achtsamkeitspraxis die Fähigkeit zum **„positiven Reappraisal"** stärkt. Reappraisal bedeutet, stressauslösende Ereignisse z. B. als bedeutungsvoll, zuträglich oder unwesentlich umzudeuten. Wer seine Arbeitsstelle verliert, kann daraus schließen, dass das Leben einen glücklosen Verlauf nimmt – oder aber sich sagen, dass der Verlust auch eine Lern- und Wachstumschance beinhaltet. Andere Wissenschaftler halten dem entgegen, es gehe bei der Achtsamkeit nicht um eine Umdeutung, sondern um die Akzeptanz bzw. Nicht-Bewertung (Non-Appraisal) des emotionalen Erlebens. Vermutlich aber erfordert es gerade in den Anfangsstadien der Meditationspraxis etwas Anstrengung und eine aktive Umdeutung, um zu der neuen Haltung der Akzeptanz zu gelangen.

Ein häufig dokumentierter Befund ist, dass Achtsamkeitspraxis, als Reaktion auf die oben genannten emotionalen Reize, zu einer **verminderten Amygdala-Aktivierung** führt. Das legt nahe, dass Achtsamkeit zu einer verminderten emotionalen Reaktivität führt. Während derartige Ergebnisse für Anfänger der Meditationspraxis festgestellt wurden (z. B. nach einem 8-wöchigen MBSR-Kurs), werden sie weniger konsistent bei sehr erfahrenen Meditierenden beschrieben. Dies mag daran liegen, dass – vor allem zu Beginn der Praxis – der entstressende Effekt im Vordergrund steht. Aktivierungen im präfrontalen Kortex sind bei Aufgaben, die Emotionsregulation erfordern, bei Meditationsanfängern häufig erhöht – vermutlich ein Zeichen erhöhter kognitiver Kontrolle über emotionale Zustände; d. h., Anfänger regulieren aktiv ihre emotionalen Reaktionen stärker, weil sie zunächst die gewohnten Reaktionsmuster überwinden müssen. Erfahrenere Meditierende zeigen hingegen bei der Regulation von Emotionen eher eine verringerte Aktivierung in Regionen des präfrontalen Kortex – interpretierbar als reduzierte Kontrolle bzw. als Abnahme der Neigung zur Bewertung des emotionalen Erlebens und größerer Akzeptanz des emotionalen Zustands (Tang, Hölzel und Posner, 2015).

Neuronale Signaturen der Achtsamkeit

Mit **funktionellen Konnektivitätsanalysen** kann man erfassen, ob die Aktivität in einer Hirnregion mit der in einer anderen Region zusammenhängt. Wenn die Aktivierung in zwei verschiedenen Hirnregionen gleichzeitig stärker bzw. schwächer wird, dann spricht man von **positiver Konnektivität.** Erhöht sich die Aktivierung in einer Region, während sie sich gleichzeitig in einer anderen Region reduziert (oder umgekehrt), ist das **negative Konnektivität.** Unsere Arbeitsgruppe hat bei Patienten mit einer generalisierten Angststörung die funktionelle Konnektivität zwischen der Amygdala und dem präfrontalen Kortex vor und nach einem MBSR-Kurs verglichen (Hölzel et al., 2013). Den Patienten wurden dafür Fotos mit gefühlsbewegten Gesichtsausdrücken gezeigt (fröhlich, wütend und neutral) und sie wurden gebeten, zu bestimmen, um welche Emotion es sich jeweils handle.

Vor dem MBSR-Kurs zeigte sich in den Gehirnen der Patienten ein Muster, wie es bei solchen Emotionsaufgaben typisch ist: Die Amygdala und der präfrontale Kortex waren negativ miteinander gekoppelt – wenn z. B. die Aktivität im präfrontalen Kortex stieg, nahm sie in der Amygdala ab. Dies wird damit erklärt, dass die Amygdala, die sonst auf emotionale Reize reagiert und die entsprechenden Reaktionen im Körper veranlasst, herunterreguliert wird. Nach dem Kurs zeigte sich jedoch ein entgegengesetztes Muster: Die Konnektivität veränderte sich in den positiven Bereich, d. h., die Aktivierungen in der Amygdala und im präfrontalen Kortex waren gleichgerichtet.

Dennoch nahm die Aktivierung der Amygdala insgesamt ab, was auf eine verminderte emotionale Reaktivität schließen lässt. Diese Verminderung war jedoch nicht dadurch verursacht, dass der präfrontale Kortex die Aktivierung unterdrückte; eine Kontrollgruppe, die in der gleichen Zeit ein anderes, nicht achtsamkeitsbasiertes Stressreduktionsprogramm durchlief, zeigte diese Veränderung hin zu einer positiven Konnektivität nicht. Es ist möglich, dass dieses Muster der Konnektivität eine spezifische Signatur von Achtsamkeit ist: Die Hirnaktivierung wird nicht unterdrückt, sondern der präfrontale Kortex scheint die Aktivierung in der Amygdala zu registrieren, ohne reglementierend einzugreifen.

Alte Muster überschreiben

Konditionierung bezeichnet den Vorgang, wenn eine Reaktion, die auf einen ersten Reiz (sog. unkonditionierter Reiz) natürlicherweise folgt, sich auch auf einen zweiten Reiz (sog. konditionierter Reiz) überträgt, weil beide Reize zusammen dargeboten wurden. Ein typisches Beispiel ist der **Pawlowsche Hund,** der auf den Ton einer Glocke anfing, Speichel abzusondern, weil die Glocke häufig gemeinsam mit seinem Futter dargeboten wurde. Viele Lerninhalte werden auf diese Weise erworben. Wird der konditionierte Reiz dann wiederholt ohne den unkonditionierten dargeboten, findet nach einiger Zeit keine Reaktion mehr statt. Man spricht von **Löschung** oder Extinktion (Der Begriff „Löschung" ist in diesem Zusammenhang eigentlich nicht korrekt, weil man inzwischen weiß, dass die Gedächtnisinhalte nicht gelöscht werden, sondern durch eine andere Reaktion ersetzt werden. Der ursprüngliche Gedächtnisinhalt bleibt dabei jedoch erhalten).

Wenn man sich in Achtsamkeit übt, wendet man sich den Empfindungen des gegenwärtigen Moments mit voller Offenheit und Akzeptanz zu. Man verzichtet darauf, in typische, gewohnte Reaktionsmuster zu verfallen, sondern betrachtet die Dinge offen und neugierig so, wie sie sind. Damit setzt man sich den Reizen aus, ohne gleich auf sie zu reagieren. Man spürt einfach die Impulse im Körper in Bezug auf emotionale Situationen, ohne an ihnen anzuhaften oder zu versuchen, sie zu vermeiden. Damit schafft man eine Situation, die dem *Exposure* ähnlich ist, wie es in der Verhaltenstherapie eingesetzt wird: Patienten werden dazu angehalten, sich angstbesetzten Situationen auszusetzen, anstatt sie zu vermeiden, damit die Furchtreaktionen natürlicherweise vergehen können.

Wurde also eine Angst erworben, z. B. Angst vor Hunden, weil man einmal von einem Hund gebissen wurde, dann ist es hilfreich, sich mit der Gegenwart von Hunden zu konfrontieren, damit die Angst abebben kann, man also die Erfahrung machen kann, dass andere Hunde ungefährlich sind, und man die Angst verlieren kann. Dies gelingt am besten, wenn man mit der Aufmerksamkeit im gegenwärtigen Moment bleibt, wenn ein Hund anwesend ist, anstatt sich innerlich abzulenken und mit angenehmeren Gedanken zu beschäftigen. Aus der Verhaltenstherapie ist bekannt, dass Vermeidungsverhalten die Löschung behindert. Wenn man sich in Achtsamkeit übt, lässt man ganz bewusst von Vermeidungsstrategien – auch von den inneren – ab und spürt stattdessen deutlich die eigenen inneren Reaktionen, ohne sie zu verstärken oder zu ignorieren. Damit werden die besten Voraussetzungen dafür geschaffen, dass überholte konditionierte Reaktionen abgebaut werden können.

Interessanterweise hat sich gezeigt, dass sich die Hirnregionen, die für das Umlernen von konditionierten Reaktionen zuständig sind, durch Achtsamkeitspraxis verändern. Vieles deutet darauf hin, dass Achtsamkeitspraxis insgesamt die Fähigkeit fördert, die eigenen Emotionen zu regulieren.

Entdecken eines neuen Selbst

Eine ganz zentrale Komponente der Achtsamkeit ist eine **Veränderung im Selbsterleben,** in der Art und Weise, wie man sich selbst wahrnehmen, mit sich selbst in Beziehung tritt, womit man sich identifiziert. Mit größerer Meditationserfahrung beginnt man, sich von seinem starren Selbstbild zu lösen. Man identifiziert sich weniger starr mit einer Vorstellung, die man über sich selbst als Person hat, und den Dingen im eigenen Leben – mit seinen Besitztümern, seinem Äußeren, aber auch mit Gedanken, Gefühlen, mit der eigenen Persönlichkeit, Gewohnheiten und Eigenarten. An die Stelle, wo vorher eine feste Identifikation mit einer Persönlichkeit stand, tritt ein **Empfinden, dass alle in menschlichen Erfahrung miteinander – mit einem größeren Ganzen – verbunden sind.** Das Erleben ist dann weniger durch Bewertungen geprägt, die die Dinge als „gut" oder „schlecht" für sich selbst erleben lassen, und es tritt zunehmend ein reines, unmittelbares Erleben in den Vordergrund.

Ein häufiges Objekt der Aufmerksamkeit in der Achtsamkeitsmeditation sind die **Körperempfindungen, z. B. die Empfindungen des Atems,** die sensorische Komponente von Gefühlen oder andere Körperempfindungen. Meditierende berichten typischerweise, dass sie als Folge der Achtsamkeitspraxis ein größeres Gewahrsein für die Empfindungen im eigenen Körper haben und Körperempfindungen deutlicher und akkurater spüren können. Die Ergebnisse der neurowissenschaftlichen Achtsamkeitsforschung der letzten Jahre legen nahe, dass sich Hirnregionen, die für das Körpergewahrsein eine wichtige Rolle spielen, als Folge von Achtsamkeitspraxis sowohl in der Aktivierung als auch strukturell verändern (Fox et al., 2014; Fox et al., 2016). Es ist bekannt, dass die Insula, eine Hirnregion, die zwischen dem frontalen und dem temporalen Kortex eingefaltet liegt, wichtig für die Verarbeitung interozeptiver Wahrnehmung ist, also für die Verarbeitung von Empfindungen aus dem Körperinneren, etwas dem Bauch- und im Brustraum. Sie ist auch wichtig für das Erleben von Emotionen.

Körpergewahrsein spielt eine wichtige Rolle beim bewussten Erleben von Gefühlen. **Gefühle spielen sich maßgeblich im Körper ab:** Angst drückt sich vielleicht durch ein mulmiges Gefühl im Bauch und zittrige Knie aus, Traurigkeit durch ein Schweregefühl in der Brust, Freude durch ein Gefühl der Leichtigkeit im Oberkörper, und Zufriedenheit durch ein Empfinden von Erfülltheit in der Herzgegend. Ein gutes Gewahrsein für die Empfindungen im Körper zu haben, ist dementsprechend eine wichtige Voraussetzung, um die eigenen Gefühle klar erkennen und deuten zu können. Ein klares Verständnis der eigenen Gefühle wiederum ist eine entscheidende Voraussetzung dafür, angemessen auf sie zu reagieren bzw. sie regulieren zu können. Die **Förderung des Körpergewahrseins** kann daher auch ein wichtiges Element für die Behandlung psychischer Erkrankungen sein.

Das innere Gewahrsein des eigenen Erlebens ist vermutlich auch eine wichtige Voraussetzung für **Empathie.** Je differenzierter das Gewahrsein des eigenen emotionalen Erlebens ist, desto besser kann man sich in andere Menschen hineinversetzen und ihre Gefühle verstehen. Wissenschaftliche Studien stützen diesen Zusammenhang: Menschen, die in Fragebogenstudien ein hohes Ausmaß achtsamen Beobachtens zeigen, berichten auch über ein höheres Ausmaß an empathischem Mitfühlen (Dekeyser et al., 2008). Neurowissenschaftliche Studien (z. B. Studien der Forscherin Tania Singer) zeigen, dass **dieselben Hirnregionen** sowohl am **Gewahrsein der eigenen Körperempfindungen** als auch beim **empathischen Mitfühlen beteiligt** sind (Singer et al., 2007). Und sehr erfahrene Meditierende, die regelmäßig ihr Mitgefühl für andere Wesen trainieren (tibetische Mönche mit über 10 000 Stunden Meditationserfahrung), zeigen in diesen Hirnregionen eine stärkere Aktivierung, wenn ihnen während der Mitgefühlsmeditation Klänge leidender Menschen vorgespielt werden (Lutz et al., 2008). Es liegt daher nahe, dass ein verbessertes Sich-Einfühlen in die eigenen Gefühle und eine damit einhergehende erhöhte Funktion der zugrundeliegenden Hirnstrukturen als Folge von Achtsamkeitstraining auch die Empathie stärkt.

Es wird gesagt, der Buddha habe es verweigert, eine Aussage darüber zu treffen, ob ein „Selbst" tatsächlich existiere (Bhikkhu, 2011). Stattdessen habe er geraten, der Frage nachzugehen, wie die Wahrnehmung des Selbst entstehe. Wenn das Gewahrsein durch die Meditation differenzierter wird, können mentale Prozesse mit größerer Klarheit beobachtet werden. In dieser Klarheit kann der **Prozess der ständig ablaufenden Konstruktion des Selbst** für den Meditierenden wahrnehmbar werden, so die Selbstbeschreibungen erfahrener Meditierender. Dies ermöglicht das Loslassen von der Identifikation mit einem statischen Selbst, und statt als starre Entität kann das Selbst als Prozess erkannt werden (Olendzki, 2016). An Stelle der Identifikation mit dem Selbst beginnt der Meditierende, sich mit dem Gewahrsein zu identifizieren, in dem all diese Phänomene auftreten. Meist wird die vollständige Erfahrung der Ungetrenntheit bzw. der Substanzlosigkeit des Selbst erst mit sehr fortgeschrittener Meditationspraxis gemacht.

Mit Fragebogenstudien und qualitativen Interviews hat die Forschung begonnen, die erlebten Veränderungen in der Perspektive auf das Selbst zu erfassen. Fragebogenstudien zeigten schon im Anschluss an ein 7-tägiges Achtsamkeitsretreat Veränderungen auf Subskalen von Selbstkonzept-Fragebögen *(Tennessee Self Concept Scale)* (Emavardhana und Tori, 1997). Sie gingen in Richtung einer positiveren Selbstrepräsentation, einer höheren Selbstwertschätzung und einer höheren Selbstakzeptanz. In ähnlichem Sinne erfasste das *Temperament and Character Inventory* bei erfahrenen buddhistischen Meditierenden eine positivere Entwicklung im Sinne von Selbstkonzept-Stilen, die typischerweise mit größerer psychischer Gesundheit einhergehen (Haimerl und Valentine, 2001).

Gedankenwandern

Neurowissenschaftler haben sich auch die Frage gestellt, was im Gehirn passiert, wenn die Gedanken wandern. In dieser Zeit ist das Gehirn keineswegs inaktiv, sondern es sind im Gegenteil einige Regionen des Gehirns deutlich aktiviert. Dieses Netzwerk an Hirnregionen, die beim Gedankenwandern aktiv sind, wird als *„default mode"-Netzwerk* (dt. etwa „Ruhezustandsnetzwerk") bezeichnet. Es wurde vermutet, dass es uns ermöglicht, einzuschätzen, welche Bedeutung bestimmte Situationen für uns haben, und uns dabei hilft, andere Perspektiven einzunehmen (Buckner et al., 2008).

Da wir durch Meditationspraxis versuchen, bewusst im gegenwärtigen Moment zu sein, sollte Meditation auch den Ruhezustand des Gehirns verändern. Einzelne Studien lassen darauf schließen, dass Meditierende während der Meditation weniger mit selbstbezogener Verarbeitung beschäftigt sind, dass sie also weniger über die Relevanz von Ereignissen für die eigene Person nachgrübelten (Brewer et al., 2011).

Es wird also davon ausgegangen – und neurowissenschaftliche Studien scheinen diese Annahme zu stützen – dass durch die Achtsamkeitsmeditation die **urteilende, selbstbezogene Verarbeitung abnimmt,** während das **Gewahrsein der gegenwärtigen Erfahrungen s**ich verstärkt. Die Befunde der Forschung deuten darauf hin, dass Achtsamkeitsmeditation selbstbezogene Prozesse eventuell so verändert, dass eine vorherige, eher narrative, evaluierende Form der selbstbezogenen Verarbeitung durch ein erhöhtes Gewahrsein ersetzt wird. Es liegt nahe, zu vermuten, dass diese Veränderung im Selbst-Bewusstsein einer der zentralen Mechanismen der positiven Effekte der Achtsamkeitsmeditation ist. Diese Veränderung des Selbstgewahrseins ist von Mystikern umfangreich beschrieben worden, muss aber durch empirische Forschung weiter untersucht werden.

Zusammenfassend lässt sich festhalten, dass sich die psychologische und neurowissenschaftliche Achtsamkeitsforschung mit der Frage beschäftigt hat, über welche Mechanismen die Achtsamkeitspraxis die vielfältigen positiven Effekte bewirken könnte, die ihr zugeschrieben werden. Wie in diesem Kapitel zusammenfassend dargestellt, beinhalten mögliche Mechanismen eine Veränderung der Aufmerksamkeitsregulation, Veränderungen in der Gefühlsregulation und eine veränderte Perspektive auf das „Selbst". Diese Komponenten lassen sich unter dem Begriff der Selbstregulationsfähigkeit weiter zusammenfassen. Meditationspraxis könnte somit die zentrale Fähigkeit der Selbstregulation positiv beeinflussen; eine Veränderung, die breite Wirkung auf eine ganze Reihe gesundheitsbezogener Variablen und auf das allgemeine Wohlbefinden haben kann. Dennoch ist es wichtig anzumerken, dass die Forschung noch in den Kinderschuhen steckt und viele Fragen offen sind bzw. die bisherigen Befunde repliziert und weiter ausdifferenziert werden sollten. Ein umfassenderes Verständnis der Wirkmechanismen der Achtsamkeit könnte dabei helfen, mehr über die Praktiken zu verstehen, die dabei unterstützen können, einen gesunden Geist zu kultivieren und ein zufriedenes und erfülltes Leben zu führen.

2.2.7 Das Erlernen des Selbstmitgefühls

Christine Brähler

Habe Mitgefühl mit Dir, auch wenn Du es nicht willst. Was wie schlechtes Benehmen erscheinen mag, schlechte Laune oder Zynismus ist immer ein Zeichen von Dingen, die Deine Ohren nicht mehr hören konnten, und Deine Augen übersehen haben. Du weißt nicht, welche Kriege geführt werden tief im Allerinnersten.

Christopher Germer in Anlehnung an Miller Williams Gedicht „Mitgefühl"

Selbstmitgefühl: Der Kern der Selbstfürsorge

Was ist Selbstmitgefühl? Mind-Body-Medizin ermutigt den Patienten, ein aktiver Teilnehmer am Genesungsprozess zu sein und mithilfe verschiedener gezielter Interventionen die Selbstwahrnehmung, Selbstfürsorge und Selbstheilungsprozesse zu fördern. Wie kann man jedoch als Behandler Patienten dazu ermutigen, **Verantwortung für den eigenen Genesungsprozess** zu übernehmen – wenn der Patient vom Kranksein, dessen Einschränkungen und oft langwierigen Behandlungsversuchen erschöpft und gar frustriert ist und sich verständlicherweise danach sehnt, dass die Behandler die Symptome endlich verschwinden ließen? Oder wenn der Patient sich zunehmend für die Erkrankung und dessen Auswirkungen schämt und sich am liebsten von der Behandlung abwenden würde?

Widerfährt Menschen eine Belastung im Leben, dann reagiert der Organismus ganz automatisch mit Aversion und versucht den Schmerz – egal ob emotionaler oder körperlicher Natur – zu verringern: Sie beschimpfen sich vielleicht selbst (Selbstangriff) oder vernachlässigen sich durch Ablenkung oder gesundheitsschädigende Verhaltensweisen (Selbstisolation) oder verstricken sich in unhilfreiche Grübeleien (Selbstabsorption), die das Leid nur noch verschlimmern. Dies ist nicht ihre Schuld, sondern die **automatische Reaktion unseres festverdrahteten Bedrohungs-und-Selbstschutzsystems,** welches sich über Jahr Millionen für das Überleben der menschlichen Spezies optimiert hat und weniger für die psychische Zufriedenheit. Wie wäre es jedoch, wenn Patienten in der Lage wären, in Momenten von Erschöpfung, Frust, Scham oder von starker symptomatischer Belastung den Mut aufzubringen, sich selbst zuzuwenden, sich liebevoll zu umsorgen, zu trösten und sich selbst zu ermutigen, anstatt sich zu vernachlässigen, zu beschimpfen oder zu bemitleiden? Das beschreibt die Kompetenz des Selbstmitgefühls. Diese psychologische Fertigkeit kann man durch gezieltes Training erlernen.

Warum ist Selbstmitgefühl wichtig?

Der Begriff, der zuerst von Kristin Neff in 2003 psychometrisch operationalisiert wurde, bezieht sich auf eine innere Absicht, die es erlaubt, belastende Emotionen effektiv zu regulieren und dadurch wieder eine hilfreiche Perspektive zu erlangen (Neff, 2003). Welche Haltung kann Patienten helfen sich nachhaltig und auf unangestrengte Weise für ihr Wohlbefinden zu sorgen?

FALLBEISPIEL

Tanja, eine 54-jährige Fibromyalgie-Patientin, hat dank ihrer starken Selbstdisziplin das Klinikprogramm konsequent durchgeführt und erste symptomatische Verbesserungen erreicht. Die positiven Ergebnisse stimmen sie positiv. Voller Enthusiasmus und Energie übt sie konsequent weiter in der Hoffnung, die Symptome ganz und für immer loszuwerden. Als sie jedoch aufgrund einer belastenden Situation in der Familie wieder einen neuen Schub von Symptomen erlebt, reagiert sie mit Frust, Selbstvorwürfen und depressiver Verstimmung. Obgleich sie erschöpft ist und Schmerzen hat und ihr Körper sich ausruhen will, zwingt sie sich Yogaübungen zu machen, um sich körperlich wieder besser zu fühlen, so wie es auch in den letzten Wochen immer der Fall war. Tatsächlich fühlt sie sich diesmal aber nicht besser, sondern sogar etwas schlechter als vorher. Die Erschöpfung hat zugenommen. Tanja fühlt sich hilflos und beginnt sich sowohl über sich selbst als auch über die Yogaübungen zu ärgern und hört auf zu üben.

Man könnte sowohl die Diagnose als auch die Intervention beliebig austauschen. Der Prozess dahingegen ist meist universell. Üblicherweise beginnt ein Patient die Teilnahme an Interventionen **mit der Hoffnung, die Symptome verbessern zu können.** Nach der ersten Verbesserung halten sich manche Patienten an der Methode fest, und die Übungsabsicht verändert sich dahingehend, dass man übt, um **die Symptome loszuwerden – vielleicht sogar zu bekämpfen (Strebensphase).** Auf subtile Art und Weise wird durch diese psychologische Absicht der Kampfreflex aus dem Bedrohungssystem samt physiologischer Konsequenzen aktiviert, und **der Patient erlebt eine Symptomverschlechterung** durch Stressaktivierung unter anderem durch die erhöhte Ausschüttung von Adrenalin und Kortisol. Meistens lässt die Motivation zum Üben nach **(Desillusionierungsphase)** und der Patient zieht sich zurück oder sucht nach einer neuen Methode **(neue Strebensphase).** Wie wäre es wenn Tanja nicht resignieren würde, sondern stattdessen ein wenig üben würde, nicht um die Symptome weghaben zu wollen, sondern einfach, weil es ihr gerade nicht so gut geht und diese Übungen ihre emotionale und körperliche Gesundheit prinzipiell fördern? Aus der radikalen Akzeptanz der schmerzhaften Realität heraus entstünde ein weises und fürsorgliches Handeln. Diese neue wohlwollende Haltung würde das Fürsorgesystem und die damit einhergehende Physiologie von Oxytocin und Endorphine aktivierend, die beruhigend und regenerierend auf Körper und Psyche wirkt.

Selbstmitgefühlspause – sich in schwierigen Zeiten Beistand schenken

Wenn jemand im Alltag von schwierigen Gefühlen wie Ärger, Neid oder Traurigkeit überwältigt wird, könnten folgende Prinzipien angewendet werden, die auf der Forschung von Kristin Neff beruhen, und im MSC-Kurs geübt werden (Neff und Germer, 2013):

1. **Den Schmerz anerkennen:** „Solche Gefühle sind schmerzhaft."
2. **Gemeinsames Menschsein:** „Es ist menschlich, so zu empfinden."
3. **Selbstfreundlichkeit:** „Möge ich freundlich zu mir sein" und der Frage nachgehen: Was brauche ich gerade wirklich? Was würde ich einem geliebten Menschen sagen, der in derselben Situation wäre? Kann ich mir diese Worte schenken?

Die dritte Frage hilft, sich selbst Sorge zu tragen. Das kann heißen, sich ein warmes Bad zu gönnen, sich ein tröstendes Lied anzuhören oder den Mut aufzubringen, sich abzugrenzen oder eine schwierige Situation zu klären.

Der wissenschaftliche Hintergrund von Selbstmitgefühl

Selbstmitgefühl zeigt in Metaanalysen robuste positive Zusammenhänge mit **verbessertem psychischem Wohlbefinden,** insbesondere mit Angst, Depression und Stress (MacBeth und Gumley, 2012; Zessin, Dickhäuser und Garbade, 2015) und Körperbild (Albertson, Neff und Dill-Shackleford, 2015). Verschiedene Studien unterstützen die These, dass Selbstmitgefühl die **emotionale Resilienz** bei Belastung wie Scheidung (Sbarra, Smith und, Mehl, 2012), somatischen Diagnosen wie Rheuma oder Krebs (Pinto-Gouveia et al., 2014) oder Trauma (Dahm et al., 2015) **steigert und somit die emotionale und physiologischer Immunabwehr verbessern kann** (Breines et al., 2014). Des Weiteren korreliert erhöhtes Selbstmitgefühl mit vielen **positiven Gefühlszuständen,** wie Optimismus, Kreativität, Lebenszufriedenheit und Weisheit (Neff, Kirkpatrick und Rude, 2007), was die These der Widerstandsressource, die Zugang zu anderen positiven Gefühlen ermöglicht, unterstützt. Multiple-Sklerose-Patienten mit erhöhtem Selbstmitgefühl berichteten z. B. eine bessere gesundheitsbezogene Lebensqualität zu haben, was auf gesteigerte Resilienz zurückzuführen war (Nery-Hurwit, Yun und Ebbeck, 2017).

Die Kernfrage der Selbstmitgefühls lautet: **„Was brauche ich gerade wirklich, um mein unerfülltes Bedürfnis zu erfüllen?"** Es zielt somit nicht auf die kurzfristige Befriedigung, sondern auf die **langfristige und nachhaltige Erfüllung von Bedürfnissen** ab, um somit ein dauerhaftes gesundes Verhalten zu fördern. Forschungsergebnisse zeigen, dass sich Menschen mit höherem Selbstmitgefühl gesünder ernähren (Schoenefeld und Webb, 2013), mehr Sport treiben (Magnus, Kowalski und McHugh,

2010), weniger Alkohol trinken (Brooks et al., 2012), eher mit dem Rauchen aufhören (Kelly et al., 2010) und regelmäßig den Arzt aufsuchen (Terry und Leary, 2011). Selbstmitgefühl fördert somit eine nachhaltige gesundheitsfördernde Eigenmotivation.

Experimentelle Studien belegen, dass Selbstmitgefühlsübungen **die automatische Bedrohungsreaktion bei Stress durch die Aktivierung der Fürsorgephysiologie runterregulieren.** Ein Handmassage reduzierte Kortisol (Maratos et al., 2017). Die Imagination eines mitfühlenden Wesen reduzierte Kortisol und verbesserte Herzraten-Variabilität (Rockliff et al., 2008). Diabetespatienten zeigten bis 3 Monate nach dem MSC-Kurs reduzierte Blutzuckerwerte (Friis et al., 2016).

Verinnerlichung von Mitgefühl in der Therapie

Es stellt sich die Frage, wie man Patienten, die von mehr Selbstmitgefühl profitieren könnten, diese Fertigkeit vermitteln kann? Sich liebevoll zu umsorgen, wenn man das vielleicht nur wenig von Bezugspersonen in der Kindheit erlebt habt, kann herausfordernd sein, sodass eine Verinnerlichung nicht nur durch Selbstmitgefühlsübungen stattfinden kann, sondern eines Fundaments der Verkörperung dieser Qualitäten im Behandler als auch in der therapeutischen Beziehung bedarf. Ärzte, die von ihren Patienten als warmherziger und empathischer wahrgenommen werden, üben durch ihre Präsenz bereits eine stressreduzierende und gesundheitsfördernde Wirkung aus (Del Canale et al., 2012; Howe, Goyer und Crum, 2017). Selbstverurteilende Psychotherapeuten erzielten dahingegen schlechtere Ergebnisse bei Patienten als solche, die weniger selbstverurteilend waren, da sie den Patienten gegenüber feindseliger und kritischer wurden (Henry, Schacht und Strupp, 1990). Die **Verkörperung der Selbstfürsorge und des Selbstmitgefühls des Behandlers** scheint sich also auf den Patienten zu übertragen. Andere Studien zeigen dass die Effektivität von Psychotherapeuten nach Achtsamkeitsmeditation 2- bis 3-fach verbessert war im Vergleich zu der Effektivität von Psychotherapeuten, die keine Achtsamkeitsmeditation praktizierten (Grepmair et al., 2007). Personen, die für das Leid anderer Fürsorge tragen, sind gefährdet ein Burnout zu erleben, da das Wahrnehmen des Schmerzes des anderen automatisch zu Empathieschmerz führt, der uns ausbrennt (Singer und Klimecki, 2014).

Neurowissenschaftliche Studien haben gezeigt, dass Mitgefühl ein energiegebender Zustand ist, der Fürsorgetragende gegen Burnout schützen kann und durch kurzes Training in liebevoller Güte erlernt werden kann (Singer und Klimecki, 2014). Zusammengefasst lässt sich also empfehlen, dass Behandler in der Mind-Body-Medizin ihren Patienten bereits dadurch dienen, wenn sie durch gelebte Achtsamkeits-und Selbstmitgefühlspraxis eher auf unangestrengte Weise einfühlsam und wohlwollend mit Patienten und Kollegen umgehen können.

Mindful Self-Compassion (MSC): Mitgefühlstraining in der Gruppe

Die zentrale gesundheitsfördernden Fertigkeiten von achtsamem Selbstmitgefühl ist

- die Fähigkeit – insbesondere leidvolle – Empfindungen, Emotionen und Gedanken wahrzunehmen, während man diese erlebt, und
- der Person, die leidet, wohlwollend und weise zu begegnen, um das Leid aktiv zu lindern.

Achtsamkeitstraining lädt die Teilnehmer ein, dem inneren Erlebten freundlich und annehmend zu begegnen und trainiert Selbstmitgefühl implizit. Eine Studie zeigt, dass MBCT mit einem Anstieg von Selbstmitgefühl einherging, der wiederum mit reduzierten Rückfällen von Depression im Zusammenhang stand (Kuyken et al., 2010). Annehmendes Beobachten von intensiven belastenden Emotionen wie Scham oder Angst kann für viele jedoch herausfordernd sein, sodass es notwendig ist, sich selbst zu beruhigen und zu umsorgen, damit sich der Geist wieder öffnen kann.

In 2010 begannen die Psychologen Christopher Germer und Kristin Neff in den USA ein 8-wöchiges Trainingsprogramm zu entwickeln, dessen Ziel es ist explizit Selbstmitgefühl zu kultivieren: das Mindful Self-Compassion (MSC)-Programm (auf Deutsch: Achtsames Selbstmitgefühl, www.centerformsc.org). Das Selbstmitgefühl stieg nach MSC (1 Studie) um 43 % im Vergleich zu 19 % nach MBSR (5 Studien) und 9 % nach MBCT (3 Studien) (Neff und Germer, 2013), und besagt somit, dass diese Fertigkeit im MSC-Kurs auch erfolgreich explizit trainiert wird.

MSC ist „Achtsamkeits-basiertes Mitgefühlstraining" und kombiniert Achtsamkeits- und Mitgefühlstraining. Der Kurs besteht aus 8 3-stündigen Teilen plus einem 4-stündigen Retreat. Der Kurs ist für die Allgemeinheit konzipiert und somit in der **Primärprävention** oder Primärintervention anzusiedeln. Klassische Achtsamkeitsübungen wurden dahingehend angepasst, dass die Eigenschaften von Güte und Mitgefühl explizit hervorgehoben werden. Zum Beispiel werden Teilnehmer in der Kernmeditation „Liebevolles Atmen" dazu eingeladen, den beruhigenden Rhythmus und die innere Umarmung der Atmung zu genießen und zu spüren, wie die Einatmung den Körper nährt und die Ausatmung ihn entspannt. Während des **Bodyscans mit Mitgefühl** werden Teilnehmer eingeladen, sich Sätze der liebevollen Güte zu sagen oder eine schmerzende Körperstelle sanft zu berühren oder zu massieren. Zudem beinhaltet der MSC-Kurs viele formelle und informelle Meditationen und Übungen, die gezielt Liebende Güte und Mitgefühl sich selbst gegenüber kultivieren.

Dabei werden **verschiedene Modalitäten** verwendet, damit jeder Teilnehmer seinen persönlichen Zugang zum erlebten Gefühl finden kann. Über die Modalität Sprache haben Teilnehmer die Möglichkeit, nach einer Erfahrung von Liebender Güte im direkten zwischenmenschlichen Kontakt, eigene Sätze der Liebenden Güte zu formulieren und den inneren Kritiker zu würdigen, um dann Raum für ihre mitfühlende Stimme zu machen. Über die Modalität Bilder haben die Teilnehmer die Möglichkeit, sich ein Wesen mit idealen Eigenschaften von Weisheit und Mitgefühl vorzustellen und Mitgefühl zu empfangen. Über die Modalität Körper können die Teilnehmer durch Berührung und „Weicher Werden-Umsorgen-Zulassen" erlernen, die unangenehmen Empfindungen verbunden mit negativen Emotionen direkt zu beruhigen, zu umsorgen und zuzulassen.

Nachdem **die Ressourcen von Achtsamkeit, Liebender Güte und Mitgefühl** über die ersten 4 Wochen trainiert wurden, wendet man sich in den weiteren Kursteilen schwierigen Gefühlen wie Scham, Wut und auch Fürsorgemüdigkeit zu. Weitere Kursinhalte sind Grundwerte, Sinnhaftigkeit von Leid, Dankbarkeit und Selbstwertschätzung. Im Inquiry-Prozess nach den Übungen werden Teilnehmer eingeladen zu erforschen, ob sie die Belastung wahrnehmen und benennen konnten und ob sie in der Lage waren sich selbst in liebevollem Gewahrsein zu halten bzw. der MSC-Lehrer unterstützt die Teilnehmer dabei eine passende Ressource zu finden. Seit 2014 werden weltweit MSC-Lehrer vom Center for Mindful Self-Compassion in den USA ausgebildet und sind auf dem zentralen Verzeichnis zu finden (www.centerformsc.org).

Forschung zum Selbstmitgefühl

Die erste randomisierte kontrollierte Machbarkeitsstudie von MSC mit Wartelistekontrollgruppe ergab einen signifikanten Anstieg von Achtsamkeit, Mitgefühl mit sich selbst und mit anderen, von Glücksempfinden, Lebenszufriedenheit sowie einem Rückgang von Depression, Angst, Stress und Gefühlsunterdrückung in der MSC-Gruppe (n =25) im Vergleich zur Kontrollgruppe (n = 27). Alle Verbesserungen waren auch noch nach 1 Jahr aufrechterhalten worden. Die Lebenszufriedenheit in der MSC-Gruppe stieg sogar weiter an (Neff und Germer, 2013). Je mehr die Teilnehmer übten, desto größer waren die Verbesserungen. Eine weitere randomisierte kontrollierte Studie von MSC mit 63 Diabetespatienten (Typ 1 und 2) ergab signifikante Rückgänge in Depression und krankheitsbezogener psychischer Belastung sowie in den Blutzuckerwerten (Friis et al., 2016). Ein Pilotstudie von Online MSC mit jungen Erwachsenen nach einer Krebserkrankung zeigte erste positive Auswirkungen auf die emotionale und soziale Genesung (Campo et al., 2017).

Das Potenzial von MSC

Die vorläufigen positiven Effekte von Selbstmitgefühl auf Körper und Geist sowie die Trainierbarkeit dieser emotionalen Widerstandsressource weist auf das Potenzial von Selbstmitgefühlstraining in der Mind-Body-Medizin hin. Die Haltung des Selbstmitgefühls scheint eine **zentrale Rolle in der Förderung von Salutogenese** (Antonovsky, 1996) zu spielen: Durch den mitfühlenden Dialog mit sich selbst, beginne man sein Leid nicht nur selbstständig umsorgen zu können (handbar), sondern es auch durch die wachsende Achtsamkeit und Weisheit klarer zu sehen (verstehbar). Durch Entdeckungen, dass manche schmerzbare Erfahrung in der Vergangenheit sogar Positives hervorgebracht haben, und dass die Menschen nicht allein sind mit Leid, sondern es zum Leben dazu gehört, kann mehr Sinnhaftigkeit und Verbundenheit mit anderen entstehen (sinnhaft). Das 8-wöchige evidenzbasierte Training Mindful Self-Compassion (MSC) bietet eine Möglichkeit, diese Erfahrungen zu machen.

Selbstmitgefühl im Kontext von körperlicher Erkrankung bedeutet, sich liebevoll zu umsorgen, weil der Körper gerade unvermeidbare Belastung erlebt, und dadurch die Kraft zu entwickeln, sich – so weit es möglich ist – um sich selbst sorgen. Die Vermittlung dieser selbstmitfühlenden Haltung beim Patienten beginnt mit der Verkörperung des Selbstmitgefühls im Behandler, überträgt sich weiter in einer einfühlsamen, unterstützenden und liebevoll herausfordernden therapeutischen Beziehung und mündet schließlich im Fertigkeitstraining im Patienten, wodurch der Patient die mitfühlende therapeutische Beziehung tragbar machen kann und diese noch weit nach Behandlungsende ihre Wirkung entfalten und als praktische Ressource im Alltag dienen kann.

2.2.8 Salutogenese: Die Frage nach den Wurzeln der Gesundheit

Alexa Franke

Der Begriff „Salutogenese" wurde von Aaron Antonovsky (1923–1994) geprägt, einem amerikanisch-israelischen Medizinsoziologen, der ihn als Gegenbegriff zur „Pathogenese" verstand: Während sich pathogenetische Ansätze primär um die Entstehung von Erkrankungen bemühten, wendet sich Salutogenese den Prozessen zu, die Gesundheit erhalten und fördern. Inzwischen hat der Begriff eine Ausweitung auf verschiedene Konzepte erfahren, deren Gemeinsamkeit in diesem Ziel besteht. Im Vordergrund der salutogenetischen Ansätze steht die Frage, warum bzw. wie Menschen gesund bleiben – und dies auch unter schwierigen Bedingungen und angesichts der Omnipräsenz von Pathogenen.

Im Folgenden wird das „Gründer-Konzept" von Antonovsky vorgestellt; es ist ohne Frage dasjenige, das sowohl hinsichtlich der Theorie als auch in der empirischen Fundierung am weitesten entwickelt ist.

Krankheit gehört zum Leben

Nach Antonovsky besteht der Hauptunterschied zwischen pathogenetischem und salutogenetischem Paradigma darin, dass ersteres von der **Homöostase** (➤ Kap. 2.2.1) als Normalfall ausgeht (Antonovsky 1987; 1993). Salutogenese hingegen nimmt Ungleichgewicht, also die **Heterostase,** als den Regelfall an. Er beschreibt diesen Unterschied in der Metapher eines Flusses: Dieser fließt nicht stetig und gerade, sondern er hat Biegungen und unterschiedliche Fließgeschwindigkeiten, Stromschnellen und Strudel. Flussabwärts weist er Turbulenzen auf, und einige Menschen kämpfen verzweifelt darum, den Kopf über Wasser zu halten. Manche schaffen es, aus eigener Kraft wieder ans Ufer zu kommen, andere aber müssen von Lebensrettungsspezialisten herausgezogen und vor dem Ertrinken gerettet werden.

Pathogenese, so Antonovsky, beruhe auf der Idee, es könne Menschen geben, die in der überwiegenden Zeit ihres Lebens trockenen Fußes dem Flusslauf folgen und sich nur in Ausnahmefällen die Füße nass machen. **Im pathogenetischen Modell wird die Gesundheit als Normalfall angenommen, Krankheit gilt als Abweichung.** Menschen befinden sich diesem Modell zufolge in der Regel im Gleichgewicht, und nur bei einer Kombination ungünstiger Zustände oder Ereignisse wird dieser Zustand beeinträchtigt, sodass Krankheiten entstehen. Dann muss Energie aufgewendet werden, um die Homöostase wiederherzustellen.

Im **salutogenetischen Modell** hingegen werden **Krankheit** und **Leid** – ebenso wie der **Tod** – als **inhärente Bestandteile menschlicher Existenz** definiert. Grundprinzip des Lebens ist demzufolge die Heterostase, d. h. die ständige Veränderung. Um in der Metapher zu bleiben: Wir alle sind vom Zeitpunkt der Empfängnis bis zu dem Punkt, an dem wir die Kante des Wasserfalls passieren und sterben, in dem Fluss. Der menschliche Organismus ist als System der Entropie, der Tendenz zu Auflösung und Zerfall, ausgeliefert. Um Chaos und Zerfall zu vermeiden, muss daher laufend Energie in das System eingeführt werden. **Menschen** bleiben nicht von selbst in einem Gleichgewicht, das nur von gelegentlichen Störungen unterbrochen wird, sondern sie **sind einer Flut von Stimuli ausgesetzt, die fortdauernd Anpassungsleistungen und aktive Bewältigung erfordern:** Wir alle sind über die gesamte Lebensspanne im Fluss und damit beschäftigt, kleine Wasserfälle, Stromschnellen, Angriffe von feindlichen Wasserlebewesen zu bewältigen. Es mag Phasen geben, in denen der Fluss ruhig dahinfließt, in denen das Schwimmen scheinbar keine Energie kostet, in denen wir uns treiben lassen können – dennoch würde auch dort das Einstellen aller Bewegungen zum Untergang führen.

Das Leben als Kontinuum von Höhen und Tiefen

Die zweite Grundannahme des salutogenetischen Modells betrifft das Verhältnis von **Gesundheit und Krankheit.** Sie **werden nicht als Gegensätze betrachtet, sondern als Pole eines multidimensionalen Kontinuums.** Auf diesem bewegen sich Menschen mal mehr in die eine, mal mehr in die andere Richtung. Die Endpunkte bezeichnet Antonovsky als „Health-ease" und „Dis-ease", daher der Name **„HEDE-Kontinuum".**

Auf dem HEDE-Kontinuum lässt sich für jede Person ihr individueller Status in Bezug auf Gesundheit und Krankheit bestimmen. Als Dimensionen spielen dabei sowohl objektive Parameter (Befund und Prognose) als auch solche des subjektiven Befindens eine Rolle (z. B. Fehlen oder Vorhandensein von Schmerzen). Menschen sind somit nicht gesund **oder** krank, sondern sie befinden sich hinsichtlich diverser, für sie relevanter Dimensionen auf einem **Punkt des Kontinuums.** Krankheit ist nicht Ausfall eines Systems und abgrenzbares, isoliertes Ereignis. Vielmehr wird sie im Sinne einer „Ent-Gesundung" (Dis-ease) als Prozess verstanden, der in die Geschichte des Menschen eingebettet ist.

Das Modell des mehrdimensionalen Kontinuums impliziert auch, dass ein Mensch in gewissem Ausmaß gesund ist, solange er lebt. **Selbst wenn er sich auf einer Dimension nahe dem Krankheitspol befindet, kann er auf einer anderen Dimension durchaus gesund sein** – und dies bis zum Tod. Tod ist in diesem Modell nicht letztes Versagen der Medizin, sondern Bestandteil des Lebens.

Stress als Herausforderung

Anforderungen, die der Organismus bewältigen muss, sind aus salutogenetischer Sicht nicht per se schädlich. Eine erfolgreiche Stressbewältigung kann durchaus positive Folgen für den Organismus haben und damit dazu beitragen, dass sich ein Individuum auf dem HEDE-Kontinuum in Richtung „Gesundheitspol" bewegt. Der Charakter des Stressors und die Art der Bewältigung entscheiden darüber, ob Stress zu positiven oder negativen gesundheitlichen Konsequenzen führt.

Als zentrale Faktoren, die entscheiden, ob diese Bewegung zum positiven Pol des Kontinuums gelingt, gelten **„generalisierte Widerstandsressourcen"** (GRR). Diese ermöglichen den konstruktiven Umgang mit Stressoren:

- **Gesellschaftliche Ressourcen** sind z. B. intakte Sozialstrukturen und funktionierende Beziehungsnetze sowie politische, ökonomische und materielle Sicherheit.
- **Individuelle Ressourcen** sind kognitiv (Wissen, Intelligenz und Problemlösefähigkeit), emotional sowie psychologisch (Selbstvertrauen und Ich-Identität).

Generalisierte Widerstandsressourcen legen fest, inwieweit Menschen in der Lage sind, mit einer Dauerkonfrontation an Stressoren umzugehen – sei es, indem sie diese konstruktiv bewältigen oder indem sie ihnen ausweichen können. Ökonomische Ressourcen z. B., die es ermöglichen, sich Dienstleistungen zu kaufen, können erheblich zur Stressreduktion beitragen.

Das Kohärenzgefühl

Je mehr generalisierte Widerstandsressourcen einer Person zur Verfügung stehen – je häufiger sie also Stressoren nicht wehrlos ausgeliefert ist – desto mehr kann sich eine Überzeugung herausbilden, dass das **Leben** in den individuell relevanten Bereichen **sinnvoll, überschaubar und handhabbar** ist.

Das Ausmaß dieser Überzeugung, das er „Kohärenzgefühl" (Sense of Coherence, SOC) nennt, ist nach Antonovsky der entscheidende Parameter für die Platzierung auf dem HEDE-Kontinuum. Er definiert das Kohärenzgefühl folgendermaßen: *„Das SOC (Kohärenzgefühl) ist eine globale Orientierung, die ausdrückt, in welchem Ausmaß man ein durchdringendes, andauerndes und dennoch dynamisches Gefühl des Vertrauens hat, dass die Stimuli, die sich im Verlauf des Lebens aus der inneren und äußeren Umgebung ergeben, strukturiert, vorhersehbar und erklärbar sind, einem die Ressourcen zur Verfügung stehen, um den Anforderungen, die diese Stimuli stellen, zu begegnen, die Anforderungen Herausforderungen sind, die Anstrengung und Engagement lohnen."* (Antonovsky, 1997, S. 36)

Die drei Teilkomponenten werden als Verstehbarkeit, Handhabbarkeit und Bedeutsamkeit bezeichnet:

- **Verstehbarkeit** ist das Ausmaß, in dem eine Person interne und externe Stimuli als kognitiv schlüssig wahrnimmt, als geordnete, konsistente, strukturierte und klare Information – und nicht als chaotisches, ungeordnetes, willkürliches, zufälliges und unerklärliches Rauschen. Ein hohes Ausmaß an Verstehbarkeit besagt, dass Stimuli in gewissem Maße vorhersehbar sein werden oder dass sie zumindest, sollten sie überraschend auftreten, eingeordnet und erklärt werden können.
- **Handhabbarkeit** kennzeichnet den Grad der Wahrnehmung, dass einer Person geeignete Ressourcen zur Verfügung stehen, um Stressoren zu begegnen. Die Ressourcen können dabei sowohl unter eigener Kontrolle stehen als auch unter derjenigen von *„legitimierten anderen … vom Ehepartner, von Freunden, Kollegen, Gott, der Geschichte, vom Parteiführer oder einem Arzt, von jemandem, auf den man zählen kann, jemandem, dem man vertraut"* (Antonovsky, 1997, S. 35). Ein hohes Maß an Handhabbarkeit bewirkt, dass Personen sich durch Ereignisse nicht in die Opferrolle gedrängt oder vom Leben ungerecht behandelt fühlen. Wenn unangenehme Dinge passieren, werden sie mit ihnen umgehen können und nicht endlos trauern oder mit ihrem Schicksal hadern.
- **Bedeutsamkeit** repräsentiert als motivationaler Aspekt das Ausmaß, in dem eine Person das Leben als sinnvoll empfindet und in dem sie erlebt, dass wenigstens einige der vom Leben gestellten Probleme und Anforderungen es wert sind, dass sie sich für sie einsetzt und sich ihnen verpflichtet. Ein hohes Ausmaß an Bedeutsamkeit lässt Aufgaben und Anforderungen mehr als Herausforderung denn als Last und Bürde erleben.

Kohärenz: Einfluss nehmen auf das Leben

Antonovsky bezeichnete das Kohärenzgefühl als eine relativ stabile Einstellung einer Person. Es kann sich dann am besten entwickeln, wenn die Person immer wieder erfährt, dass ihr Leben nicht chaotisch, zufällig und willkürlich ist, sondern dass sie es beeinflussen kann, dass sie ihm gewachsen ist und dass es Sinn hat. Hierbei sind vor allem folgende Erfahrungen wichtig:

- **Konsistenz:** bedeutet das Erleben, dass Dinge sich wiederholen, dass Abläufe unter vergleichbaren Bedingungen ähnlich sind, und dass Dinge, Abläufe und Beziehungen überdauern. Konsistente Lebenserfahrungen sind vor allem wichtig, um die Verstehbarkeitskomponente des Kohärenzgefühls ausbilden zu können.
- **Partizipation:** meint die Erfahrung, dass man auf die Welt um sich herum Einfluss nehmen kann, dass man an der Gestaltung von Ergebnissen teilhat. Das ist vor allem wichtig, um die Bedeutsamkeitskomponente ausbilden zu können.
- **Belastungsbalance** zwischen Überlastung und Unterforderung: Sie ermöglicht das Erfahren der eigenen Fähigkeiten. Nur wenn das Verhältnis als ausgeglichen erlebt wird und keine dauerhafte chronische Überlastung als auch dauernde Unterforderung vorliegen, kann sich ein starkes Gefühl der Handhabbarkeit ausbilden.

Die Wahrscheinlichkeit, dass sich ein starkes Kohärenzgefühl ausbildet, ist gering, wenn Personen keine Lebensbereiche haben, die ihnen wichtig sind. Ebenso klar ist jedoch, dass jeder Mensch **Grenzen** ziehen muss, da das Gefühl, mit dem Leben und seinen Anforderungen fertig zu werden, sich nur entwickeln kann, wenn Menschen einige Bereiche als für sie irrelevant ausklammern – egal ob dies die Politik ist, die Kunst oder das Engagement in Bürgerinitiativen, für Altenheime, Asylbewerber oder die bedrohte Tierwelt. Entscheidend ist vielmehr, dass es überhaupt **Lebensbereiche** gibt, die von **subjektiver Bedeutung** für die Person sind. Ferner sollten diese die eigenen Gefühle, die unmittelbaren interpersonellen Beziehungen, die wichtigste eigene Tätigkeit und existenzielle Fragen einbeziehen.

Antonovsky ging davon aus, dass sich das Kohärenzgefühl bis etwa um das 30. Lebensjahr herum entwickelt hat. Spätere deutliche Veränderungen seien demnach nur möglich, wenn einschneidende Lebensveränderungen zu einer dauerhaften Neuorientierung und zu lang anhaltenden „neuen" Lebenserfahrungen führen.

Diese Stabilitätshypothese scheint jedoch nach bisheriger Datenlage zu pessimistisch zu sein. Zum einen deuten Untersuchungen an unterschiedlichen Alterskohorten darauf hin, dass das Kohärenzgefühl im Laufe des Lebens leicht ansteigt (Callahan und Pincus, 1995; Frenz et al., 1993; Hannöver et al. 2004; Sack et al., 1997; Schumann et al., 2003; Udris und Rimann, 2000). Und auch Antonovskys skeptische Einstellung, dass man ab dem 30. Lebensjahr therapeutisch nur noch wenig bewegen könne, scheint sich nicht zu bestätigen: Zwar ergab die Therapieforschung bisher kein einheitliches Bild, die Mehrzahl der Untersuchungen, in denen **Veränderungen des Kohärenzgefühls** nach Therapie überprüft wurden, zeigte jedoch eher positive Effekte. Mit der Entwicklung des **HEDE-Trainings®** (Franke und Witte, 2010) steht ein erstes Instrument zur Verfügung, das direkt auf die Veränderung des Kohärenzgefühls abzielt.

Kohärenzgefühl und Coping

Antonovskys Annahme, dass das Kohärenzgefühl der **entscheidende Prädiktor** dafür ist, dass **belastende Situationen erfolgreich bewältigt werden,** weniger gesundheitsschädigend sind und vielleicht sogar gesundheitsförderlich, konnte inzwischen eindrücklich empirisch untermauert werden (Eriksson, 2007; Franke, 1997).

Menschen mit **hohem Kohärenzgefühl**

- definieren Reize eher als Nicht-Stressoren.
- bewerten als Stressoren definierte Reize eher als positive Herausforderung oder als irrelevant denn als bedrohlich.
- nehmen Stresssituationen eher geordnet und differenziert wahr.
- gehen davon aus, dass ihre Ressourcen ausreichen, um mit der auf sie zukommenden Anforderung fertig zu werden.
- können in Ruhe aus dem großen Repertoire von verfügbaren Strategien, die für sie jeweils geeigneten auswählen und flexibel diejenigen einsetzen, welche die Spannung reduzieren.
- können die eingesetzten Strategien selbstkritisch kontinuierlich auf ihre Effektivität hin überprüfen und ggf. modifizieren.

Für Personen mit einem **niedrigen Kohärenzgefühl** hingegen stellen mehr Reize einen Stressor dar. Diesen erleben sie dann auch häufiger als bedrohlich und seltener als interessante Herausforderung. Die durch den Stressor verursachte Situation können sie weniger differenziert einschätzen, und sie geraten leichter in emotionale Verwirrung.

Angesichts nur **weniger Ressourcen** stehen ihnen nur **wenige spannungsreduzierende Strategien** zur Verfügung – und notgedrungen setzen sie diese rigide ein und halten starr an dem einmal eingeschlagenen Lösungsversuch fest (Franke, 2010).

Das Kohärenzgefühl ist Voraussetzung dafür, dass Menschen mit den verschiedensten Anforderungen flexibel umgehen und ihr Repertoire an Widerstandsressourcen optimieren können. In diesem Sinne kann es als globale Stressbewältigungsressource betrachtet werden.

Immanente Ressourcen der positiven Entwicklung

Indem er die Bewältigung stressbedingter Anforderungen fokussierte, **vernachlässigte Antonovsky** die Faktoren, die als **positive Ressourcen direkt, gleichsam per se, Gesundheit fördern.** Zwar erwähnt er in der Diskussion um gelungene Adaptation an die Umwelt auch Phantasie, Liebe und Spiel als förderliche Faktoren (Antonovsky, 1997). Doch werden deren Bedeutung und ihr Zusammenhang mit Gesundheit nicht weiter ausgeführt. Die drei Komponenten des Kohärenzgefühls sind ausschließlich reaktiv formuliert: Immer steht die individuelle Reaktion auf einen Stressor im Mittelpunkt der Aufmerksamkeit.

Wenn soziale und menschliche Systeme ständig dem Druck der Entropie und damit der Tendenz zu Unordnung, Auflösung und Zerfall ausgesetzt sind, müssen sie dieser Tendenz dauernd negative Entropie entgegensetzen, um das Chaos zu ordnen. Anders ausgedrückt: Menschen müssen dem beständigen Bombardement mit Stimuli **Bewältigungsstrategien** entgegensetzen, um handlungsfähig zu bleiben und sich weiterzuentwickeln. Ressourcen, bei Antonovsky nicht ohne Grund als „Widerstandsressourcen" bezeichnet, dienen dazu, die Bewältigung zu optimieren.

In Antonovskys Modell bewegen sich Personen auf den positiven Pol des HEDE-Kontinuums zu, indem sie Anforderungen optimal bewältigen. **Persönliche und soziale Ressourcen, die nicht im Zusammenhang mit aktiver Bewältigung stehen, sondern Menschen immanent sind** und positive Entwicklungen ermöglichen, werden in dem Modell nicht berücksichtigt. Dazu gehören z. B.:

- Fähigkeit, ein positives Lebensgefühl und Wohlbefinden herzustellen
- Zielgerichtetheit
- Selbstaktualisierungstendenz
- Motivation zum Lernen und zur Weiterentwicklung

Nimmt man jedoch den salutogenetischen Gedanken ernst, dass ein Weniger an Stress oder an Risikofaktoren nicht unbedingt Gesundheit zur Folge hat, weil es verschiedene Faktoren sein können, die „weniger Krankheit" oder „mehr Gesundheit" bedeuten, erscheint es nur konsequent, sich gezielt mit Faktoren auseinanderzusetzen, die **direkt** mehr Gesundheit bedeuten können.

Stressbewältigung ist nur ein Teil gelungener aktiver Adaptation (Franke et al., 2001; Welbrink und Franke, 2000). Der andere Teil sind **gesundheits- und adaptationsfördernde Kognitionen, Emotionen und Verhaltensweisen.** Diese Faktoren wirken nicht nur als Puffer gegen Stress und Belastung, sondern tragen aktiv zu Gesundheit und Anpassung bei. ➤ Abb. 2.11 verdeutlicht die beiden Wege, auf denen das Kohärenzgefühl zur Förderung der Gesundheit beitragen kann. Mind-Body-medizinische Interventionen zielen auf die Stärkung dieser Ressourcen. Im Gruppen- oder Einzelsetting laden sie die Patienten ein, ihre Ressourcen für Selbstwahrnehmung, Selbstregulation und Selbstverantwortung zu stärken. Die drei Aspekte des Kohärenzgefühls dienen bei der Planung und Umsetzung der Interventionen, die auf eine **salutogene Veränderung der Haltungen** und des Verhaltens abzielen, als Orientierung. Sie müssen verstehbar sein, d. h., Zusammenhänge zwischen einem neuen Verhalten wie z. B. einer regelmäßigen Achtsamkeitspraxis im Alltag und der Gesundheit müssen plausibel sein. Hier gilt es, angemessen zu informieren und zu schulen. Sie müssen auch handhabbar sein, d. h., die Patienten brauchen konkrete Anleitung und reflektierte Erfahrungen mit der erfolgreichen und freudvollen Umsetzung in ihrem alltäglichen Kontext. Und die Änderungen müssen als **bedeutsam und sinnvoll** erlebt werden, d. h., sie stimmen mit dem Wertesystem, den sozialen Normen und dem Weltbild der Person und ihres Sozialgefüges überein und die Person empfindet oder entwickelt Freude, vielleicht sogar Begeisterung bei ihrer langfristigen Umsetzung. Die Motivation für eine nachhaltige Lebensstiländerung bleibt erhalten, wenn sie dem Bedürfnis nach persönlicher Entwicklung entsprechen.

Um nochmals auf die **Flussmetapher** von Antonovsky zurückzukommen: Wir alle sind von unserer Geburt bis zum Tod im Fluss des Lebens. Dieser Fluss zeichnet sich durch schwer zu bewältigende Abschnitte wie Wasserfälle und Stromschnellen aus und es gibt Gebiete, in denen die gefährlichen Wasserlebewesen lauern. Dort kommt es darauf an, wachsam zu sein und alle verfügbaren Bewältigungsressourcen zu aktivieren, um den schwierigen Situationen gewachsen zu sein. Es tauchen aber auch Abschnitte auf, in denen der Fluss kaum Strömung hat, sondern gemächlich an Wiesen und unter Bäumen entlang plätschert. Hier besteht keine Notwendigkeit, um das eigene Überleben zu kämpfen. Man kann sich auf dem Rücken treiben lassen, die Blumen am Ufer bewundern, einen Baumstamm als Floß benutzen oder sich mit anderen Schwimmern bei Wasserspielen vergnügen. Dies alles dient in jedem Fall der Entspannung und Erholung, reaktiviert also Bewältigungsressourcen und erhöht das Gefühl der Belastungsbalance und damit der Handhabbarkeit. Es macht aber auch einfach Spaß, steigert die Lebensfreude und Lebensqualität und fördert damit die Gesundheit.

Von der Quelle bis zur Mündung hat der Fluss einen wechselhaften Verlauf, und es ist wichtig zu er-

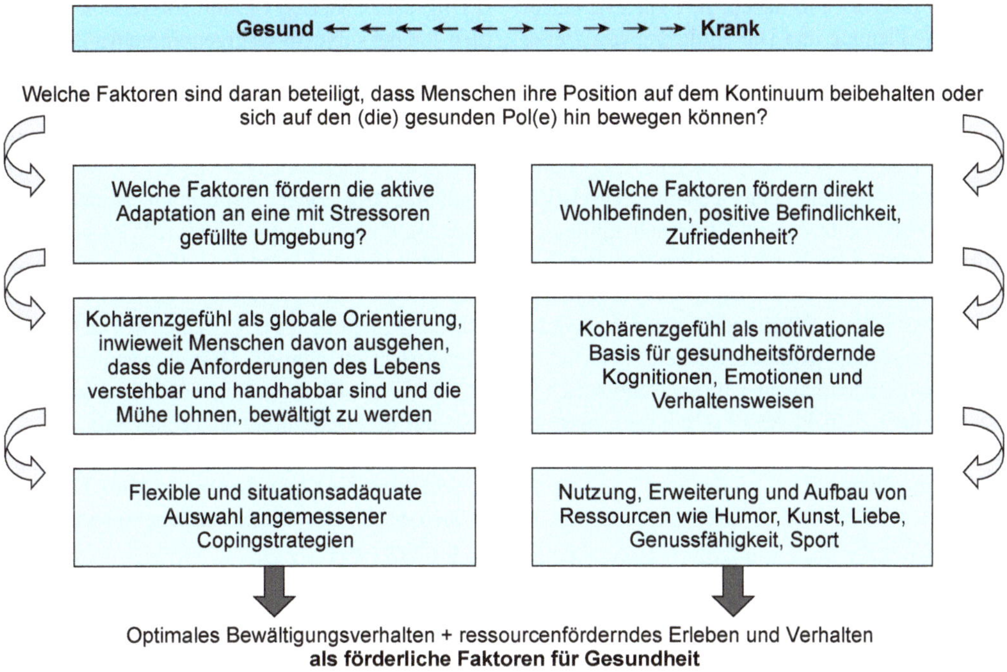

Abb. 2.11 Ressourcenorientierte Erweiterung des Salutogenese-Modells [P470]

kennen, wann es zu kämpfen gilt und wann Erholen und Genießen im Vordergrund stehen. Denn für die unterschiedlichen Phasen sind unterschiedliche Fähigkeiten notwendig. Für die gelungene Adaptation an die Umwelt scheint in jedem Fall beides ausschlaggebend zu sein.

2.2.9 Mehr Gesundheit durch veränderten Lebensstil: Wie erreicht man das?

Silke Lange, Anna Paul

„Gesagt ist noch nicht gehört.
Gehört ist noch nicht verstanden.
Verstanden ist noch nicht einverstanden.
Einverstanden ist noch nicht angewandt.
Angewandt ist noch nicht beibehalten."

Konrad Lorenz

Viele Maßnahmen und Elemente der Mind-Body-Medizin basieren auf einer **aktiven Haltung des Patienten.** So können z. B. Yoga, Entspannung, Stressbewältigung oder gesunde Ernährung ihre gesundheitsfördernden Eigenschaften in der Regel nur dann entwickeln, wenn sie regelmäßig und vor allem auch über einen längeren Zeitraum hinweg praktiziert werden. Dies setzt oft voraus, dass die Patienten ihren bisherigen Lebensstil ändern, indem sie z. B. statt passiver Entspannung vor dem Fernseher eine aktive Entspannungsalternative ausüben, z. B. in Form von Progressiver Muskelentspannung.

Die Praxis zeigt allerdings immer wieder, dass eine **ärztliche oder therapeutische Empfehlung** meist **kein probates Mittel** darstellt, um Patienten zu **einer nachhaltigen Lebensstilveränderung zu motivieren.** Wissen und Ratschläge allein reichen anscheinend für eine Verhaltensänderung oft nicht aus. Und selbst eine ausreichende Motivation, die eine Grundvoraussetzung für eine Verhaltensänderung ist, garantiert noch nicht, dass es Menschen gelingt, das, was sie sich vorgenommen haben, in die Tat umzusetzen.

Um den **Prozess der Verhaltensänderung** besser zu verstehen und für die Beratung nutzbar zu machen, ist eine Reihe psychologischer Modelle entwickelt worden. In diesem Kapitel wird eine Auswahl vorgestellt, die sich sowohl in der Forschung als auch der Praxis bewährt haben. Sie eignen sich nicht nur für die Planung und Durchführung von größer angelegten Interventionen. Vielmehr lassen sich aus ihnen heraus auch klare Anleitungen für die Praxis der individuellen Gesundheitsberatung ableiten.

Dabei ist allerdings zu beachten, dass das gesundheitsbewusste Verhalten einer Person wechselseitig von zahlreichen internen und externen Einflüssen bestimmt wird, die sich aus der Interaktion des Einzelnen mit seiner Umgebung ergeben. Will man Gesundheitsverhalten bei Patienten steuern, sollte man sich der zahlreichen gesellschaftlichen, wirtschaftlichen, zwischenmenschlichen und psychologischen Faktoren, die diesen Prozess beeinflussen, bewusst sein und damit auch der **Begrenztheit jeglicher Modellvorstellungen.**

Modelle des Gesundheitsverhaltens und der -verhaltensänderung

Die gesundheitspsychologische Forschung liefert einige Hinweise dafür, welche Faktoren in diesem Zusammenhang eine Rolle spielen können. Man unterscheidet dabei zwei Arten psychologischer Erklärungstheorien (Knoll, Scholz und Rieckmann, 2017):

- Kontinuumtheorien
- Stufen- bzw. Prozessmodelle

Kontinuummodelle

Basierend auf der Grundannahme, dass sich Personen auf einem Kontinuum der Verhaltenswahrscheinlichkeit bewegen, definieren die **Kontinuumtheorien** (oft auch statische Modelle genannt) Prädiktorvariablen, die sich auf die Absicht einer Verhaltensänderung auswirken. So erhöhen z. B. hohe Selbstwirksamkeitserwartungen und ein positiver sozialer Einfluss im Hinblick auf das Zielverhalten die Wahrscheinlichkeit, dass ein bestimmtes Verhalten ausgeübt wird. Zu den bekanntesten Kontinuumtheorien zählen:

Das „Health-Belief-Modell" wurde in den 1950er-Jahren von einer Gruppe Sozialpsychologen in den USA entwickelt, die herausfinden wollten, was amerikanische Bürger dazu bewegte, an medizinischen Präventionsmaßnahmen teilzunehmen. Der Kerngedanke ist, dass Gesundheitsverhalten zum einen von der subjektiv wahrgenommenen Bedrohung durch eine Krankheit beeinflusst wird (der wahrgenommenen Verwundbarkeit und dem Schweregrad der möglichen Krankheit sowie ihren Konsequenzen). Zum anderen hängt es davon ab, wie die Vor- und Nachteile einer bestimmten gesundheitsfördernden Verhaltensweise und ihre Wirksamkeit eingeschätzt werden (Rosenstock, 1974).

Die Theorie des geplanten Verhaltens Basiert auf der Annahme, dass Verhalten vor allem durch die Absicht zu handeln (Handlungsintention) bestimmt wird. Die Intention wiederum wird durch folgende drei Determinanten beeinflusst:

- **Einstellung gegenüber dem Verhalten:** Einschätzung der Konsequenzen und ihre Bewertung
- **Soziale Norm:** wahrgenommene Ansprüche der sozialen Umwelt
- **Wahrgenommene Verhaltenskontrolle:** Einschätzung der für das Zielverhalten nötigen Fähigkeiten (Ajzen, 1991)

Die „Protection Motivation Theory" wurde von R. W. Rogers entwickelt. Danach hat eine Person nur dann die Absicht, ein gesundes Verhalten auszuführen, wenn sie den Schweregrad einer Gesundheitsbedrohung wahrnimmt, sich verletzbar fühlt und ausreichend überzeugt ist, dass mit einer bestimmten Handlung die Bedrohung verringert wird. Außerdem muss sie sich kompetent genug fühlen, dieses gesundheitsfördernde Verhalten auszuführen. Sind diese Voraussetzungen erfüllt, bildet die Person eine positive Intention. Ob die Intention in Verhalten umgewandelt wird, hängt dann z. B. auch davon ab, ob äußere Barrieren oder die Einstellung von Bezugspersonen die Handlung verhindern (Rogers, 1975).

Einflussfaktoren

Auch wenn die verschiedenen Modelle unterschiedliche Ursprünge haben und sich unterschiedlicher Terminologien bedienen, so gehen sie in der Regel von **sehr ähnlichen Konstrukten** aus. Sie berücksichtigen z. B. Faktoren wie:

- **Persönliche Einstellungen**
- **Erwartungen an Handlungsergebnisse:** antizipierte Ergebnisse oder Konsequenzen eines ausgeführten Verhaltens
- **Soziales**

- **Wahrgenommene Ansprüche und Unterstützung** der sozialen Umwelt, soziale Normen und Vorbildverhalten wichtiger anderer Personen
- **Selbstwirksamkeitserwartungen:** subjektive Gewissheit, zukünftige Anforderungssituationen aufgrund eigner Kompetenz bewältigen zu können
- **Subjektiv wahrgenommene Bedrohung:** durch Folgen des aktuellen Verhaltens

Von diesen Faktoren wird angenommen, dass sie direkt oder vermittelt über andere Variablen Einfluss auf das Verhalten haben. Um eine Verhaltensänderung anzustreben, müsste eine Person dementsprechend z. B. folgende **Überzeugungen** teilen:

- Eine Nichtänderung meines jetzigen Verhaltens stellt eine ernsthafte Gesundheitsbedrohung für mich dar.
- Eine Verhaltensänderung schmälert dieses Risiko (positive Erwartung an ein Handlungsergebnis).
- Ich bin dazu in der Lage, diese Veränderung erfolgreich auszuführen (hohe Selbstwirksamkeitserwartung).
- Mir wichtige Menschen finden es gut, wenn ich mein jetziges Verhalten ändere, und werden mich dabei unterstützen.

Andere Faktoren wie z. B. demografische Faktoren, grundlegende Einstellungen, soziale Normen, Belohnungen und wahrgenommene Barrieren spielen in diese Erwartungen mit hinein und können diese entweder verstärken oder mindern.

Um die empirische Evidenz der beschriebenen Modelle zu überprüfen, ist viel Forschungsarbeit geleistet worden. Einige Übersichtsarbeiten verweisen jedoch auf theoretische Schwächen und postulieren, dass gesundheitsrelevantes Verhalten auf dieser Grundlage nur unzureichend vorhergesagt werden kann (Carpenter, 2010; Robin et al., 2011). Die Kontinuummodelle erklären die Determinanten, die zur Bildung einer **Verhaltensabsicht** führen, deutlich besser als den Zusammenhang zwischen Verhaltensabsicht und Verhalten selbst. Gerade letzterer ist für die Praxis jedoch von Bedeutung.

Prozesstheorien: Der Wandel der Motivation

Im Laufe der Zeit haben sich die Gesundheitsverhaltensmodelle deshalb von den eher statischen Kontinuumtheorien zu den komplexeren, **systemisch prozessorientierten Stufenmodellen** entwickelt (Schwarzer et al., 2002). Darin werden vor allem die zeitlichen und kausalen Prozesse dargestellt, die die Motivation und das Handeln beschreiben, erklären oder beeinflussen.

Die theoretische Basis dieser Modelle ist die **Annahme, dass Menschen sich in unterschiedlichen Motivationsstufen bezüglich einer Verhaltensänderung befinden.** Für jede dieser Stufen werden unterschiedliche psychische Prozesse angenommen, welche auf jeweils phasentypische Weise von verschiedenen sozialkognitiven Faktoren beeinflusst werden. Dementsprechend profitieren Menschen in einem Veränderungsprozess auch von unterschiedlichen Formen der Unterstützung, um in die nächste Stufe zu wechseln. In einem frühen Stadium der Verhaltensänderung ist es z. B. sehr sinnvoll, **Informationen über Vor- und Nachteile** einer bestimmten Verhaltensweise zu vermitteln. Die gleiche Vorgehensweise ist jedoch zu einem späteren Zeitpunkt weniger effektiv. Die Betreffenden profitieren dann z. B. eher von gezielten Handlungsanweisungen und Hilfen zum **Umgang mit Widerständen und Barrieren.**

Auch welche Art Information zu welchem Zeitpunkt sinnvoll ist, lässt sich anhand stadienbasierter Theorien besser eingrenzen. So konnte z. B. in einer umfangreichen Analyse von 217 Interventionsstudien zu Ernährungsmodifikation gezeigt werden, dass die Vermittlung von sehr gezielten Informationen (z. B. über den Fettgehalt bestimmter Lebensmittel) nur zur Verhaltensänderung führt, wenn sie an bereits hoch motivierte, veränderungsbereite Personen gerichtet ist (Contento et al., 1995).

Die **dynamischen Modelle** unterscheiden sich vor allem in der Zahl der angenommenen Stufen einer Verhaltensänderung sowie in der Charakterisierung bzw. Operationalisierung dieser Phasen. In allen Modellen ist sowohl **Fortschritt als auch Rückschritt innerhalb der Stufen** möglich. Zu den bekanntesten Prozessmodellen zählt das HAPA-Model („Health Action Process Approach") (Schwarzer, 2002, ➤ Tab. 2.13), das Rubikon-Modell (Gollwitzer, 1996), das MoVo-Modell (Göhner, 2007) und das Transtheoretische Modell (TTM) (Prochaska und Di Clemente, 1985), das später auch noch ausführlich dargestellt wird.

Insgesamt bieten phasenbezogene Modelle für größer angelegte Interventionen den Vorteil, dass die Programme individueller abgestimmt werden können. Außerdem können Erfolge anhand der Übergänge zu verhaltensnäheren Stufen evaluiert werden und nicht nur danach, ob das Zielverhalten erfolgte.

Der Unterschied zwischen Wollen und Tun

Die einfachste Unterteilung des Verhaltensänderungsprozesses ist diejenige in zwei Stadien bzw. Phasen, nämlich in Motivation und Volition, wie sie im **HAPA-Modell** dargestellt wird:

- In der **Motivationsphase** geht es um die Bildung einer Intention, d. h. Patienten zu motivieren, dass sie etwas ändern wollen. Diese Phase endet, wenn eine Person die Absicht hat, ihr Verhalten zu ändern.
- Die **Volitionsphase** beschreibt hingegen die gewollte Umsetzung dieser Intention in ein konkretes Verhalten.

Oft wird davon ausgegangen, dass eine Verhaltensänderung nur eine Frage der Motivation ist (Wenn der Patient nur genügend davon überzeugt ist, dass Yoga eine effektive Methode ist, den eigenen Stress zu reduzieren, dann wird er es schon regelmäßig ausführen). Ganz so einfach stellt sich dies in der Realität allerdings nicht dar. Es ist oft zu beobachten, dass es vielen Menschen schwer fällt, das, was sie sich vorgenommen haben, in die Tat umzusetzen – auch dann, wenn sie hoch motiviert sind. Eine **ausreichende Motivation** ist zwar eine **Grundvoraussetzung für eine Verhaltensänderung,** aber **keine Garantie** dafür. Dieses Phänomen ist unter dem Begriff „Intentions-Verhaltens-Lücke" in die Forschungsliteratur eingegangen (Sheeran, 2002).

Während man in der **Motivationsphase** gezielt versucht, die Risikowahrnehmung bezüglich der eigenen Vulnerabilität und des Schweregrads einer Erkrankung zu steigern oder die Ausprägung von positiven Erwartungen an ein Handlungsergebnis zu fördern, sowie die Selbstwirksamkeitserwartung zu stärken, werden in der **Volitionsphase** andere Strategien wichtiger: Genaue Pläne, wie, wann und wo das Verhalten ausgeführt wird **(Ausführungsplanung),** Pläne, wie man mit möglichen Schwierigkeiten umgeht **(Bewältigungsplanung)** und Bewusstheit der eigenen Standards **(Handlungskontrolle)** erhöhen hier die Wahrscheinlichkeit einer Verhaltensänderung (Scholz, 2008). Die Förderung der Selbstwirksamkeit ist hier eine wichtige Intervention über den ganzen Verhaltensänderungsprozess hindurch.

INFO

Selbstwirksamkeit

Ob ein gesundheitsrelevantes Verhalten aufgenommen oder aufrechterhalten wird, hängt unter anderem stark von der subjektiven Einschätzung einer Person ab, inwieweit sie eine bestimmte Verhaltensweise in einer bestimmten Situation ausführen kann. Selbstwirksamkeit kann bei ein und derselben Person in Bezug auf verschiedene Verhaltensweisen und Situationen ganz **unterschiedlich ausgeprägt** sein. Die Selbstwirksamkeit eines Menschen in Bezug auf eine Ernährungsumstellung ist z. B. eher gering, wenn der Partner diese Umstellung nicht mit unterstützt oder man selbst aus Zeitgründen die Mahlzeiten nicht selbst zubereiten kann. Dieselbe Person kann aber eine hohe Selbstwirksamkeit hinsichtlich einer Änderung des Bewegungsverhaltens haben.

Sie wird durch vier grundlegende Erfahrungen entwickelt:

- **Persönliche Erfahrung:** Eigene Erfolge bei der Bewältigung einer schwierigen Situation stärken den Glauben an die eigenen Fähigkeiten – man traut sich zu, auch in Zukunft mit ähnlichen Herausforderungen umgehen zu können. Misserfolge führen hingegen eher dazu, dass man an den eigenen Fähigkeiten zweifelt, sodass man in Zukunft vergleichbare Situationen eher meidet.
- **Beobachten von Ereignissen bzw. anderen Personen:** Dabei ist es entscheidend, sich mit deren Modellen identifizieren und vergleichen zu können. Bewältigen Menschen, die ähnliche Fähigkeiten haben wie man selbst, eine Aufgabe, traut man sie sich selbst auch eher zu.
- **Rückmeldung anderer Personen:** Ärzte und Therapeuten sind wichtige Rückmelder. Wenn sie den Fokus auf das bereits Erreichte legen (anstatt auf das, was noch nicht geschafft wurde), lässt sich die Selbstwirksamkeit aufseiten des Patienten erhöhen.
- **Physiologischer Zustand:** Die Empfindung einer wohltuenden Entspannung im Zusammenhang mit Atemmeditation kann z. B. als positives Signal für die eigene Entspannungsfähigkeit interpretiert werden; und es lässt sich die Selbstwirksamkeit diesbezüglich steigern.

Methoden, um den **Aufbau von Selbstwirksamkeit** zu unterstützen, sind:

- Individuelle **Formulierung** herausfordernder Ziele, die aber realisierbar sind

- **Unterteilung** eines komplexen Zielverhaltens in realisierbare Komponenten, Analyse, welche Fähigkeiten für deren Bewältigung jeweils gefördert werden müssen
- **Planung** einer sinnvollen Abfolge der Teilschritte bis zum Endziel: vom Einfachen zum Schwierigen
- **Berücksichtigung auch kurzfristiger positiver Effekte** einer Verhaltensänderung bei der Formulierung von Zielsetzungen
- **Aufzeigen und Bewusstmachung von Fortschritten,** die eine Person macht; Zuschreiben der Fortschritte den eigenen Fähigkeiten der Person
- **Darstellung von Rückfällen** als eine Gelegenheit, die Einflussfaktoren zu analysieren und zu kontrollieren
- **Bewusstmachung von kritischen Situationen,** in denen die Selbstwirksamkeit leidet
- **Üben des gewünschten Verhaltens** in diesen kritischen Situationen (praktisch, mental)
- **Verbale Verstärkung und Unterstützung,** vor allem am Anfang eines Änderungsprozesses

Volitionale Faktoren helfen, die Intentions-Verhaltens-Lücke zu überbrücken

Das menschliche Verhaltensrepertoire beinhaltet zahlreiche angeborene oder erlernte Handlungsoptionen. Dennoch neigen Personen in ähnlichen Situationen immer wieder dazu, ähnlich zu handeln (z. B. sich nach Feierabend erst mal vor den Fernseher zu setzen). **Gewohnte Verhaltensreaktionen** werden meist **unreflektiert** ausgeführt.

Volition bedeutet die **willentliche Veränderung dieser spontanen Verhaltensreaktionen,** d. h., spontane Reaktionen werden unterdrückt und einer wünschenswerteren Handlungsoption der Vorzug gegeben (z. B. nach der Arbeit ins Yogastudio gehen, anstatt sich wie bisher vor den Fernseher zu setzen). Dafür ist es notwendig, dass die handelnde Person die Absicht hat, gewohnte Verhaltenstendenzen zu verändern – auch wenn das neue Verhalten oft zu Beginn als unbequem empfunden wird.

Klare und vor allem erreichbare Ziele unterstützen in dieser Phase der Verhaltensänderung. Notwendig sind außerdem **ausreichende selbstregulative Kompetenzen,** die konkretes Handeln ermöglichen, auch wenn innere oder äußere Hindernisse auftreten (Ablenkungen, Versuchungen, unangenehme Emotionen). Eine Methode, die sich als sehr hilfreich erwiesen hat, um neue Gewohnheiten zu entwickeln und zu festigen, sind **konkrete Handlungsplanungen (Implementierungsintentionen)** (Gollwitzer, 1999). Dabei legt eine Person konkret fest, wann, wo und wie sie die beabsichtigte Handlung durchführen möchte.

Der Wunsch für mehr Bewegung könnte so formuliert werden: „Montagabend gehe ich um 18 Uhr direkt nach der Arbeit eine Stunde im Park walken". Dass eine beabsichtigte Handlung (Walken) formuliert wird und ihre situativen Ausführungsbedingungen (gleich nach der Arbeit um 18 Uhr) spezifiziert werden, unterstützt die Initiierung der Handlung. Aber auch sorgfältig gefasste Implementierungsintentionen können **durch bestimmte Umstände zum Scheitern gebracht** werden. So können spontane Ereignisse wie z. B. schlechtes Wetter die intendierte Handlung (z. B. das Walken nach der Arbeit) verhindern oder erschweren. Aus diesem Grund ist es wichtig, **bereits im Vorfeld kritische innere und äußere Schwierigkeiten und Hindernisse zu antizipieren und geeignete Gegenstrategien zu bedenken.** Ziel ist es, mit diesen Umständen so umzugehen, dass sie nicht zum Verhaltensabbruch führen. In einer solchen Situation ist es nötig, die intendierte Handlung gegenüber der konkurrierenden Handlungsoption (z. B. direkt nach Hause fahren und auf dem Sofa entspannen) **„abzuschirmen".** Zu den Strategien, die dann von Bedeutung sein können, gehören z. B. (➤ Kap. 3.2.4):

- **Aufmerksamkeitskontrolle:** Ausblenden von Informationen, die konkurrierende Absichten fördern könnten (z. B. nicht noch vorher in die Fernsehzeitung schauen, wenn man weiß, dass man sich durch Fernsehen gerne vom geplanten Sportprogramm abbringen lässt)
- **Stimmungsmanagement:** mit eigenen Stimmungen so umgehen, dass sie das beabsichtigte Verhalten nicht beeinträchtigen (z. B. gleich von der Arbeit zum Sport gehen, weil man weiß, dass man sich sonst nicht mehr motivieren kann)
- **Kognitive Umstrukturierung:** Bewusstsein dafür schaffen, dass die Gedanken einen wesentlichen Einfluss auf die Gefühle haben und umgekehrt (so löst z. B. der Regen nicht den Ärger aus, sondern die Bewertung des Regens in der aktuellen Situation). Ziel ist es, die Situation neu zu bewerten (z. B. den Regen nicht länger als Ärgernis, sondern als willkommenes Naturereignis zu betrachten).

2

- **Nachmotivation:** sich noch einmal bewusst die positiven gesundheitlichen Ziele vor Augen führen, die durch das Verhalten erreicht werden sollen

Je mehr ein neues Verhalten dann zur festen Gewohnheit wird, desto mehr können solche Prozesse der Abschirmung dann in den Hintergrund treten.

Ein weiterer wichtiger Faktor, der berücksichtigt werden sollte, ist die **soziale Unterstützung.** Studien haben gezeigt, dass eine Verhaltensänderung erfolgreicher und nachhaltiger ist, wenn z. B. der Partner diese unterstützt bzw. sein eigenes Verhalten ebenfalls ändert (Scholz, 2016).

Praxis

Qualität der Arzt-Patienten-Beziehung

Ein wichtiger Faktor im Rahmen des Veränderungsprozesses ist die Qualität der Patient-Arzt- bzw. Patient-Therapeut-Beziehung. Gerade bei langfristigen und präventiven Gesundheitsplänen taucht oftmals das Problem der schwindenden Adhärenz auf, der abnehmenden Übereinstimmung zwischen therapeutischer Empfehlung und Patientenverhalten. Eine gute Patient-Arzt- bzw. Patient-Therapeut-Beziehung (➤ Kap. 2.2.4), die von gegenseitigem Respekt geprägt ist, spielt hier eine entscheidende Rolle. Es sollte ein beiderseitiges Einverständnis über die Ziele einer Verhaltensänderung und die dazu notwendigen Schritte bestehen.

Das Transtheoretische Modell (TTM)

Das von Jim Prochaska und Carlo Di Clemente in den 1980er-Jahren entwickelte Transtheoretische Modell (Prochaska und Di Clemente, 1985) ist beschreibt den Prozess der Verhaltensänderung in sechs Stufen und ordnet diesen Stufen Veränderungsstrategien zu, die beschreiben, **wie** die Verhaltensänderung stattfindet. Ursprünglich für den Kontext von Suchtmittelmissbrauch und Abhängigkeit zugeschnitten, hat sich das Transtheoretische Modell mittlerweile in der Interventionsplanung auch in vielen **weiteren gesundheitsrelevanten Verhaltensbereichen** etabliert. Es bildet auch die theoretische und methodische Grundlage, auf der das Konzept der in der Essener Klinik für Naturheilkunde und Integrative Medizin praktizierten Lebensstiländerung beruht (➤ Kap. 3.5).

Das Modell ist gleichermaßen anwendbar für Menschen, die eine Verhaltensänderung selbst initiieren und für jene, die dies infolge einer Intervention tun. Obschon auch immer wieder auf Schwierigkeiten theoretischer und methodischer Art hingewiesen wird, wie z. B. die Willkürlichkeit der Stufeneinteilung nach zeitlichen Kriterien, bietet das TTM einen **praxistauglichen theoriegeleiteten Rahmen,** dessen Validität, Handhabbarkeit und Wirksamkeit in verschiedenen Gesundheitsverhaltensweisen evaluiert wurde (vgl. unter anderem Keller, 2004; Bridle et al., 2005)

Das Modell integriert **verschiedene Theorien und Prinzipien der Verhaltensänderung** – daher auch die Bezeichnung „transtheoretisch“. Es macht deutlich, dass Verhaltensänderung nicht als dichotome Größe aufzufassen ist, sondern als Prozess mit folgenden Stadien: Präkontemplation (Absichtslosigkeit), Kontemplation (Absichtsbildung), Präparation (Vorbereitung), Aktion (Handlung), Aufrechterhaltung/Rückfall (➤ Abb. 2.12).

Diese Stufen umfassen intentionale wie auch verhaltensbezogene Aspekte. Die Unterscheidung entsteht durch unterschiedliche Ausprägungen der wahrgenommenen Vor- und Nachteile wie auch Selbstwirksamkeitserwartungen bezüglich einer Verhaltensänderung.

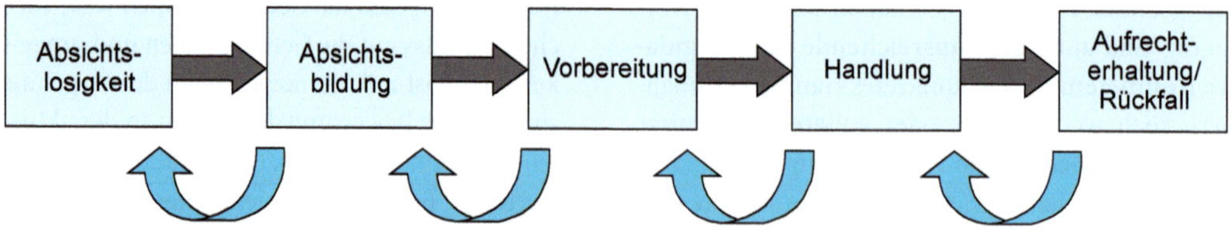

Abb. 2.12 Die Stufen der Veränderung im Transtheoretischen Modell [P471/M570]

1. In der Phase der **Präkontemplation/**Absichtslosigkeit sind sich die Personen ungesunder Verhaltensweisen nicht bewusst oder auch nicht von Vorteilen anderer Verhaltensweisen überzeugt. Sie planen keine Verhaltensänderung.
2. Im Stadium der **Kontemplation/Absichtsbildung** setzen sich die Betroffenen bewusst mit ihrem Risikoverhalten auseinander. Es wird erwogen, das **Verhalten innerhalb der nächsten 6 Monate** zu ändern. Oft stehen die Vor- und Nachteile einer Verhaltensänderung jedoch noch in einer ausgewogenen Balance, sodass kein konkreter Entschluss zu einer Handlung getroffen wird.
3. Während der **Preparation/Vorbereitungsphase** werden konkrete Pläne gemacht, das Verhalten innerhalb des nächsten Monats zu ändern, und es wurden **bereits erste Schritte** in Richtung einer Verhaltensänderung unternommen. In dieser Phase werden die Betroffenen am ehesten durch konkrete Angebote (wie z. B. Bewegungsprogramme, Anzeigen von Fitnessstudios) angesprochen.
4. Im Stadium der **Aktion** wird das neue Verhalten ausgeführt. Die **Selbstwirksamkeitserwartung** ist hoch, und der **soziale Einfluss** ist nun besonders wichtig, da dies die aktivste Phase im Prozess der Verhaltensänderung ist und das größte Risiko für einen eventuellen Rückfall birgt.
5. Die Phase der **Aufrechterhaltung** ist erreicht, wenn die neuen Verhaltensweisen seit mindestens 6 Monaten umgesetzt wurden. Der **Rückfall** zum früheren Verhalten ist ein integraler Bestandteil des Veränderungsprozesses und kann in jeder Stufe vorkommen – insbesondere jedoch in der Aktions- und Aufrechterhaltungsstufe.

Diese fünf Stufen, die Prochaska und Di Clemente identifizierten, wurden später durch eine sechste Stufe **(Stabilisierung)** ergänzt. Personen, die sich in dieser Stufe befinden, haben ihr Problemverhalten gänzlich aufgegeben.

Wie verändert sich Verhalten?

Die genannten Stufen der Verhaltensänderung repräsentieren das zentrale Konstrukt des Modells. Sie beschreiben, **wann** ein Veränderungsprozess fortschreitet. Ein weiteres Kernkonstrukt sind die sog. „Veränderungsstrategien". Diese befassen sich damit, **wie** eine Verhaltensänderung stattfindet (➤ Abb. 2.13). Dabei gibt es **kognitiv-affektive** (d. h. auf subjektive Bewertungsprozesse und das emotionale Erleben bezogene) Veränderungsstrategien und **verhaltensbezogene.**

Die **fünf kognitiv-affektiven Strategien** sind:

- **Steigerung des Problembewusstseins** (z. B. durch Lesen von Informationsbroschüren)
- **Gewahrwerden der Konsequenzen** des eigenen Problemverhaltens bzw. des geänderten Verhaltens: Das zeigt sich z. B., indem man Besorgnis über Folgen des eigenen Risikoverhaltens ausdrückt.
- **Neubewertung des eigenen Verhaltens** im Kontext der sozialen Umwelt, indem man wahrnimmt, in welcher Weise das eigene Risikoverhalten die persönliche Umwelt betrifft
- **Neubewertung der eigenen Person,** indem man bewusst wahrnimmt und einschätzt, welche Konsequenzen das eigene Risikoverhalten bzw. das eigene Zielverhalten für sich hat
- **Wahrnehmung förderlicher Umweltbedingungen,** die eine Verhaltensänderung erleichtern

Als **verhaltensorientierte Strategien** werden genannt:

- **Gegenkonditionierung:** Ungünstige Verhaltensweisen werden durch günstige ersetzt (z. B. spazieren gehen statt Schokolade essen).
- Nutzung von **sozialer Unterstützung,** die eine Verhaltensänderung erleichtert (z. B. Verabreden zum gemeinsamen Walken)
- **Selbstverstärkung,** indem man gezielt Selbstbelohnungsstrategien einsetzt, um das Zielverhalten zu erreichen (z. B. Kinobesuch nach erfolgreichem Veränderungsschritt)
- **Selbstverpflichtung** zur Verhaltensänderung, indem man z. B. andere über den Vorsatz zur Verhaltensänderung informiert
- **Kontrolle der eigenen Umwelt,** um die Verhaltensänderung zu erleichtern (z. B. Joggingschuhe direkt mit zur Arbeit nehmen)

Untersuchungen haben gezeigt, dass die **kognitiv-affektiven Veränderungsstrategien** in den meisten Fällen **vor allem in den ersten drei Phasen** eingesetzt werden, während die verhaltensbezogenen Strategien in den späteren Phasen des Verhaltensänderungsprozesses (➤ Abb. 2.13) angewendet werden.

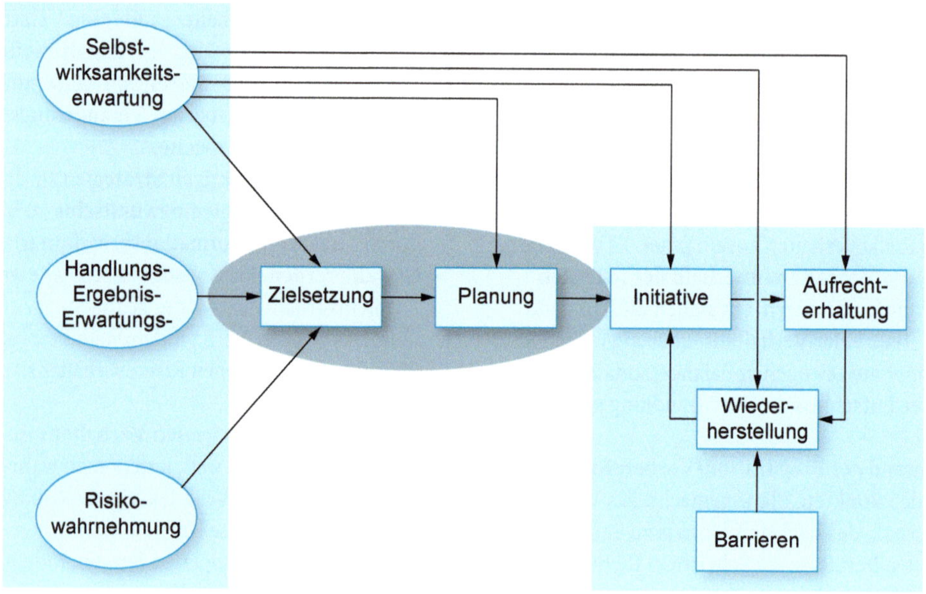

Abb. 2.13 Der Prozess der Verhaltensänderung (HAPA-Modell nach Schwarzer et. al., 2002) [M570/L231]

Was bedeutet das für die Gesundheitsberatung?

Aus dem Wissen um die Stufen der Verhaltensänderung und den jeweiligen stufenspezifischen Veränderungsstrategien können je nach Phase Schwerpunkte für eine Gesundheitsberatung gesetzt werden:

- Während der **Phase der Absichtslosigkeit** besteht das Beratungsziel darin, Problembewusstsein aufseiten des Patienten zu wecken. Dabei ist es wichtig, dass der oftmals uninformierte, verleugnende, rationalisierende, resignierte oder abwehrende Patient die Gesundheitsgefährdung, die von seinem Verhalten ausgeht, nicht nur rational anerkennt, sondern auch sich selbst als gefährdet erlebt. Dies kann dadurch erreicht werden, dass der Arzt/Gesundheitsberater an den jeweiligen Wissensstand des Patienten anknüpft und versucht, fehlende Informationen in einer angemessenen, verständlichen Sprache sachlich zu vermitteln. Moralisierende Argumentationen oder zu starke Furchtappelle sind hier kontraproduktiv, da sie die Gefahr von Widerstand oder abwehrenden Reaktionen erhöht. Stattdessen sollte der Berater versuchen, einen **emotionalen Bezug zu den Informationen** herzustellen, indem er den Blick des Patienten auf bereits spürbare Folgen des gesundheitsschädigenden Verhaltens und mögliche Konsequenzen einer Verhaltensänderung lenkt. Es ist sinnvoll, dem Patienten Informationen zu dem Bereich anzubieten, zu dem ihn eine Verhaltensänderung am ehesten interessiert. Um Abwehr zu vermeiden, sollte von Anfang an die **persönliche Wahlfreiheit und Eigenverantwortung des Patienten** betont werden.
- Das Ziel der Beratung im **Stadium der Absichtsbildung** ist es, den Wunsch nach Änderung zu wecken und zu unterstützen. Patienten auf dieser Stufe befinden sich in einem als unangenehm erlebten Zustand der Ambivalenz (➤ Kap. 3.4.2). Einerseits ist ihnen die Problematik ihres Verhaltens bewusst, andererseits sehen sie in Verbindung mit der möglichen Verhaltensänderung eine Vielzahl von Schwierigkeiten und Verlusten. Es geht also darum, dem Patienten dabei Hilfestellung zu leisten, die Ambivalenz progressiv aufzulösen. Einsicht und Problembewusstsein allein reichen noch nicht aus, um eine Verhaltensänderung konkret zu initiieren. **Der Patient muss auf die Frage nach dem „Wozu" einer Verhaltensänderung eine bzw. mehrere attrak-**

tive Antworten finden. Hierbei kann der Berater ihn unterstützen, indem er ihn zu einer systematischen Auseinandersetzung mit den persönlich relevanten Vor- und Nachteilen einer Verhaltensänderung anregt.

- In der **Stufe der Vorbereitung** geht es darum, den Patienten in seiner Handlungsabsicht zu bestärken. Er benötigt Informationen über effektive Strategien der Verhaltensänderung und **Unterstützung dabei, konkrete Ziele zu bilden** und die nächsten Schritte zu planen, die zu diesem Ziel führen. Es gilt z. B. Optionen aufzuzeigen (z. B. welche Bewegungsmöglichkeiten es gibt) und bei Bedarf auf konkrete regionale Angebote aufmerksam zu machen.
- In der **Stufe der Handlung** ist es wichtig, den Patienten dabei zu unterstützen, wie er das **Zielverhalten in den Alltag integriert.** Bezogen auf die internen Ressourcen besteht die Aufgabe des Beraters insbesondere darin, die Aufmerksamkeit des Patienten auf erste Erfolge zu lenken und subjektiv relevante Verstärker (Selbstverstärkung und Belohnung durch andere) zu explorieren. Außerdem gilt es, ihn bei der Wahrnehmung zu stärken, welche Beziehungen ihm förderlich sind. Um zu vermeiden, dass er in das alte Problemverhalten zurückfällt, ist es wichtig, dessen Auslöser zu identifizieren und entsprechende Gegenmaßnahmen zu entwickeln.
- Wird das Zielverhalten von dem Patienten bereits über einen längeren Zeitraum (> 6 Monate) erfolgreich praktiziert, beziehen sich die Beratungsinterventionen primär auf dessen **„Automatisierung“**, indem bereits erreichte und subjektiv wahrnehmbare Vorteile des neuen Verhaltens in den Fokus gestellt werden. Dabei ist es wichtig, die Patienten darauf hinzuweisen, sich immer wieder vor Augen zu halten, welchen Nutzen sie aus dem geänderten Verhalten ziehen können und was bislang am meisten geholfen hat.

Die **Zeiträume,** die Personen in den einzelnen Stufen verbringen, können **individuell** stark variieren. Damit ein Problemverhalten erfolgreich verändert wird, ist es jedoch essenziell, **dass alle Stadien** durchlaufen werden und dass die in diesen Stufen **relevanten Verhaltensprozesse umgesetzt werden.** Anderenfalls erhöht sich das Risiko für Rückfälle in ungünstige Verhaltensgewohnheiten deutlich.

Rückfälle sind ein häufiges Phänomen im Rahmen eines Veränderungsprozesses. Der letztendliche Erfolg einer Verhaltensänderung muss davon jedoch nicht immer beeinträchtigt werden. Vor dem Hintergrund des Stadienmodells bedeutet der Rückfall auf eine frühere Stufe auch die Möglichkeit, Misserfolgserfahrungen konstruktiv zu verarbeiten, und damit ein Fortschreiten innerhalb des Stufengefüges.

Praxis

Empfehlungen für die Patientenberatung

- Diagnostik der aktuellen Veränderungsbereitschaft: Will der Patient etwas ändern? Vergegenwärtigung der Gesundheitsziele des Patienten
- Realistische Zielsetzung für eine Änderung des aktuellen Verhaltens; dabei gilt es auch, die vorhandenen Interessen und Vorlieben zu berücksichtigen: Was und in welchem Umfang will und kann der Patient in seinem Umfeld und in seiner konkreten Lebenssituation realisieren? Geht es um den Aufbau einer starken Motivation zur Verhaltensänderung oder um den Erwerb von Fähigkeiten, die bei der konkreten Realisierung von Verhaltenszielen helfen?
- Ökonomischer Einsatz von Beratungsressourcen
- Stufenbezogener Einsatz differenzieller Beratungsstrategien

Praxis

Unterstützung bei der Verhaltensänderung

Wie kann man Patienten anhand dieser Modelle zur aktiven Mitarbeit in der Therapie motivieren und sie beim Aufbau eines gesundheitsförderlichen Lebensstils unterstützen? Alle Modelle der Verhaltensänderung gehen mehr oder weniger davon aus, dass Menschen einen rationalen Prozess der Informationsverarbeitung durchlaufen, bevor sie eine Entscheidung treffen. In der Realität verhalten sich Menschen allerdings nicht so rational, sondern lassen sich von Gefühlen, Gewohnheiten, spontanen Eingebungen und sozialen Einflüssen leiten. Deshalb kann auch keine Theorie das Verhalten vollständig erklären, sondern nur aufzeigen, welche

Faktoren eine Verhaltensentscheidung beeinflussen und wie dieser Prozess ablaufen kann.

Das Wissen um die Phasen einer Verhaltensänderung und die unterschiedlichen Bedürfnisse der Patienten in diesen Phasen ist für die Praxis dennoch sehr hilfreich. Es eröffnet die Möglichkeit, die Gesundheitsberatung individuell auf den Prozess abzustimmen. So können in jedem Stadium passende Veränderungsstrategien eingesetzt werden, um der Motivationslage zu entsprechen (z. B. im Stadium der Absichtsbildung den Patienten zunächst mit Informationen über den Nutzen einer alternativen Verhaltensweise zu versorgen oder bereits motivierte Patienten dabei zu unterstützen, ihre Absichten zu unterstützen und Barrieren zu identifizieren und zu reduzieren). Auf diese Art und Weise lassen sich Beratungsressourcen ökonomischer einsetzen, als wenn sie nach dem Gießkannenprinzip verteilt würden.

Eine wesentliche Erkenntnis dieser Modellüberlegungen ist auch die, dass Patienten im **Zustand kompletter Absichtslosigkeit** mit konkreten Angeboten völlig **überfordert** sind und ihr Verhalten zu diesem Zeitpunkt höchstwahrscheinlich nicht ändern können und werden. Der Versuch, den Patienten zu überreden, führt hier genau zum Gegenteil dessen, was Arzt oder Therapeut bezwecken: Er erhöht den Widerstand, sich überhaupt mit dem Thema zu befassen. Dies zu akzeptieren kann zu einer Entlastung für den Arzt oder Therapeuten und auch für den Patienten führen; und auch eine realistische Erwartungshaltung kann sich entwickeln.

2.3 Mind-Body-Medizin in der Forschung

2.3.1 Evidenz als Basis

Holger Cramer

Evidenz: Was ist das überhaupt?

Auch wenn viele Verfahren der Mind-Body-Medizin, wie Meditation, Yoga oder Tai-Chi, auf eine Jahrtausende lange Tradition zurückblicken können und schon immer mit positiven psychischen und physischen Wirkungen assoziiert wurden, verlangt die moderne Medizin auch bei diesen tradierten Verfahren mittlerweile deren Evidenz-Basierung. Der Begriff „Evidenz" ist eine Lehnübersetzung des englischen *evidence*, was „Beleg, Befund" oder „Beweis" bedeutet – durchaus auch im juristischen Sinne, hier jedoch als medizinischer Wirksamkeitsnachweis verstanden. Im Deutschen könnte der Begriff kaum schlechter gewählt sein, bezeichnet „Evidenz" doch die unmittelbare und vollständige Einsichtigkeit und Gewissheit einer unumstößlichen Tatsache – also eine Gegebenheit die eben keines Nachweises bedarf, da sie so offensichtlich, eben evident, ist. Doch auch jenseits dieser linguistischen Feinheiten lohnt sich ein Blick darauf, was „evidenzbasierte Medizin" eigentlich und ursprünglich meint.

Der kanadische Mediziner David L. Sackett, der „Vater" der evidenzbasierten Medizin, beschreibt diese als *„das gewissenhafte, explizite und vernünftige Heranziehen der besten derzeit verfügbaren Evidenz, wenn Entscheidungen bezüglich der Versorgung individueller Patienten getroffen werden. Die praktische Anwendung der evidenzbasierten Medizin bedeutet, die individuelle klinische Expertise mit der besten verfügbaren externen klinischen Evidenz aus systematischer Forschung zu integrieren. Individuelle klinische Expertise meint dabei die Kompetenz und das Urteilsvermögen, welches der individuelle Kliniker durch klinische Erfahrung und Praxis erwirbt. Zunehmende Expertise kann sich vielfältig ausdrücken, insbesondere jedoch in immer effektiverer und effizienterer Diagnostik sowie in der umsichtigen Wahrnehmung und mitfühlenden Berücksichtigung der besonderen Situation, der Rechte und Präferenzen des individuellen Patienten in der klinischen Entscheidungsfindung."* (Sackett et al., 1996; Übersetzung durch den Verfasser).

Evidenz als Basis einer klinischen Entscheidung heranzuziehen, bedeutet also, diese Entscheidung auf den **drei Säulen**

- externe Evidenz aus klinischer Forschung,
- klinische Erfahrung der oder des Behandelnden sowie
- individuelle Patientenpräferenz

zu begründen.

Die Ausgrenzung der Erfahrung

Erstaunlicherweise hat die evidenzbasierte Medizin diesen Grundsatz längst verlassen und auf eine von drei Säulen, eben die **externe Evidenz,** verkürzt und evidenzbasiertes Vorgehen als rein Daten-getriebene Praxis auf Basis externer wissenschaftlicher Befunde definiert (Deutsches Netzwerk Evidenzbasierte Medizin, 2011) – eine Praxis, die Sackett selbst etwas abschätzig als „Kochbuchmedizin" bezeichnet (Sackett et al., 1996). Die Sichtweise, die diesem Buch zugrunde liegt, versucht hingegen, Mind-Body-Medizin auf Basis der evidenzbasierten Medizin zu begründen, wie sie **ursprünglich** gemeint war. Über weite Strecken ist dieses Buch praxisorientiert aufgebaut, es dient also primär dem Erwerb dessen, was Sackett als **klinische Expertise** bezeichnet. Und tatsächlich kann nur diese Expertise Grundlage therapeutischer Entscheidungen sein – gerade in der Mind-Body-Medizin, wo ohne hinreichendes Wissen und Übung therapeutisches Handeln kaum zu sinnvollen Ergebnissen führen kann. Daneben setzt die Mind-Body-Medizin aber auch, vermutlich stärker als etwa pharmakologische Interventionen, die Eigenmotivation und Compliance der Patienten voraus, sodass **Entscheidungen gegen die Patientenpräferenz in der Mind-Body-Medizin kaum möglich erscheinen.** Diese grundlegenden Gedanken sollten berücksichtigt werden, wenn es im Folgenden vor allem um externe wissenschaftlich-klinische Evidenz geht, die die klinische Expertise und Patientenpräferenz lediglich beeinflussen und ergänzen, niemals jedoch ersetzen kann.

Die Besonderheiten klinischer Forschung zur Mind-Body-Medizin

Grundsätzlich stellt die Mind-Body-Medizin trotz ihrer langen Tradition eine hochmoderne Therapierichtung dar, deren Grundprämissen den Erkenntnissen der modernen **Neurowissenschaften** erstaunlich nahe kommen. Die vor allem mit Descartes verbundene dualistische Trennung von Körper und Geist sah bereits eine enge Verbindung der beiden, ein wechselseitiges Aufeinandereinwirken vor, die Neurowissenschaften gehen sogar noch weiter und sehen den **Geist als qualitative Ausprägung materieller neuronaler Vorgänge** an. Entsprechend ist der Ansatz der Mind-Body-Medizin, die wechselseitigen Interaktionen zwischen Gehirn, Geist, Körper und Verhalten gezielt gesundheitsförderlich nutzbar zu machen, hochaktuell. Dennoch stellen sich bei der wissenschaftlichen Evaluation der Wirksamkeit der Mind-Body-Medizin **spezifische Probleme,** die sich einerseits aus der Komplexität der Therapieansätze und andererseits aus der klinisch-medizinischen Forschungstradition selbst ergeben.

Klinische Forschung meint in der Regel **Arzneimittelforschung** und folgt klaren Regeln. Basierend auf der Pathophysiologie einer Krankheit wird ein neuer Arzneistoff entwickelt und zunächst im Tierversuch getestet. Anschließend wird in Phase-I-Studien an wenigen (meist gesunden) Personen untersucht, ob sich das Medikament beim Menschen genauso verhält wie beim Tier. Erst wenn dies nachgewiesen werden konnte, wird in mehreren Phase-II-Studien getestet, ob das Medikament grundsätzlich wirksam und verträglich ist und welche Dosis am besten wirkt. Die Zulassung als Arzneimittel erhält das Medikament jedoch erst, wenn mehrere Phase-III-Studien positiv ausgegangen sind. Hierbei handelt es sich fast immer um **randomisierte Placebo-kontrollierte Doppelblindstudien.** Schließlich wird, nach Markteinführung, in Phase-IV-Studien die Wirkung und Sicherheit in der Routineanwendung beobachtet.

Interessanterweise kehrt die Forschung zur Mind-Body-Medizin dieses Vorgehen häufig um; es werden gerade Verfahren, die in der Praxis als sicher und wirksam angesehen werden, in klinischen Studien getestet (Witt und Linde, 2011). Die spezifischen Wirkmechanismen werden meist erst interessant, wenn sich hier tatsächlich eine Wirksamkeit nachweisen ließ. Die **klaren Strukturen der Arzneimittelforschung** lassen sich also nur teilweise auf die Mind-Body-Medizin anwenden, dennoch sind sie **Grundlage für eine Bewertung** über deren Sinnhaftigkeit, etwa bei der Entscheidung, ob einzelne Verfahren in den medizinischen Leitlinien empfohlen werden sollten oder nicht.

Das Ideal der randomisierten Placebo-kontrollierten Doppelblindstudie ist meist nicht realisierbar. In der Mind-Body-Medizin ist es dem Therapeuten wohl immer bewusst, ob er gerade eine Meditation anleitet oder nicht, und auch die Patienten lassen sich meist nicht so einfach täuschen wie bei der Einnahme einer Pille. Auch sind die Versuche, **Placebo- oder Scheintherapien** zu Mind-Body-medizinischen Verfahren zu entwickeln und zu testen, bisher im Großen und Ganzen gescheitert. Daneben **sind aber ja gerade die „unspezifischen Faktoren" wie Therapeut-Patienten-Kommunikation, Wirkungserwartung und Motivation,** die die Arzneimittelforschung gern durch den Placeboeinsatz minimiert, **integraler Bestandteil der Mind-Body-Medizin.** Diese in klinischen Studien auszuklammern würde ein unrealistisch schlechtes Bild der Wirksamkeit erzeugen.

Forschungsansätze in der Mind-Body-Medizin

Es gibt verschiedene Ansätze mit diesem Dilemma umzugehen: Die meisten klinischen Studien vergleichen die Mind-Body-Medizin mit **Wartelisten;** die Patienten bekommen also zunächst keine spezifische Behandlung. Dadurch lassen sich die absoluten Wirkungen inklusive aller unspezifischen Wirkungen erfassen. Daneben hat sich die **vergleichende Wirksamkeitsforschung** (*comparative effectiveness research*) etabliert, die die Wirkung der Verfahren im Vergleich zu etablierten Methoden untersucht. Zeigt sich etwa ein Mind-Body-medizinisches Verfahren zur Schmerzreduktion einer konventionellen multimodalen Schmerztherapie nicht unterlegen oder sogar überlegen, kann es als Alternative oder Ergänzung der bestehenden Programme in Erwägung gezogen werden. Beide Ansätze, Wartelisten-Designs und vergleichende Forschung, sind wichtig und ergänzen sich im Idealfall.

Ein weiteres Problem in der wissenschaftlichen Evaluation der Mind-Body-Medizin stellt deren **inhärente Komplexität und Divergenz** in Bezug auf **philosophische Hintergründe, inhaltliche Ausgestaltung und Zielsetzung** dar. So entstammen zahlreiche Einzelverfahren der Mind-Body-Medizin übergeordneten medizintheoretischen Systemen (*whole medical systems*), sind also traditionell in einen größeren therapeutischen Kontext eingebunden; etwa Yoga in ein ayurvedisches Behandlungskonzept oder Tai-Chi und Qigong in die Traditionelle Chinesische Medizin. Eine tiefergehende Schulung in diesen Verfahren verlangt daher häufig auch eine Vermittlung basalen Wissens bezüglich der übergeordneten Systeme, um die Verfahren versteh- und umsetzbar zu machen. In Europa und den USA hingegen werden diese Verfahren **meist in multimodale Programme eingebettet,** die durchaus Yoga, Qigong und westliche Entspannungsverfahren kombinieren können und eventuell als Ganzes völlig anders wirken als die Summe ihrer Teile. Dennoch wird in der Forschung häufig ein einzelnes Verfahren in einer hochselektierten Patientengruppe getestet, etwa die Wirkung von Yoga bei chronischen Rückenschmerzen.

Das folgende Kapitel wählt daher einen **pragmatischen dreistufigen Ansatz:**

1. Zunächst soll **die bisher vorhandene externe wissenschaftliche Evidenz** für die einzelnen Verfahren der Mind-Body-Medizin dargestellt und kritisch beleuchtet werden. Nach der Definition des National Center for Complementary and Integrative Health (NCCIH), einem Zentrum der US-Amerikanischen National Institutes of Health, umfassen diese Verfahren insbesondere Yoga, Meditation, Tai-Chi/Qigong sowie Entspannungsverfahren wie Progressive Muskelentspannung oder Imagination (National Center for Complementary and Integrative Medicine, 2017). Weitere vom NCCIH genannte Verfahren wie Chiropraktik oder Akupunktur werden im klinischen Alltag meist nicht zur Mind-Body-Medizin gerechnet und sollen daher hier keine Berücksichtigung finden.
2. In einem zweiten Schritt soll die **Studienlage zu spezifischen multimodalen Programmen der Mind-Body-Medizin dargestellt** werden. Diese Programme folgen den Grundprinzipien der Mind-Body-Medizin, unterscheiden sich jedoch häufig in ihrer exakten inhaltlichen wie auch zeitlichen Ausgestaltung. Daher erscheint es sinnvoll, die vorhandene wissenschaftliche Evidenz zu diesen Programmen gesondert darzustellen.
3. Schließlich wird dargestellt, inwieweit die vorhandene Studienlage bereits ihren **Niederschlag in den medizinischen Leitlinien** gefunden hat und welche besonderen Schwierigkeiten sich ergeben, wenn Versuche unternommen werden, solche traditionellen und komplexen Interventionen in den Prozess der Leitlinienerstellung einzubringen.

2.3.2 Auf dem Prüfstand: Einzelverfahren

Holger Cramer, Dennis Anheyer

Auch wenn die in diesem Kapitel vorgenommene Dichotomisierung Anderes suggeriert: Mind-Body-Medizin spricht fast immer mehrere Ebenen des Menschen an, die Unterscheidung von Einzelverfahren und Programmen ist daher ein Stück weit artifiziell. So umfassen Yoga und Qigong traditionell immer sowohl Bewegung als auch meditative Elemente; selbst Meditation bedeutet nicht nur stilles Sitzen, sondern umfasst oft mit der Gehmeditation auch ein aktives Element. Im Folgenden werden jedoch traditionelle Übungssysteme und Verfahren dargestellt, die in sich geschlossen sind – soweit sie wissenschaftlich evaluiert sind. Moderne Programme, die verschiedene dieser Einzelverfahren verbinden, werden im nächsten Teilkapitel betrachtet.

Yoga

Yoga stellt mittlerweile das wohl weltweit am meisten genutzte Verfahren der Mind-Body-Medizin dar. Ursprünglich Teil der orthodoxen indischen Philosophie beschränken sich heutige europäische und US-amerikanische Yogaschulen meist auf Yogahaltungen, häufig ergänzt durch Atemtechniken und/oder meditative oder Entspannungsübungen, wobei unterschiedliche Schulen mehr oder weniger stark auf die mentalen oder körperlichen Techniken fokussieren. **Therapeutisches Yoga** wird definiert als die Anpassung und Anwendung von Yogatechniken und -übungen, um gesundheitlich eingeschränkten Personen zu helfen, ihren Gesundheitszustand zu verbessern, Symptome zu lindern, Balance wiederherzustellen und die Lebenskraft zu stärken.

Die rasante Entwicklung des Yoga als weltweiter Trend wurde von einer ebenso **beeindruckenden Zahl wissenschaftlicher Untersuchungen des Verfahrens** begleitet, die heute weit mehr als 300 randomisierte Yoga-Studien hervorgebracht hat (Cramer et al., 2014b). Zwar genügen frühe Studien zu Yoga kaum heutigen Qualitätsansprüchen, und auch neue Studien sind häufig methodisch zu schwach, um klare Aussagen zu ihrer Gültigkeit zu erlauben. Doch sind gerade seit dem Jahrtausendwechsel vermehrt hochqualitative Studien mit zum Teil beeindruckender Stichprobengröße und modernen wissenschaftlichen Ansprüchen genügender Methodenqualität erschienen, die eine Bestimmung der Evidenz deutlich erleichtern.

Insbesondere **chronische Schmerzen** sind ein Hauptfokus dieser Forschungsbemühungen. Hier findet insbesondere ein körperbetonter Yoga Anwendung, aber auch Atem- und Meditationstechniken sollen die Schmerzakzeptanz steigern und den Umgang mit der Erkrankung erleichtern. Da **Rückenschmerzen** die Beschwerden darstellen, zu deren Linderung am häufigsten Yoga eingesetzt wird, überrascht nicht, dass gerade hier auch qualitativ hochwertige und große Studien vorliegen. Metaanalysen fanden hierbei (je nach verwendeter Methodik) moderate bis starke Evidenzen für positive Wirkungen auf Schmerzen und Alltagsfunktion (Cramer et al., 2013b; Wieland et al., 2017). Die Wahrscheinlichkeit einer Besserung des Gesundheitszustands ist dabei bei Patienten, die Yoga praktizierten, mehr als 3-mal so hoch wie bei denen, die nicht am Yoga teilnehmen; insgesamt profitieren etwa zwei Drittel aller Rückenschmerzpatienten von der Teilnahme an einem Yogakurs. Im Vergleich zur Rückenschule deuten die bisherigen Forschungsergebnisse auf eine Gleichwertigkeit der Verfahren hin. Auch wenn Langzeiterhebungen eher selten durchgeführt wurden, so spricht die Studienlage doch für eine **anhaltende Wirkung,** eventuell bis zu 12 Monate nach Studienbeginn. Vergleichbare Ergebnisse finden sich für chronische **Nackenschmerzen** (Cramer et al., 2017). Auch hier kann Yoga langanhaltende Schmerzlinderung bewirken, Voraussetzung dafür ist aber eine anhaltende Yogapraxis nach Kursende (Cramer et al., 2013). Im Bereich **rheumatischer Erkrankungen** liegen nur wenige qualitative hochwertige Studien vor. Insgesamt sprechen diese Studien für positive Wirkungen des Yoga auf Schmerz, Funktion und Lebensqualität bei Patienten mit **Arthrose** oder **rheumatoider Arthritis,** bei letzteren lässt sich möglicherweise auch die Krankheitsaktivität senken, hierfür ist die Studienlage aber nicht eindeutig (Bartlett et al., 2013; Cramer et al., 2013). Obwohl gemeinhin Bewegung bei Arthrose empfohlen wird und die meisten Studien auch aktive Yogahaltungen anwendeten, konnten interessanterweise jedoch auch einzelne Studien positive Wirkungen von

Yogainterventionen ohne Yogahaltungen (lediglich Atem- und Meditationstechniken umfassend) bei Arthrosepatienten zeigen. Beim **Fibromyalgie**-Syndrom scheint Yoga vor allem die Funktionseinschränkungen zu lindern, die Studienlage zu Schmerz ist widersprüchlich (Bartlett et al., 2013; Cramer et al., 2013 f.).

Im Bereich der **Kardiologie** konnten zahlreiche Studien und darauf aufbauende Metaanalysen insbesondere positive Wirkungen auf kardiovaskuläre Risikofaktoren und damit präventive Eigenschaften des Verfahrens aufzeigen (Chu et al., 2016; Cramer et al., 2014c). Yoga kann hier den Blutdruck und die Herzrate senken, Lipidlevel positiv beeinflussen, Gewicht reduzieren und eventuell der Insulinresistenz entgegenwirken. Auch hier ist Yoga Sport mindestens ebenbürtig, bei der Steigerung des HDL-Cholesterins sogar deutlich überlegen. Beim **Bluthochdruck** kann Yoga, insbesondere Yogastile die auf Atem- und Meditationstechniken fokussieren, den systolischen und diastolischen Blutdruck in klinisch relevantem Maße senken (Cramer et al., 2014a), beim **metabolischen Syndrom** wird ebenfalls vor allem der Blutdruck sowie der Bauchumfang positiv beeinflusst, weniger die Hyperlipidämie (Cramer et al., 2016a). Ein weiterer wichtiger Risikofaktor, die bauchbetonte **Adipositas** wird durch Yoga ebenfalls in klinisch relevantem Ausmaß reduziert (Cramer et al., 2016c). Für manifeste Herzkrankheiten ist die Studienlage deutlich dünner, aber auch hier gibt es erste Hinweise auf positive Wirkungen: Bei der **koronaren Herzkrankheit** kann Yoga die Auftretenshäufigkeit von Angina pectoris reduzieren und die körperliche Belastbarkeit erhöhen, letzteres gilt auch für Patienten mit **Herzversagen** (Cramer et al., 2015a). Ebenso gibt es erste Hinweise auf eine Symptomreduktion bei **Herzrhythmusstörungen** (Cramer et al., 2015a; Lakkireddy et al., 2013). Insgesamt ist jedoch die Evidenzlage für Yoga in der präventiven Kardiologie deutlich besser als bei manifesten Herzerkrankungen.

Da nicht nur kardiologische, sondern auch zahlreiche weitere internistische Erkrankungen durch den Lebensstil, insbesondere auch durch chronischen subjektiven Stress mitverursacht oder verschlimmert werden, liegt eine positive Wirkung von Yoga auch bei solchen Erkrankungen nahe. So konnten Metaanalysen positive Wirkungen auf die glykämische Kontrolle und sonstige Risikofaktoren bei Patienten mit **Typ-2-Diabetes mellitus** belegen (Thind et al., 2017). Relativ gut untersucht ist auch die Wirkung bei Patienten mit **Asthma.** Yoga kann hier die Asthmakontrolle verbessern, Symptome lindern und die Lebensqualität steigern (Cramer et al., 2014d; Yang et al., 2016). Zusätzlich kann Yoga die Lungenfunktion (objektiv gemessen über Spirometrie) verbessern. Yoga ist dabei psychologischen Verfahren überlegen und Atemtechniken ebenbürtig. Einschränkend ist hervorzuheben, dass die Studien im Allgemeinen von eher mäßiger Qualität sind, Yoga einer Scheinintervention nicht überlegen ist und wenn überhaupt, dann nur Yogaprogramme wirken, die Yoga-Atemtechniken beinhalten. In der Gastroenterologie gibt es Hinweise auf positive Wirkungen auf Symptome und begleitende psychische Symptomatik bei Patienten mit **Reizdarmsyndrom** (Schumann et al., 2016); Yoga scheint hier einer Ernährungsberatung nach dem FODMAP-Prinzip ebenbürtig zu sein (Schumann, et al., 2017). Ebenso deutet eine erste Studie auf positive Effekte bei **Colitis ulcerosa** (Cramer et al., 2017c). Bei dieser chronisch entzündlichen Darmerkrankung verbessert Yoga die Lebensqualität, psychische Symptomatik und Krankheitsaktivität; Laborparameter werden allerdings nicht beeinflusst.

Besonders umfangreich untersucht ist mittlerweile die Wirkung von Yoga bei Patienten mit **Krebserkrankungen.** Ziel der Studien war dabei natürlich die Reduktion von Symptomen und Nebenwirkungen der Erkrankung und ihrer kurativen Therapie (im Sinne einer supportiven oder auch palliativen onkologischen Therapie) und ausdrücklich nicht die Behandlung der Krebserkrankung selbst. Der absolute Großteil der Studien fokussierte hierbei auf gemischte Krebspopulationen (wobei überwiegend Frauen mit oder nach Brustkrebs eingeschlossen wurden) oder direkt ausschließlich auf Frauen mit **Brustkrebs.** Ein aktueller Cochrane Review fand hierzu Evidenz für kurzfristige positive Wirkungen auf Lebensqualität, Fatigue und Schlafqualität im Vergleich zu unbehandelten Kontrollgruppen sowie auf Depressivität, Ängstlichkeit und Fatigue im Vergleich zu psychosozialen oder -edukativen Interventionen (Cramer et al., 2017c). Yoga scheint hierbei sowohl während der kurativen Therapie als auch nach deren Abschluss positive Wirkungen zu entfalten. Daneben liegen ebenfalls positive Evidenzen aus Einzelstudien vor zur Linderung spezifischer Beschwerden wie Lymphödem (Loudon et al., 2014) oder menopausalen Symptomen unter antihormoneller Therapie (Cramer et al., 2015c). Keine Evidenz konnte für Langzeitwirkungen gefunden werden, ebenso wenig wie eine Über- oder Unterlegenheit gegenüber Sportinterventionen. Randomisierte Studien zu metastasiertem Brustkrebs liegen gar nicht vor. Während damit (zumindest kurzfristige) Wirkungen bei Frauen mit (nicht-metastasiertem) Brustkrebs recht gut belegt sind, sind die Ergebnisse für andere Krebsentitäten widersprüchlich. So konnte eine Studie eine Verbesserung der Schlafqualität durch Yoga bei Patienten mit **malignem Lymphom** aufzeigen (Cohen et al., 2004), während Patienten mit **Darmkrebs** offenbar weniger von Yoga profitieren (Cramer et al., 2016b).

Eine weitere häufiger untersuchte Kategorie sind **psychische Störungen.** So ist der Einsatz von Yoga zur Reduktion von **Stress** schon fast klassisch zu nennen; Studien bestätigen hier die postulierte Wirkung (Michalsen et al., 2012). Bei **depressiven Symptomen** zeigt eine Metaanalyse eine deutliche antidepressive Wirkung von Yoga sowohl bei depressiven Verstimmungen als auch bei depressiven Störungen (Cramer et al., 2013e). Yoga war hier sogar psychologischen und bewegungstherapeutischen Interventionen überlegen. Insgesamt erreichen fast 3-mal so viele Teilnehmer der Yogagruppe Remission wie Teilnehmer der Kontrollgruppen. Ähnliche Befunde zeigten sich auch bei pränatalen Depressionen (Gong et al., 2015). Einschränkend muss angemerkt werden, dass die Studienlage eher gegen eine spezifische Wirkung bei manifester **majorer Depression** spricht (Cramer et al., 2017a). Ebenso gibt es wenig Evidenz für positive Wirkungen von Yoga bei **Schizophrenie** (Broderick et al., 2017; Broderick et al., 2016; Cramer et al., 2013d) und nur eingeschränkte Evidenz bei **Angststörungen** (Kirkwood et al., 2005).

Abschließend soll noch das Thema **Sicherheit** des Yoga gestreift werden, welches vor allem im angloamerikanischen Sprachraum in jüngerer Zeit stark diskutiert wurde. Hierbei zeigen Fallberichte, dass Yoga in Einzelfällen durchaus mit schwerwiegenden unerwünschten Ereignissen wie Neuropathien, Apoplexien oder Glaukomprogression assoziiert sein kann (Cramer et al., 2013a). Allerdings zeigt eine umfassende Metaanalyse aller veröffentlichten klinischen Studien, dass nur bei etwa 2% der Yogateilnehmer in diesen Studien unerwünschte Ereignisse auftreten und diese meist vorübergehend und geringgradig waren (Cramer et al., 2015d). Insgesamt traten unerwünschte Ereignisse dabei etwas häufiger bei Teilnehmern der Yoga-Gruppen auf als bei Patienten, die an psychosozialen Interventionen teilnahmen, aber nicht häufiger als bei anderen Formen körperlicher Aktivität.

Wirksamkeitsnachweise für spezifische Altersgruppen

Studien zur Wirkung von Yoga bei **älteren** Patienten sind seltener. Dennoch zeigen auch hier Studien positive Wirkungen auf **kardiovaskuläre Risikofaktoren** wie Blutdruck, Blutzucker und -fette (Barrows et al., 2016). Ebenso kann Yoga die körperliche Fitness und Kraft (Patel et al., 2012) sowie die Balance und Mobilität fördern – wichtige Faktoren in der **Sturzprävention** (Youkhana et al., 2016). Einzelne Studien zeigen darüber hinaus positive Wirkungen bei **Arthrose** (Park et al., 2017) und in der **supportiven Krebstherapie** älterer Patienten (Sprod et al., 2015).

Bei **Kindern** geben verschiedene Studien deutliche Hinweise auf **anxiolytische** Wirkungen des Yoga (Weaver et al., 2015). Bei **funktionellen Bauchschmerzen** scheint Yoga kurzfristig die Symptome zu lindern, längerfristig jedoch keinen zusätzlichen Nutzen über die Standardtherapie hinaus zu erbringen (Korterink et al., 2016).

Tai-Chi

Tai-Chi oder auch Taijiquan wurde als eine Art „innere Kampfkunst“ im antiken China entwickelt. In der heutigen Form stellt Tai-Chi vor allem eine Meditations- und Entspannungstechnik dar. Es zählt neben Qigong und Yoga zu den sog. meditativen Bewegungsformen. Seit etwa Anfang der 2000er-Jahre ist eine intensivierte Forschungstätigkeit in diesem Bereich zu beobachten. Obwohl für viele Indikationen mittlerweile eine größere Anzahl an Studien vorliegt, wird in Übersichtsarbeiten die oftmals mangelhafte Studienqualität kritisiert.

Trotzdem können für einige Anwendungsgebiete gute Wirksamkeitsnachweise gefunden werden. So zeigte sich z. B., dass Tai-Chi bei verschiedensten Patientengruppen einen positiven Einfluss auf eine Vielzahl von psychologischen Parametern wie Depressivität, Ängstlichkeit oder allgemeine Stressbewältigung ausübt (Wang et al., 2014).

Für **Schmerzerkrankungen,** insbesondere muskuloskelettale Erkrankungen wie **Kreuz- und Nackenschmerzen,** konnte in einer Übersichtsarbeit nachgewiesen werden, dass Tai-Chi-Programme kurzzeitig effektiv bei der Schmerzreduktion und in der Wiederherstellung der körperlichen Funktionsfähigkeit sind (Hall et al., 2017). Aussagen zur Langzeitwirkung konnten aufgrund der unzureichenden Datenlage nicht getroffen werden. Eine einzelne kontrollierte Studie zeigte allerdings eine generelle Verbesserung der Lebensqualität bei Nackenschmerzpatienten (Lauche et al., 2016). Mehrere Überblicksartikel berichten zudem über eine klinisch relevante Verringerung der Gelenksteifheit bei Patienten mit Arthrose. Auch hierfür konnten bisher nur Kurzzeiteffekte nachgewiesen werden (Lauche et al., 2013; Kong et al., 2016). Für das **Fibromyalgie-Syndrom** liegen Hinweise auf eine schmerzreduzierende Wirkung sowie eine Verbesserung der krankheitsbedingten Fatigue durch regelmäßige Tai-Chi-Praxis vor (Wong et al., 2017).

Bei **kardiovaskulären Erkrankungen** konnten ebenfalls positive Wirkungen identifiziert werden. So zeigt z. B. eine Metaanalyse, dass Tai-Chi-Übungen die **Bluttriglyzeridspiegel** senken können, jedoch nicht die Cholesterin-Werte beeinflussen (Pan et al., 2016). Ebenfalls wirkungsvoll war Tai-Chi bei **Bluthochdruckpatienten.** Hier konnte eine mittlere Verbesserung des systolischen Werts um bis zu 16 mmHg und des diastolischen Werts um bis zu 11 mmHg nachgewiesen werden (Lauche et al., 2017). Einen Einfluss auf anthropometrische Werte, wie etwa den BMI, haben Tai-Chi-Übungen hingegen nicht. Bei Patienten mit **chronischer Herzinsuffizienz** wurde eine Verbesserung der Mobilität (6-Minuten-Laufdistanz), der linksventrikulären Ejektionsfraktion sowie des natriuretischen Peptids Typ B beobachtet (Gu et al., 2017).

Auch bei der Behandlung von Nebenwirkungen einer **Krebstherapie** können Tai-Chi-Kurse als zusätzliches Angebot eingesetzt werden. Mehrere Metaanalysen berichten vor allem von einer positiven Wirkung auf die **krankheitsbedingte Fatigue** (Xiang et al., 2017; Zeng et al., 2014). Zudem wurden Verbesserungen der allgemeinen **psychischen Gesundheit** und der **Schlafqualität** beobachtet (Irwin et al., 2017). Die Evidenzlage bezüglich eines Einflusses auf die gesundheitsbezogene Lebensqualität von Krebspatienten konnte bisher noch nicht eindeutig geklärt werden (Zeng et al., 2014; Pan et al., 2015).

Weitere Wirksamkeitsnachweise liegen z. B. für die **chronisch obstruktive Lungenerkrankung** (Ngai et al., 2016) und Patienten mit **Multiple Sklerose** vor (Taylor et al., 2017; Zou et al., 2017).

Wirksamkeitsnachweise für spezifische Altersgruppen

Ein spezielles Anwendungsgebiet ist in der **Gesundheitsprävention** von älteren Menschen zu finden. Hier hat sich z. B. gezeigt, dass eine regelmäßige Tai-Chi-Praxis zum Erhalt der kognitiven Leistungsfähigkeit beitragen kann (Wayne et al., 2014). Zudem besteht eine gute Evidenz für den Einsatz von Tai-Chi-Kursen in der **Sturzprävention.** Hierfür konnte eine Metaanalyse ein um bis zu 50 % reduziertes Sturzrisiko bei Tai-Chi-Praktizierenden nachweisen (Lomas-Vega et al., 2017). In diesem Zusammenhang zeigte sich, dass Langzeitkurse effektiver und nachhaltiger wirken als Kurzzeitprogramme (Cheng et al., 2017).

Einen ebenfalls positiven Effekt auf Motorik und Balance haben Tai-Chi-Programme bei Patienten mit **Morbus Parkinson.** Allerdings sollten die Kurse bereits in einem frühen Krankheitsstadium angeboten werden (Yang et al., 2014; Ni et al., 2014).

Bei **perimenopausalen Beschwerden** konnten gezielte Tai-Chi-Übungen die Lebensqualität der Probandinnen verbessern (Wang et al., 2017). Ein Einfluss auf die Knochendichte in der Postmenopause wurde jedoch nicht nachgewiesen (Liu et al., 2017).

Bisher liegen nur vereinzelte Wirksamkeitsnachweise bei Kindern und Jugendlichen aus kontrollierten Studien vor. Dennoch konnten z. B. vielversprechende Hinweise für den Einsatz von Tai-Chi in der Asthmatherapie gefunden werden. Bei asthmatischen Kindern zeigte sich in zwei kontrollierten Studien eine Verbesserung der Lungenkapazität sowie des allgemeinen Wohlbefindens (Lin et al., 2017; Chang et al., 2008).

Qigong

Qigong ist eine chinesische Meditations- und Bewegungsform. Sie soll der Kultivierung von Körper und Geist dienen. Qigong umfasst in der Regel Atem-, Körper-, Bewegungs-, Konzentrations- und Meditationsübungen. Aufgrund der Ähnlichkeit zum Tai-Chi werden Studien zu Qigong in Übersichtarbeiten und Metaanalysen sehr oft gemeinsam mit Tai-Chi-Studien ausgewertet. Dennoch liegen auch für Qigong Arbeiten vor, die eine Einzelevidenz aufzeigen können.

Ähnlich wie für das Tai-Chi werden auch für Qigong positive Wirkungen auf verschiedene **psychologische Parameter** wie Angstzustände, Depression und psychisches Wohlbefinden berichtet (Wang et al., 2013). Eine Metaanalyse stellte sogar eine bessere antidepressive Wirkung von Qigong im Vergleich zu Tai-Chi heraus (Liu et al., 2015).

Ähnlich wie Tai-Chi kann auch Qigong bei **chronischen Schmerzerkrankungen** angewandt werden. So konnte z. B. eine Metaanalyse bei chronischen Nackenschmerzen über positive Wirkungen berichten (Bai et al., 2015). Auch für das Fibromyalgie-Syndrom liegen Hinweise auf einen schmerzreduzierenden Effekt vor. Darüber hinaus verbesserten sich der Schlaf und die allgemeine Lebensqualität der Fibromyalgie-Patienten. Diese Wirkungen waren allerdings nur kurzfristig feststellbar und ein signifikanter Unterschied zu anderen aktiven Verfahren konnte hierbei nicht nachgewiesen werden (Lauche et al., 2013).

Bei **kardiovaskulären Erkrankungen** wird vor allem über eine **blutdrucksenkende Wirkung** berichtet. Es konnte z. B. nachgewiesen werden, dass Qigong im Vergleich zu keiner Intervention den systolischen Blutdruck im Mittel um bis zu 17 mmHg und den diastolischen Blutdruck um bis zu 10 mmHg reduziert. Verglichen mit Ausdauersport zeigten sich Qigong-Übungen bei der Senkung des systolischen Blutdrucks zwar als unterlegen, in Bezug auf den diastolischen Blutdruck konnte jedoch kein signifikanter Unterschied zwischen Sport und Qigong festgestellt werden. Im Vergleich zu blutdrucksenkenden Medikamenten bewirkte Qigong eine klinisch bedeutsame, aber nicht statistisch signifikante Reduktion des systolischen Blutdrucks (8 mmHg). Der diastolische Blutdruck konnte dagegen in einem statistisch signifikanten Maße im Vergleich zu Antihypertensiva gesenkt werden (6 mmHg). Wurde Qigong adjunktiv zu Blutdrucksenkern eingesetzt, konnte sowohl der systolische als auch der diastolische Blutdruck signifikant stärker gesenkt werden als durch blutdrucksenkende Arzneimittel alleine (Xiong et al., 2015).

Als **unterstützende Maßnahme in der Krebstherapie** wird vor allem von einer Verbesserung der krankheitsbedingten Fatigue berichtet (Klein et al., 2016). Bei Patienten mit Prostatakarzinom konnte zudem eine kontrollierte Studie eine Verbesserung des Nachtschlafs (Schlaflänge) während der Bestrahlungstherapie nachweisen (McQuade et al., 2017). Genauso wie beim Tai-Chi ist auch für Qigong die Evidenzlage bezüglich des Einflusses auf die krankheitsbedingte Lebensqualität bisher nicht eindeutig geklärt (Tao et al., 2016).

Wirksamkeitsnachweise für spezifische Altersgruppen

Zwar konnte eine Meta-Analyse eine Verbesserung der Motorik und der Lebensqualität von Parkinsonpatienten durch Qigong nachweisen (Song et al., 2017), für viele andere Indikationen liegen jedoch meist keine Daten aus kontrollierten Studien für spezifische Altersgruppen vor. Dass hier dennoch Forschungsbedarf besteht zeigt eine klinische Studie, die im Gegensatz zur altersunspezifischen Stichprobe anderer Studien keine schmerzreduzierenden Effekte von Qigong bei älteren Patienten mit chronischem Kreuzschmerz beobachten konnte (Teut et al., 2016). Worin dieser Unterschied in der Wirksamkeit begründet liegt, bleibt bisher ungeklärt.

Bei Kindern und Jugendlichen konnten bislang keine Wirksamkeitsnachweise aus kontrollierten Studien identifiziert werden. Es liegen lediglich einzelne kontrollierte Studien zur Wirksamkeit einer Qigong-Massagetechnik bei Kindern mit Autismus, Zerebralparese und Down-Syndrom vor (Silva et al., 2011; Silva et al., 2009; Silva et al., 2012).

Meditation

Eine Eingrenzung der Forschungslage zur Meditation erscheint schwierig. So werden häufig Studien zu Yoga, Qigong oder Tai-Chi unter Meditation subsumiert – durchaus nicht unberechtigt, allerdings erschwert eine gemeinsame Betrachtung dieser Verfahren die **Umsetzung in die Praxis** deutlich. Auch ist in den letzten Jahren gerade die Nutzung der **Achtsamkeitsmeditation** sehr gestiegen und gerade diese Meditationsform wird vermehrt beforscht. Allerdings geschieht dies meist in eher **multimodalen Programmen** wie Mindfulness-Based Stress Reduction oder Mindfulness-Based Cognitive Therapy, die neben der reinen Meditation auch edukative, z. T. auch psychotherapeutische Elemente sowie Yoga umfassen und daher hier im Subkapitel zu Mind-Body-Programmen subsumiert werden.

Die Diskussion zur Wirksamkeit meditativer Verfahren war in den letzten Jahren primär durch **zwei große Metaanalysen** geprägt. So fand eine umfassende Metaanalyse zur Wirkung der Meditation bei gesunden Erwachsenen mittelstarke Wirkungen auf psychologische Variablen. Besonders deutlich wirkte Meditation auf Emotionen und soziale Beziehungen (Sedlmeier et al., 2012). Die zweite Metaanalyse hingegen schloss explizit nur klinische erwachsene Populationen ein und fokussierte auf Stress-assoziierte Zielparameter (Goyal et al., 2014). Die Analyse fand moderate Evidenz für positive Wirkungen auf Angst, Depressivität und Schmerz – Meditation war jedoch anderen aktiven Interventionen nicht überlegen.

Betrachtet man spezifische Patientenpopulationen, so waren insbesondere **kardiovaskuläre Erkrankungen** von Beginn an ein Hauptfokus der Forschungsbemühungen zum klinischen Einsatz der Meditation, insbesondere die Vertreter der Transzendentalen Meditation waren hier sehr aktiv. Tatsächlich empfiehlt die American Heart Association in ihrem Scientific Statement zur nichtpharmakologischen Behandlung des **Bluthochdrucks** ausdrücklich Meditation; allerdings nur mit geringem Evidenzgrad – und auch nur für Transzendentale Meditation. Andere Meditationsformen oder auch Yoga werden nicht empfohlen (Brook et al., 2013). Frühe Metaanalysen fanden tatsächlich insbesondere für Transzendentale Meditation beeindruckende und klinisch relevante antihypertensive Wirkungen, die denen anderer Entspannungsverfahren deutlich überlegen waren (Bai et al., 2015; Rainforth et al., 2007). Neuere Metaanalysen zeigen jedoch überlegene Wirkungen anderer Meditationsverfahren gegenüber transzendentaler Meditation, wenn modernes 24-Stunden-Blutdruckmonitoring verwendet wurde (Shi et al., 2017). Insgesamt scheint Meditation aber (unabhängig von der spezifischen Meditationsform) den Blutdruck in klinisch relevantem Ausmaß senken zu können. Ein Cochrane Review zur Primärprävention von Herzerkrankungen durch Transzendentale Meditation kam zu keinem abschließenden Ergebnis (Hartley et al., 2017); einzelne, durchaus auch größer angelegte, Studien zeigten jedoch eine reduzierte Gesamtmortalität (um fast 50 %) sowie Inzidenzrate kardiovaskulärer Ereignisse in der Sekundärprävention der **koronaren Herzkrankheit** durch Transzendentale Meditation im Vergleich zur Gesundheitsedukation (Schneider et al., 2012).

Im Bereich von chronischem Schmerz zeigen Einzelstudien eine stärkere Reduktion von **Rücken- und Nackenschmerz** durch Jyoti Meditation als durch einfache Rücken- oder Nackenübungen (Jeitler et al., 2015; Michalsen et al., 2016). Ähnliche Wirkungen zeigte die Metta-Meditation (Meditation der Liebenden Güte) (Carson et al., 2005). Erste Hinweise auf positive Wirkungen der Meditation ergeben sich auch im Bereich psychischer Störungen wie **Angststörungen** (Manzoni et al., 2008), **Aufmerksamkeitsdefizit-Hyperaktivitätsstörung** (Krisanaprakornkit et al., 2010), **Substanzmissbrauch** (Ospina et al., 2007) oder **posttraumatischer Belastungsstörung** (Hilton et al., 2017).

Im Bereich der Onkologie und Hämatologie zeigen Einzelstudien ebenfalls positive Wirkungen auf Lebensqualität und psychische Gesundheit bei Patienten mit **Brustkrebs** oder **Leukämie** (Nidich et al., 2009; Salhofer et al., 2016; Targ und Levine, 2002). Außerhalb der Kardiologie können Schlussfolgerungen zur Wirksamkeit meditativer Verfahren (abgesehen von der Achtsamkeitsmeditation) jedoch nur preliminär getroffen werden, da die oftmals mangelnde Studienqualität wie auch die Heterogenität zwischen den Studien in Bezug auf Charakteristika der Patientenpopulationen und Interventionen, eine letztgültige Einordnung noch nicht erlauben.

Wirksamkeitsnachweise für spezifische Altersgruppen

Bei älteren Menschen können verschiedene Meditationstechniken die kognitive Leistungsfähigkeit verbessern (Wang et al., 2014). Auch wenn die Datenlage hier nicht abschließend beurteilt werden kann, spricht viel dafür, dass Meditation dem altersassoziierten kognitiven Abbau entgegenwirkt, also die kognitive und Gehirnalterung verlangsamt.

Bei Kindern liegen insbesondere Studien zu AD(H)S vor, definitive Schlussfolgerungen lassen sich aktuell aber nicht ziehen (Evans et al., 2017).

Biofeedback/Neurofeedback

Als Biofeedback werden Methoden bezeichnet, bei denen durch technische, zumeist elektronische, Hilfsmittel Veränderungen von biologischen Vorgängen beobachtbar gemacht werden. Es wird häufig zur Entspannung oder zur Rehabilitation eingesetzt. Das Neurofeedback ist eine Spezialrichtung des Biofeedbacks, bei der Veränderungen von Gehirnstromkurven von einem Computer in Echtzeit analysiert und an den Patienten zurückgemeldet werden.

Bezüglich psychologischer Parameter konnte vor allem eine stressreduzierende und anxiolytische Wirkung von Biofeedback bestätigt werden (Goessl et al., 2017).

In der Therapie von **Rückenschmerzpatienten** zeigt eine Metaanalyse einen Effekt von mittlerer Stärke für die Schmerzreduktion auf. Ebenso beeinflusste das Biofeedback die körperliche Funktionsfähigkeit der Patienten positiv. Diese Wirkungen blieben sogar über einen Zeitraum von bis zu 8 Monaten nach der Intervention stabil (Sielski et al., 2017). In Kombination mit kognitiver Verhaltenstherapie zeigte sich Biofeedback zudem bei der Behandlung von temporomandibulären Syndromen als wirksam (Crider et al., 2005). Auch für das **Fibromyalgie-Syndrom** konnte eine schmerzreduzierende Wirkung beobachtet werden. Die Biofeedbacktherapie beeinflusste jedoch nicht die Schlafqualität, Depressivität, Fatigue und gesundheitsbezogene Lebensqualität der Patienten. Ebenso konnten keine Langzeiteffekte nachgewiesen werden (Glombiewski et al., 2013). Die beste Evidenzlage im Bereich der Schmerzerkrankungen liegt zurzeit für Migräne vor (Andrasik et al., 2009; Grazzi et al., 2010). So zeigte eine Metaanalyse eine klinisch relevante Reduktion der Anfallsfrequenz durch die Biofeedbacktherapie. Dieser Effekt war sogar über einen Zeitraum von bis zu 17 Monaten stabil (Nestoriuc et al., 2007).

Bei Krebserkrankungen kann Biofeedback vor allem in der Behandlung von krankheitsbedingter Fatigue empfohlen werden (Luctkar-Flude et al., 2015). Wurde Biofeedback zudem zusätzlich zu einem Beckenbodentraining angeboten, half es Patienten nach radikaler Prostatektomie im Vergleich zu einem alleinigen Beckenbodentraining besser beim Umgang mit Inkontinenz (Hsu et al., 2016). Gleiches konnte für stressinduzierte Inkontinenz berichtet werden (Herderschee et al., 2011).

Keine Evidenz liegt hingegen für die Behandlung von Schlafbruxismus (Wang et al., 2014) und für chronische Verstopfung vor (Wang et al., 2014).

Wirksamkeitsnachweise für spezifische Altersgruppen

Auch für Biofeedback ist die Evidenzlage für spezifische Altersgruppen sehr überschaubar. Bei älteren Menschen liegen vor allem Daten zur Sturzprävention vor. Es konnte nachgewiesen werden, dass sich vor allem visuell unterstütztes Biofeedback positiv auf Balance und Stabilität auswirkt (Alhasan et al., 2017; Ma et al., 2016). Ferner zeigte eine einzelne kontrollierte Studie, dass Biofeedback auch im Alter den Umgang mit Inkontinenz erleichtern kann (Tadic et al., 2007).

Bei Kindern und Jugendlichen liegen belastbare Daten vornehmlich für die Migräneprophylaxe vor. Hier wies eine Metaanalyse nach, dass Biofeedback verglichen mit keiner spezifischen Behandlung die Frequenz, Dauer und Intensität der Migräneattacken signifikant senken konnte. Biofeedback hatte jedoch keinen additiven Effekt, wenn es mit anderen Behandlungsmethoden kombiniert wurde. Ebenso wenig konnten signifikante Vorteile gegenüber anderen aktiven Behandlungen gefunden werden (Stubberud et al., 2016).

Als uneffektiv zeigte sich Biofeedback bei AD(H)S und Enuresis im Kindes- und Jugendalter (Cortese et al., 2016; Fazeli et al., 2015).

Progressive Muskelentspannung

Bei der Progressiven Muskelentspannung (PME) soll durch die **willentliche und bewusste An- und Entspannung** bestimmter **Muskelgruppen** ein tiefer Entspannungszustand des ganzen Körpers erreicht werden. Hierfür werden nacheinander einzelne Muskelpartien in bestimmter Reihenfolge angespannt, die Muskelspannung kurzfristig gehalten und anschließend die Spannung gelöst. Die Konzentration der Person soll dabei auf die Empfindungen gerichtet werden, die mit den unterschiedlichen Spannungszuständen einhergehen. Ziel der PME ist es somit durch eine verbesserte Körperwahrnehmung die Muskelspannung unter das vom Patienten bisher als normal empfundene Niveau zu senken.

Eine Metaanalyse konnte den **anxiolytischen Effekt** von Progressiver Muskelentspannung bestätigen (Manzoni et al., 2008). Zudem konnte bei verschiedenen psychiatrischen und nichtpsychiatrischen Indikationen eine **antidepressive und stressreduzierende Wirkung** nachgewiesen werden (Vancampfort et al., 2013; Blanaru et al., 2012; Zhao et al., 2012).

Für PME besteht im Bereich der **Migräneprophylaxe** eine sehr gute Evidenzlage. Es konnten gute Erfolge bei der Senkung von Frequenz, Dauer und Intensität der Attacken berichtet werden (Kropp et al., 2017; Meyer et al., 2016). Bei Patienten mit **chronischen Nackenschmerzen** reduzierte PME in einer kontrollierten Studie die Schmerzen in vergleichbarem Ausmaß wie Schröpfmassage (Lauche et al., 2013). Keine Evidenz liegt hingegen in der Behandlung des Fibromyalgie-Syndroms vor (Meeus et al., 2015).

In der **supportiven Krebstherapie** wurde vor allem eine Reduktion der chemotherapeutischen Nebenwirkungen (nicht jedoch des Erbrechens) nach PME beobachtet. Zudem konnte eine Steigerung der Lebensqualität, sowie anxiolytische und antidepressive Wirkungen nachgewiesen werden (Pelekasis et al., 2017; Liao et al., 2017). In Kombination mit Imaginationsübungen zeigten sich außerdem positive Auswirkungen auf das Schmerzempfinden, sowie auf die krankheitsbedingte **Fatigue** der Patienten (Charalambous et al., 2016).

Ein ebenfalls positiver Einfluss auf Fatigue wurde für Multiple Sklerose und die chronisch-obstruktive Lungenerkrankung gefunden. Zudem konnte durch PME die Schlafqualität bei Patienten beider Krankheitsbilder verbessert werden (Dayapoglu et al., 2012; Yilmaz et al., 2017; Akgun Sahin et al., 2015).

Eine einzelne kontrollierte Studie zeigte außerdem auf, dass PME möglicherweise auch in der Raucherentwöhnung eingesetzt werden kann. So hatten Patienten, die eine PME erhielten, signifikant weniger Verlangen nach einer Zigarette und klagten über weniger Entzugssymptome als Patienten die zur Ablenkung Zeitung lasen (Limsanon et al., 2015).

Keine Wirksamkeitsnachweise liegen hingegen für Patienten mit Diabetes mellitus (Najafi Ghezeljeh et al., 2017) sowie für Schlafbruxismus vor (Valiente Lopez et al., 2015).

Wirksamkeitsnachweise für spezifische Altersgruppen

Auch im Alter konnte eine antidepressive Wirkung von Progressiver Muskelentspannung bestätigt werden (Klainin-Yobas et al., 2015). Zudem liegen erste Hinweise vor, dass PME eine zusätzliche Therapieoption in der Versorgung von Demenzpatienten darstellen kann. Eine einzelne kontrollierte Studie legt nahe, dass PME sowohl behaviorale als auch psychische Symptome der Demenz positiv beeinflusst (Ikemata et al., 2017).

Bei älteren Menschen mit Brust- oder Prostatakrebs konnte zudem eine Verbesserung der Lebensqualität und der körperlichen Funktionsfähigkeit beobachtet werden (Shahriari et al., 2017). Auch bei krebskranken Kindern konnte ein Wirksamkeitsnachweis für PME erbracht werden. So demonstrierte etwa eine einzelne kontrollierte Studie eine Verbesserung der Schlafqualität und der krankheitsbedingten Fatigue bei Kindern mit akuter lymphatischer Leukämie. Dies allerdings nur, wenn PME gemeinsam mit einer Schlafhygieneschulung angeboten wurde (Zupanec et al., 2017).

Hypnose

Der Begriff „Hypnose“ ist abgeleitet vom altgriechischen Wort für „Schlaf“. Als Hypnose werden allgemein solche Verfahren bezeichnet, die zum Erreichen einer hypnotischen Trance eingesetzt werden. **„Trance“** bezeichnet hierbei einen tief entspannten

Wachzustand. Dieser Zustand ist gekennzeichnet durch eine extrem eingeschränkte und auf wenige Inhalte ausgerichtete Aufmerksamkeit. Wird die Hypnose in der Therapie von Erkrankungen eingesetzt, so spricht man von „Hypnotherapie". Mittlerweile hat sich eine Vielzahl von Indikationen ergeben, bei denen hypnotherapeutisch gearbeitet wird. Für einige dieser Indikationen liegen bislang gute Daten zur Evidenz vor.

Durch das Herbeiführen eines tiefen Entspannungszustands können generell positive **Effekte auf Depression, Angst und Stress** beobachtet werden (Shih et al., 2009; Fisch et al., 2017). Eine Metaanalyse konnte zeigen, dass speziell die **Angst vor ärztlichen Untersuchungen** durch eine vorher eingeleitete Hypnose signifikant gesenkt werden kann. Zudem ließ sich die für die Untersuchung benötigte Zeit signifikant verkürzen (Tefikow et al., 2013). Auch bei Patienten mit **posttraumatischer Belastungsstörung** wurde eine signifikante Symptomreduktion nach Hypnotherapie nachgewiesen (O' Toole et al., 2016; Rotaru et al., 2016).

Ein klassisches Anwendungsfeld von Hypnotherapie liegt sicherlich in der Behandlung von **Schmerzzuständen aller Art.** Bei chronischen Schmerzerkrankungen zeigten sich Hypnoseverfahren der Standardbehandlung in der Schmerzreduktion als überlegen. Auch im Vergleich zu anderen psychologischen Therapien konnte eine Überlegenheit von Hypnotherapie nachgewiesen werden. Allerdings nicht bei Kopfschmerzerkrankungen (Adachi et al., 2014). Auch bei Schmerzen resultierend aus Inaktivität konnte Hypnose kurzfristig helfen (Bowker et al., 2016). Eine Metaanalyse berichtete zudem eine klinisch relevante, kurzzeitige Schmerzlinderung bei Patienten mit Fibromyalgie-Syndrom. Außerdem verbesserte sich der psychologische Distress der Patienten. Ein additiver Effekt von Hypnose zusätzlich zu einer kognitiven Verhaltenstherapie konnte jedoch nicht bestätigt werden (Zech et al., 2017). Schmerzreduzierende Wirkungen wurden ebenfalls im Zusammenhang mit Operationen berichtet. So half eine vor der Operation induzierte Hypnose dabei die postoperativen Schmerzen, Ängstlichkeit und Übelkeit signifikant zu reduzieren. Eine Reduktion der Medikamenteneinnahme konnte allerdings nicht beobachtet werden (Kekecs et al., 2014). Keine Wirksamkeitsnachweise liegen bisher für temporomandibuläre Syndrome vor (Zhang et al., 2015).

Bei **Krebspatienten,** die im Rahmen ihrer Therapie hypnotisiert wurden, konnte festgestellt werden, dass sie signifikant weniger ängstlich waren als unbehandelte Patienten. Dieser Effekt war sogar langfristig nachweisbar (Chen et al., 2017). Speziell bei Frauen mit Brustkrebs konnte eine positive Wirkung von Hypnose auf mehrere Parameter aufgezeigt werden. Bei Frauen, die sich einer diagnostischen Brustbiopsie unterziehen mussten, führte Hypnose zu einer Reduktion von Schmerzen und psychologischem Distress. Bei Patientinnen nach einer Brustkrebsoperation konnten ebenfalls positive Wirkungen auf Schmerz, Distress, Fatigue und Übelkeit beobachtet werden. Frauen, die sich einer Strahlentherapie unterziehen mussten, berichteten von einer Verbesserung des Distress und der krankheitsbezogenen Fatigue, wenn Hypnose in Kombination mit einer kognitiven Verhaltenstherapie angeboten wurde. Bei Frauen mit metastasierendem Brustkrebs zeigten sich ebenfalls positive Auswirkungen auf Schmerz und Distress (Cramer et al., 2015b).

Ein weiteres gut untersuchtes Anwendungsfeld von Hypnotherapie liegt in der **Geburtshilfe.** Frauen, die sich vor der Geburt einer Hypnose unterzogen, verwendeten weniger Schmerzmedikamente oder Analgesien als Frauen in den Kontrollgruppen. Zudem hatten die Frauen weniger Angst vor der Geburt und empfanden diese als weniger schmerzhaft (MoghaddamHosseini et al., 2017; Madden et al., 2016). Hypnose erhöht jedoch weder die Wahrscheinlichkeit auf eine Spontangeburt, noch stellt sie eine wirksame Methode zur Geburtseinleitung dar (Nishi et al., 2014).

Darüber hinaus liegen Wirksamkeitsnachweise bei Patienten mit Reizdarmsyndrom (Schaefert et al., 2014; Lee, et al., 2014), für Schlafstörungen (Lam et al., 2015) und in der Raucherentwöhnung vor (Tahiri et al., 2012).

Wirksamkeitsnachweise für spezifische Altersgruppen:

Eine einzelne Studie liefert erste Hinweise darauf, dass auch bei **älteren Menschen** chronische Schmerzzustände effektiv durch Hypnotherapie gelindert werden können. Zudem zeigte sie, dass hypnotisierte Patienten weniger depressiv verstimmt waren (Ardigo et al., 2016).

Bei **Kindern und Jugendlichen** eignet sich Hypnotherapie besonders dazu, die Angst vor minimalinvasiven Eingriffen, wie z.B. Blutabnahmen, zu verringern. Eine Metaanalyse zu diesem Thema konnte zeigen, dass die Kinder nach Hypnose über weniger Stress und Schmerzen klagten (Birnie et al., 2014). Eine Übersichtsarbeit zum Thema funktionelle Bachschmerzen und Reizdarmsyndrom konstatiert für die Hypnotherapie positive Effekte auf die Schmerzempfindung der behandelten Kinder. Diese konnten sogar bis zu 1 Jahr nach Intervention nachgewiesen werden (Rutten et al., 2013). Auch Kinder mit Chemotherapie-induzierter Übelkeit und Erbrechen konnten eine Symptomlinderung durch Hypnose erfahren (Richardson et al., 2007).

2.3.3 Wie wirkungsvoll sind Programme der Mind-Body-Medizin?

Heidemarie Haller, Andreas Michalsen, Holger Cramer

Nach Studien zur Untersuchung der Wirksamkeit einzelner Verfahren der Mind-Body-Medizin galt es zu erforschen, inwieweit eine sinnvolle Kombination mehrerer Therapien die Effekte für Patienten zu optimieren vermag. Hierzu möchten wir nachfolgend Studien zu den **vier am besten wissenschaftlich evaluierten multimodalen Therapieansätzen** vorstellen, die ab den 1960er-Jahren zunächst vor allem in den USA, in den letzten Jahrzehnten aber auch vermehrt in Europa entwickelt wurden, um Menschen mit chronischen Erkrankungen aktiv in ihrer Krankheitsbewältigung zu unterstützen und Progression vorzubeugen.

Mindfulness-Based Stress Reduction nach Jon Kabat-Zinn

Stressreduktion durch Achtsamkeit, besser bekannt unter dem englischen Originalbegriff **Mindfulness-Based Stress Reduction (MBSR),** ist ein von Jon Kabat-Zinn an der University of Massachusetts Medical School entwickeltes edukativ-übendes Gruppenprogramm (Kabat-Zinn, 1982) (➤ Kap. 2.1.3). Es zielt darauf, Strategien der Stressbewältigung und Entspannung mit Lebensstilveränderungen wie Bewegung und Ernährung zu verbinden und das Prinzip der Achtsamkeit in alle Bereiche des Lebens zu integrieren. Das klassische MBSR-Programm umfasst einen Zeitraum von 8 Wochen mit wöchentlichen Gruppensitzungen zu je 2,5 Stunden und einem abschließenden Übungstag in Stille. Neben theoretischen Aspekten der Achtsamkeitslehre umfasst MBSR vor allem praktische Achtsamkeitsübungen wie Geh- und Sitzmeditation und achtsames Yoga sowie Übungen, bei denen Alltagsaktivitäten wie Essen, Körperpflege und zwischenmenschliche Kommunikation achtsam praktiziert werden. Zudem sollen kleine Hausaufgaben eine Integration des Erlernten in den Alltag erleichtern (Baer, 2003).

Oft in Zusammenhang mit MBSR wird Achtsamkeitsbasierte Kognitive Therapie (engl.: **Mindfulness-Based Cognitive Therapy, MBCT**) untersucht. Das Konzept verbindet **MBSR-Techniken** mit **kognitiv-verhaltenstherapeutischen Elementen** wie Psychoedukation, kognitive Umstrukturierung und der Entwicklung angenehmer Aktivitäten. MBCT wurde von Psychotherapieforschern der Universitäten von Toronto, Cambridge und Oxford entwickelt und umfasst ebenfalls 8 wöchentliche Gruppentherapien zu je 2 Stunden, einen zusätzlichen Übungstag und Hausaufgaben, um Achtsamkeit im täglichen Leben zu kultivieren (Teasdale et al., 2000; Teasdale et al., 1995).

Seit den 1980er-Jahren zunehmend erforscht, ist die Wirksamkeit von MBSR und MBCT mit über 250 randomisiert kontrollierten Studien und über 100 systematischen Übersichtsarbeiten und Metaanalysen 2017 inzwischen sowohl bei Kindern und Jugendlichen als auch bei erwachsenen Patienten und Berufstätigen unterschiedlichster Professionen **gut untersucht.** Einen systematischen Überblick über die Effektivität von MBSR und MBCT bei verschiedenen Patientenpopulationen gibt ein **Overview of Reviews** (Gotink et al., 2015). Die Autoren schlossen 23 Reviews über 115 randomisiert kontrollierte Studien ein, die insgesamt 8683 Patienten mit somatischen Erkrankungen sowie psychischen Störungen untersuchten. Im Ergebnis **zeigten sich MBSR und MBCT der jeweiligen Standardbehandlung** (Warteliste oder keine explizite Studienintervention) **bezüglich der Reduktion von Depressivität, Ängstlichkeit und Stress signifikant überlegen.** Die Lebensqualität und physische Funktionalität der Patienten konnte ebenfalls signifikant gesteigert werden. Die Effektstärken sind als klein bis mittel einzuschätzen.

Zudem zeigte sich eine deutliche **Dosis-Wirkungs-Abhängigkeit.** Je häufiger die Patienten am MBSR/MBCT-Programm teilnahmen und je mehr sie zu Hause Achtsamkeit praktizierten, desto stärker reduzierten sie Stress und psychophysiologische Symptomatik (Gotink et al., 2015). Eine neue Metaanalyse bestätigt diesen Zusammenhang. Auch Parsons et al. (2017) fanden über klinische und nichtklinische Stichproben hinweg eine signifikante positive Korrelation des Praktizierens von Achtsamkeit zu Hause von **mindestens 30 Minuten pro Tag** und der Veränderung der Studienergebnisse nach erfolgtem MBSR oder MBCT Kurs. Im Allgemeinen zeigen systematische Übersichtsarbeiten keine oder keine schwerwiegenden Nebenwirkungen der MBSR- oder MBCT-Programme (Gotink et al., 2015).

Evidenz bei Gesunden

Eine Metaanalyse bei gestressten erwachsenen Probanden, meist Studenten und Angestellte im Gesundheitssystem, analysierte 18 randomisiert kontrollierte Studien zur Wirksamkeit von MBSR. Khoury et al. (2015) fanden große Effekte bezüglich der **Reduktion des wahrgenommen Stresslevels** sowie mittlere Effekte für Ängstlichkeit, Depressivität und Lebensqualität. Veränderungen der berichteten Achtsamkeit korrelierten hierbei signifikant mit den Veränderungen direkt nach und bis zu 19 Wochen nach Interventionsende. Erste experimentelle Studien weisen ferner darauf hin, dass MBSR signifikant zur Verbesserung der Fähigkeit beiträgt, effektiver unter Stress zu arbeiten. Jha et al. (2007) konnten zeigen, dass Teilnehmer eines MBSR-Trainings nicht nur eine verbesserte endogene Wahrnehmungsfähigkeit entwickelten, sondern auch mit einer signifikant geringer ausgeprägten Stressantwort auf unerwartete äußere Reize reagierten.

Mittels bildgebender Verfahren konnte zudem nachgewiesen werden, dass MBSR zu einer signifikanten Zunahme der kortikalen Dicke und **erhöhten Funktionalität von Gehirnregionen** führte, die für die Regulation von Emotionen sowie für Interozeption, Lernen und Gedächtnis verantwortlich sind. Funktionelle und strukturelle Veränderungen nach MBSR betrafen vor allem Areale des präfrontalen und zingulären Kortex, der Insula, des Hippocampus und der Amygdala. Die Amygdala wiederum zeigte eine bessere Konnektivität mit dem präfrontalen Kortex und feuerte weniger lange nach der Exposition von emotionalen Stimuli (Gotink et al., 2016; Tang et al., 2015). Auch wurde gezeigt, dass die **zentrale Verarbeitung schmerzhafter Reize** durch ein kurzes MBSR-Programm positiv beeinflusst werden kann. Gegenüber der Kontrollbedingung, in der sich gesunde Probanden in Rückenlage ausruhen sollten, nahm die MBSR-Gruppe bei gleicher experimentell induzierter nozizeptiver Stimulation die Schmerzen als signifikant weniger unangenehm wahr. Dass noxische Reize weniger stark in wahrnehmbare Schmerzsignale konvertiert werden und weniger unangenehm scheinen, wird durch die vermehrte Aktivierung anteriorer Anteile der Insula sowie des anterioren zingulären und orbitofrontalen Kortex erklärt, die die kognitive Evaluation und die korrigierende Bewertung emotional gefärbter Stimuli regulieren (Zeidan et al., 2011).

Auf molekularer Ebene konnten weitere Studien **inflammatorische und epigenetische Mechanismen** von MBSR nachweisen. Im Vergleich zu einer gematchten aktiven Kontrollintervention berichteten Probanden der MBSR-Gruppe zwar ähnliche stressevozierte Kortisolausschüttungen sowie entsprechende Reduktionen psychischer und physischer stressassoziierter Symptome. Die inflammatorische Antwort des Immunsystems auf den experimentell evozierten Stress war jedoch signifikant kleiner in der MBSR-Gruppe (Rosenkranz et al., 2013). Eine kleine randomisierte Studie (Daubenmier et al., 2012) untersuchte die Telomerase-Aktivität nach MBSR im Vergleich zu Warteliste. Im Ergebnis zeigten Probanden, die am häufigsten am MBSR-Training teilnahmen, die höchste Telomerase-Aktivität und berichteten ebenfalls die größte Reduktion der subjektiven wie körperlichen Stressantwort. Dieser Trend erreichte jedoch nicht statistische Signifikanz.

Evidenz bei chronischen Schmerzen

Die Evidenz für MBSR und MBCT bei **chronischen Schmerzerkrankungen** ist inkonsistent. Eine aktuelle Metaanalyse (Veehof et al., 2016) über 16 randomisiert kontrollierte Studien bei Patienten mit gemischten chronischen Schmerzerkrankungen wie unspezifischen muskuloskelettalen Schmerzen, Kreuz- und Kopfschmerzen sowie rheumatoider Arthritis und Fibromyalgie zeigte eine zwar signifikante, aber nur geringgradige Reduktion der depressiven Begleitsymptomatik. In Bezug auf Schmerzintensität, funktionelle Einschränkungen, Lebensqualität und Ängstlichkeit unterschieden sich MBSR/MBCT jedoch nicht signifikant von der jeweiligen Kontrollgruppe, die Schmerzedukation oder lediglich Standardtherapie ohne eine spezifische Studienintervention erhielt. Da die statistische Heterogenität zwischen den einzelnen Studien z. T. sehr hoch war und einige Subgruppenanalysen nur 1 oder 2 der 16 Studien einschließen konnten, sollten die Ergebnisse von Veehof et al. (2016) als vorläufig interpretiert werden.

Eine weitere Metanalyse über 7 randomisiert kontrollierte Studien zur Wirksamkeit von MBSR und MBCT bei chronisch unspezifischen Rückenschmerzen konnte ebenfalls nur Kurzzeiteffekte mit kleinen bis mittleren Effektstärken für körperliche Lebensqualität und Schmerzreduktion gegenüber der Standardbehandlung ohne eigene Studienintervention zeigen. Längerfristige Effekte wurden nicht gefunden (Anheyer et al., 2017).

Evidenz bei kardiovaskulären Erkrankungen

Für Patienten mit **Bluthochdruck,** vaskulären Folgeerscheinungen von Diabetes mellitus Typ 1 und 2, **koronarer Herzkrankheit** und Schlaganfall zeigt eine Metaanalyse über 8 randomisiert kontrollierte Studien (Abbott et al., 2014), dass MBSR/MBCT signifikant Depressivität, Ängstlichkeit und Stress reduzieren kann. Die Effektstärken gegenüber keiner spezifischen Studienintervention sind dabei als klein bis mittel einzuschätzen. Effekte auf den systolischen und diastolischen Blutdruck sind als mittel bis groß einzuschätzen, aufgrund der fraglichen Vergleichbarkeit der Studien jedoch kaum generalisierbar. Keine Veränderungen wurden gefunden für Albuminurie, HbA1C und Stresshormonlevels.

Evidenz bei gastroenterologischen Erkrankungen

Die Wirksamkeit von MBSR und MBCT für Patienten mit **chronisch-entzündlichen Darmerkrankungen** wurde bisher in 3 randomisiert kontrollierten Studien untersucht. Zusammenfassend lässt sich aussagen, dass gegenüber einer Warteliste MBCT depressive und ängstliche Begleitsymptome signifikant reduzieren kann, Rezidivrate und krankheitsbezogene Lebensqualität sich jedoch nicht signifikant zwischen den Gruppen unterschieden (Berrill et al., 2014; Schoultz et al., 2015). Gegenüber aktiven Kontrollinterventionen konnte MBSR bei Patienten im Rezidiv Stress reduzieren und die Lebensqualität fördern, Rezidive selbst wurden jedoch nicht verhindert (Jedel et al., 2014).

Evidenz bei psychischen Störungen

Die Effektivität von MBSR und MBCT ist für psychiatrische Diagnosen gut untersucht. Für Patienten mit **depressiven Störungen** zeigen Metaanalysen, dass insbesondere MBCT die Schwere depressiver Symptome signifikant reduzieren kann, wobei die Wirkung im Vergleich zu einer Warteliste größer ausfällt als gegenüber einer psychotherapeutischen Kontrollbedingung ohne Achtsamkeitsbezug (Strauss et al., 2014). Darüber hinaus konnte MBCT in einer Metaanalyse das Risiko eines Rückfalls bei rezidivierender Depression um 40 % gegenüber Standardbehandlung (ohne zusätzliche Studienintervention) (Galante et al., 2013) und um 23 % gegenüber der Einnahme antidepressiver Medikamente (Kuyken et al., 2016) senken. MBSR scheint hingegen weniger effektiv bei Depressionen zu wirken. Zwar fand eine neue Metaanalyse (Bo et al., 2017) in 5 randomisiert kontrollierten Studien eine deutliche Überlegenheit gegenüber intensivierter Standardbehandlung (ohne zusätzliche Studienintervention), allerdings umfasste diese Analyse nur Studien zu älteren chinesischen Patienten, die Übertragbarkeit auf andere Patientengruppen ist daher fraglich.

Für **Angststörungen** wurden ähnliche Ergebnisse gefunden. MBSR scheint bei verschiedenen Angstdiagnosen zwar besser zu wirken als keine Behandlung, war jedoch Kognitiver Verhaltenstherapie signifikant unterlegen (Strauss et al., 2014). Eine weitere Metaanalyse, die die Wirkung von MBCT und MBSR vor allem auf Angstsymptome als Begleiterscheinungen somatischer Erkrankungen untersuchte, ergab eine mittlere Effektstärke (Chen et al., 2012).

Online MBSR/MBCT-Kurse zeigten in einer Metaanalyse über 9 randomisiert kontrollierte Studien gegenüber einer Wartelistenkontrolle im Mittel schwächere Wirkungen auf Depressivitäts- und Angstvariablen als offline MBSR/MBCT-Programme im Gruppensetting (Spijkerman et al., 2016).

Eine weitere Metaanalyse bei **psychotischen Patienten** fand 4 randomisiert kontrollierte Studien, die die Wirkungen von MBSR und MBCT untersuchten (Cramer et al., 2016). Positive wie negative psychotische Symptome konnten kurzzeitig sowie bis 2 Jahre nach Therapieende gegenüber der Standardbehandlung (ohne zusätzliche Studienintervention) signifikant reduziert werden. Ebenso konnte die Hospitalisierungsrate langfristig signifikant reduziert werden. Die Effektstärken sind als mittel bis hoch einzuschätzen und bescheinigen MBSR und MBCT eine nachhaltige Effektivität für Patienten mit Schizophrenie und verwandten psychotischen Störungen.

Evidenz bei Krebserkrankungen

Die meisten Studien zur Effektivität von MBSR und MBCT wurden bei **Brustkrebspatientinnen** durchgeführt. Eine Metaanalyse über 9 randomisiert kontrollierte Studien zu MBSR und einer Studie zu MBCT (Haller et al., 2017) fand gegenüber Standardbehandlung (ohne zusätzliche Studienintervention) signifikante, jedoch durchgehend kleine Kurzzeiteffekte auf Lebensqualität, Fatigue, Schlaf, Stress, Ängstlichkeit und Depressivität. Beide Verfahren zeigten diese Effekte sowohl unter als auch nach abgeschlossener adjuvanter onkologischer Therapie. Nach 1 Jahr fand die Metaanalyse hingegen nur noch Effekte von MBSR/MBCT auf Ängstlichkeit.

Sanada et al. (2017) untersuchten darüber hinaus, ob MBSR Veränderungen auf biochemischer Ebene bewirkt und das Immunsystem von Brustkrebspatientinnen stärken kann. Der Review fand 3 randomisierte Studien, die MBSR ebenfalls mit Warteliste oder keiner spezifischen Studienintervention verglichen und zum Teil gegensätzliche Evidenz liefern. Die Autoren schlussfolgern dennoch immunsystemmodulierende und -normalisierende Effekte von MBSR auf pro- und anti-inflammatorische Zytokine und den Tumornekrosefaktor.

Relaxation Response nach Herbert Benson

Als 1915 der Begriff Stress Response als Reaktion des Körpers auf Bedrohung/Stress geprägt wurde, entwickelten Herbert Benson und Kollegen an der Harvard Medical School in den 1960er-Jahren das Konzept der Relaxation Response (Benson et al., 1977) (➤ Kap. 2.1.3). Relaxation Response beschreibt den Zustand tiefer Entspannungsfähigkeit, bei dem die innere Aufmerksamkeit auf einen sich wiederholenden Stimulus gerichtet ist, der die Gedanken beruhigen und als Folge die Aktivität des sympathischen Nervensystems senken soll. Dieser Stimulus kann eine Melodie, ein Mantra, Gebetsvers oder eine meditative Bewegungsabfolge umfassen und eingebettet sein in verschiedenste Entspannungstechniken wie Atemmeditation, Progressive Muskelentspannung, Yoga, Tai-Chi oder auch Joggen oder Stricken. Das aktuelle Relaxation-Response-and-Resilienz-Programm (3RP) nach Benson umfasst 8 Einheiten im Gruppen- oder Individualsetting und integriert meditative und Achtsamkeitsübungen, kognitive Bewältigungsstrategien und Elemente der positiven Psychologie (Park et al., 2013a).

Eine retrospektive Kohortenstudie verglich die **Inanspruchnahme von Gesundheitsleistungen** von 4452 Patienten verschiedenster chronischer Erkrankungen, die 3RP durchliefen, mit 13 149 Kontrollpatienten, die am selben Krankenhaus behandelt wurden, 3RP aber nicht erhielten (Stahl et al., 2015). In den darauffolgenden Jahren berichteten die 3RP-Patienten, die zuvor überdurchschnittlich häufig ambulante wie stationäre Leistungen in Anspruch genommen haben, eine um 42 % reduzierte Inanspruchnahme während vergleichbare Kontrollpatienten leidglich eine um 26 % reduzierte Inanspruchnahme berichteten. Dieser Gruppenunterschied war signifikant und umfasste diagnostische wie therapeutische Leistungen aus den Bereichen Allgemeinmedizin, Notfallmedizin, Onkologie, Gastroenterologie, Kardiologie, Orthopädie und Psychiatrie. Auch konnte die Notwendigkeit erneuter stationärer Aufnahmen durch das zusätzliche 3RP-Training deutlicher gesenkt werden als durch die medizinische Standardversorgung (Stahl et al., 2015).

Eine weitere Studie untersuchte einmalige Teilnehmer des 3RP mit Langzeitpraktizierenden. Die einmalige Teilnahme am 3RP reduzierte das subjektive psychophysiologische Stressempfindens auf ein Niveau vergleichbar mit dem der Langzeitpraktizierenden. Jedoch zeigten **Langzeitpraktizierende** schnellere sofortige Reduktionen des subjektiven Stresslevels nach wiederholter 3RP-Praxis und signifikante Reduktionen von Stresshormonen im Blut im Gegensatz zu einmaligen Teilnehmern (Chang et al., 2011). Zudem zeigten Kurz- wie Langzeitpraktizierende (letztere in einem größeren Ausmaß) eine signifikant verstärkte Expression von Genen, die mit dem Energiestoffwechsel, mitochondrialen Funktionen, Insulinsekretion und der Replikation/Reparatur von Telomeren assoziiert sind. Die Expression von Genen, die mit Entzündungsprozessen und stressbedingten Signalwegen verknüpft sind, konnte hingegen reduziert werden (Bhasin et al., 2013).

Die Wirksamkeit von Relaxation-Response-Programmen wurde zudem in zahlreichen klinischen Studien für **verschiedene Patientenkollektive** untersucht. Erste positive Wirkungen zeigten sich für Patienten mit Bluthochdruck (Dusek et al., 2008), Angststörungen (Jacquart et al., 2014; Nakao et al., 2001), Schlafstörungen (Jacobs et al., 1993; Morin et al., 1992), Reizdarm (Keefer und Blanchard, 2002), rheumatischen Erkrankungen (Astin et al., 2002), akuten wie chronischen Schmerzen (Schaffer und Yucha, 2004) und begleitend zur Brustkrebsdiagnostik (Park et al., 2013b) und Prostatakrebstherapie (Beard et al., 2011).

Lifestyle Medicine nach Dean Ornish

Dean Ornish, Professor an der Universität von Kalifornien in San Francisco, entwickelte Ende der 1970er-Jahre ein strukturiertes Lebensstilprogramm zur Prävention kardiovaskulärer Erkrankungen, das aus vier Säulen besteht: Eine vollwertige, pflanzenbasierte Ernährung, Stressmanagementtechniken wie Meditation, Yoga und Kognitive Umstrukturierung, moderate tägliche körperliche Bewegung und Unterstützung durch sowie Zuwendung zu anderen Menschen und zu sich selbst (Ornish et al., 1990b) (➤ Kap. 2.1.3).

In ersten randomisiert kontrollierten Studien konnte Ornish zeigen, dass Patienten mit **koronarer Herzerkrankung** signifikant und nachhaltig von den vermittelten Lebensstilveränderungen profitierten. Die Ornish-Patienten berichteten nach 5 Jahren einen signifikanten Rückgang koronarer Arteriosklerose, während bei Patienten unter Standardtherapie die sklerotischen Ablagerungen weiter fortschritten und mehr als 2-mal so viele kardiale Ereignisse (wie Myokardinfarkte, Bypass-Operationen) auftraten (Frattaroli et al., 2008; Ornish et al., 1990a; Ornish et al., 1998). Weiterhin konnte gezeigt werden, dass Herzpatienten, jüngere wie ältere über 65 Jahre, Lebensstilveränderungen nach Ornish gut umsetzen konnten, ihre Ernährung umstellten, sich mehr bewegten und besser mit Stressoren umgehen konnten. Dies wiederum verbesserte physiologische Parameter wie Plasmalipide, systolischen und diastolischen Blutdruck, Langzeitblutzucker und Gewicht und wirkte sich reduzierend auf die Depressivität und förderlich auf die Lebensqualität der Patienten aus (Daubenmier et al., 2007; Koertge et al., 2003; Pischke et al., 2007; Silberman et al., 2010). Eine weitere Untersuchung von Patienten, die eine Revaskularisation (Bypass-Operation oder Angioplastie) benötigten, zeigte, dass die 194 Ornish-Patienten in den folgenden 3 Jahren 57 operative Eingriffe benötigten, während die 139 Standardtherapie-Patienten 173 Eingriffe erhielten. Dies entsprach einer relativen Kostenersparnis von 47 % bzw. 3,1 Millionen Dollar (Ornish, 1998).

Dreiundneunzig Patienten mit frühem nicht-operiertem **Prostatakarzinom,** die das Ornish-Programm durchliefen und nach 1 Jahr mit Standardtherapie-Patienten verglichen wurden, konnten ebenfalls ihren Lebensstil signifikant verbessern, an Gewicht verlieren, Blutdruck sowie Blutfettwerte verbessern. Dies korrelierte mit erhöhter Lebensqualität und verbesserter subjektiver sexueller Funktionalität (Daubenmier et al., 2006). Zudem mussten 6 Patienten der Kontrollgruppe, jedoch kein Patient der Ornish-Gruppe aufgrund zu hoher PSA-Werte innerhalb eines Jahres operiert werden (Ornish et al., 2005). In einer Subgruppe der Ornish-Patienten konnte zudem nach 3 Monaten eine veränderte Expression von Genen nachgewiesen werden, die eine kritische Rolle für die Tumorgenese innehaben (Ornish et al., 2008), nach 5 Jahren eine weniger gesunkene Telomeraseaktivität und signifikant höhere Telomerlänge (Ornish et al., 2013).

Mind Body Medicine in Integrative and Complementary Medicine (MICOM)

An den Kliniken Essen-Mitte werden seit Ende der 1990er-Jahre Methoden integriert, die einerseits im Kontext der amerikanischen Mind-Body-medizinischen Forschung, andererseits im Kontext der europäischen Naturheilkunde entstanden sind und seit 2016 im MICOM-Programm zur Anwendung kommen. Neben der Vermittlung von Strategien zu den Themenfeldern Bewegung, Atmung, Entspannung und Ernährung fußt der Tempel der Gesundheit der Mind-Body-Medizin im Kontext der integrativen Medizin insbesondere auch auf seiner fünften Säule, den naturheilkundlich basierten Selbsthilfe-Techniken (Dobos et al., 2006; Paul et al., 2013) (➤ Kap. 3.5.6).

Evidenz im teilstationären Setting

In einer longitudinalen randomisiert kontrollierten Studie wurden 101 Patienten mit **koronarer Herzerkrankung** entweder einem 1-jährigen Mind-Body-Programm mit 10 wöchentlichen Gruppensitzungen von 3 Stunden und anschließenden 2-wöchentlichen Treffen zugeteilt oder erhielten schriftliche Lebensstil-Unterweisungen. Jede Stunde enthielt edukative Einheiten zu Stressmanagement- und Selbsthilfestrategien, mediterrane Ernährungsempfehlungen, gefolgt von Yoga, Achtsamkeitsmeditation, Entspannungs- und Imaginationsübungen. Nach 1 Jahr zeigten sich signifikante Gruppenunterschieden bezüglich körperlicher Lebensqualität und funktionellen körperlichen Einschränkungen. Auswirkungen auf psychische Dimensionen wurden lediglich bei Frauen beobachtet, die eine signifikant verbesserte Depressivität und weniger aufbrausende Gefühle wie Ärger, Wut und Zorn zeigten (Michalsen et al., 2005). Nach 3 Jahren konnten weiterhin signifikante Gruppenunterschiede im Blutdruck und der Herzrate nachgewiesen werden. Jedoch unterschieden sich die beiden Gruppen nicht bezüglich Progressionsparametern der mittels EBCT (Elektronenstrahltomografie) gemessenen Koronarverkalkung. Dafür nahm die Experimentalgruppe, die am Mind-Body-Programm teilnahm, signifikant weniger antiischämische Medikamente ein (Lehmann et al., 2011). Eine aktuelle Metaanalyse, die die Ergebnisse dieser Studie mit denen des Ornish-Programms zusammenfassend untersuchte, konnte zudem zeigen, dass eine aktive Veränderung des Lebensstils das Risiko erneuter Myokardinfarkte oder notwendiger Operationen der Koronargefäße signifikant senken konnte. Die Mortalitätsrate wurde dagegen nicht signifikant beeinflusst (Cramer et al., 2015), was für eine bessere Lebensqualität bei gleich bleibender Lebensquantität spricht.

Patienten mit **Colitis ulcerosa,** die das Mind-Body-Medizin-Programm der Kliniken Essen-Mitte (➤ Kap. 4.3) für 10 Wochen durchliefen, berichteten im Vergleich zu einer Wartelistenkontrolle signifikant weniger Colitis-Symptomatik und gesteigerte psychische Lebensqualität. Nicht beeinflusst wurden inflammatorische Blutparameter (Elsenbruch et al., 2005). Eine weitere Studie mit der doppelten Anzahl von Colitis-Patienten zeigte nach Durchlaufen des 10-Wochen-Programms eine signifikante Zunahme der körperlichen Funktionalität sowie eine Reduktion der Ängstlichkeit (Langhorst et al., 2007).

Bei Patienten mit verschiedenen **Krebserkrankungen** kann eine begleitende teilstationäre Mind-Body Therapie (➤ Kap. 4.2) ebenfalls als unterstützend auf den Umgang mit der Erkrankung wirken. Für Krebspatienten umfasst das Programm der Kliniken Essen-Mitte bei gleichem Inhalt 11 Einheiten im Umfang von jeweils 6 Stunden pro Woche. Eine unkontrollierte Studie mit 117 Krebspatienten zeigte umfangreiche signifikante Verbesserungen der Lebensqualität im körperlichen, emotionalen, kognitiven und sozialen Bereich sowie eine Abnahme von Symptomen wie chronische Erschöpfung/Fatigue, Schmerzen, Schlaflosigkeit, Verdauungsbeschwerden, Ängstlichkeit und Depressivität. Bewältigungsstrategien, Achtsamkeit und Lebenszufriedenheit nahmen signifikant zu (Dobos et al., 2015). Vergleichbare Ergebnisse zeigte eine Replikation der Studie an der Charité in Berlin (➤ Kap. 4.5), die Krebspatienten über 6 Monate begleitete. Nach

12 Wochen Intervention berichteten die Teilnehmer eine signifikant verbesserte Lebensqualität und Fatigue. Nach 6 Monaten zeigten die Analysen weiterhin signifikante Verbesserungen der Lebensqualität, nicht jedoch der Fatigue (Jeitler et al., 2017). Für eine Reduktion von Fatigue scheint insbesondere eine aktive und regelmäßige körperliche Bewegung notwendig zu sein, wie eine randomisiert kontrollierte Studie von Spahn et al. (2013) zeigen konnte. Hier wirkte eine 10-wöchige Walking-Intervention ähnlich gut wie das komplexe MBM-Programm, das insgesamt weniger auf aktive Bewegungseinheiten und mehr auf meditative und edukative Aspekte fokussierte.

Evidenz der Mind-Body-Medizin im stationären integrativmedizinischen Setting

Im stationären Setting integriert das Programm der Kliniken Essen-Mitte konventionelle Medizin mit wissenschaftlich geprüften komplementärmedizinschen Methoden und Techniken der Mind-Body-Medizin (➤ Kap. 3.1). In einer prospektiven Beobachtungsstudie (Lauche et al., 2012) durchliefen 2486 Patienten mit **chronischen Erkrankungen des kardiovaskulären, gastroenterologischen und/oder rheumatischen Formenkreis** den 2-wöchigen stationären Aufenthalt. Sie wurden vor, direkt nach sowie 3, 6 und 12 Monate nach Ende ihrer Therapie an den Kliniken Essen-Mitte zu Ihrem Befinden befragt. Im Ergebnis zeigten die Patienten über 12 Monate hinweg stabile Verbesserungen mit kleinen bis mittleren Effektstärken bezüglich physischer und psychischer Lebensqualität, Angst und Depressivität und Zufriedenheit mit ihrer Gesundheit. Krankschreibungen und Arztbesuche gingen zurück. Weiterhin erwies sich der Zusammenhang von steigenden internalen und sinkenden externalen Kontrollüberzeugungen mit einer steigenden Lebensqualität als statistisch bedeutsam. Das heißt, dass Patienten, die sich selbst als mitverantwortlich und bedeutsam für Veränderungen ihrer Symptomatik erlebten und weniger auf fremde, ärztliche Hilfe hofften, auch eine höhere Lebensqualität berichteten (Lauche et al., 2012). Dies konnte in einer späteren Studie mit 310 **chronischen Schmerzpatienten** bestätigt werden. In Regressionsanalysen zeigte sich insbesondere die durch den stationären Aufenthalt gesteigerte Fähigkeit zur eigenen aktiven Veränderung vielmehr als nur die Intention, eine persönliche Veränderung im Lebensstil angehen zu wollen, als signifikanter Einflussfaktor der Schmerzintensität. Darüber hinaus verbesserte die stationäre Therapie die körperlichen Einschränkungen durch die Schmerzen, die Schmerzakzeptanz und die Achtsamkeit der Patienten nachhaltig bis 6 Monate nach Therapieende (Saha et al., 2016).

2.3.4 Mind-Body-Medizin in medizinischen Leitlinien

Jost Langhorst, Petra Klose

Leitlinien sind **systematisch entwickelte Entscheidungshilfen für Ärzte und Therapeuten** zu medizinischen Themen (Langhorst, 2016). Leitlinien haben den Zweck, die wissenschaftliche Evidenz und Praxiserfahrung zu medizinischen Problemen zusammenzufassen, gegensätzliche Standpunkte zu klären und das aktuelle Vorgehen der Wahl zu definieren. Diese Entscheidungshilfen sind ausformulierte und konkrete Empfehlungen, sie beinhalten zusätzlich ökonomische Aspekte. Mittlerweile **sind Leitlinien zu einem wichtigen Bestandteil des Qualitätsmanagements im Gesundheitswesen** geworden, auch wenn Leitlinien in erster Linie „nur" Orientierungshilfen sind, von denen im Einzelfall abgewichen werden kann. Leitlinien haben den Vorteil, kurz und prägnant medizinisches Wissen vollständig und auf dem neusten Stand darzulegen und im Netz leicht einsehbar zu sein.

Medizinische Leitlinien existieren seit den 1990er-Jahren des 20. Jahrhunderts. Obwohl bereits am Anfang des letzten Jahrhunderts die Notwendigkeit deutlich wurde, die neuen und erweiterten Erkenntnisse in die medizinische Versorgung einzubinden und zu standardisieren, beinhalteten die Empfehlungen bis vor wenigen Jahrzehnten vor allem Expertenmeinungen. Dies entspricht nicht mehr dem heutigen wissenschaftlichen Anspruch. Zusätzlich zur Darlegung der Erfahrungen und Fachkenntnisse einzelner Mediziner ist deshalb die systematische Überprüfung und Begutachtung von Studienergebnissen getreten, die zu den spezifischen medizinischen Fragestellungen vorhanden sind, und zwar weltweit.

Da es praktisch unmöglich ist, zu (neuen) wissenschaftlichen Erkenntnissen die betreffenden Wissenschaftler auf der ganzen Welt aufzuspüren und anzufragen, hat man sich vor rund 20 Jahren in Oxford, der Wiege der evidenzbasierten Medizin, darauf verständigt, dass eine kritische Begutachtung publizierter Studienergebnisse die zweitbeste Alternative ist, um verlässliche Daten neuer Forschung zu erhalten. So besteht ein großer Teil der Leitlinienarbeit in der Suche nach (neuester) publizierter Forschung, die dann auf ihre Qualität und Validität hin begutachtet werden muss. Für diese Begutachtung wurden wiederum in Oxford Maßstäbe ausgearbeitet, die größtmögliche Objektivität ermöglichen (www.cebm.net/2016/05/ocebm-levels-of-evidence/).

In der Leitlinie werden dann diese Ergebnisse vorgestellt und abschließend vom Expertengremium der jeweiligen Leitlinienkonferenz im Konsens zur Anwendung empfohlen oder nicht. Im Idealfall lassen sich die in den Leitlinien aufgenommenen oder abgelehnten Therapie- und/oder Diagnoseverfahren wissenschaftlich untermauern. Das ist aber längst nicht immer der Fall, und zwar nicht nur im Gebiet der komplementären Medizin – auch viele konventionelle Verfahren sind wissenschaftlich nicht durch RCTs oder Metaanalysen abgesichert. Zudem führt das wachsende Wissen dazu, dass sich Empfehlungen für oder gegen Therapieverfahren ändern können. Aus diesem Grund haben Leitlinien nur eine **kurze „Lebensdauer" von höchstens 5 Jahren** und müssen regelmäßig erneuert und auf den neuesten Stand gebracht werden.

Bei dem momentanen exponentiellen Wachstum des medizinischen Wissens greifen immer mehr Mediziner, Therapeuten, Studierende und Gutachter, aber auch Anwälte und Richter auf Leitlinien zurück. In den letzten Jahren haben folglich auch die Zahl und Bedeutung medizinischer Leitlinien sehr zugenommen. Die Mind-Body-Medizin, als eine der Schnittstellen zwischen Schul- und Komplementärmedizin, ist in diese Entwicklung mit einbezogen.

In Deutschland werden ärztliche Leitlinien primär von den wissenschaftlichen medizinischen Fachgesellschaften und deren Plattform, der Dachgesellschaft **Arbeitsgemeinschaft der wissenschaftlichen medizinischen Fachgesellschaften (AWMF)**, entwickelt und verbreitet. Mit der erstmaligen Aufnahme einer komplementärmedizinischen Fachgesellschaft in die AWMF, der Gesellschaft für Phytotherapie, werden seit 2013 auch Inhalte der Mind-Body-Medizin bei den Leitlinienprozessen vertreten. Die Leitlinien der AWMF werden entsprechend der Entwicklungsmethodik in 3 Klassen bzw. Stufen eingeteilt:

- S1: von einer Expertengruppe im informellen Konsens erarbeitet
- S2: Eine formale interdisziplinäre Konsensfindung (S2k) und/oder eine formale „Evidenz"-Recherche (S2e) haben stattgefunden.
- S3: Leitlinie mit allen Elementen einer systematischen Entwicklung (Logik-, Entscheidungs- und Outcome-Analyse) inklusive einer formalen „Evidenz"-Recherche und einer formalen interdisziplinären Konsensfindung. Nationale Versorgungsleitlinien entsprechen methodisch der Klasse S3.

Die systematische Aufarbeitung wissenschaftlicher Evidenz aus dem Bereich der Komplementärmedizin und Mind-Body-Medizin ist nicht zuletzt vor dem Hintergrund der enormen Zunahme der Inanspruchnahme dieser Verfahren von besonderer Bedeutung. Ziel einer Integration von MBM in Leitlinien ist nicht die Erstellung eigenständiger und separierter Leitlinien, sondern die gemeinsame Erstellung fundierter und wissenschaftlich hochwertiger und interdisziplinärer Leitlinien mit Vertretern der konventionellen Medizin.

In den vergangenen Jahren wurden Beiträge zur Mind-Body-Medizin in verschiedenen nationalen und internationalen Leitlinien berücksichtigt. 2013 waren in Deutschland bei der AWMF 120 Leitlinien der höchsten Evidenzstufe (S3) verzeichnet. Bei einer Recherche der Leitlinien-Arbeitsgruppe des Lehrstuhls für Naturheilkunde und Integrative Medizin der Universität Duisburg-Essen ergaben sich zwei positive Empfehlungen zur Mind-Body-Medizin, 18 Empfehlungen (15 positiv) zu meditativen Bewegungstherapien (Yoga, Tai-Chi etc.) und 35 Empfehlungen (33 positiv) zu Entspannungstechniken (MBSR, PMR, Imagination etc.). Drei Jahre später waren es bei 134 S3-Leitlinien 20 Empfehlungen (16 positiv) zu meditativer Bewegung und 59 Empfehlungen (47 positiv) zu Entspannungsverfahren.

Praktische Beispiele

Kreuzschmerz

Nationale Versorgungsleitlinien (NVL) stellen eine inhaltliche Grundlage für die Ausgestaltung von Konzepten der strukturierten und integrierten Versorgung dar. Das NVL-Programm zielt auf die Entwicklung und Implementierung Versorgungsbereich-übergreifender Leitlinien zu ausgesuchten Erkrankungen hoher Prävalenz unter Berücksichtigung der Methoden der evidenzbasierten Medizin.

Die Anfang 2017 fertig gestellte **„Nationale Versorgungsleitlinie Nicht-spezifischer Kreuzschmerz“** enthält insgesamt nur wenige stark positive Empfehlungen zur Behandlung der chronischen Rückenschmerzen. Die Bewegungstherapie ist eine davon. Berücksichtigung finden hier ausdrücklich auch Formen der meditativen Bewegungstherapien *(Meditative Movement Therapies)* wie Yoga oder Tai-Chi.

KONSENSUS

Meditative Bewegung

Auszug aus Nationaler Versorgungsleitlinie Nicht-spezifischer Kreuzschmerz (5–5)

„Bewegungstherapie, kombiniert mit edukativen Maßnahmen nach verhaltenstherapeutischen Prinzipien, soll zur primären Behandlung subakuter und chronischer nicht-spezifischer Kreuzschmerzen zur Unterstützung der körperlichen Aktivität angewendet werden.“

Zu jeder Empfehlung gibt es einen sog. Hintergrundtext, in dem die Studienlage erklärt und interpretiert wird. Es heißt dort z. B.: *„[...] Aus der aktuellen Studienlage ist nicht abzuleiten, welche Form der Bewegungstherapie (Übungen zur Verbesserung der Bewegungskontrolle und sensorischen Wahrnehmung, Muskeltraining, Aerobic, McKenzie-Methode, Dehnungsübungen, Yoga, Pilates, Tai Chi, Alexandertechnik u. v. a.) am effektivsten zur Schmerzlinderung und Verbesserung der Funktionsfähigkeit beiträgt [135; 144–163]. Entscheidend für die Auswahl einer Therapieform sind daher die Präferenzen der Betroffenen, ihre Alltagsumstände, ihre Fitness [168] sowie die Anleitung durch einen qualifizierten Therapeuten.“* (NVL Kreuzschmerz, S. 39 f.).

Auch Entspannungstechniken werden in der Leitlinie Kreuzschmerz empfohlen.

KONSENSUS

Entspannung

Auszug aus Nationaler Versorgungsleitlinie Nicht-spezifischer Kreuzschmerz (5–8)

„Das Entspannungsverfahren ‚Progressive Muskelrelaxation‘ (PMR) sollte zur Behandlung chronischer nicht-spezifischer Kreuzschmerzen angewendet werden.“

Im Hintergrundtext wird erklärt:

„[...] Die Autoren der Leitlinie empfehlen die Anwendung der verschiedenen Formen der Entspannungsverfahren und Elemente aus der Verhaltenstherapie in Kombination mit anderen Therapieverfahren im Rahmen multimodaler Behandlungsprogramme (...). Dabei soll die Überleitung von Therapieinhalten in selbstständig durchgeführte Aktivitäten (Verstetigung körperlicher/gesundheitssportlicher Aktivität) erfolgen, sodass erlernte Fähigkeiten selbstständig in vielen Alltagssituationen angewendet werden können.“ (NVL Kreuzschmerz, S. 41).

Multimodale Behandlungsprogramme werden zur Behandlung des Kreuzschmerzes sehr empfohlen.

KONSENSUS

Mulitmodale Behandlung

Auszug aus Nationaler Versorgungsleitlinie Nicht-spezifischer Kreuzschmerz (9–1)

„Patienten mit subakuten und chronischen nicht-spezifischen Kreuzschmerzen sollen, wenn weniger intensive evidenzbasierte Therapieverfahren unzureichend wirksam waren, mit multimodalen Programmen behandelt werden.“ (NVL Kreuzschmerz, S. 69)

Die empfohlenen Therapiebausteine werden aufgelistet, u. a. Bewegungstherapie, Entspannungs- und Stressbewältigungstechniken.

Die Rückenschule wird in der Leitlinie nur bedingt empfohlen:

KONSENSUS

Rückenschule

Auszug aus Nationaler Versorgungsleitlinie Nicht-spezifischer Kreuzschmerz (5–21)

„Rückenschule, die auf einem biopsychosozialen Ansatz basiert, kann bei länger anhaltenden (> sechs Wochen) oder rezidivierenden, nicht-spezifischen Kreuzschmerzen angewendet werden.“

Im Hintergrundtext steht jedoch:

„[...] Dabei wird es als sinnvoll erachtet, dass erlebnisorientierte körperliche/sportliche Aktivität, Strategien zur

Schmerz- und Stressbewältigung, Entspannungsverfahren, Körperwahrnehmung und Wissensvermittlung dabei im Vordergrund stehen [...]." (NVL Kreuzschmerz, S. 47).

Schlafstörungen

Die für die MBM wichtige Leitlinie „**Nicht erholsamer Schlaf/Schlafstörungen**" wurde 2017 aktualisiert (www.dgsm.de/fachinformationen_leitlinie.php). Die Empfehlungen sind in einer prägnanten Tabelle zusammengefasst. Unter „weiteren Therapiemöglichkeiten" findet sich mit einer B-Empfehlung (A–D):

KONSENSUS

Weitere Therapiemöglichkeiten

Auszug aus Leitlinie Nicht erholsamer Schlaf/Schlafstörungen

„*Interventionen wie z. B. Achtsamkeit, Akupunktur, Aromatherapie, Bewegung, Homöopathie, Hypnotherapie, Lichttherapie, Massage, Meditation, Musiktherapie, Öl, Reflexzonenmassage, Yoga/Tai Chi/Chi Gong können aufgrund der schlechten Datenlage momentan nicht zur Insomniebehandlung empfohlen werden (B).*"

Der Hintergrundtext bewertet die vorhandene wissenschaftliche Evidenz:

„*[...] Die Evidenz für die Wirksamkeit dieser Therapien bei Insomnien ist gering bzw. aufgrund der zum Teil unzureichenden Datenlage schwierig einzuschätzen. Hinsichtlich achtsamkeitsbasierter Verfahren (‚mindfulness') liegt eine Meta-Analyse vor [165], die Hinweise gibt, dass möglicherweise mit diesen Verfahren positive Effekte auf subjektive Schlafparameter, aber nicht auf objektiv messbare Schlafparameter zu erzielen sind. [...]*

Hinsichtlich Bewegung (‚exercise') liegt eine Meta-Analyse aus den USA [166] vor, die positive Effekte berichtet. [...]

Hinsichtlich Verfahren wie Yoga, Tai Chi und Chi Gong liegen zwei Meta-Analysen vor [173, 174], die allerdings beide mangelnde Studienqualität bei mäßiger nachgewiesener Wirksamkeit attestieren" (LL Nicht erholsamer Schlaf/Schlafstörungen, S. 22/23)

Integrative Onkologie

Eine zunehmend bedeutende Rolle nimmt die Mind-Body-Medizin in der **Integrativen Onkologie** ein. Das zeigt sich eindrücklich in der 2014 erstmalig erarbeiteten und 2017 aktualisierten amerikanischen Leitlinie „Clinical Practice Guidelines on the Evidence-Based Use of Integrative Therapies During and After Breast Cancer Treatment", bei der auch die deutschen Experten beratend tätig waren (Greenlee et al., 2017).

Zur **Angstreduktion** findet sich für **Meditation die höchste wissenschaftliche Evidenzstufe** (und damit Empfehlungsstufe) A: „*Grade A recommends the modality (there is high certainty that the net benefit is substantial: offer/provide this modality). Grade B recommends the modality (there is high certainty that the net benefit is moderate, or there is moderate certainty that the net benefit is moderate to substantial: offer/provide this modality). Grade C recommends selectively offering or providing this service to individual patients based on professional judgment and patient preferences (there is at least moderate certainty that the net benefit is small: offer/provide this modality for selected patients, depending on individual circumstances). Grade D recommends against the service (there is moderate or high certainty that the modality has no net benefit: discourage the use of this modality). Grade H recommends against the service (there is moderate or high certainty that the harms outweigh the benefits: discourage the use of this modality)*" (Grade Definitions 2014). Yoga hat eine B- und Entspannungsübungen haben eine C-Evidenz.

Zur Behandlung von **Depressivität und Gefühlsproblemen** hat Meditation, insbesondere MBSR, eine A-Evidenz, Entspannung hat gleichfalls höchste Evidenz, Yoga eine B-Evidenz. Zur Behandlung der **Fatigue** wird Yoga mit einer B-Evidenz empfohlen. Zur Besserung der allgemeinen Lebensqualität tragen Meditation mit einer A- und Yoga mit einer B-Evidenz bei. Eine C-Evidenz haben Qi Gong und Reflextherapien. Leichtes Yoga hilft bei Schlafproblemen (C-Evidenz).

Ausführliche Hintergrundtexte und Literaturbewertungen belegen diese Aussagen, z. B. zu Meditation bei Ängstlichkeit: „*Meditation is recommended for reducing anxiety in patients with breast cancer, including during radiation therapy (grade A). Many uncontrolled trials have been published, but this recommendation is based on 5 RCTs completed between 2009 and 2013 that used meditation to reduce anxiety symptoms [...]*" (Greenlee et al., 2017).

Ein weiteres Beispiel ist der Text zu MBSR bei Depressivität: „*Meditation, particularly MBSR, is re-*

2

2

commended for treating mood disturbance and depressive symptoms in patients with breast cancer (grade A). […] In the meta-analysis examining the effect of mindfulness-based therapy on psychological outcomes in adult cancer populations, [315] compared with results in controls, mindfulness-based therapy was associated with significantly reduced depression postintervention […]" (Greenlee et al., 2017).

Colitis ulcerosa

Für die AWMF S3-Leitlinie Colitis ulcerosa bedeutet die Implementierung eines Statements für Mind-Body-Medizin eine **relevante Horizonterweiterung in der Therapie.** Während die verschiedenen naturheilkundlichen und phytotherapeutischen Ansätze wichtige Impulse im Bereich der Selbsthilfestrategien geben können, erweitert die Mind-Body-Medizin das Spektrum und fügt einem multimodalen integrativen Behandlungsansatz eine Ressourcenorientierte salutogenetischen Dimension zu (www.awmf.org/leitlinien/detail/ll/021-009.html):

KONSENSUS

Mind-Body-Therapie

S3-Leitlinie Colitis ulcerosa (6.2.5)

„Achtsamkeitsbasierte Verfahren zur Stressreduktion können komplementär zur Verbesserung der Lebensqualität eingesetzt werden."

[Evidenzgrad: B, Konsensusstärke: Konsens]

Resümee

Die medizinischen Leitlinien haben die Aufgabe, den Therapeuten/Arzt bei der Behandlung seiner Patienten zu unterstützen. Sie geben auf Grundlage wissenschaftlicher Studien Empfehlungen, um die Entscheidung, welche diagnostischen und therapeutischen Mittel bzw. Verfahren bei einer bestimmten Erkrankung sinnvoll sind, zu erleichtern.

Seit einigen Jahren werden evidenzbasierte Inhalte der MBM systematisch in die Leitlinien eingebracht. Auf diese Weise können sie zur Grundlage der ärztlichen/therapeutischen Entscheidungsfindung auch in der Regelversorgung werden und das Spektrum eines häufig rein pathogenetisch ausgerichteten Verständnisses um eine salutogenetische Dimension erweitern.

KAPITEL

3 Patienten befähigen: Wie man Behandlungskonzepte erweitert

3.1 Das Essener Modell

Anna Paul

Die Etablierung der Mind-Body-Medizin in einem klinischen Rahmen fand 1999 zum ersten Mal in Deutschland an der Klinik für Naturheilkunde und Integrative Medizin (Kliniken Essen-Mitte) statt. Deren Behandlungsansatz für chronische Krankheiten ist integrativ: Kombiniert werden **modernste Diagnostik** und **konventionelle medizinische Behandlung** sowie **Physiotherapie mit klassisch naturheilkundlichen und komplementären Behandlungsformen** (z. B. die Kneipp-Hydrotherapie inklusive Wickeln und Auflagen, Schröpfkopfmassagen, Blutegeltherapie, Ernährungstherapie, Heilfasten, Atemtherapie und die Anwendung von Hyperthermie und Saunagängen, aber auch Akupunktur, Neuraltherapie und ausleitende Verfahren). Aus dem Repertoire der Mind-Body-medizinischen Methoden werden Spannungsregulation wie Progressive Muskelentspannung, Hatha-Yoga, Qigong und verschiedene Formen der Visualisierung und Meditation unterrichtet. Weitere Inhalte von Patientenseminaren sind Kenntnisse zur gesundheitsfördernden Lebensstilgestaltung in den Bereichen Ernährung, Bewegung, Kognitionen, Emotionsregulation sowie Umgang mit Stress und Schmerzen. Dieser Ansatz ist besonders geeignet, dem wichtigen Anteil der **Selbstfürsorge** Rechnung zu tragen.

Stationäre und tagesklinische Begleitung im Essener Modell

An der Klinik für Naturheilkunde werden schwer chronisch Kranke behandelt, mit Diagnosen wie Herz-Kreislauf-Leiden, Stoffwechselstörungen, Rheuma und Arthrose, Allergien und Asthma, chronisch entzündlichen Darmerkrankungen, chronischen Kopfschmerzen und Migräne sowie mit verschiedensten anderen Schmerzsyndromen. In der Regel beträgt die stationäre Verweildauer in der 54-Betten-Abteilung 2 Wochen.

Auf die Anamnesegespräche folgt eine interdisziplinäre Besprechung von Ärzten, Pflegekräften, Physio- und Mind-Body-Medizin-Therapeuten, wobei der Behandlungsschwerpunkt und Therapieplan individuell festgelegt werden.

Stationärer Aufenthalt

Der stationäre Aufenthalt umfasst je nach Indikation und Behandlungsschwerpunkt eine umfassende medizinische Versorgung in Therapie und Diagnostik, naturheilkundliche Behandlungen durch Ärzte, Physiotherapie und Pflege sowie bis zu 5 Stunden Mind-Body-Medizin-Therapie täglich – in einem umfassenden integrativmedizinischen und **multimodalen** komplexen Behandlungsprogramm. Der Tag beginnt und schließt mit Mind-Body-Medizin für alle Patienten: Um 7.30 Uhr findet die gemeinsame Morgenbewegung statt und abends um 18 Uhr eine Abendentspannung.

Zur Festlegung der Behandlungsschwerpunkte wird auf die Anamnese zurückgegriffen. Hier wird insbesondere die individuelle **Veränderungsmotivation** für die verschiedenen Lebensstilbereiche (➤ Kap. 3.2.3) erfragt und je nach **Indikation** eine Strategie mit dem Patienten erarbeitet. Für jeden Lebensstilbereich wird nun ein **individueller Behandlungsplan** im Bereich der Mind-Body-Medizin (MBM) festgelegt, der die unterschiedlichen Aspekte des salutogenen Ansatzes (➤ Kap. 2.2.8) berücksichtigt.

Ein Patient mit chronischen Darmbeschwerden kann z. B. ein umfangreiches Wissen im Bereich der Ernährungsinformation haben, jedoch nicht in der Lage sein, diese Informationen praktisch in seinen Lebensalltag zu integrieren. Hier liegt der Behandlungsschwerpunkt auf Training und ggf. motivationalen Aspekten. Ein Patient mit einer neu diagnostizierten Gonarthrose hingegen braucht eher neue Information und erlebniszentrierte Körperübungen, um die Erfahrung zu machen, welche Bewegung ihm im Alltag gut tut.

Der Behandlungsablauf wechselt zwischen passiven Behandlungen und Handlungsanleitungen für den Patienten, aktiv zu werden. Nachmittags erhält er Informationseinheiten zu den unterschiedlichen Lebensstilbereichen. Je nach Indikation stehen bei den Therapien mehr Reiz-Reaktions-Impulse im Vordergrund oder aber solche zur Reduzierung von Symptomen:

- In der **Reiz-Reaktions-Therapie (RRT)** soll vor allem auf körperlicher Ebene die Selbstregulationsfähigkeit gestärkt werden. Die MBM ergänzt diesen Ansatz mit täglicher Morgenbewegung, Informationseinheiten zu den Lebensstilbereichen und der Vermittlung von ersten erlebniszentrierten Übungen zur Spannungsregulation.
- Die **Symptomreduktionstherapie (SRT)** will Selbstwirksamkeit und Handlungsfähigkeit stärken, damit die Patienten besser mit ihrer Krankheit umgehen können. Sie erhalten indikationsabhängig neben der medizinischen Behandlung ein umfangreiches MBM-Programm mit bis zu 5 Stunden Interventionen pro Tag. Diese reichen von der Morgenbewegung sowie erlebniszentrierte Einheiten zum Erlernen von Entspannungsverfahren (vor allem Achtsamkeitstechniken) bis zu dialogbasierten Informationsveranstaltungen, Gesprächsrunden und Modulen aus den Bereichen kognitiver und emotionaler Krankheitsbewältigungsansätze. Diese SRT-Interventionen ermöglichen den Patienten, sich zu informieren und dabei die Sinnhaftigkeit des eigenen Tuns zu reflektieren. Das kann nachhaltig seine Motivation zur Verhaltensänderung stärken.

Teilstationärer Aufenthalt/Tagesklinik

Nach dem stationären Aufenthalt ist **indikationsspezifisch** eine **10-wöchige, teilstationäre tagesklinische Anschlussbehandlung** von 10-mal 1 Tag à 6 Stunden pro Woche möglich. Die Tageskliniken arbeiten in einem gruppentherapeutischen Programm mit einer **geschlossenen Gruppe,** deren Zusammensetzung sich nicht ändert (➤ Abb. 3.1). In der Regel besteht eine Gruppe aus 10–14 Patienten mit einer internistischen Grunderkrankung oder einem chronischen Schmerzsyndrom.

Ziele sind die Stabilisierung des Therapieerfolgs und die Intensivierung des Trainings zur Stressreduktion. **Lebensstilveränderungen,** vor allem, wenn es um Ernährung, Bewegung und einen gesundheitsförderlichen, achtsamen Umgang mit der Erkrankung geht, müssen im Alltag verankert wer-

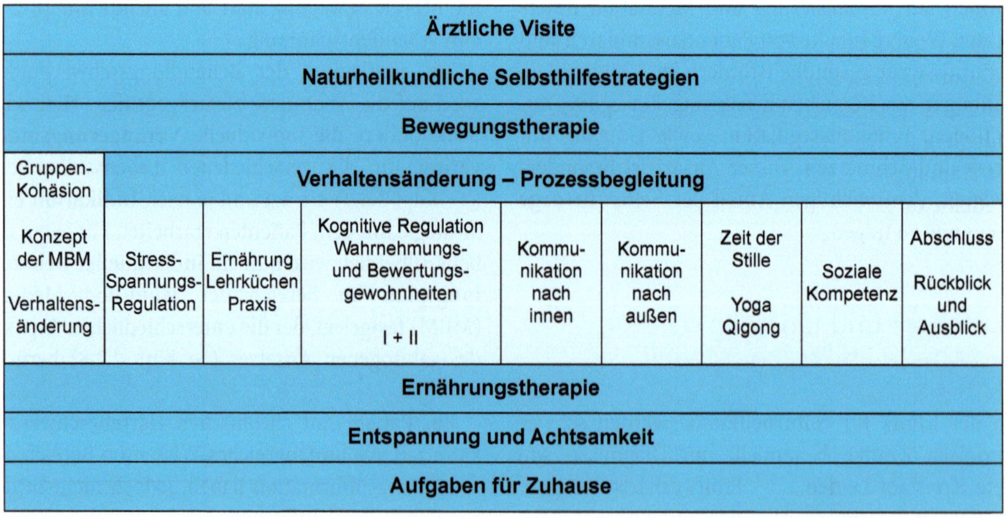

Abb. 3.1 Naturheilkundliches integrativmedizinisches Programm – Tagesklinik (6–8 Stunden) [M570/L231]

den. Das kann am besten in einem **Gruppenprogramm** eingeübt werden. Dabei werden thematische und Trainingseinheiten in einen prozessorientierten Gesamtzusammenhang gebracht. Ziel ist, durch den Aufbau der individuellen Ressourcen sowie durch Einstellungsänderungen die **Selbsthilfekompetenz** der Patienten zu stärken. Begleitend werden in Visiten ärztlich naturheilkundliche Beratungsgespräche hinsichtlich der individuellen Anwendung klassischer Naturheilverfahren im häuslichen Bereich durchgeführt (➤ Kap. 3.5).

Die tagesklinische Behandlung entspricht somit ebenfalls einem multimodalen komplexen Versorgungsmodell. Im Zentrum steht die Weiterversorgung der Patienten nach dem stationären Aufenthalt durch Arzt und MBM-Therapeuten, naturheilkundlich ausgebildetem Pflegepersonal, Physio- und Yogatherapeuten. Die **Verantwortung der Prozessbegleitung** liegt hier bei den **MBM-Therapeuten.** Ziel ist es, die angestoßenen körperlichen Regulationsprozesse zu stärken, etwaige körperliche Einschränkungen festzustellen und Fragen zur weiteren Anwendung der Naturheilkunde zu klären.

Für Patienten mit Krebserkrankungen gibt es spezielle naturheilkundlich-onkologische Tageskliniken. Seit 2010 existiert an den Kliniken Essen-Mitte ein **integrativ-onkologisches Behandlungszentrum für Brustkrebspatientinnen,** das naturheilkundliche und Mind-Body-medizinische Therapien von Beginn an in das senologische Versorgungsangebot mit einbezieht (➤ Kap. 4.2) und das auch an anderen Orten Nachahmer gefunden hat (➤ Kap. 4.5). Im Januar 2012 wurde die Zusammenarbeit auf den Bereich **Gynäkologie und Gynäkologische Onkologie** und die **Klinik für Internistische Onkologie/Hämatologie** sowie das **Zentrum für Palliativmedizin** ausgedehnt.

FALLBEISPIEL

Therapie nach dem Essener Modell: Mind-Body-medizinische Behandlung im Rahmen einer integrativ komplementärmedizinischen Therapie

Die gelernte Buchhändlerin Marie M. (39) war als Sozialarbeiterin in einem Altenheim beschäftigt. Sie arbeitete gerne dort, obwohl sie die Arbeit auch als sehr belastend erlebte. Im Herbst des vergangenen Jahres hatte sie sich einen Kreuzbandanriss am linken Knie zugezogen. Im folgenden Frühjahr traten zunächst vorübergehende, wechselnde Rücken-, Magen- und Halsschmerzen auf. Im Juni verstärkte sich dieser Zustand zu einem Dauerschmerzsyndrom des ganzen Körpers. Dazu kamen ein thorakales Druckgefühl, Schlafbeschwerden, eine Kreislaufdysregulation mit morgendlichen Hypotonien, Erschöpfung und eine zunehmend depressive Verstimmung. Die Beschwerden wurden so massiv, dass die Hausärztin ihre Patientin arbeitsunfähig schrieb. Als sich nach 3 Wochen zu Hause keine Besserung einstellte, überwies sie Marie M. in die Essener Klinik für Naturheilkunde und Integrative Medizin.

Die **Aufnahme** erfolgte dort **dreifach:** Mitarbeiter aus der Berufsgruppe der Pflege, der Ärzte und der Mind-Body-medizinischen Therapeuten führte jeweils ein 45-minütiges Aufnahmegespräch mit Marie M. zu

- Pflegebedarf und Selbstständigkeit,
- der ärztlichen Diagnostik und
- zum Lebensstil sowie Motivation und Zielen für Verhaltensänderungen.

Anschließend wurde in einer **interdisziplinären Teambesprechung** eine **individuelle Behandlungsstrategie** festgelegt.

Pflegerisches Aufnahmegespräch Die Krankenschwester fragte Marie M., ob sie Unterstützung benötige, um den Alltag zu bewältigen. Auch Allergien und Unverträglichkeiten wurden erfragt. Der Befund war unauffällig. Es wurde kein spezifischer Pflegebedarf festgestellt und der Bewusstseinszustand als wach und orientiert eingeschätzt.

Körperliche Untersuchung Das Ergebnis durch die betreuende Ärztin zeigte bei Marie M. neben einer Gonalgie links bei Zustand nach Kreuzbandanriss eine diskret diffuse Druckschmerzhaftigkeit im Abdomen, 16 von 18 positiven Tender Points und myalgische Druckschmerzen sowie starke Muskelverspannungen im Bereich der HWS. Die weitere schulmedizinische Diagnostik ergab unauffällige Laborparameter für den Rheumafaktor und ANA, auch alle anderen relevanten Parameter im Blutbild waren unauffällig. Auch das EKG war unauffällig. Serologisch lag demnach kein Anzeichen für eine entzündliche Erkrankung aus dem rheumatoiden Formenkreis vor, sodass bei dem beschriebenen Beschwerdebild am ehesten von einer Fibromyalgie bzw. einem myofaszialen Schmerzsyndrom auszugehen war.

Drittes Aufnahmegespräch Dieses bestritt eine MBM-Therapeutin, die zu einem Team von Ernährungsberatern, Sporttherapeuten, (Sozial-)Pädagogen und Psychologen gehört. Im Vordergrund standen hier Fragen zum **Ziel des Klinikaufenthalts** und zur **Gestaltung des Alltags** vom Zeitpunkt des morgendlichen Aufstehens über die Zusammensetzung und Häufigkeit der Mahlzeiten und der Trinkmenge bis hin zur Abendgestaltung. Auch der Zeitpunkt des Zubettgehens und die Qualität des Schlafs wurden erfragt und notiert. Weiterhin besprochen wurden die Themen Bewegung, Atmung, Rauchen, Alkoholkonsum, Hobbys, Stressbewältigung und Entspannung. Marie M. wurde gebeten, über ihre berufliche, familiäre, soziale und finanzielle Situation Auskunft zu geben. Sie wurde ermuntert, ihre Stärken und Schwächen zu beschreiben, einschneidende Erlebnisse und ihren Umgang damit zu schildern und mitzuteilen, ob Glaube oder Spiritualität wichtig für sie seien. Auch Fragen nach dem Sinn des Lebens und nach dem Tod wurden dabei angesprochen. Dabei sollten Einblicke in ihr **subjektives Krankheitsverständnis** gewonnen werden und erfragt werden, welche **Zusammenhänge** sie zwischen ihrer **Erkrankung und** ihrem **Lebensstil** sehe.

Belastungen und Bewältigungspotenziale

In diesem Gespräch erhielt Marie M. die Möglichkeit, sich strukturiert ihrer Belastungen, Bewältigungsstrategien und Gesundheitsressourcen **bewusst** zu werden. Für jeden der angesprochenen Bereiche fragte die MBM-Therapeutin nach Maries Zufriedenheit und nach Änderungsabsichten. Damit wurden der Auftrag für die folgenden Interventionen deutlich sowie Maries Motivation, eventuelle Lebensstilveränderungen in ihrer Alltagsgestaltung umzusetzen.

Marie M. war von den drei Aufnahmegesprächen positiv überrascht. Besonders berührte sie die Empathie, mit der ihr die Mitarbeiter begegneten. Dieser persönliche und unterstützende Kontakt half ihr, schon am ersten Tag von ihrer tiefen Trauer über den Tod ihres Partners zu sprechen, der erst vor wenigen Wochen an Leberkrebs verstorben war und den sie durch seine Krankheit hin gepflegt und begleitet hatte. In ihrer Schilderung dieses ersten Tages in der Klinik beschrieb Marie M., dass sie von Beginn an das deutliche Gefühl hatte, in der Klinik gut aufgehoben zu sein und so eine positive Erwartung an den Aufenthalt knüpfte.

Marie M. schilderte ihre Situation nach dem Tod des Partners als von tiefer Trauer und Hilflosigkeit erfüllt. Nach der 6-monatigen intensiven Pflege habe sie sich physisch und emotional ausgelaugt gefühlt. Obwohl sie früher gut entspannen habe können, sei sie in der Zeit vor der Klinikaufnahme kaum in der Lage gewesen, zur Ruhe zu kommen, was sie sich jedoch sehr wünsche. Kurz nach dem Begräbnis, so berichtete sie, habe sie einige Tage in einem Kloster verbracht. Die Ruhe dort habe ihr gut getan und Energie verliehen.

Sie berichtete, dass sie nach dem Tod ihres wesentlich älteren Partners aus dem Haus, das sie gemeinsam bewohnt hätten, würde ausziehen müssen. Den drohenden Auseinandersetzungen mit seiner geschiedenen Ehefrau um das Erbe sähe sie mit Schrecken entgegen. Marie beschrieb, wie sie immer für die Menschen um sie da gewesen sei und diese nun irritiert und verwirrt seien, weil sie nun selbst so hilfsbedürftig geworden sei.

Als **Stärke** nannte sie ihre Fähigkeit, um Hilfe bitten zu können. Sie hätte zur damaligen Zeit kaum Appetit gespürt und sei sich bewusst, dass sie mit 1 Liter Wasser und zwei Tassen Kaffee am Tag zu wenig trinke. Trotz der Trauer wäre sie ausreichend in Bewegung, da sie mit dem Rad täglich zum Friedhof führe. Sie habe den Eindruck, viel Schlaf nachholen zu müssen, wache aber nachts häufig auf und verfiele dann ins Grübeln.

Als Ziele für den Klinikaufenthalt gab sie die Verringerung ihrer Schmerzen an, die Überwindung der Erschöpfung und das Abschalten des inneren Gedankenkarussells, das sie nicht zur Ruhe kommen ließe und viel Kraft kostete.

Multimodaler Therapieplan

Für Marie M. wurde ein multimodales Therapiekonzept mit einem Mind-Body-medizinischen Schwerpunkt zur **Symptomreduktion** gewählt. Als Therapieziel wurde vor allem die **Schmerzreduktion** definiert, zugleich sollte die **Regulationsfähigkeit** wiederhergestellt werden. In Übereinstimmung mit den Zielen und Fähigkeiten der Patientin sollten ihr **insbesondere Entspannungsverfahren zur Span-**

nungsregulation und Stressreduktion vermittelt werden. Weiter umfasste ihre Therapie eine Ernährungsberatung hinsichtlich mediterraner Vollwertkost, Bewegungsverfahren mit Übungen, welche die Atmung und das Aufrichten verbessern sollten, sowie Qigong. Marie M. konnte dabei an früher gemachte Erfahrungen aus einem Qigong-Kurs anknüpfen und berichtete von der **Wiederentdeckung eines deutlichen Empfindens für ihren ganzen Körper.** Anknüpfend an ihre positiven Erfahrungen mit der Stillezeit im Kloster war sie sehr motiviert und offen dafür, Entspannungs- und Achtsamkeitsmethoden einzuüben. Die **Visualisierung** eines für sie heilsamen Ortes der Ruhe und Kraft genoss sie sehr. Sie beschrieb, dass sie dabei ganz im Moment sein konnte und keine belastenden Gedanken kämen.

Ergänzt wurde die Behandlung um die **Hydrotherapie nach Kneipp** mit vegetativ umstimmenden Brustwickeln, Güssen und Saunabehandlungen sowie um **Schröpfkopfmassagen** im Bereich der verspannten HWS. Diese Interventionen hatten das Ziel, die somatische Entspannung zu fördern, welche auch mit einer Beruhigung emotionaler und kognitiver Prozesse einhergeht. Dies wurde medikamentös unterstützt mit 900 mg Johanniskraut sowie Zincum valerianicum (20 Tr. zur Nacht bei Insomnie) und Korodin® (2-mal 10 Tr.) bei Hypotonie.

Fortschritte und Erfolge

Marie M. konnte vom stationären Aufenthalt sehr profitieren; bei ihrer Entlassung hatten sich ihre Beschwerden deutlich verbessert. Damit sich ihr erreichter Zustand stabilisierte und die **Elemente der Selbstfürsorge** im Alltag etabliert werden konnten, empfahl ihr die behandelnde Ärztin die Fortführung der erlernten naturheilkundlichen Selbsthilfestrategien und die Teilnahme an der tagesklinischen Weiterbehandlung.

Nach Beendigung des **10-wöchigen Tagesklinikprogramms** hatte Marie M. **Elemente aus dem Qigong und die Visualisierung eines Ortes der Ruhe und Kraft in ihren Alltag integriert.** Sie achtete noch bewusster auf eine mediterrane Vollwerternährung und nahm die Bewegungen ihres Körpers beim Gehen und beim Fahrradfahren bewusst und oft als freudvoll wahr. Die Kniebeschwerden reduzierten sich über die Wochen noch weiter und waren zum Ende der Behandlungszeit fast vollständig abgeklungen. In der Gruppe der Patienten, mit der sie die 10 Wochen Tagesklinik verbrachte, konnte sie über ihre Trauer sprechen und erhielt empathische Unterstützung. Für die Klärung ihrer Erbschaftsansprüche nahm sie eine juristische Beratung in Anspruch. Die Reflexion ihrer selbstschädigenden Gedanken und die zugleich immer wieder praktizierte achtsame Haltung sich selbst und anderen gegenüber ermöglichten es ihr, Abstand von Selbstvorwürfen und Schuldzuweisungen zu nehmen und kreisende Grübeleien zu unterbinden. Sie nahm nach der stationären Behandlung ihre Berufstätigkeit wieder auf. Nach **Abschluss des Tagesklinikprogramms** war sie wieder **voll arbeitsfähig und nahezu beschwerdefrei.**

3.2 Mind Body Medicine in Integrative and Complementary Medicine (MICOM)

Anna Paul, Christel von Scheidt, Nils Altner, Christiane Pithan

Das Essener Modell wird seit 20 Jahren unter der Leitung von Gustav J. Dobos und Anna Paul in Praxis, Forschung und Lehre angewandt – seit 2004 in Zusammenarbeit mit dem angeschlossenen Alfried Krupp von Bohlen und Halbach-Stiftungslehrstuhl für Naturheilkunde an der Universität Duisburg-Essen. Dieses Modell, das sich nicht nur an den Indikationen, sondern auch an den Bedürfnissen und Fähigkeiten des Patienten orientiert, hat seine besondere Prägung durch den Rahmen der evidenzbasierten Naturheilkunde. Dieses multimodale komplexe Interventionsprogramm trägt deshalb den Namen MICOM: „Mind Body Medicine in Integrative and Complementary Medicine“.

In Ergänzung zur amerikanischen Definition der „Mind Body Medicine“ (➤ Kap. 2.1.4) bezieht MICOM-Lebensstilaspekte ein, die in der Tradition der europäischen Naturheilkunde stehen. Dazu gehören die Ernährung, die Atmung und das Bewegungsverhalten im Alltag sowie naturheilkundlich basierte Strategien zur Selbstregulation und Selbsthilfe (z. B. die Anwendung von Güssen, Wickeln,

3

Auflagen und Kräutern). Damit spricht MICOM alle gesundheitsrelevanten Bereiche des Lebensstils an, die eine Person in ihrem Alltag selbst beeinflussen, ausführen bzw. umsetzen kann (> Abb. 3.1). Dazu zählen auch zentrale psychologische Aspekte wie die mit der Lebenshaltung verbundenen persönlichen Gedanken, Wünsche, Hoffnungen, Erwartungen bis hin zu Lebenszielen und der Sinndimension. Auch die sozialen Beziehungen und die berufliche Leistungsfähigkeit einer Person werden als relevante Aspekte thematisiert.

Die intensive Entwicklung von Achtsamkeitsprogrammen in der klinischer Anwendung und Forschung hat dazu geführt, dass diese integriert wurden. Das umfasst das Training der **Achtsamkeit für die Patienten wie auch die Therapeuten.**

MICOM beschäftigt sich also damit, wie psychologische, biologische und lebensstilbezogene Prozesse zusammenwirken und sich unmittelbar auf die Gesundheit auswirken. Damit öffnet es in Ergänzung der partikularen fachmedizinischen Sichtweisen den Blick auf den ganzen Menschen in seiner Umwelt. Dieser ganzheitliche, biopsychosoziale Ansatz basiert auf einem **humanistischen Menschenbild,** das jedem Individuum ein großes Maß an **inhärenten Gesundheitsressourcen** zuschreibt.

3.2.1 Didaktische und methodische Grundlagen

Die im Folgekapitel dargestellten Therapiemodule der Mind-Body-Medizin sind in jedem Setting – klinisch oder auch ambulant, auf einer Station oder in einer Praxis – anwendbar, in der Arbeit mit Patientengruppen wie auch Einzelpersonen:

- Im **Einzelsetting** wird dabei aufgrund der geringeren Therapiedichte mit jedem Patient individuell **zunächst meist ein einzelner Lebensstilbereich** ausgewählt, in dem Änderungen angestrebt werden (z. B. das Ernährungsverhalten).
  Erst nach der Umsetzung können weitere Lebensstilbereiche bearbeitet werden. Inhalte und Informationen werden verständlich und auf Verständnisebene des Patienten/Klienten dargestellt. Der Einsatz der Methodik und Didaktik erfolgt auf Basis des Themas und der individuellen Zielsetzung des einzelnen Patienten. Dabei können die individuelle Befindlichkeit und die persönlichen Anliegen des Patienten/Klienten berücksichtigt werden. Nötig ist ein empathischer und bewertungsfreier Kontakt sowie eine Beziehungsgestaltung, die auf Wertschätzung, Selbstwahrnehmung und Kongruenz des eigenen Erlebens basiert.
- In einem **stationären und teilstationären Kliniksetting,** in dem umfassende Therapieangebote in Bereichen wie Ernährung, Bewegung, Entspannung, naturheilkundliche Selbsthilfe und kognitive Strukturen vorhanden sind, können auch **mehrere Bereiche parallel und ergänzend** bearbeitet werden.

Die Einbettung der Mind-Body-medizinischen Interventionen in das diagnosespezifische integrativmedizinische Behandlungsprogramm versteht sich dabei als komplementär zur herkömmlichen Behandlung. Die Absicht ist es, die **Motivation und Fähigkeit zur Eigenverantwortung und Selbstfürsorge der Patienten zu fördern,** damit sie von der „Be-handlung" zur **Handlung** gelangen. Die Mind-Body-Medizin hilft dem Patienten, konkrete Ziele zu fokussieren, die sich um das **„SELBST"** (> Abb. 2.3) des Patienten drehen. Die **SELBST-Wirksamkeit** und die Stärkung der **SELBST-Heilungskräfte** stehen im Vordergrund. Der Patient lernt, eigene Ziele in den folgenden Bereichen zu setzen und achtsam und liebevoll für sich zu verfolgen oder auch zu verändern.

INFO

Ziele der MBM-Interventionen

- **Self-care:** Der Patient befähigt sich, sein Verhalten, seine Umsetzung und seinen Lebensstil so zu verändern, dass es besonders in den Bereichen Bewegung, Ernährung, Schlaf und Entspannung gesundheitserhaltend bzw. gesundheitsförderlich ist.
- **Self knowledge:** Der Patient lernt, sein Gesundheitsverhalten im Sinne der Achtsamkeit wahrzunehmen, d. h. es zu akzeptieren, ohne es zu bewerten oder zu analysieren. Dann erst gelingt es, mithilfe des erlernten Gesundheitswissens neue Lebensstilprinzipien oder auch Stressresilienz aufzubauen.
- **Krankheitsbewältigung:** Durch die Freisetzung der inhärenten Gesundheitsressourcen wird der Patient in allen Lebensstilbereichen zur Handlungsfähigkeit befähigt.

- **Lebensqualität und Lebenszufriedenheit:** Die erworbene Fähigkeit zu einer nachhaltigen Selbstfürsorge wirkt sich positiv auf die Selbstregulation in allen Verhaltensbereichen aus, insbesondere der sozialen Beziehungen und Kommunikationsbereiche. Das fördert die Lebenszufriedenheit und Lebensqualität nachhaltig und stärkt wiederum die Selbstheilungskräfte.

Die Mind-Body-Medizin ergänzt die vorrangig körperbezogene Medizin um einen verhaltens- und lebensstilorientierten Ansatz. Dabei gehen die MBM-Therapeuten **strikt salutogenetisch und patientenorientiert** vor: In den Mittelpunkt stellen sie das individuelle Veränderungspotenzial. In den Interventionsmodulen werden im Gegensatz zur Psychotherapie und Psychosomatik **nicht** die psychologischen Störungen und Konflikte thematisiert und analysiert. Der Fokus liegt stattdessen in jedem einzelnen Modul auf der spezifischen Veränderungskompetenz des Patienten – trotz seiner darunterliegenden Konflikte. Durch die auf Krankheiten orientierte Fixierung der Medizin treten die eigenen Ressourcen beim Patienten oft in den Hintergrund. Durch die Interventionen der MBM hingegen gelingt es Patienten, den Blick auf die eigenen Kräfte wieder zu öffnen. Trotz ihrer Beschwerden und Einschränkungen im Alltag lernen sie, ihre Gesundheitsressourcen zu aktivieren.

Im Unterschied zu psychotherapeutischen Gruppen liegt der Fokus darin, die eigenen persönlichen und sozialen **Fähigkeiten überall dort zu erweitern, wo es um das Gesundheitsverhalten geht.** Defizitäres Gesundheitsverhalten wird nicht analysiert. Ein Raum der bewertungsfreien Haltung, Selbstfürsorge und inneren Achtsamkeit, aber auch von Information, Training und Handlungsmotivation soll Veränderung soweit stimulieren, dass der Mensch seine Selbstheilungskräfte wieder aktivieren kann.

Um der Komplexität der MBM-Interventionen zu entsprechen, finden 95 % im Gruppensetting statt. Es ist die Trainingsgruppe, die den Austausch über die gemachten Erfahrungen ermöglicht. Die Blickrichtung ist dabei ausschließlich auf das **Jetzt und die Zukunft** gerichtet, nicht nach hinten. Der MBM-Therapeut arbeitet weitgehend auf Augenhöhe mit den Patienten und bringt sich selbst als Person ein. Motivation, Reife und Introspektionsfähigkeit sind Voraussetzungen für die angestrebte eigenverantwortliche Verhaltensänderung.

Die Haltung hinter der Mind-Body-Medizin

Die innere Haltung des MBM-Therapeuten als Basis seiner Didaktik und Methodik beruht auf dem Ansatz des **„Empowerment"**, des patientenorientierten Vorgehens und Trainings im **„Motivationalen Gespräch"**. Dazu gehören auch eine salutogene Basis sowie Achtsamkeit. Der MBM-Trainer befindet sich dabei auf den unterschiedlichsten Ebenen der Selbstreflexion, des eigenen Trainings und des Übens der Achtsamkeit, was er sowohl für sich als auch für den Patienten auf der Metaebene reflektieren kann.

In vielen Fällen hat die naturwissenschaftlich orientierte sog. Schulmedizin vor der Herausforderung, Patienten zu Lebensstilveränderungen zu bewegen, kapituliert – obwohl bekannt ist, dass dies die Hauptursache für einen Chronifizierungsprozess ist. In der Mind-Body-Medizin jedoch werden Verhaltensänderungsprozesse als zu bewältigende Herausforderung gesehen. Voraussetzung dabei ist, dass der gesundheitsförderliche Lebensstil nicht aufoktroyiert wird, sondern eigenständig und selbstgesteuert vom Patienten selbst erlernt wird. Die Patienten setzen sich ihre Lernziele selbst, während die Therapeuten die Rahmenbedingungen für diese Form des Lernens schaffen. Diese **„Ermöglichungsdidaktik"** (s. u.) unterscheidet sich damit stark von dem Konzept der „Erzeugungsdidaktik", auf deren Grundlage die Inhalte vermittelt und Lernziele von außen gesetzt werden.

Lernen muss selbstorganisiert stattfinden

Der Pädagoge Rolf Arnold hat den Begriff der „Ermöglichungsdidaktik" geprägt. Er entwickelte in den 1990er-Jahren dieses Konzept auf der Grundlage der **konstruktivistischen Didaktik.** Sie geht davon aus, dass die Wirklichkeit individuell konstruiert wird. Dementsprechend kann der Erwerb von Wissen nicht von außen vermittelt, sondern nur angeregt werden. Weil Lerninhalte und -ziele immer individuell sind, werden Patienten in der Mind-Body-Medizin nach diesem Konzept zum selbstorganisierten Lernen geführt.

Der Ansatz der Ermöglichungsdidaktik beruht auf Forschungsergebnissen aus der Lernforschung und den Neurowissenschaften (Arnold und Gómez Tutor, 2007) und verbindet sich mit dem Grundgedanken Aaron Antonovskys, Lebensereignisse in einen eigenen Sinnzusammenhang zu stellen, um Veränderungen zu ermöglichen. Jede MBM-Intervention muss demnach so gestaltet werden, dass die Patienten die vermittelten Informationen, Werte und Verhaltensweisen in ihr subjektives Bezugssystem integrieren können. Dies ist nur durch eine **patientenzentrierte Haltung der Therapeuten** zu erreichen: Die Inhalte der Interventionen müssen den aktuellen Fähigkeiten und Bedürfnissen der Patienten angepasst werden. Menschen werden dabei als bis ins hohe Alter lern- und entwicklungsfähig verstanden.

Diese vor allem in der humanistischen Psychologie und Pädagogik formulierte Aussage spricht Patienten in ihren Entwicklungsfähigkeiten und -bedürfnissen an. Sie werden zu Selbstreflexion und Veränderung eingeladen und herausgefordert (Dauber, 2007). Dieses **„Empowerment"** bezeichnet die Befähigung zu selbstbestimmtem Handeln, durch die Menschen eine größere Kontrolle über jene Entscheidungen und Handlungen gewinnen, die ihre Gesundheit beeinflussen.

In diesem Sinne kann Krankheit zum Anlass genommen werden, sich der eigenen Erwartungen an das Leben bewusst zu werden. Zum Beispiel kann eine sehr auf Leistung und Einkommen orientierte Person, wenn sie sich mit der eigenen Verletzlichkeit und Endlichkeit auseinandersetzt, zu mehr Selbstfürsorge, sozialem Miteinander und Freude am Erreichten finden und damit insgesamt an Lebensqualität gewinnen.

Von „Be-handelten" zu aktiv Handelnden

Nicht selten sind Patienten darauf eingestellt, eigene Verantwortung an die Experten und das Versorgungssystem abzugeben. Es ist deshalb sinnvoll, gleich zu Beginn der Behandlungen deutlich zu artikulieren, dass sich Mind-Body-medizinische Angebote an Patienten richten, die **bereit zu einer aktiven Mitarbeit** sind und die Interesse daran haben, die Art und Weise, wie sie ihr Leben im Alltag gestalten, zu reflektieren und zu modifizieren. Auch die Therapeuten müssen fähig sein, die eigenen therapeutischen Angebote so zu formulieren, zu dosieren und zu gestalten, dass sie den aktuellen Bedürfnissen und Fähigkeiten der individuellen Patientenpersönlichkeiten entsprechen. So sind z. B. manche Patienten durch das Erlernen einer Entspannungstechnik und der Einbeziehung von Bewegung in ihren Alltag bereits adäquat versorgt, während andere vielleicht erst durch die Beschäftigung mit ihren emotionalen und kognitiven Strukturen zu heilsamen Einsichten, reduzierten Beschwerden und größerer Lebenszufriedenheit gelangen.

Die Therapeuten: empathisch, selbstreflexiv und achtsam

Herauszufinden, wer wann von welcher Intervention am meisten profitieren kann, setzt ein **hohes Maß an Einfühlungsvermögen** voraus. Ein breites und variabel gestaltbares Spektrum an Interventionsmöglichkeiten ist Voraussetzung. Zur Ausübung der „therapeutischen Kunst" gehört es dabei auch, die eigenen Erwartungen sowie das eigene Handeln reflektieren und gestalten zu können. Die professionellen Voraussetzungen für die Praxis der Mind-Body-Medizin bilden damit Reflexionsfähigkeit, Einfühlungsvermögen, das Interesse an Menschen und ihrer Entwicklung sowie die Bereitschaft, die Kommunikation mit und die Beziehungen zu den Patienten wertschätzend zu gestalten. Der Begriff der **achtsamen Haltung** fasst dies zusammen (➤ Kap. 2.2.6).

Die Methodik: multimodal und kommunikationsorientiert

Weil das Ergebnis des therapeutischen Prozesses individuell ist, können die Lernziele nur erreicht werden, wenn sie für die einzelnen Patienten relevant, versteh- und umsetzbar sind. Die Mind-Body-Medizin versteht sich also als **Angebotsraum,** in dem Methoden multimodal und kommunikationsorientiert gestaltet sind. Die subjektive Erfahrungswelt der Patienten wird einbezogen. Die **Beziehungsgestaltung** spielt dabei eine zentrale Rolle:

- Menschen, die ihre Gesundheitsressourcen stärken wollen, können dies nur mittels einer guten Beziehung zu sich selbst erreichen **(Selbstwahrnehmung, Selbstfürsorge).**
- **Beziehungsgestaltung** durch die MBM-Therapeuten hat für die Patienten Modellfunktion: Sie erfahren etwas über ihre Beziehung zu anderen wie auch zur eigenen Person. Das kann die Empathiefähigkeit für sich und andere fördern und wird damit Teil der Methodik.
- Im **Gruppensetting** kann die Beziehung der Patienten untereinander im Sinne einer gesundheitsförderlichen **„sozialen Unterstützung“** genutzt werden.
- Die Kommunikation untereinander dient der kollektiven Konstruktion von Werten und Wirklichkeit. Die Gruppe wird dann zum Lernfeld für eine gelingende, **achtsame soziale Kommunikation und Interaktion.**

3.2.2 Die Gruppe als therapeutischer Lernort

Lerneffekte und die Unterstützung durch die Gruppe sind wichtige Faktoren bei der MBM-Therapie. Es gilt, diesen Gruppenprozess dynamisch zu nutzen und für die Patienten als Spiegel und Abgleichfläche nutzbar zu machen. Es geht um Modelllernen: **Was machen die anderen gut, und was kann ich davon lernen?**

Die Gruppe bietet soziale Unterstützung, sie fördert die Anteilnahme und Persönlichkeitsentwicklung und führt zur Stressreduktion. Allein der Einsatz einer Gruppe erhöhte in der MBM die Compliance der Patienten, das Diseasemanagement, die Selbstregulationsfähigkeit und die Wahrnehmung neuer Ressourcen wird erhöht.

Gruppenprozesse verlaufen in unterschiedlichen Phasen, die vom MBM-Therapeuten möglichst transparent moderiert werden sollten: Da ist das Ankommen und die Orientierung, gefolgt von der „Gärung und Klärung“, wenn die Gruppenkohärenz geprüft und der MBM-Therapeut auf seine Authentizität überprüft wird. Danach folgen die Phasen der Arbeitslust und Produktivität und zum Ende gibt es einen bewusst zu gestaltenden Ausstieg und Transferprozess.

Eine wichtige und nicht zu unterschätzende Phase ist die zweite **Phase der „Gärung und Klärung“.** Hier überprüft jeder Einzelne für sich als Mitglied der Gruppe, wie der Zusammenhalt erlebt wird und wie sich die Anziehungskraft und Attraktivität der Gruppe auf ihre Mitglieder auswirken. Hier kann es auch zu Streit und Auseinandersetzungen sowie Meinungsverschiedenheiten kommen, da ebenfalls die Stärke des Widerstands und das Vertrauen untereinander getestet werden.

Generell gilt, dass ein MBM-Prozess von einem **partnerschaftlichen Führungsstil** profitiert, der viel Wertschätzung zeigt. Das Maß der Sicherheit und Kontrolle durch den MBM-Therapeuten variiert nach Phase und Thema des Prozesses, wobei am Anfang die Methodik mehr darauf abzielt, einen sicheren Rahmen und Vertrauen zu schaffen, während in der Arbeitsphase der Gruppe der MBM-Therapeut mehr flexible Erlebnisräume anbieten kann.

Themenzentrierte Interaktion (TZI)

Eine hilfreiche Methode zur Leitung von Gruppenprozessen ist die Themenzentrierte Interaktion (TZI) nach Ruth Cohn. Sie bietet einen guten Rahmen und ein passendes Modell für das Gruppenlernen und die angebotenen Erlebnisprozesse. Basis ist das Prinzip der dynamischen Balance, das optimal in MBM-Prozessen genutzt werden kann.

Die TZI vertritt als zentrales Anliegen das Modell des lebenslangen Lernens (Ruth Cohn: „Lebendiges Lernen heißt zu leben, während ich lerne!“). Die TZI hat ein gesellschaftspolitisches Anliegen und eine definierte Wertebasis, es arbeitet auf der Sach- und Beziehungsebene und bietet den passenden Rahmen für eine „Hilfe zur Selbsthilfe“

Die Mind-Body-Medizin findet hier mit den beiden Grundprinzipien der Selbstverantwortung und der Schaffung einer dynamischen Arbeitsfähigkeit einen optimalen Rahmen, um Lebensstilprozesse zu begleiten und die Gruppe als methodisches Instrument mit in die Prozesse zu integrieren.

Selbstverständlich unterliegen jeder Patient oder Teilnehmer wie auch jeder Arzt und Therapeut der **Schweigepflicht. Gruppenregeln** zu Teilnahme und wertschätzender achtsamer Kommunikation werden gemeinsam vereinbart.

Ständige Plenumsarbeit in der Gruppe ist sehr anstrengend und für die Einzelnen oft unbefriedigend. Allerdings gibt es auch die Tendenz bei Patienten, sich lieber passiv an die Gesamtgruppe anzulehnen. Es bedarf dann einer klaren und motivierenden Aufforderung der Gruppenleitung, um ihre Teilnehmer zu aktivieren.

Eine sehr gute Möglichkeit ist die **Arbeit in Kleingruppen.** Sie kann zur Erarbeitung oder Vertiefung eines Themas genutzt werden. Das erfordert eine stärkere Öffnung jedes Einzelnen. Die Ergebnisse sind allerdings nicht so leicht vorhersehbar und erfordern, dass der MBM-Therapeut bereit und fähig ist, sich auf Unerwartetes einzulassen. Kleingruppen-Arbeit soll aber für die Teilnehmer keinen Stress bedeuten (z. B. jemanden zur Zusammenarbeit finden zu müssen). Ängste, geringes Vertrauen und die Notwendigkeit, sich auf jemand Unbekannten einlassen zu müssen, können zu Widerständen führen.

Durch nach dem Zufallsprinzip wechselnde Kleingruppen-Zusammensetzungen werden solche Hindernisse aus dem Weg geräumt. Dieses Prinzip eignet sich besonders in der Anfangsphase, in der Mitte des Prozesses und zur Integration von neuen Patienten.

Die Arbeit in Kleingruppen teilt sich in vier Phasen:

1. Klare strukturierte Einführung
2. Gruppenbildung
3. Arbeitsphase
4. Transfer ins Plenum

Die Rückführung ins Plenum ist der kritische Bereich, denn es gilt, langatmige Wiederholungen zu vermeiden. Es ist hilfreich, **klare Aufgaben mit begrenzter Zeitspanne** zu geben.

3.2.3 Die Ebenen der MBM-Interventionen

Die MBM-Interventionen sind laut den National Instituts of Health der USA so zu gestalten, dass Bewusstsein, Körperfunktionen und Symptome gleichermaßen beachtet und positiv beeinflusst werden. Die MICOM-Interventionen kann man sich modellhaft auf drei Ebenen vorstellen, wodurch eine multimodale komplexe Interventionsstruktur entsteht (➤ Abb. 3.2):

- **Prozessgestaltung:** Die Prozessebene umfasst die bewusste Gestaltung des Gesundheitsverhaltens-Veränderungsprozesses.

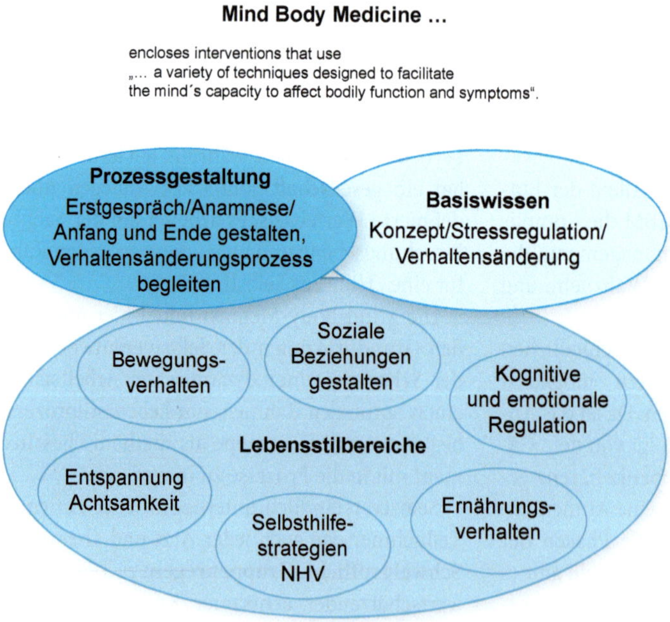

Abb. 3.2 Die Ebenen der Mind-Body-Medizin-Interventionen [M570/L231]

- **Basiswissen:** Es vermittelt den Patienten das nötige Wissen um die Zusammenhänge von Gesundheit und Krankheit und den Lebensstilfaktoren.
- **Lebensstilbereiche:** Sie umfassen den ganzheitlichen Handlungsansatz zur Stärkung der Selbstheilungskräfte und zur Krankheitsbewältigung im Alltag. Um sämtliche Lebensstilbereiche im Blick zu haben ist ein längerer Interventionszeitraum von Nöten. Die möglichen Settings reichen von drei Einzeltherapien bis zu einem Programm, welches sich über ein Jahr erstreckt.

MERKE

Einzeltherapien **ohne Einbettung** in ein integratives komplementärmedizinisches Behandlungskonzept mit Betrachtung der Lebensstilfaktoren sowie Prozessbegleitung und Umsetzung in den Alltag sind **keine MICOM-Intervention** und meist weniger erfolgreich.

Das Drei-Faktoren-Modell

Analog des komplexen „Sense of coherence" als Teil der von Antonovsky beschriebenen Salutogenese (➤ Kap. 2.2.8) wurde für MICOM ein Modell der praktischen Umsetzung der multimodalen Komplextherapie entwickelt, das drei Faktoren verbindet (➤ Abb. 3.3):

- **Information:** Die Information mit Rückfragen und Rücksprachemöglichkeiten basiert auf dem salutogenetischen Verständnis der **Verstehbarkeit**.
- **Training:** Den Erfahrungsraum, den die Mind-Body-Medizin bietet, korrespondiert mit dem salutogenetischen Begriff der **Handhabbarkeit.** Er erlaubt zielorientiertes Vorgehen und Trainingsmöglichkeiten im Alltag.
- **Motivation:** Sie beruht auf dem Erleben von **Sinnhaftigkeit**. Nur wenn Tun und Handeln Sinn macht, sind Patienten motiviert für eine Weiterentwicklung (Verhaltensänderung und Einstellungsänderung).

In der Planung und Durchführung von MBM Interventionen sollten immer **alle drei Ebenen gleichermaßen** beachtet werden. Es ergibt sich jedoch, je nach Indikation, Thema und Verortung im Prozessgeschehen meist eine Schwerpunktbildung bei den im Folgenden beschriebenen Modulen. Die unterschiedliche Gewichtung bestimmt die Methodik. Der Schwerpunkt eines Moduls kann eher informations-, übungs- oder erfahrungs- und motivationszentriert sein (➤ Abb. 3.4). Dies wird durch den Einsatz verschiedener Methoden in den Modulen umgesetzt.

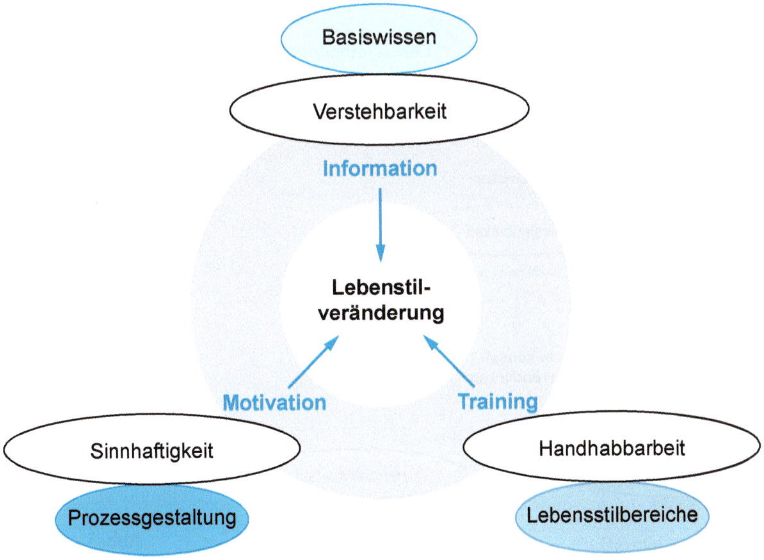

Abb. 3.3 Das salutogene Drei-Faktoren-Modell der MICOM [M570/L231]

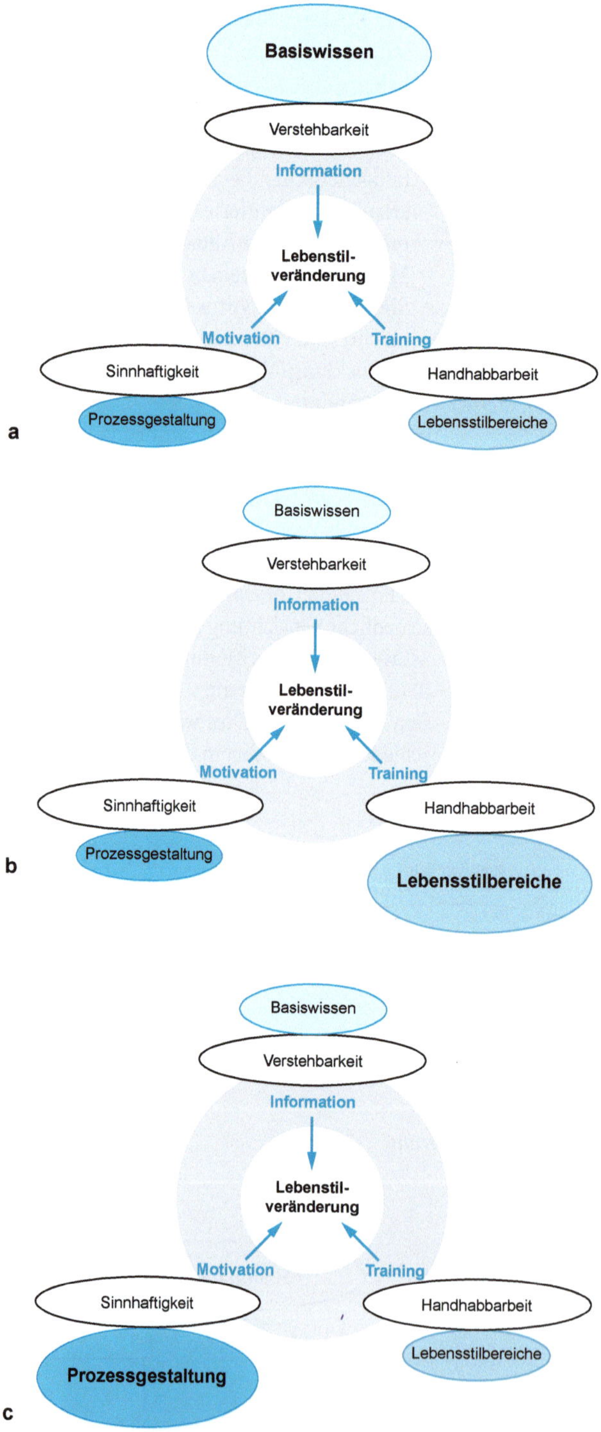

Abb. 3.4 Information, Übung, Motivation: die Ansatzpunkte der Interventionen [M570/L231]

Eine MBM-therapeutische Grundhaltung ist Voraussetzung, um diese Ebenen nach ihrem jeweiligen Schwerpunkt prozessbegleitend für jeden Patienten meistbringend einsetzen zu können.

3.2.4 Komplexität durch multimodalen Aufbau

Während die Mind-Body-Medizin-Interventionen an den drei Ebenen – Prozess, Basiswissen und Lebensstilbereiche – ansetzen und dafür die Dimensionen Information, Training und Motivation nutzen, gibt es darüber hinaus Module, die sich **kognitiv-emotionalen Themen und umfassender Stressregulation** widmen sowie solche, die **kommunikativ-soziale Beziehungsgestaltung** zum Thema haben. Die Bereiche können sich überlappen.

Erkundet wird z. B. die Frage: „Wie halte ich meinen Körper durch gezielte Bewegung, Schlaf, Entspannung und Ernährung gesund?" Dafür notwendig sind:

- Informationen (etwa zur gesunden Ernährung und Bewegung)
- Üben/Training: „Was tue ich konkret, wann, wo und wie oft?"
- Motivation: „Was hilft mir, damit ich das geplante Verhalten umsetzen kann?"

Gemeinsam mit den Patienten werden **praktische Handlungsoptionen** erarbeitet. Eine wichtige Hilfestellung dabei sind **Selbsthilfestrategien der Naturheilkunde,** welche die Reiz-Regulations-Fähigkeit des Körpers aktivieren.

Zentrale Lebensstilbereiche der Mind-Body-Medizin sind **Entspannung und Achtsamkeit.** Sie stehen in enger Beziehung zu den Stressregulationsprogrammen der Harvard Medical School und des MBSR-Programms nach Kabat-Zinn (➤ Kap. 2.1.3). Dabei geht es um zentrale physiologische Fragen der Stress-und Spannungsregulation genauso wie um das Alltagsverhalten, die innere Haltung und das geeignete Training.

Die **kognitiv-emotionale Regulation** setzt sich dabei mit Fragen nach inneren und äußeren Konflikten auseinander, der Wahrnehmung von Gedanken und Gefühlen und konkreten Möglichkeiten, selbstschädigende mentale Prozesse zu verändern. Die Interventionsmodule zu **Kommunikation und sozialen Beziehungen** untersuchen, wie Beziehungen gesundheitsförderlich gestaltet werden können.

Immer wird auch **die Frage nach dem Sinn** gestellt und dem, was im Leben wirklich trägt. Die Mind-Body-Medizin will zu größtmöglicher Selbstfürsorge und Selbstmitgefühl anregen.

Horizontale und vertikale Struktur des MBM-Prozesses

Um einen multimodalen, komplexen Veränderungsprozess zu moderieren, bedarf es zweier Strukturelemente, die jedoch beide miteinander kombiniert werden, um den Patienten auf allen Ebenen optimal in seinen Gesundheitsressourcen zu fördern.

Es gibt einen sog. **vertikalen Prozess,** in dem die einzelnen Interventionsmodule nacheinander mit den Patienten bearbeitet werden. Die Module aus den unterschiedlichen Lebensstilbereichen werden je nach Indikation erarbeitet und können in sich vertieft oder auch abgeschlossen werden. Die Module können auch je nach individuellen Schwerpunkten mit den Faktoren Information, Training und Motivation unterschiedlich gewichtet werden. Um die Inhalte der Module in der Lebensstilveränderung zu moderieren, läuft gleichzeitig der **horizontale Verhaltensänderungsprozess mit Querschnittmodulen** bei jedem Interventionsmodul mit. Dies ist ein **individueller wie auch gruppenspezifischer, fließender Prozess,** der für die MBM-Arbeit einzigartig ist und ihre Komplexität widerspiegelt (➤ Abb. 3.5).

3.2.5 Die MICOM-Interventionsmodule – Aufbau und Vorgehen

Eine Mind-Body-Medizin-Intervention benutzt eine Vielfalt unterschiedlichster Techniken, die darauf abzielen, mentale Fähigkeiten so einzusetzen, dass körperliche Vorgänge und Symptome beeinflusst werden. Die Verbindung mit Naturheilkunde (Mind Body Medicine in Integrative and Complementary Medicine) unterstützt durch körperbezogene Therapien und trägt dabei den Dimensionen der Selbstwirksamkeit und Selbstfürsorge besonders Rechnung.

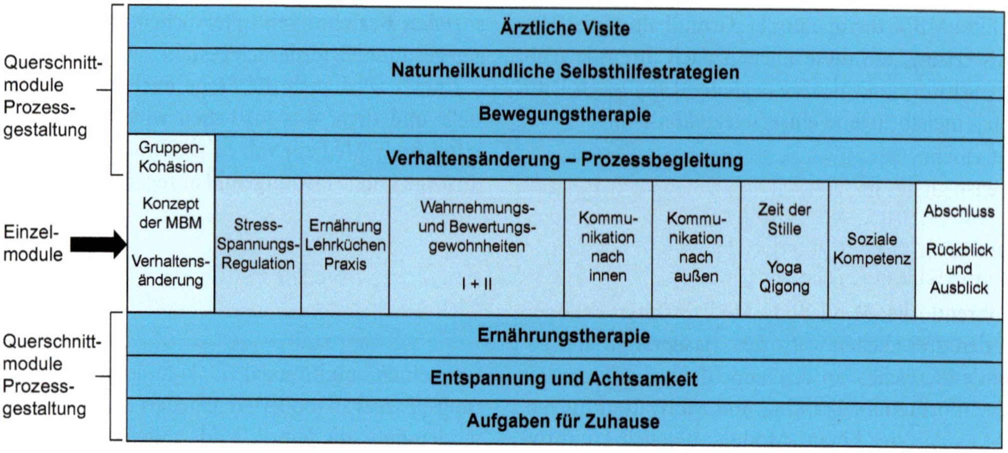

Abb. 3.5 Prozessgestaltung der Mind-Body-Medizin-Interventionen. Hellblau = Querschnittsmodule, in denen Schritt für Schritt die Lebensstilthemen (Ernährungs-, Bewegungsverhalten) und Entspannungsformen für den Alltag entwickelt werden und in den Einzelmodulen vertieft werden. Graublau = Einzelmodule mit multimodalem Vorgehen für MBM-Basiswissen und Lebensstilbereiche. Kräftiges Türkis = Prozessgestaltung, also Querschnittsmodule, die in komplexer Form die Themen mit der Erfahrungsebene der Patienten verbindet. [M570/L231]

Interventionsbereiche

Die **Interventionsbereiche** sind wie folgt strukturiert, um Verständnis und praktische Umsetzung zu erleichtern:

Hintergrund Zu Beginn des jeweiligen Interventionsbereichs wird das notwendige Hintergrundwissen beschrieben, das helfen soll, den Patienten einen Einstieg in die Thematik zu ermöglichen (zur Vertiefung siehe ➤ Kap. 2.2). Teilweise sind diese Abschnitte recht umfangreich, da sie speziell zusammengefasstes Wissen für die MBM-Arbeit darstellen.

Praktisches Vorgehen Oft bestehen die Interventionsmodule aus mehreren Einzelmodulen, die man über einen Zeitraum strecken kann: in der Tagesklinik auf mehrere Wochen, im stationären Kontext an den Therapieplan angepasst. Im Einzelsetting kann in Abstimmung mit dem Patienten ein einzelnes Modul (z. B. Progressive Muskelentspannung) ausgewählt werden, um dessen Relevanz und Alltagstauglichkeit zu überprüfen. Bei Bedarf schließen dann weitere Themenmodule an.

Ziele Sie geben an, was in diesem Interventionsbereich entwickelt und gelernt werden kann. Diese Grobziele können in den Einzelmodulen noch ausdifferenzierter als jeweilige Ziele der Module benannt werden.

Module

Sie sind als Einzelmodule in der vertikalen wie auch als Querschnittmodule in der horizontalen Struktur angelegt:

- **Einzelmodule** sind thematisch abgegrenzte Einheiten meist mit Übungen, die nacheinander bei den jeweiligen Treffen vorgestellt und bearbeitet werden.
- **Querschnittmodule** sind über den ganzen Interventionszeitraum angelegt. Hier wird zum Beispiel Übung für Übung aufeinander aufgebaut, wie z. B. die verschiedenen Achtsamkeitsübungen oder Elemente der Ernährungstherapie. Zum anderen wird in einem fortlaufenden motivationalen Reflexionsprozess die Umsetzung im Alltag wie z. B. im „Wochenrückblick" reflektiert und weiter entwickelt.

Thema Es beschreibt die Inhalte Schritt für Schritt, wie sie im Modul den Patienten vermittelt werden. Dabei ist wichtig, sich vor Augen zu halten, dass die Patienten **Alltagskompetenz** erwerben sollen und nicht zu „Fachpatienten", z. B. im Bereich Ernährungstherapie, werden. Die Themen sollen also vor allem die Kohärenz fördern, d.h. „Handhabbarkeit", „Verstehbarkeit" und „Sinnhaftigkeit".

Feinziele Manchmal werden zu den Einzelthemen oder Einzelmodulen auch noch Feinziele formuliert.

Methoden zu möglichen Vorgehensweisen – etwa mit einem interaktiven Vortrag oder Impulsfragen. Ebenso gibt es in den Modulen Übungsanleitungen.

INFO

Begriffsklärungen zum methodischen Vorgehen

Interaktiver Vortrag Mit einem durch Flipcharts oder Powerpoint-Präsentationen strukturierten Vortrag können die MBM-Therapeuten durch Nachfragen immer wieder Bezüge zu Erfahrungen der Patienten herstellen. Patienten in den Phasen der Absichtslosigkeit, der Absichtsbildung und der Vorbereitung werden durch neue, für sie relevante Informationen in ihrer Motivationsentwicklung gestärkt. Patienten in den Phasen der Handlung und Aufrechterhaltung werden in ihrem neuen Verhalten bestätigt.

Person-zentrierte Gesprächsformen Informationen und Erfahrungen haben individuelle Relevanz und Sinnhaftigkeit für die eigene Person und Gesundheit und können dadurch Handlungsabsichten bzw. gesundheitsfördernde Verhaltensweisen stärken.

Moderierte Gruppenabfrage Die Patienten werden gebeten, eigene Beiträge zu einem Thema zu formulieren. Diese werden meist auf Moderationskarten oder Flipchart gesammelt, strukturiert und zum jeweiligen Thema in Bezug gesetzt.

Moderierte Gruppendiskussion/interaktiver Dialog Die Patienten werden eingeladen, sich mündlich zu einem Thema zu äußern. Der MBM-Therapeut achtet dabei auf Beibehaltung des thematischen Fokus sowie auf eine wertschätzende Haltung zu allen Beiträgen. Im Sinne einer achtsamen Gesprächsführung lenkt er (oder sie) durch Nachfragen die Aufmerksamkeit auf tatsächliche Erfahrungen und ihre Bedeutung für die Person. Dadurch können bloße Meinungen in den Hintergrund treten, und das Erleben der Wirklichkeit gewinnt an Beachtung und Relevanz.

Kleingruppen Zur Reflexion und zum Erarbeiten gezielter neuer Schritte ist die Kleingruppenarbeit sinnvoll. Hier können Patienten gemeinsam zu zweit oder zu dritt vertiefend ein Thema erschließen, und ihre Erfahrungen gegenseitig austauschen. Im Vergleich zu Plenum ist die Kleingruppenarbeit für die Patienten intensiver, benötigt jedoch eine gute Moderation um die Kleingruppen dann wieder in den gemeinsamen Arbeitsprozess als Gruppe zu integrieren.

Techniken und Übungen Konkrete Handlungsanweisungen werden gemeinsam umgesetzt. Die dabei entstehenden Erfahrungen werden anschließend ausgetauscht, Fragen dazu beantwortet. Zudem werden Handlungsaufträge für zu Hause gegeben und der Umgang damit reflektiert, z. B. Barrieremanagement. Beim nächsten Treffen kommt es zum Austausch der im Alltag gesammelten Erfahrungen. Es wird wieder gemeinsam geübt und weitere Aufträge für zu Hause folgen. Zum Ende der Intervention erarbeitet jeder Patient aufgrund der gesammelten Erkenntnisse eigene Ziele und Umsetzungshilfen für den Alltag.

3.3 Die MICOM-Interventionsmodule – Prozessgestaltung

Anna Paul, Christel von Scheidt, Nils Altner, Christiane Pithan

Hintergrund

Die Prozessgestaltung der Mind-Body-Medizin erfasst sowohl den **individuellen Prozess,** den ein Patient im Zuge seiner Lebensstilveränderung durchläuft, als auch den **gruppendynamischen Prozess,** der im Sinne des Modelllernens die Prozesse reflektiert und widerspiegelt. Dieses gezielt methodisch-didaktische Vorgehen erfordert ein **längeres Training und gezielte Weiterbildung** in den Bereichen der Achtsamkeit, der Kommunikationsschulung und der Leitung von Gruppenprozessen (➤ Kap. 3.3). Um eine Gruppe direkt in den Prozess einer wohlwollenden Arbeitsatmosphäre zu führen und dabei alle Patienten bzw. Teilnehmer gleichzeitig im Blick zu haben, bedarf es längerer Übung. Wünschenswert ist eine Ausbildung wie in **Themenzentrierter Interaktion (Ruth Cohn)** oder in anderen Angeboten, welche die Methodik und Didaktik von Gruppen erlebbar und erfahrbar machen. Auch hier sind für die MBM-Therapeuten authentische Kommunikation (Kongruenz) und ein selbstfürsorglicher, achtsamer Umgang mit sich selbst Voraussetzung.

Der MBM-Interventionsprozess hat das Ziel, das Gesundheitsverhalten zu ändern und eine Haltung der Selbstfürsorge zu entwickeln. Er ist im Zeitverlauf zu begleiten und gliedert sich in drei Phasen:

- **A = Anfangsphase:** ausführliches Erstgespräch oder auch Anamnese mit dem Patienten. Wenn die MBM-Intervention in der Gruppe stattfindet, sind weiterhin gruppendynamische Strukturen zu beachten, damit die Gruppe schnell arbeitsfä-

hig wird. Kennenlernen und Gruppenregeln sind hierbei wichtig.
- **B = Begleitung:** regelmäßiger Austausch über die Übungserfahrungen im Alltag. Der „Übungsrückblick“ oder auch „Wie war die Woche?“ und die Besprechung der nächsten Übungsaufgaben sind bei jedem Treffen nötig.
- **S = Schluss:** Die Inhalte der letzten Einheit gestalten sich im Rück- und Ausblick aus dem Gesamtverlauf der MBM-Intervention heraus.

3.3.1 Der Anfang des Interventionsprozesses

Das **Anamnesegespräch im klinischen** oder das **Vorgespräch im ambulanten Setting** soll ein umfassendes Bild zur bestehenden Lebensstilgestaltung, den kognitiven Fähigkeiten, der Einsicht in Zusammenhänge zwischen Lebensstil, Erkrankung bzw. Genesung sowie der Veränderungsmotivation aufzeigen. Es ist die Basis eines Handlungsauftrags, der dann gemeinsam mit dem Patienten formuliert wird.

Dieses Erstgespräch dient dem gegenseitigen Kennenlernen, aber auch einer Kurzinformation über die salutogenetische Arbeitsweise. Für die fünf Säulen des Tempels der Gesundheit (➤ Abb. 2.1) liegen je nach Krankheitsbild und Indikation, auch für Primär- und Sekundärprävention, Empfehlungen nach den Leitlinien vor. Diese können mit dem Patienten gemeinsam angesehen, erläutert und überprüft werden.

Praktisches Vorgehen

Das Anamnesegespräch findet als Einzelgespräch mit dem Patienten statt. Es ist günstig, diesen Termin **unabhängig vom ärztlichen Gespräch** zu vereinbaren, da es hier um einen ganz anderen Blickwinkel als den der Krankheit geht. Das Ausloten von Ressourcen und Entwicklungspotenzialen in den verschiedenen Lebensstilbereichen sowie nachhaltiger Veränderungsbereitschaft fordert eine andere Atmosphäre. Es ist hilfreich, diesen Unterschied auch anzusprechen, weil sich ein Teil der Themen mit denen der ärztlichen Anamnese doppelt, aber mit unterschiedlichem Fokus.

Ziele Diejenigen Lebensstilbereiche sollen identifiziert werden, die veränderbar scheinen. Wie überzeugt ist der Patient, sein Leben auch unter ungünstigen Umständen verändern zu können? Es geht auch darum herauszufinden, welche Ressourcen zur Verfügung stehen, um einen der Krankheitsbewältigung förderlichen Lebensstil und eine „gesunde“ Lebenseinstellung zu stärken.

Modul 1: Anamnese

Eine umfassende anamnestische Informationssammlung und die Vermittlung von Informationen über die Mind-Body-Medizin bilden die Grundlage für Orientierung und Sicherheit aufseiten des Patienten. Zum anderen stellen sie die Basis dar, um eine Beziehung zwischen Patient und dem Therapeuten im Sinne eines aktiven und selbstverantwortlichen Therapieprozesses aufzubauen.

Thema Die wichtigste Botschaft an den Patienten ist: Die Mind-Body-Medizin bietet Unterstützung, einen Lebensstil zu entwickeln, der es ermöglicht, positiven Einfluss auf die persönliche Gesundheit und das Wohlbefinden zu nehmen.

Methode Das Einzelgespräch findet am besten als **teilstrukturiertes Interview** statt.

Bei der Anamnese können auch **validierte Fragebögen** zum Einsatz kommen, wenn es in bestimmten Bereichen näheren Abklärungsbedarf gibt, z. B.:
- Bei Schmerzpatienten zur Klärung der Motivation zur Teilnahme an einem mind-body-medizinischen Programm: Freiburger Fragebogen, Stadien der Bewältigung chronischer Schmerzen FF-STABS (Maurischat et al., 2006)
- Leipziger Kurzskala zur Erhebung der Kohärenz (SOC-L9, Singer und Brähler, 2007), um die grundsätzliche Notwendigkeit für Mind-Body-medizinische Interventionen festzustellen

Für die Anamnese wird ca. 1 Stunde benötigt. Falls diese Zeit nicht zur Verfügung steht, können die Patienten auch Fragebögen zur Vorbereitung für den nächsten Gesprächstermin erhalten (Paul, 2008).

Der Therapeut erklärt, dass er den **Lebensalltag** des Patienten kennenlernen möchte, um dann mit diesem gemeinsam einen individuellen Therapieplan entwickeln zu können. Der Patient kann dabei selbst entscheiden, was er berichtet und was er lieber für sich behalten will. In den Therapieplan geht nur das ein, worüber gesprochen wurde.

Praxis

Fragen und Ziele der Anamnese in der Mind-Body-Medizin

In unterschiedlichen Lebensbereichen werden anhand folgender Aspekte die jeweiligen Ressourcen, Entwicklungspotenziale und die Veränderungsmotivation eruiert:

Zugang zur Therapie Kann Hinweise auf die allgemeine Therapiemotivation geben. So dürfte bei eigener Recherche und Entscheidung für das Angebot eine höhere Motivation gegeben sein als beispielsweise bei einer Empfehlung des behandelnden Arztes: „Gehen Sie mal dorthin, das wird Ihnen gut tun."

Motivation Wird sie eher passiv formuliert („Ich möchte meine Schmerzen los werden") oder aktiv („Ich möchte lernen, was ich selber tun kann")? Passivität deutet darauf hin, dass Informationen fehlen, was die eigene Einflussmöglichkeit anbetrifft, oder dass die Person sich noch in der Phase der Absichtslosigkeit befindet (> Kap. 2.2.9). Eine Zielvorstellung spricht für eigene Motivation zur Änderung des Verhaltens und Zuversicht, dass sie gelingt (Selbstwirksamkeitserwartung). Zentrale Fragen sind:

- Was soll sich durch unsere Zusammenarbeit verändern?
- Was müsste passieren, damit Sie sagen können: „Das hat sich gelohnt!"?

Tagesrhythmus Der Tagesablauf gibt erste Hinweise auf Ressourcen wie die Fähigkeit zur Selbstfürsorge, aber auch auf Stressoren und Stressverarbeitungsmuster. Fragen sind:

- Wie gestalten Sie Ihren Tag?
- Wann stehen Sie auf, wann gehen Sie zu Bett?
- Was bestimmt Ihren Tagesablauf (Arbeit, Familie etc.)?
- Wann haben Sie Zeit für Pausen?
- Sind Sie mit Ihrem Tagesablauf zufrieden? Wenn nein, was würden Sie gerne verändern?

Ernährung Beschreiben Sie bitte ein typisches

- Frühstück
- Mittagessen
- Abendbrot

Dabei ist auch von Interesse, wann, wo und mit wem die Mahlzeiten eingenommen werden. Im Einzelnen sollte dann noch exploriert werden:

- Wie häufig essen Sie in der Regel Obst und Gemüse (Bioware?)?
- Wie häufig kommen in der Woche Fleisch oder Wurst auf Ihren Speiseplan?
- Wie häufig essen Sie Fisch?
- Wie viel trinken Sie am Tag?
- Was trinken Sie?
- Wie häufig trinken Sie Kaffee?
- Wie häufig trinken Sie Alkohol?
- Haben Sie in den letzten fünf Jahren eine Diät gemacht oder gefastet?
- Wenn ja, welche war erfolgreich, sodass Sie Ihr Gewicht mindestens 1 Jahr halten konnten?
- Sind Sie mit Ihrem Essverhalten zufrieden?
- Wenn nein, was würden Sie gerne verändern?

Bewegung Was machen Sie an Bewegung? Sind Sie körperlich aktiv?

- Wie oft pro Woche?
- Wie lange?
- Wenn keine regelmäßige Bewegung praktiziert wird: Was haben Sie früher gerne gemacht?
- Welche Alltagsbewegung praktizieren Sie (z. B. Treppensteigen statt Aufzug, Wege zu Fuß)?
- Sind Sie mit Ihrem Bewegungsverhalten zufrieden?
- Wenn nein, was würden Sie gerne verändern?

Entspannung

- Wobei können Sie gut entspannen?
- Wie sorgen Sie für Entspannung in Ihrem Alltag?
- Kennen Sie Entspannungsübungen?
- Wenn ja:
  - Welche?
  - Üben Sie regelmäßig?
  - Wie oft?
  - Wenn nein: Wo liegen die Schwierigkeiten?
- Sind Sie mit Ihrer Entspannungspraxis zufrieden?
- Wenn nein, was würden Sie gerne verändern?

Atmung Nehmen Sie Ihre Atmung im Alltag bewusst wahr?
- Verändert sich Ihre Atmung, wenn Sie in Stress geraten?
- Kennen Sie Atemübungen, die Sie in Stresssituationen einsetzen können?
- Haben Sie Probleme mit der Atmung?
- Rauchen Sie?
- Wenn ja:
  - Wie lange?
  - Wie viele Zigaretten am Tag?
- Sind Sie häufig mit Rauchern zusammen (Passivrauchen)?
- Sind Sie mit diesem Lebensstilbereich zufrieden?
- Wenn nein, was würden Sie gerne verändern?

Schlaf
- Wie lange schlafen Sie gewöhnlich?
- Können Sie gut einschlafen bzw. durchschlafen?
- Wenn nein, was hält Sie vom Einschlafen ab?
- Wie fühlen Sie sich am Morgen beim Aufwachen?
- Sind Sie mit Ihren Schlafgewohnheiten zufrieden?
- Wenn nein, was würden Sie gerne verändern?

Freizeit Was tun Sie in Ihrer arbeitsfreien Zeit?
- Haben Sie ein Hobby?
- Wie viel Zeit widmen Sie Ihrem Hobby?
- Woran haben Sie Interesse?
- Lernen Sie gerne Neues (kennen)?
- Haben Sie in den letzten 5 Jahren eine neue Sprache oder ein neues Musikinstrument gelernt?
- Wie viel Zeit verbringen Sie vor dem Fernseher, privat am Computer?
- Was schauen Sie bevorzugt?
- Sind Sie mit Ihrer Freizeitgestaltung grundsätzlich zufrieden?
- Wenn nein, was würden Sie gerne verändern?

Arbeit und Leistung
- Sind Sie berufstätig?
- Wenn ja:
  - Worin besteht Ihre Arbeit, ggf. Berufsausbildung(en)?
  - Macht Ihnen Ihre Arbeit Freude?
  - Gibt es Elemente in Ihrer Arbeit, die ihnen gut tun?
  - Gibt es Belastendes in Ihrer Arbeit?
- Wie sind Ihre Zukunftsperspektiven?
- Sind Sie mit Ihrer Arbeit zufrieden?
- Wenn nein, was würden Sie gerne verändern?

Wirtschaftliche Situation
- Wie sieht Ihre finanzielle Situation aus?
- Haben Sie finanzielle Sorgen?

Soziales Netz Wie leben Sie?
- Wenn allein:
  - Wie ist das Allein-Leben für Sie?
- Wenn mit (Ehe-)Partner:
  - Wie lange besteht die Beziehung?
  - Was schätzen Sie an Ihrem Partner?
  - Was ist schwierig im Zusammenleben?
- Wenn mit Kind(ern):
  - Wie alt?
  - Was macht Freude im Miteinander?
  - Was ist schwierig?
- Wenn in anderer Lebensform (z. B. WG):
  - Was ist wohltuend/unterstützend?

Was ist schwierig?
- Familienkontakte:
  - Wie ist der Kontakt zu den Eltern?
  - Wie ist der Kontakt zu anderen Familienmitgliedern?
- Freundeskreis:
  - Zu wem haben Sie sonst noch regelmäßigen Kontakt?
  - Wie viele gute Freunde haben Sie?
- Unterstützung:
  - An wen wenden Sie sich, wenn Sie Hilfe oder Unterstützung brauchen?
  - Ist das Geben und Nehmen in Ihrem sozialen Netz ausgewogen?
  - Fühlen Sie sich in Ihrem sozialen Netz gut aufgehoben und unterstützt?
  - Sind Sie mit Ihrem sozialen Netz zufrieden?
  - Wenn nein, was würden Sie gerne verändern?

Selbstbild und Selbstwirksamkeitserwartung Worin sehen Sie Ihre Stärken?
- Was können Sie gut?
- Worauf sind Sie stolz?

- Was empfinden Sie bei sich eher als Schwäche?
- Womit setzen Sie sich selbst unter Stress?
- Nehmen Sie Ihre Belastungsgrenzen wahr?
- Können Sie „Nein“ sagen, wenn Ihnen etwas zu viel wird?
- Wenn Sie sich etwas vorgenommen haben, wie gut gelingt Ihnen die Umsetzung auch bei widrigen Umständen?
- Sind Sie mit sich selbst zufrieden?
- Wenn nein, was würden Sie gerne verändern?

Stress und Stresscoping Wodurch fühlen Sie sich belastet, überlastet – wann geraten Sie in Stress?
- Wie fühlen Sie sich in solchen Situationen?
- Wie reagiert Ihr Körper? Wie nehmen Sie Ihre Atmung wahr?
- Welche Gedanken tauchen auf?
- Welche Gefühle sind mit Stresssituationen verbunden?
- Wie gehen Sie mit stressauslösenden Situationen um? Welche Strategien haben Sie zur Verfügung? Sehen Sie diese eher als Herausforderung?
- Wie sorgen Sie für Ausgleich?
- Sind Sie mit Ihren Fähigkeiten der Stressverarbeitung zufrieden?
- Wenn nein, was würden Sie gerne verändern?

Selbsterfahrung in Gruppen oder im Rahmen einer Psychotherapie Erfahrungen damit können Hinweise auf die Bereitschaft geben, sich mit sich selbst auseinanderzusetzen. Sie sagen auch etwas über die Gruppenfähigkeit aus.
- Haben Sie Erfahrung mit Selbsterfahrungsgruppen oder Psychotherapie?
  - Wenn ja:
    - Was war der Grund für die Therapie?
    - Konnten Sie davon profitieren?
  - Wenn nein: Können Sie sich vorstellen, ein solches Angebot zu nutzen?

Spiritualität Was gibt Ihnen Sinn im Leben?
- Hat Glaube für Sie eine Bedeutung?
- Wenn ja, was gibt er Ihnen?
- Sind Sie in diesem Bereich zufrieden?
- Wenn nein, was würden Sie gerne verändern?

Lebensstil und Symptome Sehen Sie in irgendeiner Form einen Zusammenhang zwischen Ihrem Lebensstil und dem Auftreten von Symptomen?

Veränderungsmotivation An dieser Stelle geht es vor allem darum, die generelle Motivation zu einer Verhaltensänderung zu beleuchten und erste Schritte einzuleiten, die den Prozess der Eigenverantwortlichkeit unterstützen. Sie können erläutern, dass es zwei Alternativen gibt, mit einer Veränderung zu beginnen – in einem Bereich, wo dem Patienten eine Veränderung
- besonders dringlich erscheint,
- am leichtesten gelingen wird.

Im Modul „Verhaltensänderung“ wird noch genauer auf Veränderungsprozesse und seine Motivationsstufen eingegangen.

Zum Abschluss werden die weiteren Schritte im Mind-Body-medizinischen Programm erläutert und die nächsten Termine geklärt. Als erfolgreich hat sich erwiesen, folgende **Basismodule** an den Beginn der Intervention zu stellen:
- Einführung in das Konzept
- Verhaltensänderungen planen, durchführen und durchhalten
- Stress und Spannungsregulation

MERKE

Um die **Eigenverantwortung des Patienten** zu unterstützen, sollte während sämtlicher Mind-Body-Medizin-Interventionen immer wieder explizit das Verstehen und Nachvollziehen erfragt sowie die Möglichkeit für Nachfragen gegeben werden.

Modul 2: Das „Sich-Kennenlernen“ in der Gruppe

Die Methoden für den Anfang eines MBM-Prozesses in der Gruppe dienen dazu, Kontakt herzustellen und eine Begegnung zu ermöglichen, die keine großartige Öffnung erfordert, um vom „Ich“ zum „Wir“ zu kommen, wie es die Themenzentrierte Interaktion beschreibt. Am Anfang ist es besonders notwendig, der Gruppe Sicherheit durch Struktur zu geben.

Thema Kennenlernen

Feinziele Es soll ein Gruppenzusammenhalt entstehen, bei der soll jeder Einzelne die Möglichkeit hat, im Plenum etwas zu sagen und sich vorzustellen. Zeitumfang: 90 Minuten bei 12 TN (variiert je nach Teilnehmeranzahl).

Methoden Das Kennenlernen und Miteinander-vertraut-werden der Teilnehmer soll mit **gruppendynamischen Übungen** moderiert werden. Dabei helfen Methoden zum Kennenlernen, zum Auflockern und Bewegung in der Gruppe. Dann werden die „Umgangsregeln" im Miteinander festgelegt und die „Erwartungen und Befürchtungen" der Teilnehmern bezüglich der MBM Intervention offen gelegt.

Eine mögliche Methode ist das **Kennenlernen über die Übung „Quadrate"** (ca. 10 Minuten) (➤ Abb. 3.6): Es werden Vierergruppen gebildet. Bei einer nicht durch vier teilbaren Anzahl der Teilnehmerinnen könne in gleicher Weise Dreiecke verwendet werden. Jede Gruppe bekommt einen Flipchart-Bogen mit gezeichnetem Vier-Felder-Schema.

Die Gruppe sucht vier Gemeinsamkeiten (Fähigkeiten, Hobbies, Vorlieben, Interessen, Berufliches etc.), die in die Mitte des Quadrats eingetragen werden. Im zweiten Schritt wird für jeden der Teilnehmer ein charakteristisches Merkmal gefunden, dass nur für ihn und nicht für die anderen zutrifft – ihn von den anderen unterscheidet. Nun jeder Teilnehmer seinen Namen in ein Randfeld und sein besonderes Merkmal. Im Plenum werden die Ergebnisse aufgehängt und gemeinsam betrachtet, dabei können sich die Teilnehmer in einer moderierten Gruppendiskussion auch gegenseitig Fragen stellen.

Im Anschluss bittet man die Teilnehmer, in Einzelarbeit für sich selbst mit Moderationsmaterial Namenschilder zu schreiben. Das hilft zu Beginn den Gruppenmitgliedern bei der persönlichen gegenseitigen Ansprache. In einer moderierten Gruppendiskussion wird auch geklärt, ob sich die Teilnehmer in der Gruppe mit „Du" oder „Sie" ansprechen wollen.

Thema: Erwartungen und Befürchtungen klären

In einer weiteren Einzelarbeit bittet man die Teilnehmer, ihre Erwartungen und Befürchtungen bezüglich Inhalte, Arbeitsweise, Gruppe, Leitung auf Moderationskarten zu schreiben:

- Gelbe Karten: für die Erwartungen
- Blaue Karten: für Befürchtungen

Die Ergebnisse werden in einer moderierten Gruppenabfrage von den Einzelnen der Gruppe vorgestellt: Jeder liest die Karten kurz vor und pinnt sie an die Pinnwand. Alternativ werden die Karten werden ohne Kommentar angepinnt und können in der Pause von allen betrachtet werden. Der MBM-Therapeut sammelt die Karten am Ende der Einheit ein, um diese für einen Abgleich am Ende des Kurses in dem Abschussmodul wieder zur Verfügung zu haben.

Thema: Gruppenregeln einführen

„Gruppenregeln", die gemeinsam festgelegt werden, ermöglichen den Teilnehmern Sicherheit im Umgang miteinander.

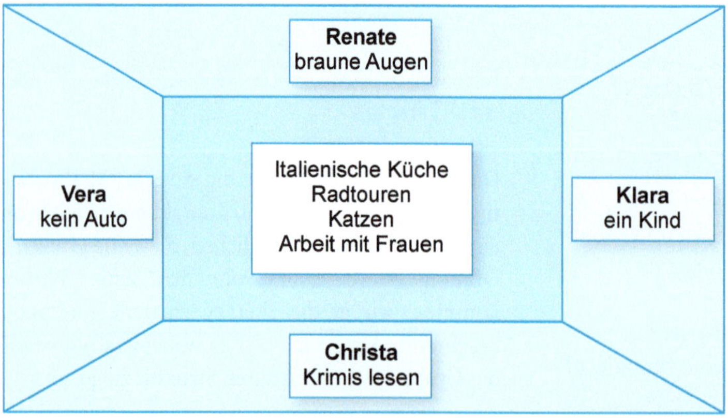

Abb. 3.6 Die Übung „Quadrate" [M570/L231]

Methoden In einer **moderierten Gruppenabfrage** werden die Teilnehmer aufgefordert zu formulieren, wie das Miteinander in der Gruppe ablaufen soll, etwa bezüglich Pünktlichkeit, Verschwiegenheit, aber auch, wie man in der Gruppe miteinander umgehen will. Die Ergebnisse werden auf dem Flipchart gesammelt und anschließend abfotografiert, um diese „Regeln" allen Gruppenteilnehmern zur Verfügung zu stellen. Hierfür muss genügend Zeit eingeplant werden, da hier die **Vertrauensbasis für weiteres Arbeiten** gelegt wird.

Wichtig zu Beginn der Gruppenbildung ist auch, dass die Patienten sich den Lernweg selbst erschließen, um die Inhalte wirklich zur Kenntnis zu nehmen. So bietet es sich an, **das erste Basismodul, die Konzeptvorstellung,** an diesen **Anfangsprozess anzuschließen.** Der MBM-Therapeut bietet mit Kleingruppenarbeit und moderierter Gruppenabfrage in der Gruppe Erfahrungsangebote wie z. B. Mini-Entspannungsübungen für den Alltag zur Reflexion an, um persönlichen Bezug, Sachwissen und Information miteinander zu verbinden. Auf allen Ebenen im Gruppenprozess geht es um Selbsterkenntnis. Das Thema muss mit dem „SELBST" verbunden werden, Erkenntnisse bewusst gemacht werden, nur so kann es zu Veränderung und neuem Verhalten kommen.

3.3.2 Querschnittmodule: Den Prozess der Verhaltensänderung moderieren und begleiten

Hintergrund

Nachdem die Patienten mit dem Therapeuten in einem ausführlichen Gespräch die Lebensstilbereiche und die möglichen Veränderungen besprochen haben, ist es im weiteren Vorgehen die große Kunst, diesen Prozess gut zu moderieren und zu begleiten. In den MICOM-Gruppeninterventionen wird nach dem „Kennenlernen in der Gruppe" ab dem zweiten Treffen das Thema der **Verhaltensänderung in Bezug auf die thematischen Inhalte der Module** reflektiert und erlebniszentriert umgesetzt. Das Transtheoretische Modell der Verhaltensänderung ist die Grundlage, um Lebensstilveränderungen zu initiieren oder auch weiterzuführen (➤ Kap. 2.2.9). In einem Gruppensetting ist es sinnvoll, **Patienten zusammenzufassen,** die in etwa gleich informiert und ähnlich motiviert sind. Dabei helfen Informationen aus dem Anamnesegespräch. Es ist wichtig, was Menschen über Verhaltensänderungen sagen, z. B. wenn sie über ihre Motivation und Selbstverpflichtung zur Veränderung sprechen. Argumente gegen eine Veränderung bremsen den Prozess. Beides kann erheblich durch zwischenmenschliche Kommunikation beeinflusst werden.

Personen, die glauben, dass es wahrscheinlich ist, dass sie sich ändern, ändern sich auch wirklich. Auch Personen, deren Therapeuten glauben, dass es wahrscheinlich ist, dass sie sich ändern, ändern sich. Personen, denen man sagt, dass man nicht erwartet, dass sie sich ändern, ändern sich tatsächlich nicht (Miller und Rollnick, 2004).

Zusammenfassend erscheint **Motivation** grundlegend für Veränderung zu sein. Sie wird durch intra- und interpersonelle Faktoren und Prozesse (Einstellungen, Beziehung) sowie spezifische Interventionen (Therapeut) beeinflusst.

Praktisches Vorgehen

Die Prozessbegleitung wird mit den Querschnittmodulen Wochenrückblick, Gruppenvisite und Übungsaufgaben für Zuhause durchgeführt. In diesen Querschnittmodulen, die den Verhaltensänderungsprozess begleiten und moderieren, werden überwiegend erfahrungs- und motivationszentrierte Methoden eingesetzt. In den Modulen werden die Patienten aufgefordert, ihre Erfahrungen zu reflektieren. In mehreren Schritten wird dann die Motivation gestärkt und aus einer empathischen Haltung heraus erarbeitet, was aus Patientensicht für oder gegen eine Verhaltensänderung spricht.

In den ersten drei Motivationsstufen, Absichtslosigkeit, Absichtsbildung und Vorbereitung (➤ Kap. 2.2.9) ist vor allem die motivierende Gesprächsführung (Miller und Rollnick, 2004) hilfreich. Dieser Ansatz betont zum einen die Ressourcen des Patienten, aber zum anderen auch die notwendigen therapeutischen Kompetenzen seitens der Behandler. Wenige kurze Interventionen reichen aus, denn Veränderung wird als natürlicher Prozess gesehen, der von alleine stattfindet. Ein wesentlicher Prädiktor ist jedoch die **Selbstwirksamkeitserwartung** – die Zuversicht, auch unter widrigen Umständen die Ziele zu erreichen. Ebenso wichtig sind die therapeutischen Fähigkeiten und die Grundhaltung der Behandler.

Die motivierende Gesprächsführung ist kein Zauberkasten und keine Technik. Sie will Menschen nicht zu etwas überreden, was sie selbst nicht wirklich wollen, sondern ist eine Grundhaltung im therapeutischen Miteinander, durch die eine Veränderung auf natürliche Weise hervorgerufen und unterstützt werden kann. Sie ist getragen von Partnerschaftlichkeit: Es wird unterstützt und gemeinsam erforscht, statt zu ermahnen und zu überreden. Die Verantwortung für eine Veränderung bleibt beim Individuum selbst, und dessen Selbstbestimmung wird respektiert.

INFO

Grundlagen der motivierenden Gesprächsführung

Empathie ausdrücken Sie erweist sich in der Forschung als **signifikanter Prädiktor für den Therapieerfolg** – „ein kunstvolles Reflektieren, das die Erfahrungen und Bedeutungen des Patienten klärt und verstärkt, ohne dass eine Vermischung mit den Bewertungen des Therapeuten stattfindet" (Miller und Rollnick, 2004).

Respektvolles, akzeptierendes, nicht wertendes, aktives Zuhören Es ist hilfreich, um die Einstellungen und Perspektiven des Patienten zu verstehen und eine therapeutische Beziehung aufzubauen. Mangelnde Motivation und Ambivalenz werden als normale Aspekte des Menschseins betrachtet. Die entgegengebrachte Empathie unterstützt den Selbstwert des Individuums, der für eine Veränderung wesentlich ist. Einstellungen und Meinungen nicht zu akzeptieren, würde den Veränderungsprozess blockieren. Ein konfrontativer Stil führt zu hohen Abbruchraten, schlechten Ergebnissen und verstärkt oft auch noch das Problemverhalten der Patienten.

Diskrepanzen entwickeln Das Ziel der motivierenden Gesprächsführung ist aber nicht, dass sich der Mensch in seinem So-sein akzeptiert und darin verbleibt. Es geht darum, den Patienten zu leiten, die Ambivalenz in Richtung einer positiven Verhaltensveränderung aufzulösen (Rogers, 2005), indem die Diskrepanz zwischen dem Ist-Zustand und dem mit subjektiven Zielen und Werten verbundenen gewünschten Soll-Zustand verstärkt wird. Erst nach der Auflösung individueller Ambivalenzen kann eine Veränderung nachhaltig initiiert werden, weil sie mit Überzeugungen, Werten und Sorgen des Betroffenen verbunden ist. Der Patient sollte am Schluss immer selbst die Argumente für eine Verhaltensänderung aussprechen.

Das Ausmaß der Diskrepanz zwischen Ist- und Soll-Zustand wird als **Verhaltenslücke** bezeichnet. Je größer sie ist, desto geringer ist das Vertrauen, sie überbrücken zu können. Also wird zunächst ressourcenorientiert der Selbstwert gefördert, und dann werden individuelle Ziele und Wünsche ermittelt, die mit dem angestrebten Verhalten verbunden sind. Der Betroffene wird unterstützt, seine Sorgen, Selbstwirksamkeitserwartungen, Argumente und Gründe für eine Veränderung so lange zu formulieren, „bis [er] … die Trägheit des Status quo überwinden" kann.

Den Widerstand umlenken Widerstand wird in der motivierenden Gesprächsführung nicht als Abwehrmechanismus verstanden, sondern als Zeichen dafür, dass der Patient nicht Schritt hält, also die Interventionsstrategie nicht seinem aktuellen Informations- und Motivationsstand entspricht. Gegen den Widerstand zu arbeiten, hat zur Folge, dass die Person sich hinter ihrem Standpunkt verbarrikadiert, unter Umständen bis hin zum Therapieabbruch. Es geht somit nicht darum, gegen den Widerstand anzuargumentieren, sondern die Person zu neuen Perspektiven einzuladen. Die Entscheidungsautonomie bleibt bei ihr.

Zuversicht wecken Möglichkeiten, die Zuversicht zu erhöhen, liegen z. B. im Anknüpfen an frühere Erfolge, in der Suche nach erfolgreichen, generalisierbaren Strategien und in der Exploration persönlicher Stärken und Ressourcen – im sog. **Confidence-Talk** (Miller und Rollnick, 2004).

Der amerikanische Gesprächstherapeut Carl Rogers (1902–1987) forderte von Seiten des Therapeuten neben der Empathie auch **unbedingte Wertschätzung und Kongruenz:** Der Therapeut habe sich transparent und persönlich in den Prozess einzubringen. Es sei nicht seine Aufgabe, Ratschläge zu geben oder Lösungen vorzuschlagen.

Welcher Weg führt zum Ziel?

Wird eine Veränderung nicht als wirklich wichtig angesehen, dann ist der Abstand zwischen dem Ist-Zustand und zukünftigen Zielen und Werten (Soll-Zustand) zu gering, um zur Aktivität zu führen. Bei einem Menschen, der zwar willens ist, eine Veränderung anzustreben, sie sich aber nicht wirklich zutraut, führt das zu einem Unbehagen, das die wahrgenommene **Ambivalenz** reduziert: „Es wird schon nicht so schlimm sein." Umgekehrt reichen jedoch hohe Wichtigkeit und Zuversicht nicht aus, eine Verhaltensänderung zu unterstützen, wenn die Bereitschaft dazu fehlt. Diese Ambivalenz ist ein normaler menschlicher Aspekt im Prozess von Veränderung. Sie ist kein Anzeichen für Widerstand oder fehlende Motivation (Miller und Rollnick, 2004).

Erst die Überwindung der auftauchenden Ambivalenzen – immer aus Sicht des Patienten – macht einen Plan möglich, wie Veränderung erzielt werden soll und was bei Rückschlägen helfen könnte. Die Patienten gehen eine Selbstverpflichtung ein und werden bei konkreten Schritten der Verhaltensänderung unterstützt.

Der Therapeut kann hier helfen – jedoch ohne zu überreden. Um das zu erreichen, intensiviert er die Ambivalenz in einem sog. **Change-Talk.** In diesem werden persönliche Gründe und Vorteile einer Veränderung thematisiert. Dabei lassen sich **vier Kategorien** unterscheiden:

- Nachteile des gegenwärtigen Zustands
- Vorteile einer Veränderung
- Zuversicht, bezogen auf die Veränderung
- Bedürfnis nach bzw. Absicht zur Veränderung

Eine **Zusammenfassung des gemeinsamen Prozesses** dient der Prüfung, ob die Ambivalenzen aufgelöst wurden und ausreichend Zuversicht entwickelt wurde. Erst dann kann es zu einer **Selbstverpflichtung** kommen – dieser Schritt sollte nicht zu früh initiiert werden. Nun geht es darum, die Entscheidung zur Verhaltensänderung zu festigen. In dieser Phase können auf Anfrage des Patienten Informationen und Ratschläge angeboten werden. Dies sollte jedoch nur geschehen, wenn zunächst die eigenen Ressourcen und Ideen der betroffenen Person ausreichend exploriert wurden und dadurch Sicherheit und Motivation weiter erhöht wurden. Erst wenn von Seiten des Patienten ein klares „Ja" zur Veränderung kommt, kann anschließend gemeinsam ein konkreter Umsetzungsplan entwickelt werden (Miller und Rollnick, 2004).

MERKE

Der **erste Schritt des Veränderungsplans** besteht darin, **klare Ziele** zu formulieren, die folgende Kriterien erfüllen:

- Übereinstimmung mit den individuellen Prioritäten der Person
- Übereinstimmung mit langfristigen (Lebens-)Zielen und Werten der Person
- Angemessenheit und Realisierbarkeit
- Konkrete Formulierung und Überprüfbarkeit

Individuelle wie auch äußere Ressourcen bestimmen darüber mit, welcher Weg zum Ziel führen soll. **Die Entscheidung soll der Patient treffen,** Vorschläge, Ideen oder Optionen werden höchstens ergänzend angeboten. Der Plan enthält neben den Mitteln, ein angestrebtes Ziel zu erreichen, auch mögliche Hindernisse und Barrieren auf dem Weg dorthin, sowie Ideen, was dann zu tun ist. Er führt konkrete Schritte auf, nennt Zeithorizonte (bis wann was zu tun ist) sowie Kriterien, an denen die Zielerreichung gemessen wird. Es wird darauf hingewiesen, dass ein **soziales Netz Selbstverpflichtung, Selbstvertrauen** und **Selbstwirksamkeitserwartung** deutlich stärken kann.

Um ein Zurückfallen in das frühere Problemverhalten zu vermeiden, werden Auslöser für Rückfälle identifiziert und entsprechende Gegenmaßnahmen entwickelt. Dazu wird erkundet, welche sozialen Beziehungen hilfreich sein könnten. Mehr und mehr wird das Zielverhalten nun Bestandteil des persönlichen Wertesystems, und es verankert sich im Verhaltensrepertoire der Patienten.

Mit dem **Erstellen eines Veränderungsplans** ist das Hauptziel der motivierenden Gesprächsführung erreicht. Die Qualität der Begleitung wechselt nun zu **verhaltensorientierten Interventionen.** Es wird erkundet, was geeignet ist, die Veränderungsbestrebungen zu verstärken. Kommunikative Fähigkeiten des Therapeuten unterstützen das.

Ziele „Wochenrückblick" „Visite" und „Übungen für zu Hause" sollen die Patienten bei konkreten Schritten der Verhaltensänderung so unterstützen, dass sie nach und nach das gewünschte Verhalten nachhaltig in den Alltag integrieren können. Das schafft dann auch die Basis, eigenständig nach der Intervention weitere Schritte gehen zu können und auch für jede weitere Verhaltensänderung auf die verankerten Erfahrungen zurückgreifen zu können.

Querschnittmodul 1: Prozess der Verhaltensänderung moderieren

Thema: Wochenrückblick

Welche Erfahrungen hat der Patienten mit den „Übungen für zu Hause" gemacht? Der Rückblick gibt auch Gelegenheit, die Entwicklung von Beschwerden anzusprechen: Sie tauchen in der Regel seltener und weniger intensiv auf, wenn regelmäßige Spannungsregulation möglich ist. Außerdem werden sie also weniger einschränkend und leidvoll erlebt, wenn die Patienten eine Haltung von Akzeptanz und Gelassenheit kultivieren.

Feinziele In diesem Modul soll die im Alltag gewonnenen Übungserfahrungen reflektiert werden. Zeitumfang ca. 45 Minuten.

Methoden **Kleingruppenarbeit** und anschließende **moderierte Gruppenabfrage** eignen sich dafür. Thema für die Kleingruppe ist z. B., wie sich Übungen in den Alltag integrieren lassen oder man auch in alte Gewohnheiten zurückfällt. Die Patienten tauschen dabei kreative Vorgehensweisen für zu Hause oder den Arbeitsplatz aus. Im Einzelsetting ist der Rückblick ein wichtiger Bestandteil der Beratungssitzungen.

Querschnittmodul 2: Prozess der Krankheitsverarbeitung

Thema: „Gruppenvisite"

Hier können die Patienten dem betreuenden Arzt ihre Entwicklung schildern sowie akute Beschwerden und den Umgang damit zu besprechen. Das gibt Gelegenheit, auf naturheilkundliche Selbsthilfestrategien hinzuweisen (➤ Kap. 3.5.6), von denen vielleicht auch andere Mitglieder der Gruppe profitieren. Die gesundheitliche Entwicklung wird dokumentiert, bei Bedarf eine Krankschreibung für den Tag ausgeteilt. **Der Arzt sieht sich hier als Begleiter** des MBM-Therapeuten und steuert sein medizinisches Wissen bei. Zeitumfang: ca. 45 Minuten.

Querschnittmodul 3: Übungsprozess und Zielsetzung moderieren

Thema: Training und die Übungsaufgaben für Zuhause

Feinziele Am Ende jeder Interventionseinheit soll der Patient seine Ziele für den Übungsalltag bis zum nächsten Treffen formulieren. Zeitumfang: ca. 15 Minuten.

Methoden Am Ende jeder Interventionseinheit wird mit dem Patienten die Umsetzung im Alltag besprochen und schriftlich festgehalten. Anhand dieser Aufzeichnungen findet beim nächsten Treffen die **Reflexion** statt. Meist gibt es zu den Inhalten und den Übungen auch noch Handouts, oder Übungs-CDs damit der Patient zu Hause noch einmal nachlesen kann oder auch seine Partner und Kinder mit einbeziehen kann. Zur Unterstützung lassen sich auch Checklisten und strukturierte Übungsbögen verwenden.

3.3.3 Abschluss des Interventionsprozesses

Ganz am Ende des MBM-Prozesses, in der letzten Interventionseinheit, wird es darum gehen, die behandelten Themen abzuschließen und offene Fragen zu klären. Es ist wichtig, eine Bilanz des gesammelten Wissens zu ziehen. Die Umsetzung des Gelernten in den Alltag muss überprüft, zu weiterem Transfer angeregt werden. Darüber hinaus kann die **Bildung von Unterstützer-Netzwerken,** z. B mit anderen Therapeuten, oder Angeboten in der Gesundheitsförderung angeregt werden. Zeiteinheiten zum Organisieren von Peergroups und Nachtreffen zum gemeinsamen Üben sollten eingeplant werden.

Für die Ablösung von der Gruppe sollte Raum und Zeit gegeben werden. Die Gefühle dabei dürfen bewusst wahrgenommen und achtsam integriert werden. Zum Abschluss ist es für die Nachhaltigkeit der Verhaltensänderung auch wichtig, dass der Blick auf alles gerichtet wird, was den Patienten zu Hause und in seinem Arbeitsfeld erwartet.

Hintergrund

In der gängigen Fachliteratur zum Thema Arbeit mit Gruppen wird das Beenden einer Gruppe nur sehr rudimentär und eher randständig bedacht oder auch völlig ausgelassen. Es werden vor allem dem Beginn der Gruppe, deren Dynamik, möglichen Krisen sowie Interventionsmöglichkeiten die Aufmerksamkeit geschenkt. Scheinbar ist mit dem Ende ein Tabu verbunden.

Aus Erfahrungsberichten wird deutlich, dass das Ende oftmals auch in der Praxis entweder verdrängt wird oder über die Maßen vollgepackt, um alles, was bislang versäumt wurde, oder unerledigt blieb, noch zu regeln, damit es auf jeden Fall ein gutes Ende wird.

Doch sollte jede Gruppenleitung sich bewusst sein, dass Teilnehmende mit dem Ende der Gruppe **Probleme** haben können. Das Ende ist für Viele emotional mehr mit schmerzhaften Erfahrungen und Emotionen verbunden als mit freudiger Erwartung. So zeigen sich beispielsweise Tendenzen zu Verdrängung oder Widerstand, die ihre Basis in biografischen Verletzungen oder gar Traumatisierungen haben können.

Eine psychische Aufgabe einer jeden Gruppe zum Ende des Gruppenprozesses ist auch zu einem Teil die **Bewältigung der Trauer.** Widerstand dagegen kann sich beispielsweise in Unmut und Lustlosigkeit der Teilnehmenden zeigen, diese Schritte bewusst zu gehen und sie lieber an der wohltuenden Geborgenheit der Gruppe festhalten wollen.

Die nicht leichte Aufgabe der Gruppenleitung liegt dann darin, eine Konfrontation auszuhalten und somit den Teilnehmenden auch in der letzten Phase der gemeinsamen Arbeit den Raum für eine neue Erfahrung zu ermöglichen: eine Ausgewogenheit zwischen Festhalten und Loslassen. Dabei kann die Gruppenleitung die Teilnehmenden im gesamten Gruppenprozess vorbereitend unterstützen, indem sie die **Begrenzung der Zeit,** die in jeder einzelnen Sitzung, in jedem einzelnen Gruppentreffen gegeben ist, als notwendige und auch entwicklungsfördernde Provokation pflegt. Hier geht es vor allem auch darum, denjenigen, die die Gruppenleitung zu einer Verlängerung der zur Verfügung stehenden Zeit verführen wollen, den Lernraum zu geben, die benötigte Unterstützung und Aufmerksamkeit im Rahmen der zur Verfügung stehenden Zeit zu fordern. (Stollberg und Härle, 2015)

In dem Buch „Wie die Gruppe laufen lernt" (Langmaack und Braune-Krickau, 2000) widmet sich ein ganzes Kapitel dem Ende einer Gruppe. Die Autoren beschreiben wesentliche Aufgaben, die es zu erledigen gilt: So sind beispielsweise thematische als auch psychosoziale Themen abzuschließen, der Transfer der gelernten Methoden in den Alltag zu unterstützen, der Auswertung der gemeinsamen Arbeit Raum zu geben und das Auseinandergehen, den Abschied voneinander, bewusst zu planen und gestalten.

Damit diese Themen ihren angemessenen Raum finden, das Ende andererseits nicht überladen wird und auch eine neue emotionale Involvierung unterbleibt, liegen sowohl die Themenauswahl als auch die zeitliche Struktur vermehrt in den Händen der Gruppenleitung. Vor allem wenn die Themen in der Gruppe sehr persönlichkeitsbezogen waren, ist ein **stabilisierendes Abschließen des Prozesses** von großer Bedeutung. Wie der Anfang so ist auch das Beenden eines Prozesses sehr individuell.

Praktisches Vorgehen

Die Gruppenleitung muss eine bewusste Zeitstruktur vorgeben. Dabei erweist sich ein Wechsel von Einzelreflexion, Kleingruppenaustausch und Zusammentragen/Auswertung in der gesamten Gruppe als förderlich. Auch das Aufräumen und Auseinandergehen ist mit einzuplanen.

Ziele Der Abschluss des Prozesses mit einem Rückblick soll Raum geben für die **individuelle Reflexion der Patienten:**
- Wo, wie, womit bin ich gestartet?
- Was habe ich gelernt?
- Welche Veränderungen nehme ich wahr?

Im Abschlussprozess soll auch der **gemeinsame Prozess in der Gruppe Würdigung erfahren:**
- Was haben wir miteinander entwickelt?
- Was habe ich von wem gelernt?
- Wer hat mich wie unterstützt?

Vor allem soll der **Transfer für die Zeit nach der Intervention** unterstützt werden:
- Wie will ich diesen Weg weiter gehen?
- Was brauche ich dazu?
- Wer oder was unterstützt mich dabei?

Modul 1: Den Interventionsprozess beenden: Resümee und Ausblick

Thema 1: Rückblick

Methoden Zum Einstieg kann in Kleingruppen der Austausch über gemachte Erfahrungen mit der

Übungspraxis über den gesamten Prozess angeleitet werden. Die Teilnehmer haben zu Hause das Arbeitsblatt „Abschlussresümee“ ausgefüllt. In Kleingruppen haben sie die Möglichkeit, sich über ihr Resümee auszutauschen.

In der anschließenden **moderierten Gruppenabfrage** werden die Teilnehmer gebeten, wesentliche Aspekte aus dem Austausch in den Kleingruppen mit der ganzen Gruppe zu teilen.

Thema 2: Rückblick/Erwartungen und Befürchtungen

Methoden In einer moderierten Gruppenabfrage reflektieren die Teilnehmer ihre eigenen Erwartungen und Befürchtungen des ersten Termins. Die Kursleitung pinnt, während die Teilnehmer in der Kleingruppenarbeit beschäftigt sind, die Moderationskarten mit Erwartungen und Befürchtungen vom ersten Termin an die Pinnwand.

Die Teilnehmer lassen das Ergebnis an der Pinnwand in Stille auf sich wirken und werden gebeten, ihre eigenen Karten mit – „Erwartungen, die sich erfüllt haben“ und „Befürchtungen, die nicht eingetreten sind“ abzunehmen. Erwartungen, die noch nicht ganz erfüllt sind bzw. Befürchtungen, die teilweise eingetreten sind, bleiben hängen.

Die Teilnehmer erläutern ihre Entscheidungen und gegeben ggf. an, zu wieviel Prozent die jeweilige Erwartung erfüllt ist. Sie haben die Möglichkeit, die Moderationskarten mit nach Hause zu nehmen

Thema 3: „Mein Gesundheitsprojekt“

Methoden Mit einer moderierten Gruppenabfrage wird die Planung und Vorbereitung eines eigenen Gesundheitsprojekts anmoderiert. Die Teilnehmer haben zu Hause das Arbeitsblatt „Mein Gesundheitsprojekt für die Zeit nach der Tagesklinik“ ausgefüllt.

Sie werden gebeten, den Prozess mit ihrem persönlichen Ziel vom Beginn des Programms zu schildern und wie sich daraus das Ziel für das Gesundheitsprojekt entwickelt hat und das Ziel konkret zu benennen. Der MBM-Therapeut unterstützt sie dabei. Die Umsetzung des Gesundheitsprojektes kann durch eine angeleitete Visualisierung unterstützt werden:

Praxis

Visualisierung „Mein Gesundheitsprojekt“

Setze dich oder lege dich locker und bequem hin. Mach es dir so bequem wie möglich und – wenn angenehm – schließe die Augen. Verändere so lange deine Lage oder deine Haltung, bis du ganz bequem und ganz entspannt sitzt oder liegst.

Alles um dich herum ist jetzt völlig gleichgültig. Du musst jetzt überhaupt nichts leisten. Und vielleicht korrigierst du noch einmal deine Haltung, bis du dich ganz wohl fühlst.

Achte darauf, wo du Kontakt zu deiner Unterlage hast, an den Füßen, an den Unter- und Oberschenkeln, am Gesäß, am Rücken und an den Schultern. Vielleicht am Kopf, an den Armen und Händen.

Lass dir Zeit.

Lass deine Gedanken kommen und gehen und hänge ihnen einfach nach. Lass alle Gedanken zu, die in dir aufsteigen und wende dich ihnen bewusst zu. Heiße sie willkommen wie gute Bekannte oder Freunde.

Und wende dann deine Aufmerksamkeit den Geräuschen zu. Richte deine ganze Aufmerksamkeit einmal nur auf die Geräusche, die du hörst. Nimm alles ganz genau wahr.

Und dann wende deine Aufmerksamkeit ganz deinem Körper zu. Gehe mit deinem Bewusstsein, deiner Aufmerksamkeit zu deinem Körper und nimm ihn wahr.

Gehe in Gedanken deinen Körper durch, beginnend mit den Füßen und Beinen und weiter zum Becken und zum Genitalbereich, zum Bauch und zum Oberkörper, zum Kopf und zu den Armen. Nimm deinen Körper einfach so wahr, wie er jetzt ist.

Vielleicht spürst du Veränderungen in deinem Körper? Vielleicht erlebst du seinen Rhythmus, deine Atmung oder deinen Puls? Nimm einfach alles genau wahr und lass dir Zeit beim Erleben deines Körpers.

Nun geht es darum, dass du deiner Vision von deinem Gesundheitsprojekt Raum zu geben.

Geh mit deiner Erinnerung und Phantasie in deinen Lebensalltag und suche dir dort einen

Ort aus, an dem du dich gern aufhältst und dich geborgen fühlst. Mache es dir dort bequem, entspanne dich und beginne, deinen Phantasien freien Lauf zu lassen.

Beginne mit deinen positiven Visionen und Bildern von deinem Gesundheitsprojekt. Lass alle Zweifel – so berechtigt sie auch sein mögen – einen Moment beiseite und gib dich den inneren Bildern und Stimmungen hin – male dir ganz genau aus, wie es sein wird, wenn du dein Gesundheitsprojekt mit Erfolg umgesetzt hast.

Wie wirst du dich dann fühlen?
Wie bewegst du dich?
Wie siehst du aus?
Wie blickst du in die Welt?
Was hörst du?
Spüre genau hin, wie lebendig du dich fühlst.
Wie wird dein Leben sich anfühlen?
Was gibt es zu tun, um dorthin zu kommen?
Welche Entscheidungen sind nötig?
Welche konkreten Schritte wirst du gehen?
Welches ist der erste Schritt?

Konzentriere dich nun darauf, wer oder was dir beim Umsetzen deiner Vision helfen kann – dich unterstützen kann.

Nun hol dir noch einmal deine Vision vor Augen, in der du dein Ziel bereits erreicht hast – mit all der Lebendigkeit, Zufriedenheit, Klarheit und Farbenpracht. – Genieße diesen Zustand.

Und nun lasse vor deinem inneren Auge ein Symbol entstehen, das für dich diesen Zustand symbolisiert.

Mit der inneren Gewissheit, dass du dich auf den Weg machen kannst, komm ganz langsam in das Hier und Jetzt zurück.

Spür den Boden unter dir – nimm deinen Körper wahr – nimm die Geräusche um dich herum wahr – beginne allmählich dich zu räkeln und recken …

Nimm die bereitgelegte Karte für dein Symbol zur Hand.

Nach einer kurzen Einführung in die Intention dieser Übung (weitere Ressourcen für das Gesundheitsprojekt aktivieren) erhalten die Teilnehmer eine Moderationskarte und einen Moderationsstift. Aus der Visualisierung heraus entwickeln sie ein **Symbol** für ihr Vorhaben/Projekt. Dieses Symbol kann als kleines Bild auf die Moderationskarte gezeichnet oder auch als ein Wort aufgeschrieben werden. Die Karten werden (offen oder verdeckt) in Sternform in die Mitte der Gruppe gelegt.

Thema 4: Brief an sich selbst

Feinziele Die Teilnehmer sollen sich selbst bei ihrem Gesundheitsprojekt unterstützen. Sie kennen sich selbst am besten und haben eine Vorstellung davon, was diesbezüglich in 3 Monaten hilfreich für sie sein kann.

Methoden Die Teilnehmer werden in einer kurzen Gruppendiskussion angeregt einen Brief an sich selbst zu schreiben, mit dem sie sich selbst unterstützen können, das eigene Gesundheitsprojekt umzusetzen. Je nach zur Verfügung stehender Zeit können sie den Brief auch zu Hause schreiben und zur letzten Einheit mitbringen. Sie werden gebeten, ihre Briefe auf die Symbolkarten aus der Visualisierung zu legen. Die Kursleitung schickt den Brief nach 3 Monaten an die Teilnehmer.

Thema 5: Dank und Wunsch

Feinziele Die Teilnehmer geben sich gegenseitig etwas Gutes mit auf den Weg. Im Laufe des Programms haben sich die Teilnehmer auf vielen verschiedenen Ebenen kennengelernt. Sie haben voneinander lernen können und wissen meist um die noch zu entwickelnden Bereiche der anderen. Nun haben sie Gelegenheit, einer Person für etwas zu danken, was sie durch diese Person haben lernen können und einer Person etwas zu wünschen, das auf dem weiteren Weg hilfreich sein könnte.

Methoden Die Kursleitung bereitet Moderationskarten für jeden Teilnehmer in zwei Farben vor – eine Farbe für „Wofür ich dir danke" und die zweite Farbe für „Was ich dir wünsche", die mit dem Namen beschriftet wird.

Nun zieht jeder Patient eine Karte von jeder Farbe und schreibt in Einzelarbeit auf die Rückseite entsprechend der Farbe ihren Dank oder ihren Wunsch an die Person, deren Name auf der Karte steht. Die Kursleitung sammelt die geschriebenen Karten ein und verteilt sie auf mit Namen vorbereitete Umschläge. Jeder Patient erhält den eigenen Umschlag und kann ihn in die Mitte zu der dort liegenden Karte mit dem Symbol und den Brief an sich selbst legen. So liegt dort für jeden Teilnehmer ein „Hilfs-Päckchen" für den weiteren Weg.

Thema 6: Die Bohnen-Geschichte

Auch der MBM-Therapeut trägt zum „Hilfs-Päckchen" bei. Er lässt jeden Teilnehmer aus einer Schale eine kleine Handvoll Bohnen nehmen und liest dann die Geschichte vor. Die Geschichte kann auch als Handout mitgegeben werden.

INFO

Die Bohnen-Geschichte

Eine Frau, die allein in einem kleinen Haus am Dorfrand lebt, geht täglich zur Arbeit wie alle anderen Menschen. Doch diese Frau scheint immer einen Hauch von einem Lächeln im Gesicht zu tragen. Irgendetwas macht sie glücklich, obwohl nicht zu erkennen ist, was das sein könnte, bei ihrem ruhigen Leben. Das ist ihr Geheimnis: Jeden Tag frühmorgens, bevor sie zur Arbeit geht, lässt die Frau eine Handvoll Bohnen in ihre rechte Jackentasche gleiten. Während die Stunden des Tages verstreichen, wandert bei jedem kleinen positiven Erlebnis – wenn Augen sich verständnisvoll treffen, wenn ein Lächeln weitergegeben wird, wenn Hände sich öffnen, wenn … – eine Bohne von der rechten in die linke Jackentasche, auf die Seite ihres Herzens. Abends wenn die Frau in der Küche sitzt, holt sie alle Bohnen aus der linken Schürzentasche hervor und legt sie auf den Tisch vor sich. Bei jeder Bohne, die sie in der Hand hält, erinnert sie sich dann an das kleine Wunder des Tages, das sie miterlebt hat. Sie weiß: Wenn es nur eine einzige Bohne ist, die sie abends aus ihrer Schürzentasche auf den Tisch holt, dann hat sich der Tag gelohnt.

Thema 7: Kraftkreis

Feinziel Eine Gruppeninteraktionsübung als Abschlussritual

INFO

Kraftkreis

Alle Teilnehmer, einschließlich der Gruppenleitung, stellen sich so in einen Kreis, dass sich die Schultern jeder Personen mit denen der Personen rechts und links von ihr berühren. Die Blickrichtung geht nach außen.

- Schaut euch in Ruhe um. Hier sind nun alle, mit denen ihr dieses Stück des Weges gemeinsam gegangen seid und die euch dabei unterstützt haben.
- Nun dreht euch um, so dass euer Rücken zur Kreismitte zeigt und sich weiterhin die Schultern berühren.
- Ab heute geht es darum, die nächsten Schritte des Weges allein zu gehen. Vielleicht spürt ihr Wärme im Rücken. Manche sagen auch, das ist die Energie der Gruppe.
- Nun macht ihr alle einen kleinen Schritt nach vorn.
- Die Schultern lösen sich nun voneinander. Vielleicht spürt ihr weiterhin die Wärme der Gruppe.
- Geht nun zwei Schritte nach vorn.
- Nun spürt ihr vielleicht – weiter entfernt – die anderen Gruppenmitglieder nicht mehr. Es geht jetzt darum mit allem Rüstzeug, das ihr erhalten habt, den Weg auch allein weiter zu gehen.
- Nun dreht euch alle wieder um. Vielleicht möchtet ihr euch mit Blicken oder einer anderen Geste bei den anderen noch einmal für alles bedanken.

Thema 8: Abschied

Ziele Bewusst Abschied nehmen. Der MBM-Therapeut unterstützt die Gruppe dabei, indem er deutlich macht, dass die Gruppe in dieser Form **jetzt** endet. Selbst wenn die Teilnehmer sich verabredet haben, sich zur gegenseitigen Unterstützung in Eigeninitiative zu treffen, wird dieses spätere Treffen in einem anderen Setting stattfinden.

Methoden Interaktiver Kurzvortrag mit Gruppendiskussion.

Vorgehen im Einzelsetting

Im Einzelsetting wird gemeinsam mit den Patienten eine Überprüfung der geleisteten Veränderungen unternommen. Es ist zu empfehlen, den **Therapieplan** des Patienten, der aufgrund des Anamnesegesprächs erstellt wurde, nach Durchlaufen der Basismodule nochmals mit ihm zu besprechen und eventuell anzupassen, da sich vielleicht im Prozess weitere Änderungsabsichten entwickelt haben. Dabei werden die ursprünglichen Zielvorstellungen mit dem Erreichten verglichen, der gemeinsame Weg wird wertschätzend reflektiert und das weitere Vorgehen skizziert. Das letzte Treffen der Mind-Body-Medizin-Intervention gilt neben dem Rückblick auch dem Ausblick. Dabei kann es sehr sinnvoll sein, auf externe Unterstützungsangebote, z. B. durch regionale Anbieter (wie Multi-SMART oder MBSR) hinzuweisen (➤ Kap. 5.1).

3.4 Die MICOM-Interventions-module – Basiswissen

Anna Paul, Christel von Scheidt, Nils Altner, Christiane Pithan

Die **Basismodule** gehören zu den vertikalen (aufeinander folgenden) Interventionsmodulen und sind für den Patienten – unabhängig von der Phase und Motivation seines Veränderungsprozesses – eine erste Informationseinheit und Auseinandersetzung mit den Themen der Verhaltensänderung, der Salutogenese und der Stressregulation.

3.4.1 Konzeptvorstellung der Mind-Body-Medizin

Hintergrund

Das Konzept der Mind-Body-Medizin ist den meisten Patienten fremd. Deshalb beginnt die Therapie mit einer umfassenden **Einführung in die biopsychosoziale Perspektive** sowie ihre **Einbindung das integrative naturheilkundliche Medizinkonzepte (MICOM)** (➤ Abb. 3.7).

Praktisches Vorgehen

Das Modul eignet sich gut als **Gruppenveranstaltung mit einem interaktiven Vortrag.** Zeitaufwand: ca. 45 Minuten.

Ziel

Angestrebt wird ein **Perspektivenwechsel vom „Behandelt-werden" zum „Handeln".** Der Patient soll seine Rolle als Handelnder erkennen und den Sinn und Zweck von Behandlungen verstehen.

Thema 1: Krankheit und Gesundheit

In der Hinführung zum Thema ist es wichtig, zuerst den integrativmedizinischen Behandlungsansatz zu erklären. Der MBM-Therapeut erläutert das **Zusammenspiel von Behandlung und Handlung:** So viel Medizin wie nötig, soviel Naturheilkunde wie möglich, auch der **Einfluss der Lebensstilfaktoren** im Heilungsprozess wird angesprochen. So kann ein Wickel die Entspannungsreaktion zum ersten Mal spürbar werden lassen, der Patienten kann sie später in der Entspannungsgruppe durch Übungen selbst wieder herstellen. Der Prozess ist aber nur möglich, wenn der Körper die Kraft dazu hat. Dafür braucht es ggf. medizinische und naturheilkundliche Behandlung.

Die **Salutogenese** soll verdeutlichen, wie das Konzept den Patienten unterstützt, um „Handelnder" im Behandlungsprozess zu sein/werden. Der salutogenetische Ansatz liefert eine andere Sichtweise auf Gesundheit und Krankheit. Sie werden nicht als Gegensätze, sondern als zwei Pole eines Kontinuums (➤ Kap. 2.2.8) verstanden. Je nachdem, wie wir leben und was auf uns einwirkt, bewegen wir uns ständig zwischen diesen Polen hin und her. Unser Befinden kann sich dabei täglich oder stündlich verändern. Wir sind also nicht entweder krank oder gesund, sondern es geht um ein Mehr oder Weniger des einen oder des anderen Zustands.

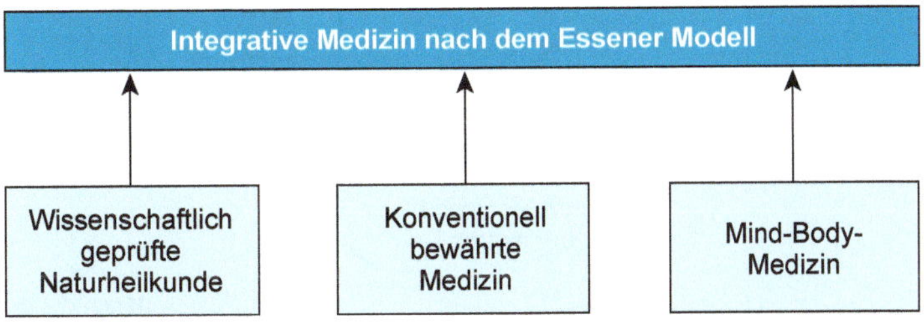

Abb. 3.7 Mind-Body-Medizin als Bestandteil der Integrativen Medizin des Essener Modells [M570]

Faktoren, die auf diesen Prozess einwirken sind (➤ Abb. 3.8):

- **Genetik:** Jeder Mensch trägt Erbanlagen in sich, welche die Wahrscheinlichkeit für das Entstehen einer Krankheit erhöhen
- **Lokale Faktoren:** Dabei handelt es sich beispielsweise um Arbeitsbedingungen, welche die Gesundheit beeinträchtigen können und objektiv nicht zu verändern sind (z. B. Schichtarbeit oder sitzende Tätigkeit).
- **Akuter Stress:** Jedem Menschen widerfahren im Alltag belastende Ereignisse, die nicht vorhersehbar sind.
- **Lebensstil:** Bewegung, Entspannung, Ernährung, auch der Tagesrhythmus beeinflussen in erheblichem Maße unsere Gesundheit. Die Lebensweise („lifestyle") ist der Faktor, den wir selbst aktiv gestalten. Er hat erheblichen Einfluss darauf, wo wir in dem Kontinuum von Gesundheit und Krankheit stehen.

Methode Der Therapeut erkundet in einer **moderierten Gruppenabfrage** die unterschiedlichen Motivationslagen. Aussagen, wie die Patienten von dem Behandlungsangebot erfahren haben, was sie bereits von dem Behandlungskonzept wissen und mit welchen Erwartungen sie sich in die Behandlung begeben, werden integriert.

Durch einen **interaktiven Vortrag** sollen die Patienten verstehen, dass sie selbst einen Einfluss auf die Balance von Gesundheit und Krankheit haben. Mögliche Fragen lauten: „Was glauben Sie, was Ihre Krankheit verursacht hat?" oder „Bemerken Sie Zusammenhänge zwischen Ihrer Gestaltung des Alltags oder Stresserleben und den Symptomen Ihrer Krankheit?".

Thema 2: Reiz-Reaktions-Prinzip

Der menschliche Organismus hat die Fähigkeit, Störeinflüssen von außen (z. B. Kälte, Stress) zu begegnen und diese auszugleichen. Man nennt dies „Reiz-Reaktions-Prinzip" oder „Selbstregulation". Dieses Prinzip lässt sich mit Beispielen untermauern (➤ Abb. 3.9):

- **Kältereiz:** Wenn wir frieren, fangen wir an zu zittern, wobei die Muskeln durch ihre Aktivität Wärme produzieren.
- **Wärmereiz:** Wenn es uns zu warm wird, produziert der Körper Schweiß. Durch die Verdunstung dieser Feuchtigkeit wird der Körper gekühlt.
- **Anspannung:** Unser Körper besitzt die Fähigkeit, nach einer Anspannung durch Stress oder besondere Anforderungen einen Zustand der Entspannung zu erlangen.
- **Regulationsstarre:** Werden jedoch die Reize zu intensiv oder dauern sie zu lange an, ist unser Organismus überfordert. Er entwickelt dann eine Regulationsschwäche, aus der er nur schwer wieder herauskommt. Er benötigt Unterstützung.

Methode Interaktiver Vortrag.

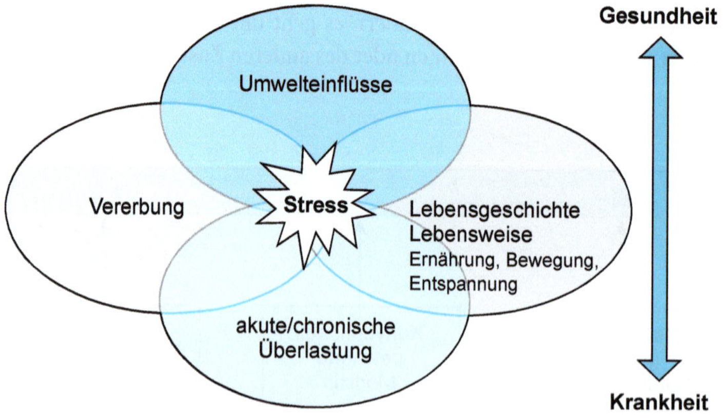

Abb. 3.8 Gründe für das Entstehen von Krankheit und Gesundheit [M570]

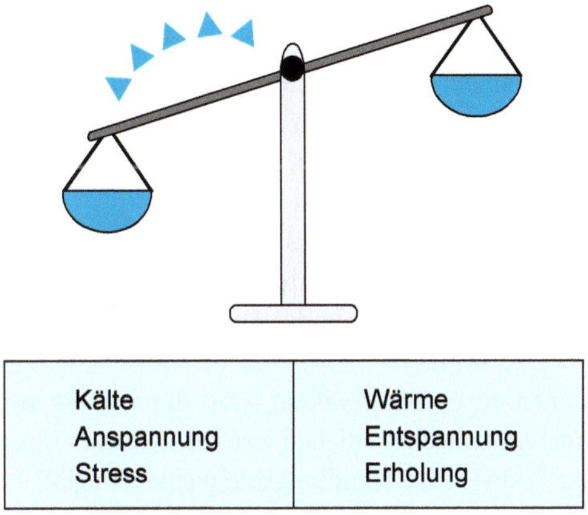

Abb. 3.9 Das Reiz-Reaktions-Prinzip [M570]

Thema 3: Klassische Naturheilkunde

Der Kern der Naturheilkunde besteht darin, die **Regulationsfähigkeit (Selbstheilungskräfte)** des Körpers wiederherzustellen und zu stärken. Ihre Prinzipien sind deshalb die Basis auch für die Mind-Body-Medizin. Hier die fünf Säulen der klassischen Naturheilkunde:

- **Ernährung:** Sie hat Einfluss auf alle Prozesse unseres Organismus – unter anderem den Stoffwechsel, das Herz-Kreislauf-System und auch das Immunsystem. Falsche Ernährung ist eine der wichtigsten Krankheitsursachen.
- **Bewegung:** Sie hat Einfluss auf das Herzkreislauf-System, Skelett, Muskeln und Bindegewebe, aber auch auf Stoffwechsel und Stimmung. Bewegungsmangel ist als Risikofaktor mit Rauchen gleich zu setzen.
- **Wasseranwendungen:** Güsse, Wickel oder Bäder mit unterschiedlichen Temperaturreizen (Kneipp) aktivieren den Körper und führen danach zur Entspannung.
- **Phytotherapie:** Pflanzliche Medikamente wie auch Teemischungen können andere Arzneimittel ersetzen oder ergänzen. Sie sind bei richtigem Einsatz nebenwirkungsärmer.
- **Ordnungstherapie:** Dieser historische Begriff von Sebastian Kneipp (1821–1897) und Max Bircher-Benner (1867–1939) fasst Maßnahmen zusammen, die den Menschen darin unterstützen, seine Lebensweise so zu verändern, dass er seine Selbstregulationsfähigkeit fördert bzw. wiedererlangt. Die Mind-Body-Medizin baut auf dieser Idee auf.

Methode In einem **interaktiven Vortrag** wird darauf hingewiesen, dass Ernährungs- und Bewegungstherapien Teil einer medizinischen Behandlung sein können, die Mind-Body-Medizin jedoch ergänzend Alltagsstrategien der Umsetzung mit den Patienten erarbeitet, da eine nachhaltige Wirkung dieser Therapien nur durch ihr **aktives Mitwirken** möglich ist. Den Abschluss bildet die Debatte um die Frage, was alles unseren Lebensstil ausmacht und was daran unsere Gesundheit bedroht bzw. fördern kann.

Thema 4: Gesundheitsförderlicher Lebensstil

Die wichtige Rolle des Lebensstils lässt sich anschaulich an dem im ➤ Kap. 2 bereits vorgestellten **„Tempel der Gesundheit“** (➤ Abb. 2.1) erläutern. Die **Säulen des Tempels** repräsentieren die Lebensstilaspekte, die sich direkt auf den Körper auswirken und in unserem Verhalten Ausdruck finden.

- Die Säule **„Bewegung“** ist dann stabil, wenn regelmäßig Ausdauerbewegung betrieben wird – also z. B. Walken, Rad fahren, Inlineskaten oder Schwimmen. Gesundheitsförderlich ist eine moderate Bewegungseinheit von durchschnittlich ca. 20–30 Minuten täglich.
- Unsere **Atmung** verändert sich in Abhängigkeit davon, was wir gerade tun oder wie unsere momentane Stimmung ist. Hier kann die Frage sein: „Wie atmen Sie, wenn Sie unter Anspannung stehen?“ Den Atem bewusst wahrzunehmen, gibt uns Auskunft über unsere momentane Befindlichkeit. Ein tiefer Atemzug bewirkt, dass wir uns aus einer starken Anspannung lösen und verschafft uns eine „Verschnaufpause“. Somit kann er Stressreaktionen direkt entgegenwirken.
- Unser Alltag entspricht oft nicht den Bedürfnissen nach Ruhe, Pause oder **Entspannung.** Die meisten Menschen nehmen dieses Bedürfnis im Laufe des Tages nicht einmal mehr wahr. Sie spüren oft erst abends, wie erschöpft sie sind. Sie haben ihren Biorhythmus verlassen. Um zu vermei-

den, dass unser Organismus in eine dauernde Überlastung kommt, ist es notwendig, für eine aktive Entspannung zu sorgen – und das bestenfalls täglich für ca. 20–45 Minuten.

- Auch die **Ernährung** hat einen Einfluss auf die Gesundheit. Sowohl das **Was?** als auch das **Wie?** spielen eine wichtige Rolle, denn der Mensch ist, was er isst. In welchem Rahmen, in welcher Regelmäßigkeit werden Mahlzeiten eingenommen? Nimmt der Mensch sich Zeit in Ruhe und Achtsamkeit zu essen oder passiert Ernährung nebenbei? Die vitalstoffreiche mediterrane Vollwerternährung ist eine viel beforschte Ernährung, die sich individuell angepasst als sehr förderlich für die Gesundheit auswirkt.
- **„Selbsthilfestrategien"** (z. B. Kräutertees, Kneipp-Anwendungen, Wärmflasche, Bäder) können akute Beschwerden zu lindern oder ihnen vorbeugen („Abhärtung").
- Die **Zwischendecke** steht für das, was uns in Gedanken und Gefühlen beschäftigt: Einstellungen, Wünsche, Gefühle und Hoffnungen sowie Lebensziele und das, was Sinn gibt im Leben.
- Das **Spitzdach** repräsentiert unser soziales Umfeld: die Menschen, mit denen wir Kontakt haben, unsere Beziehungen und das Arbeitsleben. Achtsamkeit ist dabei der Sockel, der den Tempel stabilisiert.

Methode Nach der Erläuterung dieser Lebensstilaspekte, z. B. in einem **interaktiven Vortrag,** sollte klar geworden sein, was man alles tun und erreichen kann. Dann kommt oft vonseiten der Patienten das Argument „Dafür habe ich keine Zeit!" Die folgende **Diskussion** sollte herausarbeiten, dass die fünf Säulen kein Idealbild sind, sondern den normalen Alltag repräsentieren. Wir bewegen uns und essen täglich, atmen ständig, ziehen uns an oder aus, duschen kalt oder gehen in die Sauna. Es stellt sich also weniger die Frage, wann, sondern **wie** man seinen Alltag gestaltet.

Hier kommt dann der **„Dachsockel"** mit seinen Gedanken und Gefühlen zum Tragen. Lebensqualität hängt weitgehend davon ab, welche Einstellung man zu seinem Lebensstil hat – **welche Prioritäten man täglich setzt und ob Selbstfürsorge einen Platz darin hat.** Auch das „Dach" kann ganz entscheidend für unser Gesundheitsverhalten sein – beispielsweise, wenn der Ehemann die täglichen Entspannungsübungen „albern" findet oder die Kinder nicht bereit sind, eine Umstellung der Ernährung mitzumachen. Auch die Verabredung zum regelmäßigen Walken kann durch spontane Arbeitsaufträge im Job torpediert werden.

Zusammenfassend ist es wichtig, darauf hinzuweisen, **dass alle Bauelemente gemeinsam** den Tempel ergeben und ein „gesunder Lebensstil" deshalb alle Bereiche umfasst. Schwächen an einzelnen Teilen können zu einem gewissen Grad durch Stärken an anderer Stelle ausgeglichen werden, sodass es immer neue individuelle Handlungsmöglichkeiten gibt.

Man kann die Patienten bitten, bei den jeweiligen Säulen prozentual zu nennen, ob sie ein gesundes Verhalten (z. B. in Bewegung: täglich 30 Minuten) erreichen. Falls dies nicht der Fall ist, wird die Säule an der Pinnwand nach unten verkürzt. Die Frage, was dann passiert, wenn Teile des Tempels fehlen, macht deutlich, dass sich Gesundheit nicht auf Dauer aufrechterhalten lässt, wenn man sich nicht engagiert.

In einer abschließenden **Gruppendiskussion** kann zum Thema werden, in welchen Lebensstilbereichen der Handlungsbedarf als besonders groß gesehen wird. Ein **Handout mit dem „Tempel der Gesundheit"** hat sich als wirksam erwiesen, ebenso der Hinweis auf das nächste Basismodul: „Verhaltensänderung planen" (s. nächster Abschnitt).

3.4.2 Verhaltensänderung

Hintergrund

Gute Vorsätze sind schnell gefasst – viel schwerer ist es, sie auch umzusetzen. Viele Ärzte haben es längst aufgegeben, das Verhalten ihrer Patienten (Einnahme von Medikamenten, Verzicht auf Suchtmittel etc.) ändern zu wollen. Hier jedoch liegt eine Stärke der Mind-Body-Medizin, die u. a. **Erkenntnisse der Gesundheitspsychologie und Motivationsforschung** nutzt.

Wer das Sagen hatte, war bis in die 1980er-Jahre klar: Experte war der Arzt. Seine Verordnungen waren zu befolgen – nur dann war man **„compliant",** was sich am besten mit „fügsam" übersetzen lässt. Auch die Einführung des Begriffs **„Adhärenz"** (engl.

für „Beachtung, Einhaltung, Befolgung") hat im klinischen Alltag nicht wirklich zu einem grundsätzlichen Umdenken geführt. Er spricht lediglich die kognitive Ebene der Patienten an, dessen Verständnis nur vorausgesetzt wird. Ausgehend von der ärztlichen Sicht auf Gesundheit und Krankheit wird vom Patienten erwartet, der Verhaltensempfehlung zu entsprechen, um gesundheitliche Gefahren zu vermeiden. Die **subjektiven Krankheits- und Gesundheitstheorien der Patienten** oder **ihre individuelle Motivation,** die Anweisungen zu befolgen, haben keinen Platz.

„Eigentlich sollte man meinen, ein Herzinfarkt sei genug, jemanden zu überzeugen, sich mehr zu bewegen und seine Medikamente einzunehmen…Jedoch sind Unregelmäßigkeiten bei der Einnahme von Medikamenten die Regel, selbst bei lebensbedrohlichen Krankheiten wie Diabetes, Herzkrankheiten und HIV-Infektionen. … Wir sind nicht immer vernünftige Wesen. … Jedoch halten wir die Frage, warum sich Leute dann doch verändern, für viel produktiver und interessanter, denn Veränderung ist auch die Regel. … Aber was ist es, das uns aufwachen lässt und eine allmähliche Kursänderung oder gar dramatische Umkehr verursacht? Warum verändern sich Menschen?", fragen die Psychologen William Miller und Stephen Rollnick (Miller und Rollnick, 2004).

Praktisches Vorgehen

Die Forschung zur **Gesundheitspsychologie** hat wichtige Antworten auf diese Fragen geliefert und gezeigt, wie komplex ein Veränderungsprozess ist. Ihre **Modelle der Verhaltensänderung** geben Hinweise darauf, wie man positiv darauf einwirken kann. Für die Mind-Body-Medizin bildet das **Transtheoretische Modell** von Prochaska et al. (➤ Kap. 2.2.9) die methodische Grundlage. Es beschreibt den Verhaltensänderungsprozess in den fünf Stufen Absichtslosigkeit, Absichtsbildung, Vorbereitung, Aktion, Aufrechterhaltung.

Ziel

Die Patienten sollen die Stufen der Verhaltensänderung kennen und bei **konkreten Schritten der Verhaltensänderung unterstützt** werden. Das schafft eine Basis, auf der sie **eigenständig** die weiteren Schritte gehen können und auf die auch für jede weitere Verhaltensänderung zurückgegriffen werden kann.

Thema 1: Verhaltensänderungen, Ressourcen und Auswahl eines Lebensstilbereichs

Feinziele Die Patienten sollen dazu angeregt werden, über den Umgang mit Verhaltensveränderungen, ihre Ressourcen und Hemmnisse, nachzudenken. Mit Bezug zum Anamnesegespräch (➤ Kap. 3.3.1) wählen sie dann einen **Lebensstilbereich** aus, um an diesem Bereich die eigene Motivation für eine Verhaltensänderung auszuloten.

Methoden In das Thema führt am besten eine **moderierte Gruppenabfrage** ein: Patienten werden gebeten, von ihren eigenen Erfahrungen mit gelungenen Verhaltensänderungen zu berichten (mit dem Rauchen aufgehört, die Ernährung verändert, Entspannungsverfahren erlernt, den Tagesrhythmus verändert etc.). Fragen sind: „Was war hilfreich für das Gelingen Ihres Vorhabens?" und „Was hat den Erfolg Ihres Vorhabens be- oder auch verhindert?"

Bei der anschließenden Auswahl eines Lebensstilbereichs hilft das Bild des Tempels der Gesundheit (➤ Abb. 2.1) Bitten Sie die Patienten dann, sich einen Bereich auszuwählen, in dem sie eine Verhaltensänderung anstreben (Bewegung, Atmung, Entspannung, Ernährung, naturheilkundliche Selbsthilfestrategien). Dabei sollen sie die angestrebte Änderung so konkret wie möglich benennen: Statt pauschaler Angaben, wie „Ich will mich mehr bewegen", sollen sie die Bewegungsart benennen (z. B. Walken, Schwimmen).

Thema 2: Stufen der Verhaltensänderung

Feinziele Das Transtheoretische Modell (➤ Kap. 2.2.9) hilft dabei, das eigene Verhalten zu verstehen.

Methode Für jede Stufe gibt es ganz spezifische Unterstützungsmöglichkeiten, um zur nächsten fortzuschreiten. Sie sollten deshalb nacheinander und als Einheit thematisiert werden. Zu den einzelnen Stufen des Modells werden Hilfestellungen und Möglichkeiten der Selbsthilfe erläutert **(interaktiver Vortrag).** Die Patienten ordnen sich subjektiv in „ihrer“ Stufe ein und planen mithilfe eines Arbeitsblatts selbstständig den nächsten Schritt des Veränderungsprozesses **(Einzelarbeit).**

Thema 2a: Absichtslosigkeit

Der Patient ist sich nicht bewusst, dass sein Verhalten im Zusammenhang mit dem Krankheitsgeschehen steht. Es existiert eine klare innere Abwehr gegen diese Erkenntnis.

Methode In einem **interaktiven Vortrag** können fehlende Informationen individuell angepasst vermittelt werden. Dabei geht es nicht darum, die Person zu überreden, denn die Eigenverantwortung und die Wahlfreiheit stehen an oberster Stelle. Wichtiger ist es, einen **emotionalen Bezug** herzustellen und ein **Bedürfnis** zu entwickeln. Mögliche Fragen könnten sein: „Sehen Sie Zusammenhänge zwischen Ihrer Gestaltung des Alltags und Ihren Symptomen/Ihrer Krankheit?“ oder „Kennen Sie jemanden, der in seinem Leben etwas verändert hat und dies hat ihm für seine Gesundheit geholfen?“.

Patienten, die zu einem Vortrag oder zu Beratungen kommen, sind meist nicht in dieser Stufe. Dennoch sollte man der Vollständigkeit halber diese auch mit den Patienten besprechen, da es sein kann, dass Patienten im Laufe der Verhaltensänderung wieder dorthin zurückfallen – beispielsweise, wenn sich Symptome wieder deutlicher manifestieren. Sie denken dann: „Es bringt ja sowieso alles nichts, da kann ich bleiben, wie ich bin.“

Wenn ein Patient von einem klaren „Nein“ zu einem „Jein“ übergeht, betritt er die nächste Stufe.

Thema 2b: Absichtsbildung

Hier setzt sich der Mensch bereits mit seinem Gesundheitsverhalten auseinander: Er sieht sich Gesundheitssendungen im Fernsehen an oder liest Bücher zu einem gesunden Lebensstil. Doch noch hat er sehr ambivalente Gefühle. Dies zeigt sich in einem „Ja …, aber …“. Seine Argumente sind z. B.:

- „Ich müsste etwas für meine Gesundheit tun – **aber** wann soll ich das noch machen?“
- „Ich weiß, ich sollte mich mehr bewegen – **aber** ich bin nach der Arbeit so müde und wenn mich dann meine Tochter noch braucht …“
- „Ich sollte aufhören zu rauchen – **aber** bei dem Stress, den ich gerade habe …!“

Die Vor- und Nachteile einer Verhaltensänderung sind noch in der Waage. Ziel der Interventionen ist es, zu einem klaren „Ja“ zu kommen, in dem die Vorteile überwiegen.

Methode In einem **interaktiven Vortrag** werden die Patienten aufgefordert, für sich zu klären, ob sie sich in dieser Phase befinden. Sie sollen sich bei ihren angestrebten Verhaltensänderungen der Vor- und Nachteile bewusst werden (➤ Tab. 3.1).

Am besten stellen die Patienten in **Einzelarbeit** das Für und Wider zusammen. Ob das reicht, um vom „Ja, aber …“ zum klaren „Ja“ zu wechseln, hängt davon ab, wie wichtig ihnen diese Verhaltens-

Tab. 3.1 Beispiel für eine geplante Verhaltensänderung: „Ich will 3-mal in der Woche walken.“

Argumente dafür	Argumente dagegen
• Ich werde mich fitter fühlen. • Meine Kondition wird sich verbessern. • Ich kann meinen Stress abarbeiten und werde mich entspannter fühlen. • Ich werde stolz auf mich sein, weil ich etwas Gutes für mich getan habe. • Ich bekomme einen freien Kopf. • Mein Gewicht bleibt stabil. • Meine Stimmung wird besser sein.	• Ich habe noch weniger Zeit am Abend. • Mein Partner wird nicht erbaut sein, dass ich noch mehr Termine habe. • Ich mag mich nicht so verplanen. • Gute Laufschuhe sind ziemlich teuer, das übersteigt bestimmt mein Budget. • Vielleicht werden meine Schmerzen dann wieder stärker.

änderung ist. Zum anderen spielt auch die persönliche Zuversicht eine entscheidende Rolle. In einem weiteren Schritt wird dies anhand einer Skala überprüft (➤ Kasten):

INFO

Wichtigkeit und Zuversicht

Wichtigkeit

Wie wichtig ist es mir, das Verhalten im Bereich ______________________ zu ändern?

Bewerten Sie die Wichtigkeit Ihres Vorhabens auf einer Skala von 0 bis 10, wobei 0 bedeutet, dass es Ihnen gar nicht wichtig ist, und 10, dass es Ihnen sehr wichtig ist. Bitte machen Sie einen Kreis um die Zahl, die am ehesten für Sie zutrifft.

0 – 1 – 2 – 3 – 4 – 5 – 6 – 7 – 8 – 9 – 10	
Gar nicht wichtig	Sehr wichtig

Zuversicht

Wie zuversichtlich bin ich, auch unter schwierigen Bedingungen, das neue Verhalten beizubehalten, wenn ich mich dazu entschieden habe?

Bewerten Sie Ihre Zuversicht auf einer Skala von 0 bis 10. 0 bedeutet, dass Sie gar nicht zuversichtlich sind, und 10, dass Sie sehr zuversichtlich sind. Bitte machen Sie einen Kreis um die Zahl, die am ehesten für Sie zutrifft.

0 – 1 – 2 – 3 – 4 – 5 – 6 – 7 – 8 – 9 – 10	
Gar nicht zuversichtlich	Sehr zuversichtlich

Ist der Wert der **Wichtigkeit** bei einzelnen Patienten > 7, sollten sie zu Hause in Ruhe noch einmal die Liste mit den Vor- und Nachteilen zur Hand nehmen und sie um weitere Vorteile ergänzen. Die Patienten könnten hierzu auch Freunde auffordern, sie in der Argumentation zu unterstützen.

Ist der Wert der **Zuversicht** bei einzelnen Patienten < 7, ist es hilfreich, sie an bereits gelungene Lebensstilveränderungen zu erinnern und zu erfragen, wodurch sie damals erfolgreich waren.

Wenn beide Werte > 7 sind, ist das „Ja" eindeutig und die nächste Stufe erfolgreich erreicht.

Thema 2c: Vorbereitung

Hier ist der Mensch hoch motiviert, sein Verhalten zu verändern, und hat auch schon erste Schritte getan: Er hat z. B. 2 Tage nicht geraucht, ein Buch zur Vollwerternährung gekauft oder sich zu einem Entspannungskurs angemeldet.

Ohne eine sorgfältige Planung ist die Gefahr groß, dass nach einiger Zeit wieder alles beim Alten ist. Zu einer guten Planung gehört als Erstes ein konkretes, realistisches und überprüfbares Ziel. Es ist auch wichtig zu planen, wie mit **Hindernissen und Barrieren** umgegangen wird.

Feinziele Von einer hohen Motivation in eine nachhaltige Veränderung des Verhaltens kommen.

Methode Es ist gar nicht so einfach, Ziele zu formulieren: Oftmals wissen wir eher, was wir nicht wollen, als das, was wir **wirklich** wollen. Doch das ist kein guter Wegweiser. Das kann in einem **interaktiven Vortrag** thematisiert werden. **Ein Beispiel:** Stellen Sie sich vor, Sie stehen mit Ihrem Auto an einer Kreuzung und die üblichen Hinweisschilder stehen dort nicht (also nicht mit Pfeil nach links: Köln 75 km, und mit Pfeil nach rechts: Hamburg 362 km). Stattdessen zeigen die Hinweisschilder Folgendes an: mit Pfeil nach links – hier geht es nicht nach Kiel, mit Pfeil nach rechts – hier geht es nicht nach München. Wohin kommen Sie, wenn Sie nach rechts fahren?

Ähnlich verhält es sich mit Zielen für unser Verhalten. Die Intervention in dieser Phase soll in erster Linie so ausgerichtet sein, dass die Patienten ein klares und eindeutiges Ziel formulieren. Dies ist eine große Hilfe, das angestrebte Ziel auch tatsächlich zu erreichen. Die AROMA-Formel hilft dabei, zu einer Zielformulierung zu kommen, die Aussicht auf Erfolg hat (Toelstede, 2003).

INFO

AROMA-Formel

- **A**ktiv: Ein gutes Ziel ist aktiv formuliert:
  - Keine Möglichkeitsform (würde, müsste, könnte ...)
  - Keine entpersonifizierten Aussagen (wir, man, es)
  - Stattdessen eine klare **Ich-Position:** „Ich werde ..."
- **R**ealistisch: Ein gutes Ziel ist realistisch, d. h. machbar und durchführbar. Überhöhte Ziele sind unrealistisch und deswegen schwer oder gar nicht zu erreichen.
- **O**ptimistisch: Ein gutes Ziel ist optimistisch, also positiv formuliert und enthält keine Verneinung: Statt: „Ich werde nicht mehr so lange arbeiten", lieber: „Ich werde pünktlich Feierabend machen."
- **M**essbar: Ein gutes Ziel ist messbar und kontrollierbar, zu jeder Zeit.
- **A**nnehmbar: Ein gutes Ziel ist ethisch und moralisch vertretbar.

Auch wenn die Patienten noch in der Stufe der Absichtsbildung sind und zwischen „Ja“ und „Aber“ schwanken, kann man mit Ihnen Zielformulierungen üben und sie dann bitten, ihr eigenes Ziel mit AROMA zu formulieren (➤ Tab. 3.2). Erste Formulierungen können mit den AROMA-Kriterien überprüft werden.

Da der „innere Schweinehund“ sich in vielfältiger Form zeigen wird, ist es wichtig, sich darauf vorzubereiten (➤ Tab. 3.3). In **Kleingruppen** oder in **Einzelarbeit** können die Patienten diese Barrieren aufzuschreiben, die sie an ihrem Vorhaben hindern könnten. Dann erarbeiten sie Gegenmaßnahmen.

Thema 2d: Handlung

Das Vorhaben wurde in die Tat umgesetzt und das Verhalten erfolgreich geändert, wenn der Erfolg länger als 1 Tag und weniger als 6 Monate andauert.

Methode Ein **interaktiver Vortrag** klärt die Hilfestellungen, die in dieser Phase wichtig sind:

- Die eigenen Erfolge **bewusst wahrnehmen:** Wichtig sind die Erfolge, nicht die Misserfolge (z. B. zählt, dass von drei geplanten Walkingeinheiten zwei umgesetzt wurden; und nicht, dass man es einmal nicht geschafft hat). Hier ist die Frage: „Wie gut haben Sie Ihre Veränderungsabsichten bisher umsetzen können?“.
- Sich **selbst belohnen:** etwa für jeden rauchfreien Tag 2 Euro in eine Schachtel geben und sich bei einer gewissen Summe etwas Schönes kaufen: „Wie oder mit was haben Sie sich für den Erfolg belohnt?“.
- **Soziale Unterstützung:** Hilfreich ist es, einem Freund von der Veränderung zu berichten und ihn um Unterstützung zu bitten, indem er nachfragt oder lobt. „Haben Sie Ihren Partner oder Freunde von der Veränderung berichtet?“ oder „Können Sie diese um Unterstützung bitten, z. B. indem sie nachfragen oder loben oder sich zum Walken mit Ihnen verabreden?“.
- **Meiden von Versuchungssituationen:** Gerade zu Anfang kann es sehr sinnvoll sein, Situationen

Tab. 3.2 Zielformulierung ohne und mit AROMA-Formel

Ziel ohne AROMA		Ziel mit AROMA	
Ich würde mich gerne mehr bewegen.		Ab nächster Woche gehe ich montags und mittwochs nach der Arbeit und sonntags um 9:00 Uhr 45 Minuten walken.	
Aktiv?	Nein, denn „würde" weist nur auf die Möglichkeit hin	**A**ktiv?	Ja, „ich gehe walken"
Realistisch?	Vielleicht ja, abhängig von Person und Lebensumständen	**R**ealistisch?	Ja, falls mit den Lebensumständen vereinbar
Optimistisch?	Ja	**O**ptimistisch?	Ja, keine Verneinung
Messbar?	Nein, wie viel ist „mehr"?	**M**essbar?	Ja, 3-mal 45 Minuten und konkrete Wochentage
Annehmbar?	Vielleicht ja, abhängig von Person und Lebensumständen	**A**nnehmbar?	Ja, falls mit den Lebensumständen vereinbar

Tab. 3.3 Barrieren und Gegenmaßnahmen zu dem Ziel: „Ab nächster Woche gehe ich montags und mittwochs nach der Arbeit und sonntags um 9:00 Uhr 45 Minuten walken."

Vermutete Barrieren	Gute Gegenmaßnahmen
• Es regnet und meine Motivation sinkt drastisch gegen Null. • Ich sitze auf der Couch und werde müder und müder. • Ich liege am Sonntag um 9:00 Uhr noch im Bett und mag nicht aufstehen. • Eine Freundin ruft an und möchte in dem Moment ein Problem mit mir besprechen.	• Ich erinnere mich ganz bewusst daran, wie gut es mir jedes Mal nach dem Walken geht. • Ich stelle mir vor, wie stolz ich auf mich sein werde, wenn ich jetzt walke. • Ich verabrede mich für sonntags mit meiner Nachbarin zum Walken. • Ich verabrede ein Telefonat mit der Freundin zu einem späteren Zeitpunkt.

zu meiden, die das alte Verhalten begünstigen (z. B. die Einladung eines Freundes in die Kneipe ausschlagen, wenn man weiß, dass es einem in dieser Situation sehr schwer fallen würde, auf die Zigarette zu verzichten).
- **Alternative Verhaltensweisen:** Wenn jemand bemerkt, dass er unter Stress wieder in sein altes Verhalten zurückfällt, hat es sich bewährt, die bekannte Situation zu verlassen und sich z. B. mit einem Freund zu einem schönen Spaziergang zu verabreden.

Thema 2e: Aufrechterhaltung

Ist die Verhaltensänderung seit mehr als 6 Monaten stabil, hilft eine gute **Selbstunterstützung:**
- Aufmerksamkeit auf Vorteile lenken: z. B. bessere Kondition
- Erfolgreiche Strategien identifizieren und beibehalten

Methode In einem **interaktiven Vortrag** werden Fragen gestellt wie:
- „Was hat Ihnen bisher dabei geholfen, eine Verhaltensänderung umzusetzen?" (eventuell nochmals auf die Hilfestellungen der vorangegangen Stufe eingehen)
- „Welche positiven Veränderungen haben Sie aufgrund der Verhaltensänderung feststellen können?" (vor allem körperlich, aber auch sozial, emotional oder geistig)

Thema 3: Zurückfallen in alte Verhaltensweisen

„Ausrutscher" sind normal und gehören in jeder Stufe dazu. Was hilft, um damit umzugehen?
- In der **Stufe der Absichtsbildung:** die „Entscheidungswaage"
  - Ursachen: Die Entscheidungswaage hatte noch keinen eindeutigen Ausschlag in Richtung des neuen Verhaltens.
    → Gegenmaßnahmen: Zur Überprüfung sind die Fragen nach Wichtigkeit und Zuversicht hilfreich (s. o.).
- In der **Stufe der Vorbereitung:** Zielformulierung
  - Ursache: Das Ziel ist zu vage oder zu unrealistisch.
    → Gegenmaßnahme: AROMA-Kriterien überprüfen
  - Ursache: unerwartete Barrieren, z. B. lehnt der Partner überraschenderweise die Veränderung ab;
    → Gegenmaßnahme: z. B. den Partner mit in die Beratung nehmen
- In der **Stufe der Handlung und der Aufrechterhaltung:**
  - Ursache: unerwartete Barrieren, z. B. neu aufgetretene körperliche Einschränkungen, die die Durchführung verhindern
    → Gegenmaßnahme: das Ziel auf die körperlichen Einschränkungen anpassen
- In jeder Stufe:
  - Ursache: Stress, belastende Lebenssituationen oder extreme berufliche Belastungen und Zurückfallen in automatisiertes Verhalten
    → Gegenmaßnahme: Analysieren und neuer Anlauf

Methode Ein **interaktiver Vortrag** macht deutlich: Der Rückschritt sollte nicht als Versagen betrachtet werden, da dies einen erneuten Verhaltensänderungsversuch erschwert. Wird der „Ausrutscher" hingegen als Chance gesehen, weitere Informationen und Strategien für ein besseres Gelingen zu erhalten, so wird man damit viel erfolgreicher sein. Jedes Zurückfallen auf eine frühere Stufe hat eine Ursache, die in der Planung nicht ausreichend berücksichtigt wurde.

Der Mensch neigt im **Stress** dazu, auf automatisiertes Verhalten zurückzugreifen. Es ist deshalb nur zu verständlich, dass gerade in Stressphasen „Ausrutscher" häufig vorkommen. Das neue Verhalten ist noch nicht in Fleisch und Blut übergegangen, und somit „rutscht" man zurück in das alte automatisierte Verhalten.

Wesentlich bleibt, die **Ausrutscher als wichtige Informationsquelle** zu betrachten, die eine Verhaltensänderung nach erneutem Planen und Überlegen letztendlich mehr festigen können. In jeder Stufe geht es vor allem darum, wieder in den Prozess einzusteigen.

3

3.4.3 Stress- und Spannungsregulation stärken

Hintergrund

Dauerhafte Überlastung durch chronischen Stress macht krank. So stellt die **ischämische Herzkrankheit** gegenwärtig die häufigste Todesursache in den Industrieländern dar (Statistisches Bundesamt, 2017). Die Europäische Agentur für Sicherheit und Gesundheitsschutz am Arbeitsplatz bezeichnet arbeitsbedingten Stress als politisch relevantes und ernstzunehmendes psychosoziales Risiko in der Europäischen Union, das. Unfälle, Herz-Kreislauf-Erkrankungen, Muskel-Skelett-Erkrankungen sowie psychische Erkrankungen als Folgen hat und startete im Jahr 2014 die Kampagne „Healthy Workplaces Manage Stress" als Bestandteil der EU Strategie „Health and Safety at Work 2014–2020" (Europäische Kommission, 2014).

Aktuelle Veränderungen in der Arbeits- und Lebenswelt, wie z. B. die generelle Beschleunigung des Lebenstempos, die allgegenwärtige Medienpräsenz, Erwartungen an eine ständige Erreichbarkeit und Mobilität sowie die Abnahme von Arbeitsplatzsicherheit und sozialer Sicherung haben wesentlich zu einer **Steigerung der Stressbelastung** in weiten Teilen der Bevölkerung beigetragen. **Damit nehmen die Risiken für Erkrankungen zu, die eine Stresskomponente aufweisen.** Stress führt zu muskulären Verspannungen, erhöhter Infektanfälligkeit, Schlafstörungen und Migräne (➤ Kap. 2.2.1). Langfristige Folgen können psychische Belastungen, Depressionen, Angst- und Panikstörungen bis hin zu chronischer Erschöpfung und Burnout sein.

In der Stressphysiologie wird heute deshalb nicht mehr von gutem und schlechtem Stress gesprochen, sondern von **akuten** und **chronischen** Stressbelastungen. Während z. B. eine akute, über kurze Zeit andauernde Stresssituation bei gesunden Personen in der Regel die Vitalität und Leistungsfähigkeit sowie das Immunsystem aktiviert, kommt es bei chronischen Stressbelastungen zu deren Schwächung.

Praktisches Vorgehen

Dieses Basismodul befasst sich mit Stress- und Spannungsregulation, die im Übrigen **allen** Interventionsmodulen zugrunde liegen. Die Fähigkeit der Stress- und Spannungsregulation ist eine Grundlage zur Verhaltensänderung innerhalb von MICOM. Dieses Modul verdeutlicht, wie bedeutsam Stress für die Gesundheit ist, gleichzeitig werden Strategien der Spannungsregulation entwickelt. Dabei wird herausgearbeitet, dass viele der Alltagsgewohnheiten und -entscheidungen bezüglich Ernährung und Bewegung, aber auch Wertvorstellungen, Gedanken, Gefühle und innere Monologe Einfluss nehmen. Auch Themen der Kommunikation und der sozialen Unterstützung sowie der Umgang mit Emotionen werden angesprochen. Ideal sind hier interaktive Vorträge und Gruppengespräche. Dieses Modul ist weitgehend informationszentriert aufgebaut mit der Möglichkeit zur Selbstreflexion.

Eine **Einführung in die Thematik „Stress"** hebt hervor, dass Spannungsregulation als Querschnittthema für alle Lebensstilbereiche relevant ist. Für die Patienten geht es dabei darum:

- Zusammenhänge zwischen Lebensstil und Gesundheit/Wohlbefinden zu erkennen
- Eine Motivationsstärkung zu erhalten, aktiv etwas für ihre Gesundheit zu tun

Für die Seminarleitung bietet das Modul eine Möglichkeit, Interessen, Fähigkeiten und vorhandene Verhaltensressourcen der Patienten kennenzulernen. Zeitaufwand: ca. 45 Minuten.

In einem zweiten Teil erhalten **die Patienten konkrete Ideen, wie sie selbstständig und aktiv eine Spannungsregulation bewirken können:** achtsam und präsent innezuhalten im gewohnten quasiautomatischen Tun, um entweder mentale Techniken anzuwenden, um körperliche Funktionen und Symptome wie auch Emotionen positiv zu beeinflussen oder/und körperlich aktiv zu sein, um dadurch Spannung abzubauen und Geist, Emotionen und Körper zu stärken. Zeitaufwand: ca. 60 Minuten.

Je nach Organisation der Gruppensettings oder der Einzelberatung kann man die Inhalte natürlich auch anders strukturieren, um z. B. einen Wochenendkurs anbieten zu können.

Ziele

Stress wird durch den Lebensstil bedingt. Das heißt, Lebensstilentscheidungen beeinflussen mit, welche

Ressourcen uns zur Verfügung stehen, um Stress zu bewältigen. Stressmindernd und spannungsregulierend wirken beispielsweise Entspannungsmethoden, aber auch körperliche Aktivität, naturheilkundliche Strategien wie Bäder, Wickel und Saunagänge, soziale Unterstützung, kognitive Methoden sowie bewusst achtsame Präsenz und Kommunikation. Wichtige Rollen spielen außerdem eine gesunde Ernährung, Nichtrauchen und moderater Alkoholkonsum sowie der Wechsel von Aktivität und Ruhe. Daher **zielen Mind-Body-medizinische Interventionen** darauf ab, in diesen Bereichen – bis hin zu Sozialkontakten, Kognitionen, Emotionen und innerer Haltung – **gesunde Lebensstilentscheidungen** zu fördern.

Thema 1: Was ist Stress?

Stress ist eine Reaktion von Organismus und Psyche auf fordernde Reize (Stressoren), die aus der Umwelt oder dem Inneren des Menschen selbst stammen und eine erhöhte Spannung verursachen.

Methode In einem **moderierten Dialog** werden Fragen gestellt wie:

- F: „Wann geraten Sie in Stress?"
  A: „Ich gerate in Stress, ... wenn der Bus vor meiner Nase wegfährt ..." oder, „... wenn ich einen Fehler mache".
- F: „Was nehmen Sie wahr, wenn Sie im Stress sind?"
  A: „Wenn ich im Stress bin, ... dann geht der Puls" oder „... dann bin ich unkonzentriert" oder „... fühle ich mich hilflos" oder „... reagiere ich ungehalten".
- F: „Wie verstärken Sie Ihren Stress?"
  A: „Ich verstärke meinen Stress, ... indem ich immer alles 150%ig machen möchte" oder, „... indem ich es immer allen recht machen will".

In einer **moderierten Gruppenabfrage** wird dann herausgearbeitet, welche Stressoren die Patienten individuell wahrnehmen, und welche körperlichen und gedanklichen Stressreaktionen sie erlebt haben. Deutlich werden soll dabei, dass prinzipiell jeder Reiz eine Stressreaktion auslösen kann, und dass bei der Frage, was zum Stressor wird, unsere Gedanken und Einstellungen eine wesentliche Rolle spielen.

Thema 2: Wozu dient Stress?

Die Stressreaktion wird dann als **genetisch verankertes Programm des Organismus** erläutert, das der Lebenserhaltung dient: Durch die Alarmreaktion werden Energien freigesetzt, die den Organismus zu Kampf oder Flucht befähigen. Bei Angriff oder Flucht wird die vom Körper freigesetzte Energie verbraucht, und sobald der Körper nach erfolgreicher Bewältigung der Herausforderung zur Ruhe kommt, kann das Erregungsniveau absinken. Folgende physiologische Veränderungen werden beschrieben: Wird ein Reiz vom Gehirn als bedrohlich oder gefährlich beurteilt, wird die Alarmreaktion in Gang gesetzt: Der Muskeltonus steigt an, durch den Hypothalamus werden das Nebennierenmark, die Hypophyse und die Nebennierenrinde aktiviert. Das Nebennierenmark schüttet unter anderem Adrenalin aus, und die Nebennierenrinde unter anderem Kortisol. Die Wirkung dieser Hormone auf den Organismus wird in Kapitel 2 erläutert (➤ Kap. 2.2.1).

Methode Fragen im Rahmen eines **interaktiven Vortrags** sind z. B.: „Wozu ist es wichtig, dass das Blut bei akuter Bedrohung schneller gerinnt?" oder „Wofür benötigt der Körper die vermehrt ausgeschütteten Blutzucker bzw. Blutfette?" oder „Warum ist es wichtig, dass das Immunsystem im akuten Stress hochaktiv wird?".

Thema 3: Wie läuft eine Stressreaktion ab?

Die einzelnen Phasen sind:

- **Orientierung:** Ist das Ereignis (potenziell) bedrohlich?
- **Aktivierung:**
  - Alarmreaktion
  - Eingeschränkte Wahrnehmung, bezogen auf mögliche Gefahrabwendung
- **Anpassung:** Alarmzustand bleibt bestehen, solange die Bedrohung anhält und in der Aktion wird die bereitgestellte Energie verbraucht.
- **Erholung:** nach erfolgreicher Bewältigung der Gefahr

Methode Die Patienten werden **interaktiv** eingebunden, etwa durch Fragen wie: „Stellen Sie sich vor, Sie spazieren durch den Wald und hören plötzlich ein lautes Rascheln. Was geschieht?“. Intuitiv hält man den Atem an und das Herz beginnt, etwas schneller zu schlagen. Man schaut sich um, um herauszufinden, woher das Geräusch kommt. Man fragt sich, was das ist. Wenn man nicht entdecken kann, was es ist, was passiert dann? Das Herz fängt an zu rasen, die Hände werden feucht.

Thema 4: Individuelle Bewertung von Stress

Eine Situation kann als **Bedrohung, Verlust** oder auch als **Herausforderung** bewertet werden. Sie wird vor allem dann als Bedrohung bewertet, wenn die zur Verfügung stehenden Ressourcen als nicht ausreichend bewertet werden, der Mensch sich also überfordert fühlt (➤ Abb. 3.10).

Methode Konkrete Beispiele erläutern, wie unterschiedlich ein und dieselbe Situation bewertet werden kann, z. B.: „Der Chef kommt kurz vor Feierabend mit einem dringend zu erledigenden Arbeitsauftrag.“ Im **Dialog** mit den Patienten wird deutlich, dass die gleiche Situation von verschiedenen Personen sehr unterschiedlich erlebt werden kann.

Thema 5: Phasen der unvollständigen Stressreaktion?

Gesundheitsbelastend ist eine Stressreaktion, wenn der Mensch nicht wieder zur Ruhe kommt. Dann sind sehen die Stressphasen so aus:

- **Anpassung:** Alarmzustand bleibt bestehen, die freigesetzte Energie kann nicht verbraucht werden.
- **Fehlende Erholung:** Das Erregungsniveau bleibt erhöht.
- **Überforderung:** Das Erregungsniveau steigt weiter an.
- **Erschöpfung:**
  - Unfähigkeit, angemessen zu reagieren und konzentriert zu arbeiten
  - Gefahr für die Gesundheit

Methode Die Phasen können anhand desselben Beispiels mit dem plötzlich auftauchenden Chef im **Dialog** konkret werden. Dabei könnte sich Folgendes abspielen:

- Es wird klar, dass das Erledigen dieser Aufgabe den Betroffenen um eine wichtige Abendverabredung bringt.
- Er nimmt deutlich körperliche Stresssymptome wahr.
- Auch langes Überlegen ermöglicht keine befriedigende Lösung.

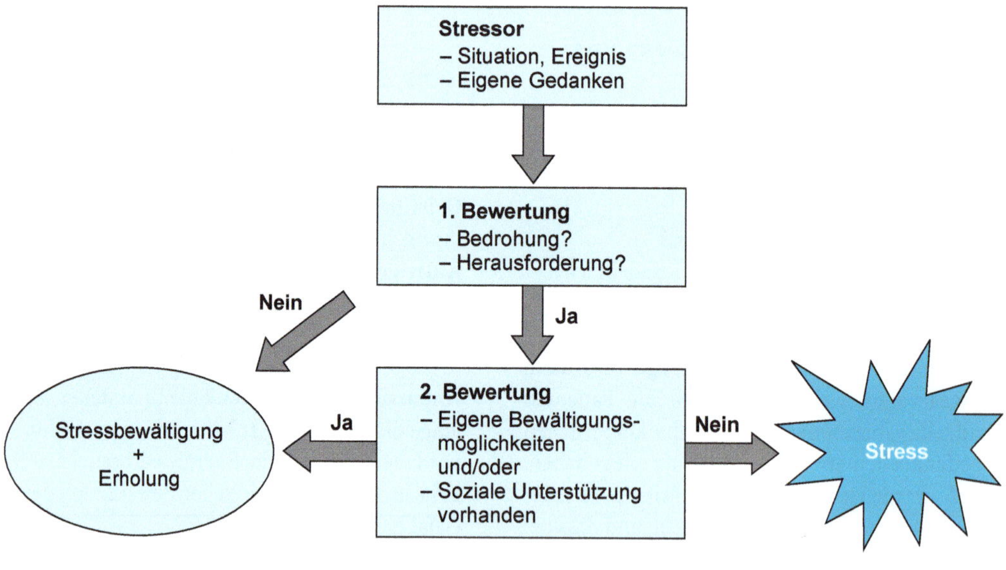

Abb. 3.10 Individuelle Bewertung von Stress [M570]

- Er bemerkt, dass ihm für die zu erledigende Aufgabe wichtige Informationen fehlen, und der Chef das Haus schon verlassen hat (2. Stressor).
- Es ist der dritte Tag in dieser Woche, an dem er unvorhersehbar länger arbeiten muss. Er ist wütend und knallt den Ordner auf den Tisch, beginnt mit der Sichtung der Materialien und kann sich kaum konzentrieren.
- Er ist sich sicher, dass seine Freundin über das Absagen der Verabredung enttäuscht und verärgert sein wird (3. Stressor).

Gemeinsam können Therapeut und Patienten den Unterschied zwischen einer vollständigen, gut angepassten Stressreaktion und einer unvollständigen, schlecht angepassten Stressreaktion rekapitulieren. Diese verdeutlicht die Gefahr einer Chronifizierung, einer negativen Stressspirale (➤ Abb. 3.11).

Thema 6: Gesundheitliche Folgen von chronischem Stress

Mögliche Folgen sind:

- Verdauungssystem: Reizmagen, Magen- bzw. Darmgeschwüre, Durchfälle, Verstopfung, Reizdarm
- Muskulatur: Verspannungen, Spannungskopfschmerz
- Herz-Kreislauf-System: Bluthochdruck, Angina pectoris, Herzinfarkt
- Atmungssystem: Asthma bronchiale
- Rhythmus: Erschöpfungszustände
- Überlastung: Einschlaf- oder Durchschlafprobleme, nervöse Störungen, Ängste und Depression

Methode Im Dialog wird erarbeitet, wie sich Reaktionen auf Stress bei längerer Dauer auf den Körper auswirken, z. B.:

- Muskelanspannung: → Verspannungen
- Blutdruckanstieg: → Bluthochdruck
- Stagnierende Verdauungsprozesse: → Magen-Darm-Probleme

Thema 7: Wie erkenne ich Stress?

Reaktionen auf Stress finden auf körperlicher, gedanklicher, emotionaler und Verhaltensebene statt. Die Patienten lernen „Stresswarnsignale" kennen, die sie als Hinweis = Warnung verstehen und entgegensteuern lernen. Häufig nämlich werden unterschiedliche Stressreaktionen als Einzelsymptome betrachtet und nicht in Bezug zu Stress gesetzt.

- **Körperliche Warnsignale:**
  - Muskelverspannungen, Kopfschmerzen
  - Rückenschmerzen
  - Magenschmerzen, Verdauungsstörungen
  - Appetitlosigkeit
  - Schlafstörungen
  - Sexuelle Funktionsstörungen
  - Schwindel, feuchte Hände
  - Herzrasen, Herzstiche

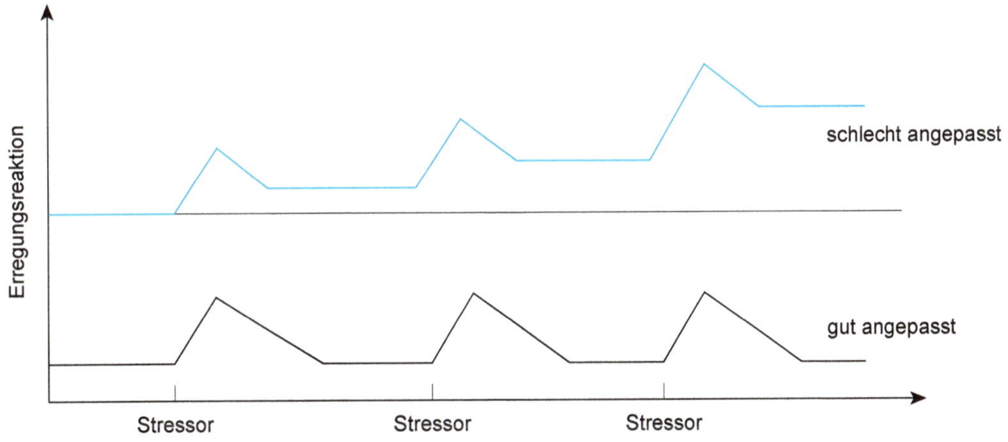

Abb. 3.11 Vergleich einer normalen und einer schlecht angepassten Stressreaktion [T974-001/L143]

- **Kognitive Warnsignale:**
  - Gedankenkreisen
  - Nächtliches Grübeln
  - Konzentrationsstörungen
  - Leere im Kopf (Black-out)
  - Tagträume
  - Albträume
  - Entscheidungsunfähigkeit
  - Überwiegend negative Gedanken zu sich selbst: „Das schaffe ich nie“, „ich bin ja zu blöde“
- **Emotionale Warnsignale:**
  - Innere Unruhe, Nervosität
  - Gereiztheit, Wut, Zustand kurz vorm Explodieren
  - Angstgefühle, Versagensängste
  - Unausgeglichenheit, schnell „eingeschnappt“
  - Lustlosigkeit (auch sexuell)
  - Innere Leere, „ausgebrannt“
  - Traurigkeit, schnelles Weinen
  - Einsamkeitsgefühle
- **Warnsignale im Verhalten:**
  - Überkritisches, herrisches Verhalten
  - Nächtliches Zähneknirschen
  - Unregelmäßiges oder unkontrolliertes Essen
  - Alkohol oder Medikamentenkonsum zur Beruhigung
  - Sozialer Rückzug
  - Ruhige Moment sind langweilig, nerven
  - Weniger Bewegung/Sport als gewünscht
  - Mehr Rauchen als gewünscht

Methode Je nach Kurskonzeption und Zeitkontingent kann das Auftreten dieser Stresswarnsignale im Gruppengespräch erörtert oder mittels Checkliste individuell erfragt werden.

Thema 8: Ebenen der Stress- und der Spannungsregulation

In ➤ Tab. 3.4 werden die Wirkungen von Stress auf Körper, Gedanken, Gefühle und Verhalten direkt den Möglichkeiten der Spannungsregulation gegenübergestellt.

Methode z. B. **interaktiver Vortrag.** Auf allen vier Ebenen ist das Prinzip der Achtsamkeit von zentraler Bedeutung, da es unter anderem ein Innehalten erst ermöglicht sowie die bewusste (Selbst-)

Tab. 3.4 Die vier Ebenen der Stress- und Spannungsregulation

	Stressreaktion	Spannungsregulation
Körper	• Puls ↑, Blutdruck ↑ • Atmung ↑ • Muskelspannung ↑ • Blutgerinnung ↑ • Sexualfunktionen ↓	• Reduzieren des körperlichen Erregungsniveaus (Ausdauerbewegung) • Körperbezogene Entspannung (Qigong, Yoga, Zwerchfellatmung, PME) • Wickel, Güsse, Sauna
Gedanken	• Wieso immer ich? • Das schaffe ich nicht! • Spinnt der eigentlich?	• Beruhigen der gedanklichen Ebene: Unterbrechen der Gedankenspirale durch ein inneres „Stopp" • Verändern dysfunktionaler Gedanken • Gedankenbezogene Entspannung (z. B. Atemmeditation, Phantasiereise, Minis)
Gefühle	• Enttäuschung • Hilflosigkeit • Ärger	Weiten der Wahrnehmung: • Achtsamkeit • Wahrnehmen positiver Erlebnisse, Akzeptanz und Gelassenheit entwickeln • Selbstfürsorge
Verhalten	• Keine Pausen • Unregelmäßiges und unachtsames Essen • Sozialer Rückzug bis zur Isolation Mehr Stimulanzien (z. B. Nikotin, Kaffee, Alkohol) • Ablenkung (TV, PC-Spiele etc.)	Bewusstheit über Handeln: • Tagesstruktur gestalten • Bewegung/Ernährung/Entspannung in den Alltag integrieren • Soziale Kontakte pflegen

Wahrnehmung fördert, die eine notwendige Voraussetzung für Veränderung darstellt.

3.4.4 Spannungsregulation im Alltag

Hintergrund

Viele Menschen haben keine Vorstellung, wie sie mit Stress umgehen und welche völlig unterschiedlichen Folgen das für sie hat, z. B. bei:

- Körperliche Passivität: z. B. Sauna, Massage
- Ablenkung: z. B. fernsehen, lesen
- Zusammensein mit anderen Menschen: z. B. essen gehen, Gespräche, spazieren gehen
- Genussmittel: Wein trinken, rauchen, Süßigkeiten
- Aktive Entspannung: z. B. meditieren, Phantasiereise, Progressive Muskelentspannung
- Kreativität: z. B. malen, Gartenarbeit
- Natur genießen: z. B. spazieren gehen, Gartenarbeit

Praktisches Vorgehen

Das Thema „Spannungsregulation im Alltag" lässt sich am besten über die **eigenen Erfahrungen** der Patienten vermitteln. Deshalb wird das Modul als motivationsstärkend mit **Selbsterfahrungscharakter** durchgeführt. Insofern hat die Gruppenleitung eher eine moderierende und weniger eine informationsvermittelnde Rolle. Für dieses Modul werden die Inhalte des Moduls „Stress und Spannungsregulation" als bekannt vorausgesetzt. Es eignet sich auch als Einzelmodul im stationären Setting.

Die Patienten können beispielsweise zunächst Strategien sammeln, die sie im Alltag zur Spannungsregulation anwenden (z. B. Bewegung, Entspannung, Genussmittel oder soziale Kontakte). Durch diesen Dialog erfahren die Patienten voneinander eine Vielfalt an spannungsregulierenden Strategien und entdecken ggf. Ressourcen, an die sie nicht gedacht haben. Die Ideen der anderen Patienten geben für jeden Anregungen, um das eigene Ressourcenspektrum zu erweitern.

Ziele

- Sichtbarmachen und Diskussion vorhandener Ressourcen zur Spannungsregulation
- Bewusstheit über die Wirkweise der Strategien
- Kenntnis über geplantes Einsetzen der Strategien. Zeitaufwand: ca. 90 Minuten. Bewegung: z. B. joggen, Rad fahren, walken, spazieren gehen.

Thema 1: Strategien der Spannungsregulation

Feinziele Einleitend sollte deutlich werden, welche grundsätzlichen Methoden zur Spannungsregulation im Alltag zur Verfügung stehen.

Methoden Bewährt hat sich hierbei, in **Kleingruppen** zu arbeiten mit mindestens zwei und maximal vier Patienten. Auf Moderationskarten schreiben die Patienten die Strategien auf, die an einer Pinnwand gesammelt werden. In einer anschließenden **moderierten Gruppenabfrage** werden die Karten nach Kategorien sortiert, indem erfragt wird, was genau das Entspannende bei einer Strategie ist. So kann beim Spazierengehen das Entspannende entweder der soziale Kontakt sein oder die Bewegung oder aber auch die Natur zu genießen. Gartenarbeit kann spannungsregulierend wirken durch ausgleichende Kreativität oder dadurch, sich in der Natur aufzuhalten. Nach dem Sammeln der Inhalte werden die Strategien hinterfragt.

In der **Gruppendiskussion** sollen die subjektiven Einschätzungen der Mitglieder bezüglich gesammelter Stichworte deutlich werden. Folgende Sachverhalte sollen deutlich werden:

Bewegung ist eine wesentliche Strategie zur Spannungsregulation. Dabei wird die durch die Stressreaktion bereitgestellte Energie verbraucht. Um eine vollständige Erholung im Sinne einer Relaxation Response (➤ Kap. 2.3.3) zu erreichen, benötigt der Körper jedoch bewusste Entspannung: Bewegung allein reicht nicht aus!

- **Genussmittel** zu sich zu nehmen kann Bestandteil eines schönen Rituals sein. Zu viel Wein am Abend kann jedoch z. B. die Schlafqualität negativ beeinflussen. Rauchen lässt u. a. den Puls eher ansteigen.

- **Natur zu genießen** kann einen zentrierenden Effekt haben, den sog. Flow-Zustand auslösen. Beides hat eine spannungsregulierende Wirkung. Wird die Gartenarbeit z. B. von einem Leistungsaspekt begleitet, ist sie eher spannungssteigernd.
- **Ablenkung** durch Fernsehen führt zum einen dazu, dass die Augenmuskeln sehr aktiv sind. Zum anderen hängt es von der Thematik (Tierfilm, Krimi) ab, ob das Gesehene die Spannung eher erhöht oder senkt. Ähnlich verhält es sich beim Lesen.
- **Aktive Entspannung** führt zum gewünschten Zustand der Entspannung – umso mehr und nachhaltiger, je geübter ein Mensch in dem jeweiligen Verfahren ist.
- **Körperliche Passivität** durch Massage und Sauna kann kurzfristig einen entspannten Zustand auslösen, wenn nicht gleichzeitig belastende Themen den Geist beschäftigen.
- **Soziale Kontakte** können einen spannungsregulierenden Effekt haben, wenn sie wohltuend sind. Gespräche mit Freunden über belastende Themen können eine entlastende Wirkung haben. Konfliktgespräche erhöhen jedoch eher das Spannungsniveau.
- **Kreativität** kann den sog. Flow auslösen, der spannungsregulierend wirkt. Ist die Tätigkeit zweckgebunden oder leistungs- bzw. erfolgsorientiert, erhöht sie jedoch eher das Spannungsniveau.

Bei der Überprüfung und Diskussion der subjektiven Strategien und den Erläuterungen durch die Seminarleitung ist ein hohes Maß an Sensibilität notwendig, um zu vermeiden, dass die Patienten den Eindruck bekommen, ihre Strategien würden abgewertet. Alle sollten als Ressourcen wertgeschätzt werden.

Thema 2: Persönliche Erweiterung des Strategiespektrums

Ziel dieses letzten Schrittes ist es, **die Patienten zu befähigen,** die jeweils passende Strategie bewusst auswählen zu können.

Methode Es bietet sich an, zum Abschluss des Moduls die Patienten einzuladen, ein Resümee zu ziehen. Jeder sollte sich z. B. noch einmal bewusst machen, was deutlich geworden ist und wie er seinen Alltag verändern möchte.

3.5 Die MICOM-Interventionsmodule – Lebensstilbereiche

Auf die Anamnese und die Module des Basiswissens folgen die einzelnen **Lebensstilbereiche** mit ihren individuellen Schwerpunkten, die je nach Krankheitsbild, Diagnostik und Motivationsebene gelegt werden. Entsprechend werden den Patienten individuell unterschiedliche therapeutische Interventionen angeboten.

Die Lebensstilbereiche sind in die folgenden **Module** unterteilt:

- Entspannung und Achtsamkeit
- Ernährungsverhalten
- Bewegungsverhalten
- Kognitive und emotionale Strukturen
- Soziale Beziehungen gestalten
- Naturheilkundliche Selbsthilfestrategien

Für Patienten mit einer onkologischen Grunderkrankung werden z. B die Themen Ernährung und Bewegung speziell auf die Fragestellung und Bedürfnisse dieser Patientengruppe zusammengestellt. Auch Patienten mit einer gastroenterologischen oder speziellen Schmerzerkrankung wie z. B. Fibromyalgie profitieren von der speziellen Ausrichtung im Ernährungsbereich und bei den naturheilkundlichen Selbsthilfestrategien.

3.5.1 Entspannung und Achtsamkeit

Anna Paul, Christel von Scheidt, Nils Altner

Hintergrund

Die Fähigkeit zur Entspannung gehört als wesentliche Ressource zum normalen physiologischen Repertoire des Menschen. Sie bedarf jedoch einer **Aktivierung,** da sie in unserer westlichen Kultur keinen selbstverständlichen Bestandteil der Alltagskompetenzen mehr bildet.

In den modernen Informationsgesellschaften stehen soziokulturelle Prägungen wie der Wunsch nach

Effizienz, Leistungssteigerung, Optimierung, Beschleunigung und Maximierung den natürlichen Lebensprozessen gegenüber, die zyklisch auf Ausgleich von An- und Entspannung oder von Aktivität und Ruhe angelegt sind. Die im Tagesverlauf natürlich auftretenden Tiefs der Aufmerksamkeit und der kognitiven Leistungsfähigkeit werden deshalb durch den Konsum rhythmusverändernder Substanzen wie beispielsweise Koffein überbrückt. Dies steht im Kontrast zu den physiologischen Bedürfnissen nach über den Tag verteilten Phasen der Erholung und Entspannung. Das Einlegen einer Siesta nach dem Mittagessen – in vielen Kulturen als selbstverständlich angesehen, um damit dem natürlichen Bedürfnis nach Erholung nachzugeben – wird in unserer Leistungsgesellschaft kaum toleriert und praktiziert. Zudem haben die meisten Menschen nicht gelernt bzw. verlernt, die **regulative Funktion der Atmung** zu nutzen. Das Zulassen regelmäßiger, tiefer Atemzüge geht jedoch mit einer gesamtorganismischen Spannungsregulation einher.

Die **Wahrnehmung der eigenen Taktgeber (Interozeption)** wird im Prozess der Sozialisierung, beginnend mit der Schule, durch äußere Taktgeber ersetzt, z. B. durch den Rhythmus der Unterrichtsstunden, der durch die Klingel angezeigt wird. In einem jahrzehntelangen Trainingsprozess wird so eine Überformung der natürlichen Tagesrhythmik durch kulturell bestimmte Taktungen erreicht. Mit der Zeit werden Signale des Organismus nicht mehr oder nur sehr reduziert wahrgenommen. Auf sanfte Zeichen wie schwindende Konzentration, leichte muskuläre Verspannungen, Müdigkeit oder ein Bedürfnis nach Bewegung wird dann nicht mit dem Einlegen von Pausen reagiert. Stattdessen werden die inneren Regungen ignoriert oder durch die Einnahme aktivierender Substanzen wie Zucker, Kaffee, Tee oder Nikotin überspielt. Neuere pädagogische Ansätze sind sich dieser Zusammenhänge bewusst und versuchen, die natürliche Fähigkeit zur Selbstregulation zu erhalten und zu kultivieren (Altner und Dobos, 2018; Altner, 2009).

Patienten mit **chronischer Stressbelastung** (dazu gehören auch die mit chronischen Erkrankungen) profitieren deshalb nachhaltig von Interventionen, die sie dabei unterstützen, regelmäßige Entspannungsphasen in ihren Alltag zu integrieren (Naska et al., 2007). Neben dem Erlernen einzelner Entspannungsmethoden wird die Selbstaufmerksamkeit geschult, um die körpereigene Wahrnehmung wieder zu stärken. Dieser Prozess von **Selbstaufmerksamkeit,** verbesserter **Selbstwahrnehmung** hin zu **Selbstregulation** bildet einen sich selbst verstärkenden Feedback- und Regulationskreislauf. Erlebt eine Person, wie sich in diesem Prozess ihre Befindlichkeit, ihre Stimmung sowie ihre Leistungsfähigkeit und Lebensqualität positiv verändern, verstärkt das ihre **Selbstwirksamkeitserwartung.** Dies wiederum wirkt sich positiv auf die Beibehaltung bzw. Intensivierung der neuen Verhaltensweisen aus. Eine Haltung von achtsamer Entspannung zeigt sich außerdem in einem robust reagierenden Immunsystem (Pascoe et al., 2017). Studien zeigen die positiven Wirkungen von Entspannungsverfahren:

- Schmerzreduktion bei Rücken- und Nackenschmerzen (Michalsen et al., 2016; Jeitler et al., 2015)
- Verringerung von systolischem und diastolischem Blutdruck bei essenzieller Hypertonie (Bai et al., 2015)
- Reduktion von Ängstlichkeit/Angstzuständen und Stress (Goessl et al., 2017)
- Senkung von Frequenz, Dauer und Intensität von Migräneattacken (Meyer et al., 2016)

Stressreaktionen wie auch die **Entspannungsantwort** werden durch eine Vielzahl von biochemischen Prozessen im Organismus ausgelöst (➤ Kap. 2.2.1). Auf diese kann man einwirken – über **mentale Techniken,** wie auch über **körperliche Übungen,** wie von Herbert Benson als Gegenpol zur stressbedingten Kampf-oder-Flucht-Reaktion beschrieben (Relaxation Response) (➤ Tab. 3.5). Bei diesem Prozess schaltet der Organismus schwerpunktmäßig vom sympathischen zum parasympathischen Nervensystem um. Er pendelt sich zwischen Ent- und Anspannung auf eine „Wohlspannung“ ein, die mit „wacher Gelassenheit“ umschrieben werden kann. Damit geht eine positive emotionale Gestimmtheit einher:

- Geringere emotionale Erregbarkeit
- Verbesserte Fähigkeit zur Introspektion (Selbstaufmerksamkeit)
- Erhöhte Merk- und Konzentrationsfähigkeit
- Zunahme interner Kontrollüberzeugung und Selbstwirksamkeitserwartung
- Verbesserte Symptomtoleranz

Tab. 3.5 Wesentliche physiologische Parameter von Kampf-oder-Flucht-Reaktion und der Entspannungsantwort

	Kampf-oder-Flucht-Reaktion	Entspannungs-antwort
Verdauung	↓↓	↑↑
Puls	↑↑↑	↓↓
Blutdruck und Blutgerinnung	↑↑↑	↓↓
Atemfrequenz	↑↑	↓↓
Muskel-spannung	↑↑	↓↓
Bereitschaft, auf Adrenalin zu reagieren	↑↑	↓↓
Blutfette und Blutzucker	↑↑	↓↓
Schwitzen und Talgproduktion	↑↑	↓↓

Mentale Verfahren lösen eine Entspannungsreaktion auf neuromuskulärer, vegetativer und hirnphysiologischer Ebene aus **(Top-down),** indem Aufmerksamkeit und Wahrnehmung gezielt gelenkt werden. Das ist der Fall bei Autogenem Training, Atemmeditation und meditativen Verfahren mit Mantra oder Phantasiereisen. Das gezielte **Entspannen der Willkürmuskulatur,** gekoppelt mit bewusster Wahrnehmung, wirkt sich auf die vegetative, hirnphysiologische und kortikale Ebene auswirkt **(Bottom-up).** Nach diesem Prinzip arbeiten unter anderem die Progressive Muskelentspannung, Qigong oder Yoga.

Praktisches Vorgehen

Die Patienten lernen mehrere Methoden kennen, damit sie die Möglichkeit erhalten, die für sie passende auszuwählen. Die Methoden werden einzeln vorgestellt und gemeinsam praktiziert. Die Patienten werden dann gebeten, sie selbstständig im Alltag einzuüben. Beim nächsten Treffen werden die Erfahrungen reflektiert und die nächste Methode vermittelt. Auf diese Weise lernen die Patienten mehrere Methoden vertieft kennen und sind dann in der Lage, einzuschätzen, welche davon ihren Bedürfnissen und Neigungen am besten entspricht.

Es hat sich bewährt, mit folgenden Modulen zu arbeiten:

- Modul 1: Spannungsregulation durch Atmung und Entspannung
- Modul 2: Phantasiereise – Ort der Ruhe und Kraft
- Modul 3: Progressive Muskelentspannung
- Modul 4: Einführung in die Achtsamkeit und Atemmeditation
- Modul 5: Zeit der Stille

Man benötigt für die Übungsdurchführung in den Modulen 2–4 jeweils 20–30 Minuten. Die Übungen in Modul 1 können auch ganz kurz, z. B. nur ein paar Atemzüge, lang sein.

Wichtig: Es sollten nur diejenigen Verfahren angeleitet werden, zu denen entsprechende Fortbildungen absolviert wurden, d. h. Kenntnisse sowie hinreichende eigene Übungserfahrungen vorliegen.

Ziele

- Die Patienten sollen die psycho-emotionalen und physiologischen Reaktionen von Entspannung und Achtsamkeit kennenlernen.
- Sie sollen eigene Erfahrungen mit Entspannungsverfahren und Achtsamkeitstechniken machen.
- Sie sollen die für sich geeigneten Methoden finden, die sie im Alltag weiter einüben.

Modul 1: Spannungsregulation durch Atmung- und Entspannungsübungen

- Verständnis der Funktion der Relaxation Response
- Rolle der Atmung und der aktiven Entspannung für die Relaxation Response
- Einblicke in einfache Methoden der Entspannung für den Alltag
- Überblick über die verschiedenen Entspannungsverfahren

Thema 1: Die Entspannungsantwort

Als Gegenbild zu den physiologischen Reaktionen der Stress-Reaktion werden die Folgen der Entspannung vorgestellt. Wichtig ist, dass die **Stressresili-**

enz, durch einen regelmäßigen **Wechsel zwischen Aktivität und Anspannung** verbessert werden kann. Die gesundheitsförderliche Wirkung bewusster Entspannung wurde seit Beginn der 1970er-Jahre erforscht, die damaligen Ergebnisse zeigten:

- Der Körper spricht weniger auf Stresshormone an: Dafür reicht bereits die tägliche Entspannung von 30 Minuten (Hoffmann et al., 1982).
- Der Blutdruck sinkt, z. B. durch Meditation (> Abb. 3.12) (Benson, 1976).
- 65 % der Patienten geben an, **weniger Schmerzen** zu empfinden (Kabat-Zinn et al., 1986).
- Entspannung stärkt die allgemeine Gesundheit:
  - 45 % weniger Krankenhaustage
  - 50 % weniger Arztbesuche
  - 55 % weniger Tumorerkrankungen
  - 87 % weniger Herzerkrankungen
  - 30 % weniger Infekte
  - 30 % weniger psychiatrische Erkrankungen
  - 87 % weniger Nervensystemerkrankungen (Orme-Johnson, 1987)

Diese Befunde sind bis heute durch umfangreiche Forschungsergebnisse aus dem Bereich der Gesundheitsforschung, der Psychoneuroimmunologie bis hin zur Epigenetischen Forschung bestätigt.

- Zahlreiche Studien haben die Wirksamkeit von Entspannungstechniken bei der Behandlung von stressassoziierter Erkrankungen belegt (Stefano et al., 2005).
- Entspannung hat einen positiven Einfluss auf den Alterungsprozess, wirkt sich protektiv auf die Telomerlänge aus (Epel et al., 2016).
- Durch Entspannung kann die durch Stress negativ beeinflusste Genexpression, die wiederum an der Entstehung von krankheitsförderlichen entzündlichen und immunologischen Prozessen beteiligten ist, positiv entgegensteuern durch Herunterregulierung des pro-entzündlichen Transkriptionsfaktors NF-kB (Stefano et al., 2010).
- Meditation in Kombination mit fleischloser, vollwertiger Ernährung kann bei Prostatakrebs-Patienten die Genexpression verändern (Ornish et al., 2005).

Thema 2: Atmung

Jede Stressreaktion führt zu einer schnelleren Atmung. Um kämpfen oder fliehen zu können, deckt der Organismus auf diese Weise seinen **erhöhten Sauerstoffbedarf.** Genau wie die anderen autonom ablaufenden Stressreaktionen geschieht dies **unwillkürlich.** Doch während Herzschlag, Puls, Weitung der Gefäße oder Blutzuckerspiegel nicht bewusst gesteuert werden können, sind wir in der Lage, die Frequenz und Tiefe des Atems direkt willentlich zu beeinflussen. Sobald wir tief und langsam atmen, setzt das der Stressreaktion entgegengesetzte physiologische Muster, die Entspannungsantwort, ein. Das bei Aufregung volkstümlich empfohlene tiefe Durchatmen stellt demnach eine durchaus sinnvolle und wirksame Strategie dar. Die bewusste Regulation des Atems ist eine Möglichkeit, Stressreaktionen abzumildern und eine Entspannung des Organismus herbeizuführen.

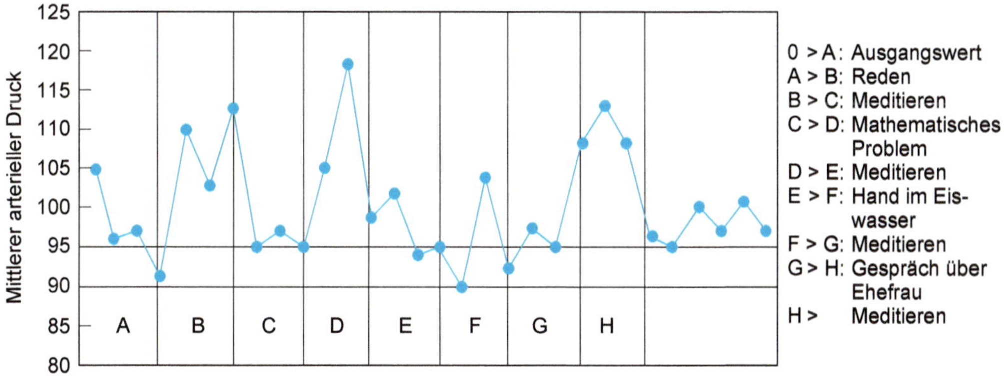

Abb. 3.12 Blutdrucksenkende Wirkung von Meditation im Vergleich zu anderen Tätigkeiten (x-Achse: Zeit in Minuten; y-Achse: Blutdruck in mmHg). Quelle: Benson; Mind Body Medical Institute, Boston. [T974-001/L143]

Langsame, tiefe Atemzüge beruhigen den gesamten Organismus und sein eine einfache und wirkungsvolle **Bottom-up-Entspannungstechnik:**

- **Zwerchfellatmung,** also eine tiefe Atmung, bei der die Bauchdecke sich nach außen wölbt und das Zwerchfell sich nach unten bewegt, gibt der Luft mehr Raum. Die Lungen werden besser durchlüftet, die Atmung kann sich verlangsamen. Beim Ausatmen wird darauf geachtet, dass die Bauchdecke sich senken kann. Dabei hebt sich das Zwerchfell wieder, und der Brustraum wird so weit komprimiert, dass eine optimale Entlüftung erfolgt. Als positiver Nebeneffekt wird zudem die Verdauung unterstützt, da die Bauchmuskulatur rhythmisch bewegt wird.
- **Minis** sind kurze Atem-Übungen, die auch „zwischendurch" in den Alltag integriert werden können, etwa beim Halten an einer roten Ampel, bei Bus- oder Bahnfahrten, beim Warten in der Schlange vor der Kasse im Supermarkt oder vor dem Abnehmen des Telefonhörers.
- **Tuna-Atmung** ist eine Methode des Qigong, das zur Traditionellen Chinesischen Medizin gehört. Sie verbindet die Praxis der Zwerchfellatmung mit synchronen Bewegungen. So können z. B. in Rückenlage beim Einatmen die Füße leicht nach innen und beim Ausatmen nach außen geführt werden. Das verlangsamt die Zwerchfellatmung deutlich und intensiviert sie zugleich.
- **Atemmeditation** begleitet den rhythmischen Fluss des Atems, ohne ihn willentlich zu beeinflussen. Die in den Körperraum gerichtete Aufmerksamkeit führt aus einer gelassenen Haltung heraus zur langsamen und tiefen Atmung. Zugleich werden die Fähigkeiten der Selbstwahrnehmung und der achtsamen Präsenz geschult.

Wichtig ist hier, dass jeder ein für sich passendes Verfahren findet.

Feinziele Die Bedeutung der Atmung soll im Kontext von Stress und Spannungsregulation im Alltag verdeutlicht werden. Kleine Atemübungen können im Alltag in vielen Situationen Spannung und Stress sofort entgegenwirken.

Methoden Interaktiver Vortrag in Kombination mit erfahrungszentrierten Übungen. Mögliche Impulsfragen sind z. B. „Wie atmen Sie, wenn Sie im Stress sind?" oder „Wie ist der Atem, wenn Sie entspannt sind?". Die Atemtechniken für den Alltag werden durch **Übungen** verdeutlicht. Danach berichten die Patienten von ihren Erfahrungen, wie sie praktisch die körperlichen und geistigen Reaktionen auf die Übung erlebt haben. Zeitaufwand: ca. 60 Minuten im Einzel-, 90 Minuten im Gruppensetting.

Atem- und Entspannungsübungen werden am besten in folgendem Ablauf vermittelt:

- **Gestaltung der äußeren Bedingungen:** Die Umgebung sollte reizarm sein und Störungen sollten, so gut es geht, ausgeschlossen werden: gedämpfte Beleuchtung, kein Telefon etc.
- **Vorbereitungs- und Einführungsphase:** Die Nervosität, die sich durch die fremdartige Übungssituation einstellen kann, wird durch allgemeine Informationen zu Verfahren und Zielsetzung herabgesetzt. Kurze Probedurchgänge sind möglich.
- **Entspannungsinduktion:** Um den neuromuskulären Tonus und mentale Aktivitäten zu dämpfen und damit eine erste Beruhigung zu erreichen, werden die Patienten eingeladen, ihre Aufmerksamkeit von außen nach innen zu richten.
- **Entspannungszustand:** Die Kunst der Anleitung liegt darin, eine Balance herzustellen zwischen der Reduktion von Reizen und dem Verhindern des Einschlafens. Dazu werden gerade die Übungsphasen nicht zu lang gestaltet. Die Patienten werden angeleitet, eine Körperhaltung einzunehmen, die sie nicht einschlafen lässt. Auch der Tagesrhythmus wird möglichst berücksichtigt.
- **Austausch/Dialog:** Nach der Übung werden Erlebnisse beim Üben besprochen, die angenehm oder unangenehm sein können. Das können sein: Herzklopfen, Schmerzverstärkung, Kribbeln, Kälte-/Wärmeempfinden, gastrointestinale Geräusche, eine veränderte Körperwahrnehmung, Muskelzucken, Bewegungsimpulse oder Hustenreiz. Auf der psychischen Ebene zeigen sich unter anderem Konzentrationsprobleme, Angstgefühle, Bewusstseinsveränderungen, das Aufkommen belastender Themen, Kontrollverlusterleben.

INFO

Übung: Zwerchfellatmung

Finde eine bequeme Position und lasse deinen Körper sinken, auf den Stuhl oder auf den Boden.

Nun lege eine Hand auf das Brustbein in die Mitte deiner Brust und eine Hand auf deinen Bauch unterhalb des Bauchnabels. Lasse die Hände auf dem Körper ruhen und wenn du magst, schließe die Augen oder fixiere sie weich auf einen ruhenden Punkt.
Nimm mit den Händen wahr, wie du ein- und ausatmest, spüre mit deinen Händen die Bewegung des Rumpfes während der Ein- und Ausatmung. Lasse deinen Atem natürlich fließen.
Spüre das Heben und Senken und nimm wahr, was sich als erstes hebt, der Brust-oder der Bauchbereich? Oder hebt sich beides gleichermaßen?
Es gibt hier kein Richtig oder Falsch. Versuche deine Atmung kennen zu lernen.
Geh jetzt mit deiner Aufmerksamkeit in den Beckenbereich zur unteren Hand und versuche den Beginn deiner Atmung dorthin zu lenken, sodass sich das Zwerchfell mit der Einatmung in den Bauchraum senken kann. Bei der Einatmung senkt sich das Zwerchfell, und bei der Ausatmung hebt es sich wieder. Einatmen und ausatmen.
Atme wieder normal und lege nun beide Hände oberhalb des Nabels auf die Rippenbögen, dorthin, wo sich das Zwerchfell befindet. Spüre, wie der Bauchraum sich hebt und senkt. Die Bewegung ist zart und fein, du musst nichts verändern oder intensivieren. In der Ruhe ist die Atmung eher flach und weich.
Versuche die Aufmerksamkeit auf die Atmung zu richten und verweile dort
Lass den Atem einfach fließen.
Beobachte, wie die Einatmung den Unterbauch oder gar das Becken beeinflusst und lasse mit der Ausatmung alle Verspannungen des Rumpfes los.
Beende dann diese Übung langsam. Wenn du die Augen geschlossen hattest, kannst du sie nun wieder öffnen. Spüre den Körper von den Füßen angefangen, recke und strecke dich.

INFO

Übung: Minis, kurz aber effektiv und für überall

- **Mini 1:** Zähle langsam rückwärts von 10 bis 0, für jeden Atemzug eine Zahl. Wenn du bei 0 angelangt bist, spüre, wie es dir jetzt geht. Wenn es dir besser geht – schön! – wenn nicht, versuche es noch einmal.
- **Mini 2:** Während des Einatmens zählst du langsam von 1 bis 4, während des Ausatmens zählst du langsam von 4 rückwärts. Wiederhole dies 5- bis 10-mal.
- **Mini 3:** Zähle beim Einatmen wie bei „Mini 2" bis 4 und mache dann nach dem Einatmen eine kleine Pause. In dieser Pause kannst du z. B. weiterzählen: 5, 6, 7. Beim Ausatmen zählst du dann rückwärts: 7, 6, 5, 4 und machst wieder eine Pause: 3, 2, 1. Dann wieder mit 1, 2, 3, 4 einatmen etc.

Wichtig bei den Minis ist, dass nicht das Zählen den Atemfluss bestimmt, sondern der natürliche Atemverlauf lediglich mit dem Zählen begleitet wird. Das Zählen dient dazu, die Aufmerksamkeit mit dem Atmen zu verbinden.

Ergänzend zu der **erfahrungszentrierten Übung** können sog. **Biodots** eingesetzt werden: kleine Klebepunkte, die auf die Haut geklebt werden und in Abhängigkeit von der Hauttemperatur ihre Farbe verändern. Die Hauttemperatur steigt im entspannten Zustand an, dann verfärben sich die Biodots von schwarz-braun nach blau-grün (im Handel erhältlich).

Vorgehen: Die Patienten erhalten die Biodots und kleben diese auf ihre Hand. Es wird kurz erklärt, warum sich die Farbe verändert. Dann werden die „Minis" praktisch angeleitet. Direkt mit dem Beenden der Übung sollen die Patienten den Punkt betrachten. Dann erfolgt eine moderierte Gruppendiskussion zu den Erfahrungen mit der Übung und ggf. zu den Vorstellungen der Patienten, warum sich der Biodot bei ihnen verändert/nicht verändert hat.

Thema 4: Welche Entspannungstechnik?

Entspannungstechniken sind Verfahren, die im Gegensatz zu entspannten Alltagssituationen (Lesen, Fernsehen), die Widerstandsfähigkeit gegen Stress gezielt erhöhen. Wenn sie regelmäßig geübt und praktiziert werden, kann die Entspannungsantwort jederzeit im Alltag ausgelöst werden.

Methoden Folgende wirken über den Geist:
- Imagination, z. B. Phantasiereise
- Autogenes Training
- Atementspannung (z. B. Minis, Mantra u. a.)
- Meditation
- Achtsamkeitstraining
- Qigong in Ruhe

Über den Körper wirken:
- Atemtechniken (z. B. Zwerchfellatmung)
- Progressive Muskelentspannung
- Hatha Yoga
- Qigong in Bewegung

Diesen Methoden ist gemeinsam, dass sie die **Aufmerksamkeit fokussieren,** und zwar auf gegenwärtig spür- und wahrnehmbare Phänomene im Körper wie Sinneseindrücke, Atembewegungen, Haltungen und Bewegungen, Geräusche oder innere Worte, Silben, Bilder. Wenn dabei Gedanken auftauchen, lautet die Einladung, diese wahrzunehmen und freundlich ziehen zu lassen, etwa wie Wolken am Himmel vorüberziehen. Diese Praxis stärkt die metakognitiven Fähigkeiten der bewussten Aufmerksamkeitslenkung und der Desidentifikation mit den flüchtigen gedanklichen und emotionalen Inhalten des Bewusstseins.

In einem **interaktiven Vortrag oder einer moderierten Gruppenabfrage** sollten die Patienten von positiven Erfahrungen mit Entspannungsübungen berichten.

Thema 5: Probleme bei den Übungen

Es ist wichtig, auch Barrieren und Störungen für Entspannungsübungen zu besprechen. Dazu zählen:

- Zeitmangel
- Innere Unruhe
- Einschlafen
- Lärm, Geräusche
- Zu viele Gedanken
- Bewertende Gedanken: „Ich mache es falsch"
- Angst vor dem, was da passiert; Kontrollverlust
- Auslösen von tiefsitzenden Gefühlen
- Schlaflosigkeit
- Unbekannte innere Erfahrungen (z. B. Abdriften der Gedanken/Gefühl der Schwerelosigkeit oder des Fallens)

Hilfestellungen und Gegenmaßnahmen sind:

- **Rahmenbedingungen bewusst gestalten:**
  - Raum gut lüften, angenehme Temperatur einstellen
  - Platz bequem und angenehm gestalten: z. B. im Sitzen mit einer Meditationsbank; im Liegen den Nacken unterstützen oder eine Knierolle zur Entlastung der unteren Wirbelsäule; eine Decke als Schutz vor Auskühlen
  - Störungen ausschalten (Telefon lautlos stellen, Türklingel abstellen, Schild „Bitte nicht stören" an die Tür)
  - Feste Zeiten einplanen
  - Nicht mit vollem Magen oder hungrig üben
  - Bei starker innerer Unruhe vorher bewegen: Walken, Radfahren, Spaziergang
- **Innere Prozesse akzeptieren:**
  - **Absichtslosigkeit:** Auftretende körperliche, gefühlsmäßige und gedankliche Reaktionen einfach wahrnehmen und nicht bewerten. Es gibt kein Gut oder Schlecht.
  - **Der Weg ist das Ziel:** Bei gedanklichem Abschweifen oder bei Ärger, „es wieder nicht geschafft zu haben", diese kognitiven Ereignisse freundlich und neugierig als vorübergehend wahrnehmen und einfach immer wieder aufs Neue zur Übung zurückkehren.
  - **Achtsamkeit:** Das Üben kann jeden Tag anders sein. Akzeptieren der Prozesse und täglichen Schwankungen als die lebendigen und gesunden Bewegungen des Lebens.

Methode Es ist wichtig, die subjektiv vom Patienten erlebten Barrieren und Störungen bei Entspannungsübungen in einer moderierten Gruppendiskussion zu besprechen. Eine mögliche Frage wäre: „Welche Schwierigkeiten haben Sie beim Üben von Entspannungstechniken erlebt?"

Der Umgang damit kann anschließend in einer Kleingruppenarbeit oder moderierten Gruppendiskussion gemeinsam erarbeitet werden. „Welche äußeren und inneren Bedingungen könnten helfen?"

Modul 2: Phantasiereise zu Orten der Kraft

Zu Beginn werden Verfahren und Wirkweise erläutert und Hinweise auf mögliche Schwierigkeiten gegeben, dann wird praktisch geübt.
Zeitaufwand: ca. 60 Minuten.

Thema 1: Wie wirken Gedanken auf den Körper?

Eine körperliche Stressreaktion läuft bereits ab, wenn nur der Geist eine Situation als potenziell bedrohlich einschätzt. Umgekehrt könnte entspannende Vorstellungen und eine gelassene mentale Haltung diesen körperlichen Mechanismus deaktivieren und zur Entspannung führen. Bewusstseinsinhalte wirken also auf den Grad der Alarmierung des Körpers.

Methode Eine kurze **Vorübung** (➤ Kasten „Zitronenübung“) demonstriert, dass die Vorstellungskraft ausreichen kann, eine körperliche Reaktion hervorzurufen. Nach der Imagination einer Zitrone berichten die Patienten von ihren Erfahrungen (z. B. Ziehen im Mund, Speichelfluss, musste mich schütteln, konnte mir die Zitrone nicht vorstellen). Ihr Erleben kann sehr verschieden sein: Manche sehen Bilder wie im Kino, andere können sich die Zitrone oder andere Aspekte der Anleitung einfach nicht vorstellen, wieder andere nehmen keine Körperreaktion wahr. Es ist wichtig, diese Unterschiedlichkeiten als **normal** darzustellen.

INFO

Übung: „Zitrone"

Schließe deine Augen und stell dir eine Zitrone vor: die Form, die Farbe, die taktilen Qualitäten, den Duft. In Gedanken zerschneidest du nun die Zitrone in zwei Hälften und versuchst, den intensiven Duft wahrzunehmen. Jetzt stell dir vor, dass du an der Schnittstelle leckst. Nimm genau wahr, was du dabei empfindest und welche Reaktionen bei dir auftreten.

Thema 2: Die Phantasie als Ressource

Positive, angenehme Vorstellungen und die imaginäre „Reise“ an einen Ort, der Ruhe und Kraft gespendet hat, können zu einem positiven, entspannten Zustand im Körper führen. Manchen Patienten finden es schwer, einen solchen Ort zu benennen. Sie sollten sich einen eigenen Ort in ihrer Phantasie kreieren, der all das hat, was sie sich für Kraft und Ruhe wünschen. Stehen mehrere Orte zur Verfügung, kann der Therapeut durch Nachfragen dabei helfen, sich für einen zu entscheiden, ohne dadurch die anderen zu entwerten.

Methode Nach der Durchführung der Phantasiereise-Übung wird in einer moderierten Gruppenabfrage auf die Erfahrungen der Patienten eingegangen, offene Fragen werden geklärt und Tipps für die Übungspraxis gegeben.

INFO

Phantasiereise

Setz dich oder leg dich bequem hin. Wenn es angenehm für dich ist, dann schließe die Augen. Wenn du die Augen lieber offen lässt, wähle einen Ort aus, auf den du mit weichem Fokus deinen Blick richtest, z. B. 2 Meter vor dir am Boden. Alles um dich herum kann jetzt in den Hintergrund treten. Du musst nichts tun oder leisten. Lass deine Gedanken kommen und gehen und wende dich ihnen bewusst zu.

Lass vor deinem inneren Auge das Bild eines Ortes entstehen. Einen Ort, an dem du dich wohlfühlst. Einen Ort, an dem du zur Ruhe kommen kannst und an dem du Kraft tanken kannst. Dieser Ort kann aus deiner konkreten Erinnerung stammen oder es kann ein Ort sein, den es nur in deiner Phantasie gibt. Manchmal fällt es gar nicht so leicht, ein solches Bild zu finden. Vielleicht tauchen aber auch mehrere verschiedene Orte auf, und die Bilder laufen wie ein Film hintereinander ab. Lass die Bilder eine Zeit lang laufen.

Wähle nun für diese Übung **ein** Bild aus, auf das du deine Aufmerksamkeit lenkst. Wenn du magst, geh in dieses Bild hinein. Schau dich an diesem Ort der Ruhe und Kraft ganz in Ruhe um. Achte auch auf die Farben. Nimm die Geräusche an deinem Ort der Ruhe und der Kraft wahr. Vielleicht kannst du auch etwas spüren, auf deiner Haut, im Gesicht, die Umgebungstemperatur, vielleicht einen Luftzug. Und wenn du die Luft ganz bewusst durch die Nase strömen lässt, kannst du den Duft dieses Ortes riechen. Lass alle Besonderheiten, Einzelheiten, Gerüche, Geräusche und Farben zunehmend deutlicher werden. Genieße die Ruhe und die Kraft, die du an diesem Ort spürst. Nimm von der Ruhe und Kraft dieses Ortes so viel, wie du möchtest, in dich auf: Dies ist dein Kraftort, an dem alle Sorgen und Ängste von dir abfallen, an dem du neue Energie und Zuversicht aufnimmst. Lass dir Zeit dabei (ca. 3 Minuten).

Du weißt, dass du in deiner Vorstellung jederzeit an diesen Ort zurückkehren kannst, um erneut Ruhe in dich aufzunehmen und erneut Kraft zu tanken. Für jetzt verabschiede dich allmählich von deinem Ort der Ruhe und der Kraft und stell dich darauf ein, die Reise zu beenden. Nimm deinen Körper wahr, wie du hier sitzt oder liegst. Achte auf die Geräusche und den Duft. Nimm einige tiefe Atemzüge und öffne deine Augen. Wenn dir danach ist: Recke und strecke dich genüsslich.

Modul 3: Progressive Muskelentspannung

Thema 1: Die Rolle der Muskeln

Die Progressive Muskelentspannung (PME) wurde von dem amerikanischen Arzt Edmund Jacobson (1888–1976) in den 1930er-Jahren entwickelt. Er setzte sie zunächst bei Menschen ein, die unter

Ängsten litten. Sein Verfahren beruht dabei auf Erkenntnis, dass Angstgefühle immer von einer Muskelanspannung begleitet werden. Sind die Muskeln entspannt, kann hingegen keine Angst empfunden werden. Also entwickelte er ein Programm zur gezielten Muskelanspannung, das in der Folge zu besseren Entspannung führt. Es ist auch bei „Stress" hilfreich, weil dieser ebenfalls zu einer erhöhten Muskelanspannung führt:

- Man lernt, seine Muskeln zu entspannen.
- Man nimmt den Unterschied zwischen Anspannung und Entspannung wahr und schult somit seine Selbstwahrnehmung.
- Man reduziert seine Stresssymptome.
- Die Konzentrationsfähigkeit wird gefördert.
- Die Lebensqualität wird erhöht.

Methode Nach einem kurzen interaktiven Vortrag zum Verfahren der Progressiven Muskelentspannung und deren Wirkweise werden die Patienten interaktiv mit der Methode bekannt gemacht: Die Patienten sollen ihre rechte Hand und den rechten Arm anspannen, dann fordert man sie auf, die Spannung um 50 % zu reduzieren und zu spüren, dass nun die Muskeln immer noch angespannt sind. Bei der Anweisung „anspannen, jetzt" muss nicht unbedingt eine maximale Spannung aufgebaut werden, vor allem, wenn man durch Schmerzen oder Stress sowieso schon unter starker Muskelspannung steht. In Bereichen, in denen Schmerz vorhanden ist, sollte deshalb keine Muskelspannung aufgebaut werden, sondern nur wahrgenommen werden, dass dort meist eine erhöhte Spannung vorhanden ist. Die Übung kann im Liegen und im Sitzen durchgeführt werden.

INFO

Übung: Progressive Muskelentspannung

Im Liegen

- Die Beine sind entspannt, die Füße zeigen leicht nach außen.
- Die Arme liegen seitlich am Körper, die Handflächen zeigen nach oben.
- Die Finger sind entspannt.
- Eventuell kann man ein Kissen in den Nacken und/oder ein Kissen bzw. eine Knierolle unter die Knie legen.
- Nachteil: Im Liegen werden Sie leichter müde und schlafen eventuell ein.
- Vorteil: Im Liegen fällt den meisten Menschen das Entspannen leichter.

Im Sitzen

- Die Füße haben guten Kontakt zum Boden und stehen etwas mehr als hüftbreit auseinander, Unter- und Oberschenkel sind etwa im 90-Grad-Winkel gebeugt.
- Die Handflächen liegen auf den Oberschenkeln – wenn es angenehm ist – zeigen die Handflächen nach oben.
- Der Rücken ist aufrecht und gleichzeitig entspannt.
- Vorteil: Im Sitzen können Sie an vielen Orten entspannen.

Vorgehensweise

Gehe die unten beschriebenen Muskelgruppen nacheinander nach folgendem Schema durch:

- Spüre in die entsprechende Muskelgruppe hinein (ca. 20 Sekunden).
- Nach dem Signalwort „anspannen, jetzt" spannst du die Muskeln leicht an.
- Halte die Spannung ca. 5–7 Sekunden, dabei atmest du gleichmäßig weiter.
- Löse die Spannung mit einem Ausatemzug.
- Nimm das Körpergefühl nun wahr und spüre ihm nach; evtl. kannst du jetzt Unterschiede zwischen An- und Entspannung wahrnehmen (ca. 40–50 Sekunden).
- Nach der letzten Muskelgruppe wanderst du gedanklich den ganzen Körper durch und nimmst das Körpergefühl wahr.
- Rücknahme: Jetzt ballst du die Hände fest zu Fäusten – löst sie wieder – ballst sie an – und löst sie wieder – mehrfach im Wechsel.
- Räkle und strecke dich nun, atme tief ein und atme dann gleichmäßig weiter und öffne dann die Augen.

PME in sieben Schritten

1. **Dominanter Arm:** Hand zur Faust schließen, Ellbogen etwas beugen und an den Körper drücken.
2. **Nichtdominanter Arm:** wie dominanter Arm
3. **Gesicht:** Augenbrauen bei geschlossenen Augen hochziehen, Lippen zusammenpressen, Mundwinkel zu den Ohren ziehen.
4. **Nacken:** Kinn zur Brust ziehen (Doppelkinn), Nacken gegen gedachte Lehne drücken, Schultern zu den Ohren ziehen.
5. **Schultern und Rücken:** Schulterblätter leicht nach hinten unten zusammenziehen, Gesäß anspannen, Bauch fest machen.
6. **Dominantes Bein:** Ferse gegen den Boden drücken, Vorderfuß heranziehen, Zehen zusammenkrallen.
7. **Nichtdominantes Bein:** wie dominantes Bein

Thema 2: Durchführung der Progressiven Muskelentspannung, Reflexion und Verfestigung

Feinziel Die Patienten sollen die Übung als Entspannungsmethode in ihren Alltag integrieren.
Methode Nach der Durchführung der PME-Übung werden in einer **moderierten Gruppenabfrage** die Erfahrungen der Patienten diskutiert, offene Fragen beantwortet und folgende hilfreiche Anregungen für die Übungspraxis im Alltag gemeinsam erarbeitet:

- Üben Sie täglich.
- Sorgen Sie dafür, dass Sie nicht gestört werden (z. B. Telefon ausstöpseln).
- Lockern Sie Gürtel, nehmen Sie störenden Schmuck und die Brille ab.
- Wenn es Ihnen angenehm ist, schließen Sie während der Übung die Augen und richten Sie Ihre Aufmerksamkeit aus der Umgebung auf Ihr Körperinneres.
- Durchwandern Sie Ihren Körper, nehmen Sie wahr, wie Sie sich fühlen, ob da Spannungen oder Schmerzen sind, wie und wo Ihr Körper Kontakt zur Unterlage, zum Stuhl oder Boden hat. (Hamm, 2004; Sammer, 2003).

Modul 4: Einführung in die Achtsamkeit

Thema 1: Was ist Achtsamkeit?

Der Alltag der meisten Menschen ist von Aktivitäten geprägt, die angetrieben werden von der **Diskrepanz zwischen** einem **Ist-Zustand,** der als unvollkommen und veränderungsbedürftig bewertet wird, und einem vorgestellten **Soll-Zustand.** Die daraus resultierende Spannung erleben viele als stressreich, fordernd und unzufrieden. Die damit verbundenen Bewertungen, Gefühle, Vorstellungen und Aktivitäten stehen in Wechselwirkung mit körperlichen Reaktionen. Fehlt im Alltag ein **rhythmischer Wechsel** zwischen An- und Entspannung, zwischen Aktivität, Ruhe und Erholung, steigt die Anfälligkeit für stressbedingte Beschwerden und Erkrankungen der Psyche und des Körpers. Das Erlernen von achtsamkeits- und mitgefühlsorientierten Übungen kann Kompetenzen zur Selbstregulation sowie eine Haltung der Selbstfürsorge stärken.

Feinziele Die Teilnehmer sollen

- die Atemmeditation kennenlernen,
- das Prinzip der Achtsamkeit: „Aufmerksamkeit, Selbstwahrnehmung, Achtung und Präsenz" (ASAP) kennenlernen und eine Erfahrung des Achtsam-Seins machen,
- im Alltag eine freundliche, zugewandten und gelassenen Haltung kultivieren.

INFO

Übung: Achtsames Essen

Nimm dir eine Rosine, Weintraube oder eine andere Frucht. Bemerke die Gewohnheit, sie gleich in den Mund stecken zu wollen und halte dich zurück. Schau dir erst einmal an, was genau du da in den Hand hältst. Was siehst du? Welche Farben, Formen, Größe? Reflektiert die Oberfläche das Licht? Scheint das Licht hindurch?
Wie fühlt sich die Frucht zwischen deinen Fingern an? Glatt oder rau? Gibt sie nach, wenn du drückst? Welche Temperatur hat sie? Und welches Gewicht?
Wenn du sie am Ohr leicht drückst, hörst du etwas? Wie riecht sie?
Wie fühlt sie sich an den Lippen an? Wie zwischen den Zähnen, und wie, wenn du sie mit der Zunge berührst?
Noch nicht zubeißen! Beweg sie erst einmal eine Weile im oder am Mund hin und her. Was nimmst du wahr? Geschmack? Was schmeckst du im Vergleich zum Riechen? Temperatur? Oberfläche? Größe? …
Fließt der Speichel schon? Dann bereite dich auf das Beißen vor: schließ die Augen und spüre genau, wie deine Zähne die Frucht zerteilen.
Was bemerkst du beim Kauen?
Wenn du die Frucht ganz geschluckt hast, was bleibt noch nach im Mund?
Im Anschluss können wir sammeln, was wir gerade alles anders gemacht haben als sonst und was du dabei empfunden hast. Habt ihr Lust, euer Essen immer mal wieder so achtsam und intensiv zu erleben? Vielleicht während einer regelmäßigen „Entdeckungs-Mahlzeit"?

Methode Erlebniszentriertes Üben und moderierte Gruppendiskussion: Die Gruppe oder der Patient essen gemeinsam mit dem Therapeuten „achtsam" jede(r) eine Rosine. Sie tauschen sich über ihre Wahrnehmungen aus und erarbeiten auf dieser Grundlage die Aspekte des **ASAP-Konzepts.** In einem interaktiven Gespräch tragen sie zusammen, was sie bei dieser Übung im Vergleich zum gewohn-

ten Essen verändert und anders wahrgenommen haben. Dazu gehören z. B. folgende Erfahrungen:
- Entschleunigung
- Alle Sinne waren einzeln auf die Rosine und das Verspeisen gelenkt.
- Sehr aufmerksam im Hier und Jetzt dabei gewesen und dabei an nichts Anderes gedacht
- Mich selbst beim Essen wahrgenommen
- Zum Teil neue und intensive Erfahrungen gemacht
- Das Wahrgenommene in Sprache gebracht und mitgeteilt
- Nicht miteinander in Recht-haben-wollen oder Streit geraten
- Alles, was gesagt wurde, wurde wertgeschätzt.
- Ein Gefühl von Wertschätzung oder Achtung für die Rosine empfunden und für die Menschen, die mit ihrer Herstellung und Bereitstellung verbunden sind

Das Gesagte fasst die Gruppenleitung dann am Flipchart in diesen vier ASAP-Aspekten zusammen:
- **Aufmerksamkeit** – ist das Werkzeug des Bewusstseins, mit dem wir die Ausschnitte der Welt auswählen, die dadurch zu unserer Realität werden. Meist geschieht das unbewusst und z. T. auch fremdgesteuert z. B. durch Werbung. Wie können jedoch auch ganz bewusst bemerken und wählen, womit, wann, wie lange und intensiv wir unser Bewusstsein beschäftigen möchten.
- **Selbstwahrnehmung** – wir können bewusst entscheiden, unsere Aufmerksamkeit auch auf uns selbst lenken, unseren Körper und Geist, die Sinneseindrücke, Gefühle, Gedanken, Bedürfnisse, Handlungsimpulse und Handlungen.
- **Achtung** – wir können entscheiden, wen und was wir zugewandt, achtungsvoll, wertschätzend, mitfühlend und fürsorglich wahrnehmen möchten. Meist empfinden wir und andere das dann als angenehm und nährend.
- **Präsenz** – wir können unsere Aufmerksamkeit bewusst auf die im gegenwärtigen Moment wahrnehmbaren Sinneseindrücke lenken. Wenn wir so präsent und sinnlich gegenwärtig sind, geht das oft mit einer wohltuenden mentalen Ruhe und einer freudvollen emotionalen Ausgeglichenheit einher.

Thema 2: Atem-Aufmerksamkeit

Feinziele Deutlich werden soll: Im Alltag nimmt jeder Mensch nur zu einem geringen Prozentsatz die Gegenwart wahr. Zum großen Teil ist man gedanklich mit Ereignissen der Vergangenheit oder Zukunft beschäftigt. Dabei ist ein Großteil unserer quasi automatisch ablaufenden Gedanken damit beschäftigt, Bewertungen vorzunehmen. Im Gegensatz dazu strebt eine achtsame Geisteshaltung ein akzeptierendes Sein-Lassen an.

Methode zu Thema 2 Wenn die Patienten bereits mit der Phantasiereise (s. Modul 2) vertraut sind, kann in einem **interaktiven Vortrag** an die damit gemachten Erfahrungen angeknüpft werden. Die Beiträge thematisieren, dass es bereits körperliche Stressreaktionen auslöst, wenn man sich nur ausmalt, dass jemand ärgerlich auf einen ist (es vielleicht aber gar nicht ist). Erinnert wird auch daran, dass Menschen bei einem spannenden Krimi feuchte Hände bekommen oder ihnen bei einem traurigen Film Tränen in die Augen steigen.

Bei manchen Menschen tritt Angst auf, wenn sie bewusst atmen. In einer kurzen **Vorübung** (➤ Kasten „Atemwahrnehmung“) wird schnell deutlich, ob das der Fall ist. In diesem Fall kann der Therapeut Befürchtungen ansprechen und den Betroffenen Alternativen anbieten. Statt des Atems können sie ihre Gedanken bewusst wahrnehmen und zum Beispiel darauf achten, wie diese sich verändern. Alternativ könnten sie sich statt auf den Atem auf den Körper konzentrieren (z. B. auf den Körperkontakt mit dem Stuhl oder der Unterlage). Durch zunehmendes Vertrautwerden mit dieser Methode oder mit der Flüchtigkeit von Gedanken löst sich die Atemangst oftmals während des Prozesses auf.

Nach der Übung berichten die Teilnehmer von ihren Erfahrungen (z. B. angenehme Ruhe, Wärme, Nervosität). Auf dieser Basis kann das zugrundeliegende Prinzip dieser Methode anschließend erarbeitet werden.

INFO

Übung: Kurze Atemwahrnehmung

Mach es dir auf deinem Stuhl bequem. Der Rücken ist entspannt und aufrecht, sodass der Atem gut fließen kann. Die Schultern sind entspannt. Die Füße haben guten Kontakt zum Boden. Wenn es angenehm für dich ist, schließ die Augen. Wenn du die Augen lieber offen lässt, wähle einen Ort aus, auf den du mit weichem Fokus deinen Blick richtest, z. B. 2 Meter vor dir zum Boden.
Nun leg eine Hand auf die Mitte deines Brustkorbs und eine Hand auf deinen Bauch unterhalb des Bauchnabels. Vielleicht spürst du das Gewicht deiner Hände auf deinem Körper. Vielleicht kannst du die Wärme oder Kühle deiner Hände spüren. Vielleicht nimmst du mit deinen Händen auch die Bewegung des Atems wahr. Vielleicht hebt sich zuerst der Brustkorb und dann die Bauchdecke oder umgekehrt, oder du nimmst wahr, dass sich beide zur gleichen Zeit anheben oder senken. So wie es ist, ist es in Ordnung. Einfach nur spüren, nichts verändern. Bleibe für einige Momente mit deiner Wahrnehmung bei dem Bereich, wo die Atembewegung für dich am deutlichsten spürbar und am lebendigsten ist.
Zur Beendigung der Übung nimm 1–2 tiefe Atemzüge und reckst und streckst dich. Wenn du die Augen geschlossen hattest, kannst du sie nun wieder öffnen.

Thema 3: Die Atemmeditation

Für die **Atemmeditation** wird das Üben im Sitzen empfohlen. Eine gute Position ist besonders wichtig. Der Therapeut unterstützt die Patienten dabei und stellt unter Umständen Hilfsmittel wie eine Meditationsbank zur Verfügung. Ideal ist eine stabile und würdevoll aufgerichtete Körperhaltung, die freie Bewegungen der Atemräume in Brust und Bauch zulässt und die möglichst mühelos über mehrere Minuten gehalten werden kann.

Die Stimme des Anleiters (> Kasten „Atemmeditation") lädt die Aufmerksamkeit der Übenden ein, sich auf die Wahrnehmung der Atembewegungen zu fokussieren und dort, ohne den Atemfluss zu manipulieren, für einige Minuten zu verweilen. Auftauchende Gedanken werden wahrgenommen, aber nicht aktiv verfolgt. Stattdessen wird die Aufmerksamkeit immer wieder sanft, aber bestimmt zum Atem zurückgelenkt. In der Phase der eigentlichen Meditation, in der **längere Sprechpausen** stattfinden, dienen einzelne Sätze lediglich dazu, die Patienten darin zu unterstützen, wieder zum Atem zurückzukehren. Stattdessen können auch eine Klangschale oder Zimbeln eingesetzt werden. Dies sollte dann vorher angekündigt werden.

INFO

Übung: Atemmeditation

Mach es dir an deinem Platz so bequem wie möglich. Lass alles, was dich im Moment beschäftigt, für die Zeit der Übung einfach sein und wende deine Aufmerksamkeit deinem Körper zu. Wandere mit deiner Aufmerksamkeit durch deinen Körper – wie fühlen sich deine Füße an, wie die Unterschenkel, die Oberschenkel, das Gesäß, das Becken? Spür auch den Kontakt zur Unterlage, zum Stuhl, zum Bänkchen, zum Boden. Wandere mit deiner Wahrnehmung weiter zum Rumpf, zu deinen Armen und Händen, zu den Schultern und zum Nacken. Nimm auch den Kopf und dein Gesicht wahr. Spüre in die Atembewegung hinein: Da sind das Ein- und Ausströmen der Atemluft an der Nase oder dem Mund, das Ausdehnen und Zurücksinken im Brustkorb, das Heben und Senken der Bauchdecke – vielleicht auch Muskelbewegungen am Rücken. Wo ist es für dich am leichtesten, die Atembewegung zu spüren? Wo ist sie für dich am deutlichsten, am lebendigsten? Wähle diesen Bereich aus, um von nun an dort das Ein- und Ausströmen, das Kommen und Gehen der Atemluft mit deiner Aufmerksamkeit zu begleiten.
Nimm wahr, wie unterschiedlich die einzelnen Atemzüge sein können. Manche sind lang und tief, andere flach und kurz, wieder andere folgen schnell aufeinander, oder du nimmst auch mal längere Pausen zwischen den einzelnen Atemzügen wahr. Es geht nicht darum, den Atem in irgendeiner Weise zu beeinflussen oder zu verändern. Nimm ihn einfach nur wahr, beobachte ihn. Bleibe mit deiner Aufmerksamkeit bei den Atemzügen.
Dein Geist wird immer wieder Gedanken und Vorstellungen hervorbringen, die dich von deiner Atembeobachtung ablenken. Wenn du bemerkst, dass du mit deiner Wahrnehmung und deinem Empfinden nicht mehr beim Atem bist, kehre immer wieder aufs Neue geduldig mit deiner Aufmerksamkeit zur Atembewegung zurück. Immer wieder ziehen Gedanken, Erinnerungen, Bilder durch deinen Geist. Das ist völlig normal. Betrachte deine Gedanken, registriere ihren Inhalt. Wenn du bemerkst, dass du dich in den Gedanken verwickelst und nicht mehr beim Atem bist, kehre sanft, aber bestimmt zur Atembewegung zurück.
Weite nun wieder deine Aufmerksamkeit von der Atembewegung auf den ganzen Körper aus. Nimm wahr, wie du hier sitzt. Nimm jetzt auch den Raum um dich herum wahr – die Geräusche, den Duft. Nimm einige tiefe Atemzüge, öffne deine Augen. Wenn dir danach ist: Recke und strecke dich ausgiebig.

Als weitere Achtsamkeits-Methode kann je nach Zeit und Interesse auch der **Body Scan** unterrichtet werden. Dafür sollte inklusive einer Nachbesprechung ca. 45 Minuten bis 1 Stunde eingeplant werden. Am besten kann der Body Scan liegend auf einer Matte mit einem Kissen unterm Kopf, einem Polster unter den Knien und je nach Bedarf einer wärmenden Decke ausgeführt werden. Alternativ kann er auch im Sitzen erfolgen.

INFO

Übung: Body Scan

Richte dich im Sitzen oder Liegen auf einem Kissen, einer Matte oder Decke ein. Decke dich zu, wenn es kühl ist. Dann schließen sich die Augen.
Du spürst dich auf deiner Unterlage. Wie in einem Scanner tastet nun deine Aufmerksamkeit die Rückseite deines Körpers vom Kopf bis zu den Füßen ab.
Du nimmst einen tiefen Ein- und Ausatemzug und spürst deine Füße auf der Unterlage, deine Fersen, die Zehen und die Zwischenräume zwischen den Zehen.
Dein Atem fließt und du spürst deine Fußsohlen, Fußrücken und die Fußgelenke, die Unterschenkel bis hinauf zu den Knien,
die Oberschenkel und die Hüftgelenke.
Du nimmst dein Gesäß auf der Unterlage war.
Und spürst, wie der nächste Einatemzug deinen Bauch weitet.
Wie dein Bauch sich dann mit dem Ausatem entspannt.
Fühlst du deinen Nabel?
Du spürst deinen Rücken vom Gesäß bis hinauf zu den Schultern.
Du spürst deinen Brustkorb und vielleicht auch dein schlagendes Herz.
Bewegen sich deine Schultern mit dem Atem?
Du nimmst Deine Arme wahr bis hinunter zu den Fingern und den Fingerspitzen.
Du spürst deinen Hals und deinen Kopf.
Kannst du spüren, wie die die Einatemluft durch die Nase oder den Mund in dich hinein fließt?
Stell dir vor, wie dein ganzer Körper sich mit frischem Sauerstoff füllt.
Bemerke die kleine Pause am Ende des Einatems.
Und spüre, wie sich dein Körper mit dem Ausatem entspannt.
Atemzug für Atemzug ...
Am Ende dieser Reise durch deinen Körper, reckst du dich und streckst dich und beendest diese Reise so, wie es für dich angenehm ist.
Vielleicht möchtest du beschreiben, wie du dich auf dieser Reise gefühlt hast.
Was hast du gespürt?
Wie ist es jetzt?

Modul 5: Zeit der Stille

Es gibt vielerlei Lärm.

Aber es gibt nur eine STILLE.

Kurt Tucholsky

Nachdem einzelne Entspannungsmethoden eingeführt und geübt wurden, kann eine vertiefende „Zeit der Stille" sehr sinnvoll sein. Dabei werden über beispielsweise zwei, drei oder mehrere Stunden gemeinsam mehrere Übungen hintereinander ausgeführt, ohne zu sprechen. Die Intention ist es dabei, einen vertieften Grad der Wohlspannung und Achtsamkeit zu erleben.

Feinziele Die Teilnehmer wiederholen und vertiefen die bisher geübten Achtsamkeitsmethoden. Sie werden sich ihrer subjektiven Resonanzen in Phasen längeren Schweigens und der Begrenzung des Blicks bewusst.

Methode In diesem „Mini-Retreat" liegt der Fokus auf dem Erleben des Eintauchens in die stille Präsenz durch körper- und atemfokussierte Methoden in der Gemeinschaft einer vertrauten Gruppe. Die Teilnehmenden können zu Beginn eingeladen werden, die Intensität der Stille und des Bei-sich-Seins mitzugestalten, indem sie z. B. den Blick bei sich halten, wenn das für sie passt. Im Sinne der Selbstverantwortung und Selbstfürsorge ist es oft auch sinnvoll, für den Tag die Möglichkeit zum Rückzug aus den Übungen und der Gruppe und ein späteres Wieder-dazu-kommen zu ermöglichen. Falls das Wetter und die Umgebung es zulassen, sind vor allem die Gehmeditationen sehr schön draußen in der Natur umsetzbar. Am Ende der Zeit kann, je nach Bedarf, ein (leise) gesprochener Austausch stattfinden, und es sollte der Übergang in die Alltagswelt des lauten Sprechens moderiert werden. Viele Menschen erleben diese Stillezeiten als sehr nährend und schön.

INFO

Übung: Zeit der Stille

Begrüßung, Überblick, Einladung zum „noblen Schweigen", Hinweis, dass die intensive Übungszeit gerne jederzeit unterbrochen oder auch abgebrochen werden kann, wenn jemand das möchte.

Die folgenden Übungen werden im Schweigen durchgeführt:

- 5 Minuten achtsame Bewegungen im Stehen, z. B. Abklopfen
- 15 Minuten Atemmeditation im Sitzen
- 10 Minuten Gehmeditation
- 15 Minuten Meditation im Sitzen
- 10 Minuten Gehmeditation
- 30 Minuten achtsames Yoga
- Wenn mehr als 90 Minuten Zeit ist: 15 Minuten Mitgefühls-Meditation
- Moderierter Gruppendialog zum Erfahrungsaustausch und „Ernte"
- Abschlussritual z. B. Kraftkreis im Stehen
- Abschied

3.5.2 Ernährungsverhalten

Christiane Pithan, Sabine Pork, Sigrid E. Bosmann, Christina Zempel, Kristina Hugen, Ute Dujardin

Unser tägliches Essen und Trinken sind mehr als nur Nahrungszufuhr. Essen verbindet uns mit anderen Menschen und ist somit Teil unserer sozialen Kultur. Essen tut uns gut oder belastet unsere Verdauung, sodass wir achtsam wählen sollten, was wir gut vertragen. Essen nährt uns. Alles was wir sind, ist aus den Bausteinen unserer Nahrung hervorgegangen und kann in der falschen Zusammensetzung und im Übermaß schaden.

In der Mind-Body-Medizin wird unsere Ernährung als Selbsthilfestrategie verstanden und ist eine der fünf Säulen, über die wir unser Gesundheitsverhalten in Prävention und Therapie beeinflussen können.

Mediterrane Vollwerternährung (s. u.) als ordnungstherapeutischer Ansatz bietet dem Patienten die Möglichkeit durch mehr Verständnis über die Nahrung und das eigene Tun und über eine achtsame Haltung dem Essen gegenüber, die eigene Selbstwirksamkeit zu stärken.

Wir unterscheiden zwischen **Ernährungstherapie** bei Erkrankungen mit gezielter Sekundärprävention und einer **präventiv gesunden Ernährung,** die mit ein paar klaren einfachen Grundsätzen im Bereich der Nahrungszufuhr als gesundheitserhaltende **Selbsthilfestrategie** verstanden wird.

Die Empfehlungen verbinden die traditionelle mediterrane mit der Vollwerternährung. Einflüsse kommen aus der Diätetik der Traditionellen Chinesischen Medizin und der Ayurvedischen Ernährung.

Hintergrund

Aus allen Kulturen wird über die vorbeugende und heilende Kraft der Nahrung berichtet. Im antiken Griechenland setzte Hippokrates (ca. 460–370 v. Chr.) die Diaita ein, ein umfassendes Lehrwerk, bei dem er Ernährungsratschläge nicht nur als diätetische Maßnahmen ansah, sondern die gesamte Lebensweise des Menschen in seiner Ordnung und Ausgewogenheit betrachtete. Er lehrte, dass Nahrungsmittel auch Heilmittel sein können.

Im alten **China** stand die ernährungstherapeutische Verordnung gleichberechtigt neben Akupunktur und Kräuteranwendung. Es gab schon in der frühen Han-Zeit (206 v. Chr. bis 8 n. Chr.) besondere Ärzte für Diätetik, die für die Ausgewogenheit der Nahrung zuständig waren. Im „Inneren Klassiker" des Gelben Kaisers, einem Grundlagenwerk der **Traditionellen Chinesischen Medizin (TCM),** wird darauf hingewiesen, dass eine Vollendung der Heilung nur durch die richtige Ernährung zu erreichen sei. Auch heute ist die Ernährung eine der fünf Säulen der TCM. Im Fokus der chinesischen Diätetik steht die Balance der Lebensenergie „Qi". Lebensmittel werden hier nach ihren thermischen und qualitativen Eigenschaften bewertet und können dann ergänzend in Einklang mit den Grundlagen „mediterranen Vollwerternährung" konstitutionell optimiert und variiert werden.

Auch im **indischen Ayurveda,** einer der ältesten medizinischen Überlieferungen, gibt es gezielte ernährungstherapeutische Anweisungen, die auf den drei Konstitutionstypen, den sog. **Doshas** basieren. Dabei handelt es sich um bioenergetische Zustände, die von den fünf Elementen (Feuer, Wasser, Luft, Raum und Erde) geschaffen werden. Basierend auf den jeweiligen Doshas erhält jeder Mensch nach der Vorstellung der ayurvedischen Lehre persönliche Ernährungsempfehlungen.

Wie auch die Diätetik der TCM ist Ayurveda eine ganzheitlich orientierte Erfahrungsheilkunde, das anders als die westlichen Ernährungsempfehlungen keinen naturwissenschaftlichen Ansatz hat. Nicht der berechenbare Nährstoffbedarf, sondern die **indi-**

viduelle Konstitution des Menschen bildet die Grundlage für Ernährungsempfehlungen. Auf Basis der „mediterranen Vollwerternährung" können individuelle Anpassungen nach den Regeln der TCM und des Ayurveda problemlos in den Speiseplan mit eingefügt werden.

Die traditionelle europäische Naturheilkunde sieht Ernährung und Diätetik nicht nur als Teil einer Therapie, sondern auch als präventive Maßnahme an, um Krankheiten zu vermeiden. Der Hygieniker **Werner Kollath** (1892–1970) gilt als einer der Pioniere der Vollwerternährung. Er führte die „Vollwertlehre" mit einer Einteilung der Lebensmittel in Wertstufen ein. Kollath vertrat die Ansicht, dass, je weniger die Lebensmittel bearbeitet würden, desto wertvoller und gesünder sie seien. Sowohl seine holistische Denkweise als auch seine ersten Ideen, z. B. über Vitalstoffe, finden sich heute in der modernen Vollwerternährung wieder. Seine Erkundung der Vitalstoffe ist eine frühe Sichtweise auf die aktuelle ernährungswissenschaftliche Forschung der bioaktiven Substanzen.

Der Schweizer Ernährungspionier **Max Bircher-Benner** (1867–1939) und Erfinder des „Bircher-Müslis" therapierte seine Patienten mit pflanzlicher Frischkost. Für ihn war der „Nährwert" roher Nahrungsmittel höher gestellt als gekochte, und pflanzliche Nahrung besser als Fleisch (Bircher-Benner, 1909).

Helmut Anemüller (1920–2000) entwickelte auf der Basis von Bircher-Benner und Kollath sein Grunddiätsystem, das als Ernährungskonzept sowohl für die Prävention als auch für die klinische Diätetik Anwendung findet (Anemüller, 1994). Er entwickelte gesonderte Ernährungsregime für einzelne Stoffwechselerkrankungen.

Basierend auf den Grundkonzepten der ganzheitlichen Ernährungstherapie nach Kollath, Bircher-Benner und Anemüller hat die Arbeitsgruppe um **Claus Leitzmann** an der Fakultät für Ernährungswissenschaft der Universität Gießen in den frühen 1980er-Jahren ein **Konzept der Vollwerternährung** etabliert. Diese weitgehend vegetarische Ernährungsform beinhaltet einen hohen Anteil an Obst, Gemüse, Getreide und Frischkost. Zugleich verzichtet sie auf stark verarbeitete Lebensmittel und berücksichtigt in ihrem „Konzept einer zeitgemäßen und nachhaltigen Ernährung" auch ökologische, wirtschaftliche und ethische Werte. Sowohl im Bereich der **Primär-** als auch der **Sekundärprävention** erzielt die Vollwerternährung gute Ergebnisse (Koerber et al., 2012).

Die Gießener Vollwertstudie zeigt, dass sie praktikabel und alltagstauglich ist und positiv auf ernährungsabhängige Erkrankungen wirkt (Hoffmann et al., 2001). Sie verbessert z. B. die Insulinsensitivität, wirkt leicht blutdrucksenkend und verringert kardiovaskuläre Ereignisse (Liese et al., 2003; Behall et al., 2006; Aune et al., 2016; Zong et al., 2016; Sotos-Prieto et al., 2017). Für den erhöhten Frischkostanteil konnten positive Wirkungen in der Therapie der rheumatoiden Arthritis und Hypertonie nachgewiesen werden (Nenonen et al., 1998; Peltonen et al., 1997; Miller et al., 2002, Koerber et al., 2012).

Die traditionelle Ernährung der Mittelmeerländer ist Studien zufolge besonders geeignet zur Primärprävention. Sie ist charakterisiert durch:

- Hoher Anteil an pflanzlicher Frischkost, Hülsenfrüchten, Obst und Nüssen bzw. Samen (viele Vitamine und sekundäre Pflanzenstoffe)
- Hoher Anteil an Olivenöl (einfach ungesättigte Fettsäuren) und Omega-3-Fettsäure-reichen Fischarten (geringe Zufuhr gesättigter Fettsäuren)
- Getreide und kohlehydratreiche Nahrungsmittel werden nicht unbedingt als Vollkornprodukte verzehrt.
- Niedriger Anteil an Fleisch, Wurst und Milchprodukten
- An der Saison und Frische der Lebensmittel ausgerichteten Speisenplan
- Lebensstil mit viel körperlicher Aktivität, direktem und kommunikativem Essen in Gesellschaft, liebevoller und familienorientierter Zubereitung der Speisen, täglicher Siesta nach dem Essen und ausgiebigen Erholungsphasen

Die Vorzüge der mediterranen Ernährungsform sind durch viele große Studien wie z. B. die multizentrische spanische Studie PREDIMED mit 7400 Teilnehmern sowie der Sieben-Länder-Studie und der Lyon-Heart-Studie mit dem **höchsten Grad wissenschaftlicher Evidenz** (Ia) belegt (Estruch et al., 2013; Keys, 1980; de Lorgeril et al., 1999). Gerade für den hohen Anteil an Olivenöl und die Omega-3-Fettsäure-reichen Fischarten konnten gesundheitsfördernde Effekte nachgewiesen werden, z. B.

niedrigere Raten an Herz-Kreislauf- und weniger Fälle von Krebserkrankungen (Estruch et al., 2013, Kleber et al., 2016). Auch bei rheumatoider Arthritis, Diabetes mellitus, Hypercholesterinämie, metabolischem Syndrom und Krebs (Skoldstam et al., 2003; Toobert et al., 2003; Esposito et al, 2004; Bloomfield et al., 2016) konnten die positiven Effekte der Mittelmeerkost belegt werden.

Die Nurses' Health Study, eine Kohortenstudie, die mehrere tausend weibliche Krankenschwestern untersuchte und die Health Professionals Follow-Up Study, eine weitere großangelegte nordamerikanische epidemiologische Studie, zeigen in Teilstudien mit einem hohen Evidenzgrad, dass die mediterrane Ernährung die kardiovaskuläre Sterberate erheblich senkt, wenn sie über lange Zeiträume eingehalten wird (Fung et al., 2009; Lopes-Garcia et al., 2014).

Das Konzept der **„Mediterrane Vollwerternährung“**, das in der Klinik für Naturheilkunde in Essen entwickelt wurde, führt spezielle Aspekte der mediterranen Ernährung und der Vollwerternährung zusammen. Im Hinblick auf die Konstitution bzw. die Verträglichkeit von Lebensmitteln findet sie Ergänzung durch Einflüsse aus dem Ayurveda und der Traditionellen Chinesischen Medizin. Da manche Aspekte stark kulturspezifisch sind, bedurften sie einer Anpassung an die jeweilige regionale Lebensweise. Daher wurden die Basiskonzepte so verändert, dass sie auch in unseren Breiten eine gute Akzeptanz aufweisen und zugleich gut handhabbar sind.

Als Beispiel hierfür unterliegt die **saisonale Auswahl von Obst und Gemüse,** wie sie im mediterranen Ernährungskonzept vorgegeben wird, in unseren kälteren Breitengraden einem stärkeren Wechsel. Statt z.B. Tomaten, Zucchini und Auberginen das ganze Jahr über zu verwenden, wird in Anpassung an unsere Jahreszeiten Gemüse verwendet, das hier wächst und angebaut wird.

Der Erfolg dieses neuen Konzepts, das von Patienten ausgesprochen gut angenommen wird, beruht auch auf dem hohen Genusswert und der leichten Umsetzbarkeit. Studien zur Qualitätssicherung belegen, dass das Konzept von den Patienten auch längerfristig akzeptiert wird (Hoffmann et al., 2004).

INFO

Mediterrane Vollwerternährung

- Bevorzugt pflanzliche Lebensmittel wie Gemüse und Obst sowie Vollkorn-Getreide mit einem hohen Anteil komplexer Kohlenhydrate und einem hohen Anteil löslicher und unlöslicher Ballaststoffe
- Zwei Portionen frisches Obst sowie mindestens drei Portionen schonend zubereitetes Gemüse pro Tag, gerne auch mehr
- Nüsse, Samen und Hülsenfrüchte werden je nach Verträglichkeit häufig verwendet und dienen als gute pflanzliche Proteinquelle.
- Reichlich frische Kräuter und Gewürze
- Bevorzugt Öle mit einem günstigen Verhältnis von ungesättigten zu gesättigten sowie Omega-3-fettsäurereiche Öle, wie z. B. Oliven-, Raps-, Lein- und Walnussöl
- Verzehr von fetten Seefischsorten (Hering, Makrele, Lachs, Sardine) 1- bis 2-mal pro Woche nur aus ökologischer und nachhaltiger Fischproduktion
- Fleisch, Eier und Milchprodukte machen nur einen kleinen Anteil der Ernährung aus und sollten bewusst eingesetzt werden.
- Süßwaren und leicht verdauliche Kohlenhydrate nur selten
- Reichlich frische, teilweise auch roh oder nur gering verarbeitete Lebensmittel, ohne Zusatzstoffe und gentechnische Veränderungen
- Lebensmittel möglichst aus ökologischem Anbau, frisch, regional und saisonal
- Genussvolle Zubereitung und Verzehr, am besten in Gemeinschaft und mit der Möglichkeit zur Kommunikation
- Essen ist mehr als die Zufuhr von Nährstoffen. Durch achtsame und wertschonende Zubereitung wird der Nahrung und der Ernährung ein neuer gesundheitlicher Stellenwert zugesprochen. Achtsames Essen in entspannter Atmosphäre wird somit wieder Nahrung für Körper, Seele und Geist.
- Die Einnahme von Multivitaminpräparaten und Nahrungsergänzungsmittel wird nicht empfohlen, sondern kommt nur in Absprache mit dem behandelnden Arzt bei Mangelsituationen oder bei Risikogruppen zur Anwendung.

MERKE

Im Sinne der Diätetik von TCM und Ayurveda kann es sinnvoll sein in Absprache mit einer geschulten Ernährungsfachkraft, konstitutionsbedingt bestimmte Lebensmittel oder Zubereitungsformen zu bevorzugen oder wegzulassen, um die Verdauung oder den Stoffwechsel günstig zu beeinflussen.

In der Mind-Body-Medizin wird eine Brücke geschlagen **von den Grundlagen einer gesundheitserhalten Ernährung zur Achtsamkeit.** Auch Gesundes wird dem Körper nicht gut tun, wenn es unachtsam und nur halb gekaut wird. Achtsames Essen bedeutet, sich seiner eigenen Reaktionen dem Essen gegenüber bewusst zu werden, indem man sich selbst beobachtet und ganz im Moment präsent ist. Das heißt auch, eigene Vorlieben und Abwehrreaktionen zu akzeptieren und sein lassen zu können.

Achtsames Essen beginnt beim Kauen und bezieht Aspekte des Genusses, der Art und Weise, wie die Nahrung gerochen, angeschaut und mit welchen Gedanken sie belegt wird, mit ein. Es beeinflusst die Verdauung und Verdaulichkeit nachhaltig. Selbst das gesündeste Essen wird vom Körper anders verstoffwechselt, wenn es mit Blick auf den Fernseher achtlos heruntergeschlungen wird.

Ein weiterer Aspekt des achtsamen Essens bezieht sich auf die Nahrung: Wie duften die Kräuter, das Öl, wie sieht das Essen aus, wie fühlt es sich im Mund an? Wo kommt es her? Die Beziehung zu unserer Nahrung neu zu ordnen, kann der krankmachenden Entfremdung – auch im Sinne einer „Entseelung“ der Lebensmittel entgegenwirken (Lindschinger, 2002). Sowohl Studien zur Achtsamkeit als auch zu Essverhalten zeigen, dass Übergewicht und die innere Haltung zum Essen zusammenhängen (Albers, 2003). Ernährungsqualität als Teil der Lebensqualität zu begreifen und Ernährung als Möglichkeit der aktiven Gesundheitspflege kennenzulernen, sind Teilaspekte einer gesundheitsfördernden Verhaltensänderung.

INFO

Heilfasten als Einstieg in eine Lebensstilveränderung

Das Heilfasten ist ein idealer Einstieg in eine Veränderung der Lebensgewohnheiten, insbesondere im Bereich der Ernährung, wenn sich der Patient bereits in Phase 2 oder 3 (Kontemplation und Vorbereitung) des Transtheoretischen Modells befindet.

Hier kann das Fasten dazu dienen, die Selbstwirksamkeit zu stärken, neue Pläne für die Phase nach dem Fasten zu schmieden und vor allem lieb gewonnene Essensgewohnheiten, die der Gesundheit nicht zuträglich sind, durch gesündere zu ersetzen. Durch die **Regulation des Blutzuckerspiegels** und durch den bewussten Verzicht auf süß schmeckende Nahrung kann z. B. der Konsum von besonders stärke- und zuckerhaltigen Produkten deutlich reduziert werden. Da auch die Salzempfinden sinkt, lässt sich im Anschluss Salz ebenfalls ohne (subjektive) Geschmacks- bzw. Genusseinbuße reduzieren.

Wichtige Elemente der **Fastenpraxis** sind:

- Naturheilkundliche Anwendungen wie Leberauflagen, Güsse und Wickel sowie unterschiedliche Tees
- Bewegungselemente wie Qigong und Yoga sowie Walking (in der Natur, an der frischen Luft)
- Mind-Body-medizinische Therapien, welche die Ruhe, Stille und Innenschau fördern und das Fasten optimal begleiten

Heilfasten in einer **Fastengruppe** unterstützt die Motivation und die Selbstreflexion. Das Führen eines Fastentagebuchs und Elemente der achtsamen Stille wie Meditation fördern die Selbstwirksamkeit und geben ein Gefühl von besserer Kontrolle über den eigenen Gesundheitszustand (Hottenrott, 2016).

Ebenfalls zu empfehlen sind **Entlastungstage.** Man kann einzelne Entlastungstage in den Wochenrhythmus integrieren und dabei voll arbeitsfähig sein. Ein Entlastungstag kann ein Reis-oder-Hafer-Tag oder ein Obst-Gemüse-Tag sein. In der Mind-Body-Medizin werden unterschiedliche Möglichkeiten angeboten, den Stoffwechsel immer wieder auch für kürzere Zeiträume zu entlasten. Genauso wie eine nährende und vitalstoffreiche Ernährung Medizin für den Körper ist, können auch das Nicht-Essen und der Verzicht eine erstaunlich starke gesundheitliche Wirkung mit positivem Einfluss auf Körper, Psyche und Emotionen haben.

Entlastungstage oder das **Intervall-Fasten,** mit regelmäßigen Verzicht auf Nahrung über mindesten 14 Stunden, am besten unter Einbeziehung der Nacht, sind ein gutes Training für den Körper.

Es kommt beim Essen also neben der gesunden Nahrung auch auf den Rhythmus, das Timing, die Achtsamkeit und den gezielt geübten Verzicht auf Nahrung an.

Eine gute Mischung wird im Sinne der „diaita" des Hippokrates helfen, dass Nahrung wirklich Heilung sein kann.

Um neben all den Aspekten der gesunden Lebensführung auch im Dschungel der Informationen über gesunde Ernährung die richtige Wahl treffen zu können, bedarf es im Rahmen der Mind-Body-Medizin der Information und Bewertung einzelner Lebensmittel und ihrer Bezugsrelevanz für die Gesunderhaltung.

Im Rahmen der Ernährungsinformation, der „Essen-aber-Wie“-Runden und der Ernährungstherapie treten immer wieder Fragen der Patienten auf, die eine Einschätzung bestimmter Nahrungsmittel, oder Ernährungsweisen benötigen. Im Folgenden werden einige Beispiele dargestellt:

Fette und Fettqualität

Frage Welche Öle und Fette soll ich verwenden? Ich habe gehört, dass man manche Fette nicht erhitzen kann und nur gesättigte Fette dick machen. Stimmt das?

Antwort Die mediterrane Vollwertkost differenziert zwischen **gesättigten Fettsäuren,** die dem Körper hauptsächlich zur Energielieferung, zur Cholesterinsynthese und zur Fettdepotbildung dienen, und den **einfach** ungesättigten Fettsäuren und **mehrfach ungesättigten Fettsäuren,** die weiterführende Aufgaben und Mediatorfunktionen im Körper übernehmen.

Die Mengenempfehlungen schwanken in der Literatur zwischen 20 und 45 %. Als optimal wird ein Anteil von **30–35 % Fett an der Nahrung** angesehen: Hiervon sollte maximal bis zu ein Drittel aus gesättigten Fettsäuren bestehen. Dies bedeutet für die Praxis eine **Reduktion von Fetten aus tierischen Lebensmitteln** (v. a. Wurstwaren und fetter Käse) sowie sichtbaren Fetten, gehärteten Fetten in industriell hergestellten Nahrungsmitteln und Frittierwaren.

Der **größte Teil des Fettkonsums,** etwa zwei Drittel, sollte in Form von **einfach und mehrfach ungesättigten Fettsäuren geschehen,** wie sie z. B. in Olivenöl und Rapsöl vorkommen. Natives Kokosfett und das aus der ayurvedischen Küche kommende Ghee, sind beides Produkte mit einem großen Anteil an gesättigten Fetten. Beide können in kleinen Mengen zum Braten und zur Heißanwendung empfohlen werden. Es gibt jedoch keine eindeutige Studienlage, die einen besonderen gesundheitlichen Nutzen des nativen Kokosfetts oder des Ghees belegen können.

Omega-3-Fettsäuren und Omega-6-Fettsäuren werden größtenteils von denselben Enzymen weiterverarbeitet. Beide sind unentbehrlich (essenziell) und liefern im Organismus die Rohstoffe für Botenstoffe (Eicosanoide) mit ganz unterschiedlicher Wirkung im Stoffwechsel. Entscheidend für die Gesundheit ist das **richtige Mengenverhältnis,** das optimalerweise bei 1 : 4 bis 1 : 5. liegt.

Mit der Normalkost wird jedoch ein großer Anteil von Lebensmitteln mit einem hohen Anteil an Omega-6-Fettsäuren verzehrt, sodass das Verhältnis im Bundesdurchschnitt bei 1 : 10 bis 1 : 20 liegt. Empfohlen wird deshalb, den Verzehr an Produkten zu erhöhen, die reichlich **Omega-3-Fettsäuren** enthalten. Zugleich sollte der Verzehr von Produkten, die viele Omega-6-Fettsäuren enthalten, reduziert werden. Ein bis zwei Fischmahlzeiten pro Woche für die tierischen Omega-3-Fettsäuren Eicosapentaen- und Docosahexaensäure und die Verwendung von Raps-, Walnuss-, Hanf- und Leinöl decken den Bedarf an Omega-3-Fettsäuren. Eine großzügige Versorgung mit pflanzlicher Omega-3-Fettsäure wird in der Vollwerternährung nach Leitzmann als wahrscheinlich bedarfsdeckend angesehen, sodass dabei auf **Fisch,** besonders im Zuge der Nachhaltigkeit weitgehend verzichtet werden kann.

Kohlenhydrate

Frage Soll ich mich denn nun eher kohlenhydratarm oder lieber fettarm ernähren, um auf Dauer dünn zu bleiben und überflüssige Pfunde loszuwerden?

Antwort Seit Jahren wird in der Fachpresse diskutiert, wie viel Kohlenhydrate und in welchem Verhältnis zu Fett und Eiweiß diese verzehrt werden sollten, um nicht übergewichtig zu werden, bzw. um abzunehmen oder das Gewicht zu halten. Eine Vielzahl an Interventionsstudien und epidemiologischen Studien wurde zu diesem Thema vorgelegt. Selbst die Diskussion, ob nun eine kohlenhydratarme, dafür protein- und fettreichere Ernährung (Paleo, Low Carb, Logi etc.) gesund sei oder lieber eine fettarme und kohlenhydratreiche Ernährung, konnte noch nicht abschließend bewertet werden. Auf Gewichtsmanagement bezogen, zeichnet sich ab, dass die **Energiebilanz** das entscheidende Kriterium für den langfristigen Erfolg ist. Aus der Perspektive der mediterranen Vollwerternährung ist es nicht zielführend, zu essen, um abzunehmen. Um das Gewicht auf Dauer im gesunden Bereich zu halten, sind Entlastungtage, einmal im Jahr fasten und auch das Intervall-Fasten wirkungsvolle Strategien.

Bezüglich der optimalen Zusammensetzung der Nahrung veröffentlichte die Deutsche Gesellschaft für Ernährung 2017 neue, an die Ernährungsforschungsergebnisse angepasste **Ernährungsempfehlungen** („10 Regeln der DGE"). Darin werden Mengenempfehlungen auf Lebensmittelebene, nicht jedoch auf Nährstoffebene gemacht. So verfährt auch die Österreichische Gesellschaft für Ernährung. Dort wird überdies die **Berücksichtigung ökologischer Aspekte** einbezogen. Die Schweizerische Gesellschaft für Ernährung wählt zur Veranschaulichung ihrer Empfehlungen die Lebensmittelpyramide und den „gesunden Teller", ähnlich dem Healthy Plate-Modell der USDA (United States Department of Agriculture).

Der in letzter Zeit **pauschal propagierte Verzicht auf „Kohlenhydrate"** ist so **nicht sinnvoll.** Lebensmittel sind Stoffgemische. Einige, wie z. B. Getreide, enthalten Kohlenhydrate, aber auch Proteine und Fette. Vollwertige Lebensmittel enthalten komplexe Kohlenhydrate und neben anderen Makronährstoffen liefern sie gleichermaßen Mikronährstoffe und sekundäre Pflanzenstoffe, die die Funktionen des Organismus in vielfältiger Weise unterstützen.

Dagegen ist der **Verzicht auf** Nahrungsmittel, die viel bis sehr viel zugefügten **Zucker** (meist einfache Kohlenhydrate = Einfachzucker bzw. Mono- und Disaccharide) enthalten, vor allem Limonaden, Süßigkeiten und Industriebackwaren, empfehlenswert. Übrigens: Auch Kokosblütenzucker besteht zu über 95 % aus Saccharose, bekannt als gewöhnlicher Haushaltszucker.

Es gibt jedoch bestimmte Erkrankungen bzw. Krankheitsphasen, z. B. Epilepsie, wo durch eine physiologische Ketose durch zeitweiligen weitgehenden Verzicht auf Kohlenhydrate eine Verbesserung herbeigeführt werden kann. Eine ausgewiesene Kohlenhydratkarenz sollte im speziellen Fall an die Konstitution und die Erkrankung angepasst sein und bedarf der ärztlichen und ernährungstherapeutischen Begleitung, dient aber nicht der Basisernährung.

Der **glykämische Index (GI)** beschreibt die Wirkung eines kohlenhydrathaltigen Lebensmittels auf den Blutglukosespiegel. Er ist definiert als die Fläche unter der Blutglukosekurve nach dem Essen (postprandial) bei Aufnahme von 50 g verwertbaren Kohlenhydraten eines Lebensmittels. Der GI wird jedoch von der Zusammensetzung der Nahrung, dem Verarbeitungsgrad und der Zubereitung beeinflusst und stellt somit nur eine relative Richtgröße dar.

Die **glykämische Last (GL)** berücksichtigt zusätzlich die Menge des verzehrten kohlenhydrathaltigen Lebensmittels. Die GL wird daher als relevanter Parameter für die Abschätzung des durch eine Mahlzeit ausgelösten Insulinbedarfs angesehen.

Ein Beispiel: Weißbrot hat einen GI von 73 und enthält 14 g Kohlenhydrate. Dann berechnet sich die GL folgendermaßen: $73/100 \times 14 = 10{,}2$ g.

Günstig sind Kohlenhydrate mit niedrigem GI. Bei Verzehr von Kohlenhydraten mit überwiegend hohem GI resultiert eine Hyperinsulinämie. Konsekutiv sind Gewichtszunahme, Abfall des HDL-Cholesterins und metabolisches Syndrom als ungünstige Folgen belegt.

MERKE

Eine mediterrane vollwertige Ernährung entlastet den Stoffwechsel durch die **niedrigere glykämische Last.** Deshalb strebt die mediterrane Vollwerternährung nicht das pauschale Meiden von kohlenhydrathaltigen Lebensmitteln an. Vielmehr empfiehlt sie ein adäquates Gemisch mit komplexen Kohlenhydraten, Proteinen und Fetten.

Proteine

Frage Kann ich wirklich auf Fleisch verzichten, wenn ich auf Dauer gesund sein will? Soll ich Protein-Shakes konsumieren, wenn ich regelmäßig ins Fitnessstudio gehe? Wenn ich abends eiweißreich esse, nehme ich dann ab?

Antwort **Menge und Art des Proteins** sind als Hauptnährstoff in der Zusammensetzung der Ernährung ebenfalls strittig betrachtet. Ein Eiweißmangel ist in der westlichen Welt selten und zeigt sich durch eindeutige Symptome wie schlecht heilende Wunden und wenig wachsende Haare und Fingernägel. Bei sog. „Puddingvegetariern", die lediglich tierische Lebensmittel weglassen, sich aber ansonsten nicht gesünder ernähren, kann es in der Tat zum Protein- (und auch anderem Nährstoff-) Mangel kommen. Es zeigt sich, dass Mischungen verschiedener Proteinträger höherwertiger sind als einzelne.

Biologische Wertigkeit Eiweiße liefern im Gegensatz zu Fetten und Kohlenhydraten keine leicht erschließbare Energie. Bei ihrer Verbrennung entstehen stickstoffhaltige Rückstände. Am Ende des Eiweißstoffwechsels liegt Ammoniak vor, das vom Körper in Harnstoff umgewandelt und dann ausgeschieden wird. Der Körper benötigt Protein vorrangig als Baustoff zur Aufrechterhaltung der Körper-

Tab. 3.6 Geeignete Lebensmittelkombinationen im Hinblick auf eine optimale Eiweißversorgung (modifiziert nach Körber, Männle, Leitzmann, 2004)

Kombinationen	Biologische Wertigkeit
Vollei und Kartoffeln	138
Vollei und Soja	124
Vollei und Weizen	118
Vollei und Bohnen	108
Milch und Weizen	106
Milch und Roggen	101
Bohnen und Mais	101
Milch und Kartoffeln	92

substanz. Aber auch im Abwehrgeschehen/Immunsystem hat es Schlüsselfunktionen.

Die mediterrane Vollwerternährung empfiehlt, einen **Großteil des Eiweißbedarfs** von ca. 15–20 Energieprozent durch vorwiegend **pflanzliche Nahrungsmittel** zu decken. Die limitierende Aminosäure eines Proteins – diejenige, von der am wenigsten im Lebensmittel vorhanden ist – kann durch Gabe eines anderen Proteins mit einem anderen Aminosäurepools ergänzt werden. Hier spricht man von einem Aufwertungseffekt. Dadurch erhöht sich die sog. biologische Wertigkeit für den Körper. Das heißt, aus dem zugeführten Protein kann mehr körpereigenes Protein aufgebaut werden. Dies wiederum bedeutet auch, dass insgesamt weniger Eiweiß zugeführt werden braucht. Bedeutsam ist das in Mangelsituationen, außerdem für Vegetarier und Veganer sowie bei bestimmten Erkrankungen, z. B. der Niere. Auch im Zuge der mediterranen Vollwerternährung, wo Fleisch und tierische Proteine sparsam und gezielt verzehrt werden, ist auf eine **optimale Kombination der Proteine** zu achten. Gute Kombinationen sind z. B. Kartoffeln und Ei, Bohnen, Mais und Getreide. Bei Getreidegerichten können verschiedene einheimische Getreide wie Weizen, Dinkel oder Roggen mit Hafer und Amarant kombiniert werden, um so eine höhere biologische Wertigkeit zu erreichen. ➤ Tab. 3.6 zeigt empfehlenswerte Kombinationen.

Sekundäre bioaktive Pflanzenstoffe

Frage Wieso soll man eigentlich so viel Obst und Gemüse essen? Das meiste ist doch sowieso stark pestizidbelastet und schmeckt langweilig.

Antwort Die Studienlage der letzten 30 Jahre zeigt eindeutig, dass ein hoher Konsum an Obst und Gemüse in frischer und roher als auch in leicht gedünsteter Form immer gesundheitsfördernde Wirkungen hat. Lange Zeit ging man davon aus, dass dies am hohen Wasser- und damit geringen Kalorienanteil von Obst und Gemüse lag, sowie am hohen Anteil von vielen Vitaminen und Mineralstoffen. Doch in den letzten 10 Jahren zeigt die Forschung besonders die gesundheitsförderlichen Aspekte der **sekundären Pflanzenstoffe** auf.

Da diese Stoffe sehr viele, nur zum Teil untersuchte, hochkomplexe Wirkungen im Körper haben, sei hier nur ein kleiner Teil mit den wichtigsten Wirkungen dargestellt (➤ Tab. 3.7). Geschätzte 5 000–10 000 relevante Substanzen sind in der menschlichen Nahrung vorhanden, insgesamt sollen es 100 000 sein.

Für die sekundären Pflanzenstoffe gibt es (noch) **keine offiziellen Bedarfsempfehlungen.** Die bundesdeutsche Durchschnittsaufnahme liegt bei ca. 1,5 Gramm. Das Bundesforschungsinstitut für Ernährung (Max Rubner-Institut) forscht zur Thematik. Die Wirkungen der sekundären Pflanzenstoffe sind sehr komplex, synergistisch und bis heute erst ansatzweise erforscht. Dennoch weisen epidemiologische Studien darauf hin, dass sekundäre Pflanzenstoffe ähnlich wie Vitamine wichtige Funktionen im Körper übernehmen und als semi-essenziell angesehen werden können. Die meisten sekundären Pflanzenstoffe sind jedoch **hitzeempfindlich** und teilweise wasserlöslich. Eine entsprechend schonende Zubereitung und die Aufnahme von einer gewissen Menge **Rohkost** tragen dazu bei, diese wertvollen Stoffe in ausreichender Menge zu konsumieren.

Ballaststoffe

Frage Ballaststoffe machen ja nur satt. Das ist zwar prima wenn man abnehmen will, aber wofür sollen die sonst gut sein? Warum sollte ich Vollkorngetreide essen, das bekommt mir gar nicht so gut. Nudeln und Reis aus Vollkorn schmecken nicht so lecker und nehmen auch die Saucen nicht so gut auf. Sind Ballaststoffe nicht überflüssig in unserer heutigen Ernährung?

Antwort Pflanzliche Lebensmittel mit einem hohen Ballaststoffgehalt haben nicht nur eine geringe-

3

Tab. 3.7 Vorkommen und Wirkungen ausgewählter sekundärer Pflanzenstoffe

Sekundärer Pflanzenstoff	Vorkommen	Wirkung
Karotinoide	Tief dunkelgrünes, rotes und gelbes Gemüse sowie Obst	• 10 % als Vorstufe zu Vitamin A • Antioxidative Wirkung, Modulation des Immunsystems • Antikanzerogene Wirkung: unabhängig von der Umwandlung zu Vitamin A und zutreffend für die ca. 600 verschiedenen Arten der Karotinoide
Phytosterine	Getreide, Gemüse, Obst	Ähnliche Struktur wie Cholesterin: binden sich an Gallensäuren im Dickdarm und entziehen diese dem enterohepatischen Kreislauf
Saponine	Hülsenfrüchte (Soja!), Hafer, einige Gemüsesorten	Wirkung wie bei Phytosterinen
Flavonoide	Gemüse, Obst, Getreide; wasserlöslich und sehr hitzelabil	Antimikrobielle, antikanzerogene, entzündungshemmende und antioxidative Wirkung
Protease-Inhibitoren	Hülsenfrüchte, Nüsse, Getreide	Galten lange Zeit als gesundheitsschädlich, neuere Forschung zeigt antikanzerogene Wirkung
Schwefelhaltige sekundäre Pflanzenstoffe	• Senföle in Senf, Zwiebeln, Meerrettich und Knoblauch • Allizin in Knoblauch • Indole in allen Kohlarten und Zwiebeln • Limonen in Zitrusfrüchten • Karvon in Kümmel	Sehr breites Wirkungsspektrum: antibakteriell, antikanzerogen, antioxidativ

re glykämische Last, sondern üben durch ihr Lösungsverhalten unterschiedliche physiologische Wirkungen auf den Körper aus. Biochemisch werden die Ballaststoffe in **wasserlösliche** und wasserunlösliche sowie eine Mischform aus beidem getrennt:

- **Pektine im Obst und Hemicellulosen in Hülsenfrüchten** sind wasserlösliche Ballaststoffe, die zu einem Anstieg der Menge, des Volumens und der Viskosität des Speisebreis beitragen und durch die längere Verweildauer im Verdauungstrakt eine längere Sättigungswirkung haben.
- **Zellulose und Lignine, die in Getreide enthalten sind,** weisen ein hohes Wasserbindungsvermögen und eine große Quellfähigkeit auf. Durch die Bindung freier Gallensäuren erhöhen diese die Ausscheidung mit dem Stuhl und entziehen sie somit dem Leber-Kreislauf. Dadurch reduziert sich die körpereigene Cholesterinsynthese, wobei Studien zeigen, dass das problematische LDL stärker reduziert wird als das positiv bewertete HDL.

Bei dem **mikrobiellen Abbau von wasserlöslichen Ballaststoffen im Dickdarm** entstehen unter anderem kurzkettige Fettsäuren, die ein saures Milieu des Darmlumens fördern und den Dickdarmbakterien als Energie und Substrat zur Verfügung stehen. Weiterhin verkürzen die Ballaststoffe die Transitzeit im Darm, Stuhlfrequenz und -gewicht werden deutlich erhöht, die regelmäßige Ausscheidung somit gefördert bzw. erleichtert.

Säure-Basen-Haushalt

Frage Ich habe gehört, dass man sich vor allem basisch ernähren soll, um den Stoffwechsel nicht zu belasten. Aber warum soll man dann Zitronen und Orangen und saures Obst essen? Macht das nicht erst recht sauer? Außerdem vertrage ich saures Obst nicht so gut. Was ist dran an der basischen Ernährung?

Antwort Das Thema der Übersäuerung durch die Nahrung ist populär. **Wer sich vollwertig ernährt, kann normalerweise nicht übersäuern,** da deutlich mehr basische Valenzen und deutlich weniger Säuren zugeführt werden als mit einer „Normalkost“. Wenn wir von Säuren sprechen, dann geht es um die Umwandlung in physiologische Säuren und die Pufferkapazität des Blutes für physiologischen Säuren und Basen. Dies ist oft für Patienten nicht klar ersichtlich und führt zur Verwirrung. Gute Information und Aufklärung ist deshalb notwendig, um das

Verständnis für ernährungsrelevante Entscheidungen herauszubilden. **Ausreichend trinken** (Wasser mit hohem Gehalt an Hydrogencarbonat) unterstützt die Nieren, die Hauptausscheidungsorgane für Säuren. Einmal am Tag durch körperliche Aktivität ins **Schwitzen** zu kommen, unterstützt die Säureausscheidung über die Haut. Darüber hinaus fördert Bewegung an der frischen Luft die Ausscheidung von Säuren über die Lungenbläschen bzw. durch das vertiefte Ausatmen.

Aus ganzheitlicher Sicht der Mind-Body-Medizin-Interventionen, die mediterrane Vollwertkost mit regelmäßiger Bewegungs- und Entspannungspraxis verbindet, stellt sich ein natürlicher Säure-Basen-Haushalt im Körper ein, der nicht über gesonderte Nahrungsmittel gelenkt werden muss.

Praktisches Vorgehen

Ähnlich wie in der „Diaita" des Hippokrates umfasst die Ernährungslehre in der MBM nicht nur die Aufnahme von gesunder Nahrung, sondern **steht in Verbindung mit den anderen Säulen unseres Gesundheitsverhaltens.** Diese Verhaltensbereiche der fünf Säulen und damit auch der Bereich der Ernährung entsprechen dem normalen Alltagsleben. Wir bewegen uns und essen täglich, wir atmen und versuchen einen Balance zu finden zwischen Anstrengung und Entspannung.

Somit gliedert sich der Lebensstilbereich Ernährung in zwei unterschiedliche Bereiche: Im ersten Bereich geht es darum, das **alltägliche Essen** und die Nahrungsaufnahme in ihrem Wo? und Wie? zu überprüfen und eventuell zu korrigieren, um einen größeren Spielraum für Gesundheit zu ermöglichen. Deshalb werden im Essener Modell Ernährungsrunden angeboten, die Information geben, um das eigene Verhalten zu überprüfen. In zwei Lehrküchen werden mit unterschiedlichem Schwerpunkt Alltagsgerichte zum Selbermachen und Probieren angeboten, um „auf den Geschmack" zu kommen. Die Frage, was individuell gut tut und gesund ist, sollte mithilfe von Selbsterfahrung beantwortet werden. Sinnlichkeit, Bekömmlichkeit, Freude am Essen und auch die Überprüfung, ob man entspannt genug ist, um ein Essen wirklich gut verdauen zu können, fließen als Trainingseinheiten zusammen. **Tipps und Trends** werden gemeinsam hinterfragt. Es wird deutlich, dass es nicht die **eine** Ernährungsweise geben kann, die gesund macht, sondern Verträglichkeit, Vorlieben, Gewohnheiten und Konstitution auf ihre persönliche Umsetzbarkeit überprüft werden können.

Zum Zweiten umfasst der Lebensstilbereich Ernährung auch die **Ernährungstherapie.** Hier wird mit ökotrophologischer Fachhilfe gezielt eine Ernährungsweise ausgewählt, die nach den Evidenzkriterien der DGE und weitere nationaler und internationaler Fachgesellschaften für die jeweilige Erkrankung als sekundär präventiv angesehen wird und auch zur Heilung beitragen kann.

In jedem Fall hat der Patient mit der Anpassung seiner Ernährungsweise eine Möglichkeit seine Gesundheit positiv zu beeinflussen und aus krankmachenden Verhaltensweisen aus zu steigen.

In den Ernährungsangeboten des Essener Modells werden dem **salutogenetischen Modell** entsprechend **„Kopf, Herz und Hand"** angesprochen:

- Kognitiver Anteil: Wissen, Verstehen, Denken („Verstehbarkeit")
- Affektiv-emotionaler Anteil: Einstellungen, Interessen, Werthaltungen, Vertrauen und Aufmerksamkeit („Sinnhaftigkeit")
- Psychomotorischer Anteil oder Handlungsbereich („Handhabbarkeit")

Es hat sich deshalb bewährt, **drei unterschiedliche Module** anzubieten, die ihren Schwerpunkt auf unterschiedliche Bereiche legen, wobei alle drei Aspekte gleichwertig mit unterschiedlicher Gewichtung sind. Im Modul 1 wird der kognitive Teil hervorgehoben, in den Modulen 2 und 3 wird ein Angebotsschwerpunkt auf die Handhabbarkeit gelegt. Jedoch spielen die Sinnhaftigkeit und die Verstehbarkeit auch hier eine wichtige Rolle. Darüber hinaus sind die einzelnen Module jeweils für Patienten in unterschiedlichen Stadien ihres Wissens und ihrer Handlungsfähigkeit geeignet.

Ziele

Ernährungsangebote:

- Patienten erfahren mehr Wohlbefinden durch die Verbindung „Kopf, Herz, Magen".
- Sie können Neues kennenlernen und ausprobieren.

- Sie hinterfragen überholte Ernährungsmythen und bekommen neues Wissen/Information zu gesunder Ernährung.
- Ein Schwerpunkt wird auf die Erarbeitung der Handlungsumsetzung gelegt.

Ernährungstherapie:
- Anpassung der jeweiligen Ernährungsweise an das Krankheitsbild
- Überprüfung der Ernährungsweise durch fachliche Unterstützung einer naturheilkundlichen ausgebildeten Ernährungsfachkraft
- Zusammenarbeit mit Arzt und Patient verbessern
- Konkrete Anleitungen erarbeiten und Hilfe der Umsetzung im Alltag anbieten

Modul 1: Gesunde Ernährung

Das Modul ist geeignet für Patienten, die sich in den Stufen Absichtslosigkeit, Absichtsbildung und Vorbereitung des Transtheoretischen Modells der Verhaltensänderung befinden (➤ Kap. 3.3.2). Es richtet sich an Patienten, die das Thema „Ernährung" für sich bisher nicht als gesundheitsrelevant empfunden oder sich ablehnend oder frustriert über eine Verhaltensänderung in diesem Bereich geäußert haben. Es soll ihnen einen leichteren Zugang zur mediterranen Vollwerternährung ermöglichen. Wissen und Ideen werden in **interaktiver Vortragsform** auf einfache Weise vermittelt.

Themen sind der Einfluss der Nahrung auf die Gesundheit, mögliche ernährungsbedingte Krankheitsrisiken und die Frage, welche Nährstoffe der Organismus für seine komplexen Funktionen benötigt. Die eigenen Ernährungsgewohnheiten werden analysiert und das Potenzial für Verbesserung besprochen (Rhythmus ändern, selber kochen etc.). Im Fokus stehen Informationen zur mediterranen Vollwerternährung, aber auch die Freude am Essen, die Beachtung und Kultivierung des eigenen Geschmacks, der eigene Weg sowie das eigene Tempo bei der Ernährungsumstellung. Ebenso werden ökologische und soziale Aspekte der täglichen Konsumentscheidungen thematisiert.

Wichtig dabei ist, dass jede Person mit ihren Gewohnheiten **Wertschätzung** findet. Wesentlich sind die Anregung zu einer **sensibilisierten Selbstwahrnehmung** sowie der Ausblick auf individuell sinnvolle und umsetzbare Änderungen. Zeitaufwand: ca. 45–60 Minuten.

Thema 1: Was hat Ernährung mit Gesundheit zu tun?

Die Ernährung ist eine Säule im ordnungstherapeutischen Tempel der Gesundheit und spielt eine entscheidende Rolle in der Prävention und Therapie von lebensstilbedingten Erkrankungen. Dazu gehören unter anderem Herz-Kreislauf-Leiden, bestimmte Arten von Krebs, Adipositas und Diabetes.

Ernährungsgewohnheiten sind lieb gewonnene Eigenarten, sowohl sozial wie emotional gesteuert, sodass eine Veränderung oft viele Bereiche des Lebens mit einbezieht. Umfragen haben ergeben, dass deutsche Frauen und Männer besondere Geschmacksvorlieben haben: Männer essen bevorzugt fleischbetonte Speisen, während Frauen gerne auf Gerichte mit schnell verdaulichen Kohlenhydraten zurückgreifen.

Methode Zu Beginn wird der **Tempel der Gesundheit** gezeigt und auf das Zusammenwirken der Säule „Ernährung" mit den Säulen „Bewegung" und „Entspannung" hingewiesen. Eine mögliche Impulsfrage im Rahmen eines interaktiven Vortrags lautet: **„Kann man Gesundheit essen?".** Das weckt bei allen Zuhörern ein Interesse für das Thema und eröffnet von Anfang an das Spannungsfeld, in dem sich das emotional geprägte Thema „gesunde Ernährung" befindet. Auch folgende Frage ist ein guter Einstieg: „Was haben Frauen und Männer am liebsten auf dem Teller?"

Thema 2: Du bist, was du isst

Die Bausteine der Ernährung werden erklärt und sollen bei den Patienten ein Bewusstsein dafür wecken, dass die Dinge, die sie essen, zum Teil ihres Körpers werden:
- Vitamine und Mineralstoffe, in kleinen Mengen unentbehrlich für den reibungslosen Ablauf aller Zellvorgänge
- Fette und Kohlenhydrate als Energielieferanten
- Proteine und ihre Zerlegung in die einzelnen Aminosäuren als Baustoffe

Methode Eine mögliche einleitende Frage ist: „Der Mensch ist, was er isst, glauben Sie das? Macht das Sinn für Sie?". Der interaktive Vortrag baut auf dieser Frage auf.

Thema 3: Wieviel von was?

Der **Ernährungskreis,** der Lebensmittel in sieben unterschiedlich bewertete Gruppen einteilt, hilft bei der Frage nach „gesundem Essen" (➤ Abb. 3.13):

- **Getreide:** 3- bis zu 6-mal täglich, je nach Energieverbrauch (z. B. 1 Portion = 1 Scheibe Brot); auf Vollkornprodukte achten wegen der verdauungsfördernden Ballaststoffe. Ballaststoffe wirken sich günstig auf das Mikrobiom aus, regulieren den Stuhlgang und sorgen neben einer guten Sättigung auch für einen langsameren Anstieg des Blutzuckerspiegels (Hinweis auf den Wertverlust bei der Verarbeitung von Lebensmitteln).
- **Gemüse und Hülsenfrüchte:** Empfohlen werden mindestens 3 Portionen am Tag (1 Portion = 1 Handvoll). Sie enthalten viele Vitamine, Mineralstoffe und sekundäre Pflanzenstoffe und gelten als „Heilpflanzen". Meist ist der Anteil an (eiweißreichen) Hülsenfrüchten zu niedrig. Bis zu 3 Portionen in der Woche wären sinnvoll, insbesondere bei einem wünschenswerten reduzierten Fleischkonsum.
- **Obst, Nüsse und Ölsaaten:** Die Grundregel „5 a day" empfiehlt 3 Portionen Gemüse (s. o.) und 2 Portionen Obst (1 Portion = 1 Handvoll: z. B. 1 Stück Melone, 3–4 Pflaumen, 1 Apfel, 1 Schälchen Salat). 1–2 Portionen pro Tag können durch Obst- oder Gemüsesäfte ersetzt werden. In den USA werden insgesamt sogar 7 Portionen empfohlen. Ein Handteller voll Nüsse oder Ölsaaten (ca. 25–30 g) können 1 Portion Obst ersetzen. Alle sind gesundheitsfördernd, da sie einen hohen Gehalt an Vitaminen, Mineralstoffen und sekundären Pflanzenstoffen haben. Auf regionale und saisonale Herkunft ist zu achten, sowie auf einen geringen Verarbeitungsgrad. Wenn möglich sollte das Obst ungespritzt sein (aus kontrolliertem biologischen Anbau).
- **Milchprodukte:** Empfohlen werden 2–3 Portionen am Tag (z. B. 1 Portion = 1 Joghurt, 1 Glas Milch, 1 Scheibe Käse) für eine ausreichende Eiweiß- und Kalziumversorgung. Menschen mit einer Milchallergie oder Veganer sollten auf eine ausreichende Kalziumversorgung aus anderen Quellen achten.

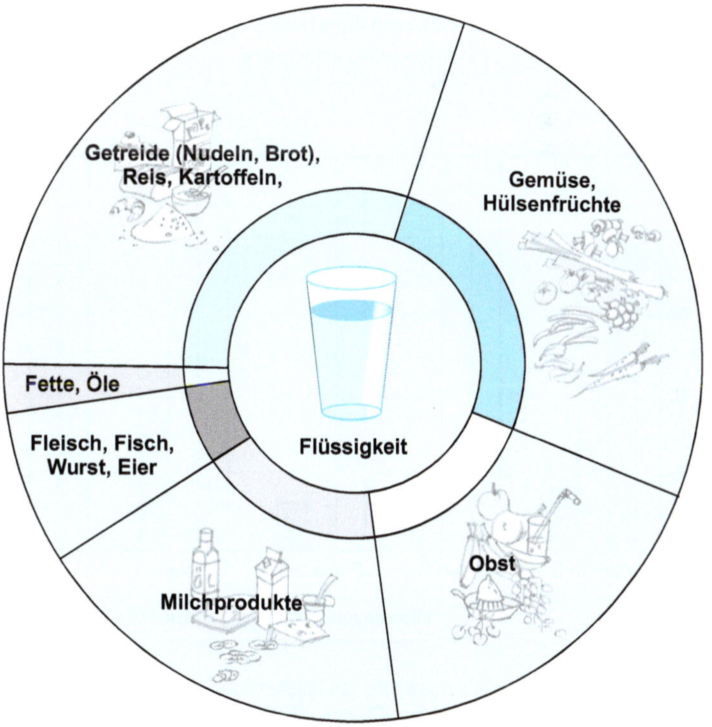

Abb. 3.13 Ernährungskreis [M570/M297]

- **Fleisch, Fisch, Eier und Wurstprodukte:** Die Qualität spielt eine wichtige Rolle, empfohlen werden 1- bis 2-mal pro Woche fetter Seefisch wie Hering, Makrele oder Wildlachs. Fetter Fisch enthält wichtige Omega-3-Fettsäuren, aber auch bedenkliche Schwermetalle. Auf die Überfischung der Meere sollte hingewiesen werden. Die Unterscheidung zwischen den essenziellen Fettsäuren, die eine positive Wirkung auf Gefäße, Herz, Cholesterinwerte haben, und den gesättigten Fettsäuren ist wichtig. Fleisch und Wurst sollten in Maßen aufgenommen werden, maximal 1- bis 2-mal pro Woche. Sie stellen einen Beitrag für die Nährstoffversorgung mit Zink und Eisen dar. Zudem 2–3 Eier pro Woche, wobei die verarbeiteten Eier mit zu berücksichtigen sind.
- **Fette und Öle:** Es wird keine eindeutige Mengenempfehlung ausgesprochen. In der Boulevardpresse werden Fette oft negativ dargestellt. Deshalb muss die Notwendigkeit von hochwertigen Ölen und Fetten (wichtig für Hormone, Enzyme, Gefäßschutz) betont werden. Kaltgepresste Öle mit einem hohen Anteil an Omega-3-Fettsäuren (Lein-, Walnuss-, Rapsöl) und/oder einfach ungesättigten Fettsäuren – (Olivenöl) sind zu bevorzugen. Sonnenblumen- und Distelöl sollten wegen ihres hohen Gehalts an Omega-6-Fettsäuren reduziert werden.

Die Portionsgrößen sind individuell unterschiedlich und auch von Alter, Alltag, Stoffwechsel etc. abhängig.

Methode Als Einleitung zu einem **interaktiven Vortrag** könnte hier die Impulsfrage stehen: „Was genau heißt denn gesunde Ernährung und wie wird sie definiert?“. Themen in der aktuellen Medienberichterstattung dienen als Hintergrund. Dabei wird deutlich, dass das Thema zum einen sehr emotional ist, zum anderen eine große Verwirrung herrscht, was eigentlich gesund ist. In einer Kleingruppe bietet sich auch eine Recherche in unterschiedlichen Frauenmagazinen an.

Thema 4: Empfehlenswerte „mediterrane Vollwerternährung“

Wichtig sind besonders zwei Aspekte der mediterranen Vollwerternährung:

- Der Wertverlust bei der Verarbeitung von Lebensmitteln (➤ Abb. 3.14).
- Die Bedeutung der sekundären Pflanzenstoffe aus Gemüse, Obst, Nüssen und Kräutern. Neben den Vitaminen zählen dazu natürlich vorkommende Duft-, Farb- und Geschmacksstoffe. Sie sind reichlich in unerhitzten und gering verarbeiteten Lebensmitteln enthalten.

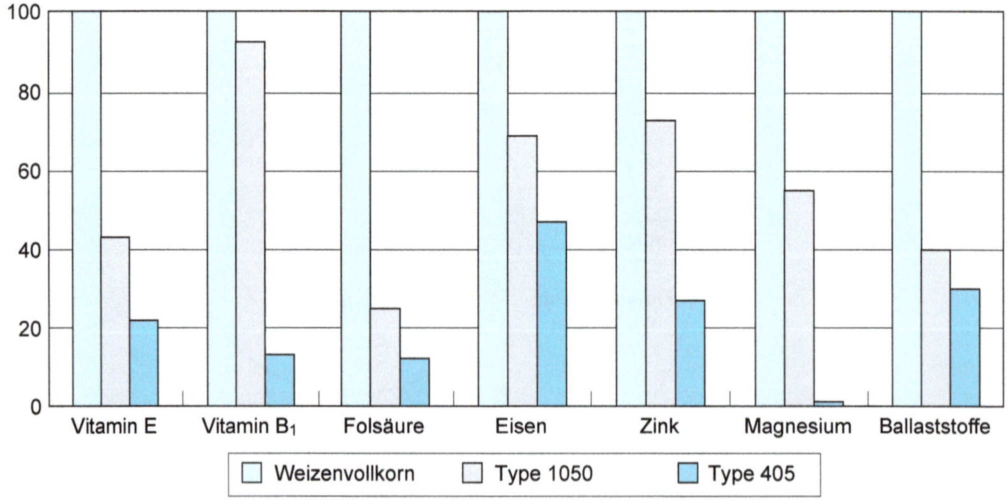

Abb. 3.14 Wertverlust bei der Verarbeitung von Lebensmitteln. Vergleich des Gehalts einzelner Inhaltsstoffe zwischen Weizenvollkorn, Weizenmehl Typ 1050 und Typ 405 in %. [W1041/L143]

Feinziel Die Verbindung zwischen der mediterraner und Vollwerternährung soll klar werden.
Methode Interaktiver Vortrag.

Thema 5: Wo fange ich an?

Ernährung hat viel mit Gewohnheit zu tun. **Der Körper braucht Zeit, sich anzupassen:**

- Ernährungsumstellung kann bis zu 1 Jahr dauern.
- Zunächst lässt man stark verarbeitete und raffinierte Produkte weg.
- Dann werden gesalzene Produkte durch mit frischen Kräutern und Gewürzen abgeschmeckte Produkte ersetzt.
- Danach folgen:
  - Schritt 1: mehr frisches Gemüse und Obst, mehr Salat
  - Schritt 2: weniger Fett und Fettreiches wie Wurst und Frittiertes
  - Schritt 3: mehr Vollkornprodukte
  - Schritt 4: weniger Fleisch, Fleischwaren und Eier

Weitere wichtige Aspekte sind:

- Individuelle Verträglichkeit und Bekömmlichkeit wichtig nehmen („Apfelmus ist besser als gar kein Apfel“).
- Auf die Bedeutung gründlichen Kauens hinweisen (häufigste Ursache für Blähungen ist das unzureichende Kauen).
- Wenn die Menge an Ballaststoffen in der Nahrung erhöht wird, muss auch die Flüssigkeitsmenge, am besten mit ungesüßten Getränken, erhöht werden, sonst kann es zu Obstipation kommen. Ballaststoffe benötigen viel Wasser, um aufzuquellen, und bewirken dadurch eine erhöhte Stuhlmobilität.
- Essen als Möglichkeit, sich (und Anderen) etwas Gutes zu tun, gut für sich zu sorgen; als Genuss- und Gesundheitsquelle. Dazu gehört auch, beim Essen angenehme und nicht belastende Gespräche zu führen.
- Essen sollte Spaß machen, schmecken und gesund sein. Es kann viel Freude bereiten, Neues zu entdecken und auszuprobieren.

Methode Interaktiver Vortrag mit gemeinsamem Erarbeiten der Antworten.

Modul 2: Lehrküche Brotaufstriche

Die praxisorientierten Module „Lehrküche Brotaufstriche“ und „Tagesklinik-Lehrküche: Gesunde Menüs“ vermitteln Ernährungswissen in Gesprächen (Kleingruppen- und Einzelberatung) und Küchenpraxis.

Die Module sollen dazu beitragen, dass die Patienten die Grundlagen der mediterranen Vollwerternährung erfahren, ausprobieren und mit ihrem Wissen über gesunde Ernährung abgleichen. Darüber hinaus sollen die Module eine geschmackliche Vielfalt anbieten, beim gemeinsamen Kochen den **Spaß** und auch die **Sinnlichkeit des Geschmackserlebnisses** stärken. Es geht weniger um reine Wissensvermittlung sondern um erlebniszentrierte Erfahrung, die dann sofort im eigenen Alltag umgesetzt werden kann.

Die Lehrküchenerfahrung ist für Patienten geeignet, die sich mindestens auf der Vorbereitungsstufe (Stufe 3) des Transtheoretischen Modells befinden. Praktisch angewendetes Wissen erzeugt **Handlungskompetenz** und stärkt die **Selbstwirksamkeit.** Das Erleben und der Austausch untereinander fördert das Modelllernen. Für die Leitung ist Sachkenntnis und Vertrauenswürdigkeit wichtig, sie sollte selbst praktizieren und verkörpern, was sie vermittelt. Die beiden Lehrküchenmodule können als einzelne Einheit oder auch als Teil einer Reihe zum Themenkomplex mediterrane Vollwerternährung eingesetzt werden. Eine in Ernährungsfragen geschulte Fachkraft mit dem notwendigen theoretischen und küchentechnischen Hintergrundwissen der mediterranen Vollwerternährung ist günstig, aber nicht notwendig.

Thema 1: Schnell und unkompliziert gesund kochen

Dieses Modul lebt von einem hohen Maß an Interaktivität. Die Lehrküche vermittelt einen kleinen Ausschnitt an Wissens- und Praxisvermittlung innerhalb des großen Spektrums der mediterranen Vollwerternährung und stellt einen modellhaften Ablauf dar, wie das Thema vermittelt werden kann.

Feinziele

- Leichter Einstieg in die mediterrane Vollwerternährung

- Information, Anregung und Anleitung von Rezepten für die Umsetzung im Alltag
- Praktisches Erleben und Erfahren, dass gesunde Alternativen mit geringem Zeitaufwand umsetzbar sind
- Kennenlernen und Schmecken von neuen Geschmacksvariationen
- Gruppenerfahrung: Gemeinsam macht Nahrungszubereitung Spaß
- Erhöhung der Selbstwirksamkeitserwartung

3

Methode Manche Patienten denken, dass die „mediterrane Vollwerternährung" sehr aufwändig ist. Am Beispiel der **Brotaufstriche** lässt sich demonstrieren, dass dies nicht der Fall sein muss: Schon mit wenigen Handgriffen und wenigen Zutaten lässt sich eine schmackhafte und gesunde Alternative zu Käse und Wurst, Marmelade und diversen Schokoaufstrichen herstellen. Die Rezepte werden kurz erklärt und dabei einzelne gesundheitsfördernde Aspekte hervorgehoben.

An der Essener Klinik haben sich folgende Rezepte bewährt (Bosmann und Paul, 2017):

- Leichtes Sprossenmüsli
- Italienisches grünes Pesto
- Herzhafter Grünkernaufstrich
- Milder Linsenaufstrich
- Schnelle Kakao-Mandel-Creme
- Fruchtiger Aprikosen-Dattel-Aufstrich

Selbstverständlich eignen sich hier auch andere Rezepte, die der mediterranen Vollwerternährung entsprechen.

Die Rezepte werden jeweils in einem **interaktiven Vortrag** erläutert. Dabei bietet es sich an, die besonders nährstoffreichen und wertvollen Lebensmittel in der mediterranen Vollwerternährung hervorzuheben. Je nach Vorwissen der Patienten kann die Erläuterung erweitert und verändert werden. Zeitaufwand: ca. 1,5 Stunden (zusätzlich 1 Stunde Vor- und Nachbereitung).

INFO

Gesunde Argumente für die vorgeschlagenen Rezeptbeispiele

Leichtes Sprossenmüsli (aus Sonnenblumenkernen oder Weizenkörnern)
Beim Keimvorgang vervielfacht sich die Menge an Enzymen, Vitaminen, Mineralstoffen und sekundären Pflanzeninhaltsstoffen. Bei den Weizenkörnern wird z. B. komplexe Stärke zu Glukose abgebaut, wodurch sie leicht süßlich schmecken und verträglicher werden. Die Menge des Sprossenmüslis sollte für Einsteiger 2–3 gehäufte Esslöffel nicht überschreiten, da die Darmflora noch nicht an diese Art Nahrung angepasst ist.

Italienisches grünes Pesto
- Petersilie enthält reichlich Vitamin C und Eisen.
- Als kostengünstigere Alternative zu den Pinienkernen bieten sich sehr gut Cashewnüsse oder Sonnenblumenkerne an.
- Knoblauch enthält viele bioaktive Substanzen, stärkt das Immunsystem und wirkt blutverdünnend.
- Parmesan ist ein aromatischer Hartkäse mit einem hohen Kalziumanteil.
- Olivenöl weist sowohl einen hohen Gehalt an einfach ungesättigten Fettsäuren als auch an sekundären Pflanzenstoffen auf, die beide kardioprotektiv wirken.

Herzhafter Grünkernaufstrich
Grünkern ist unreif geernteter, gedarrter Dinkel der durch den leichten Röstprozess seinen würzigen Geschmack erhält. Geschmacklich erinnert dieser Brotaufstrich durch die Kräuter etwas an Leberwurst. Durch das Vollkorngetreide enthält er viele Ballaststoffe und B-Vitamine.

Milder Linsenaufstrich
Dieser Aufstrich ist leicht und bekömmlich. Die Verwendung von roten Linsen, die vor der Verarbeitung nicht eingeweicht werden müssen, ergibt in Kombination mit Kräutern einen schmackhaften und schnell zubereiteten Brotaufstrich.

Schnelle Kakao-Mandel-Creme
Diese Creme ist ein wunderbarer Ersatz für die im Handel erhältliche sehr süße und fetthaltige Nussnougatcreme. Besonders Kinder und Einsteiger in die mediterrane Vollwerternährung werden diese Creme gern mögen. Durch den hohen Gehalt an Mandeln enthält die Creme günstige Fettsäuren, B-Vitamine, Magnesium, Kalzium und Ballaststoffe.

Fruchtiger Aprikosen-Dattel-Aufstrich
Dieser Aufstrich kann eine Alternative zur gewohnten Marmelade sein. Trockenfrüchte wie Datteln oder Aprikosen sind wegen des süßen Geschmacks eine gute Alternative zu herkömmlichen Süßigkeiten. Sie sind zudem reich an Ballast- und Mineralstoffen und halten als Belag auf einem Vollkornbrötchen länger satt als ein Weißmehlbrötchen mit Marmelade.

Je nach Gruppengröße und räumlichen Möglichkeiten wählen die Patienten in Kleingruppen, am besten zu zweit, ein Rezept aus, das sie umsetzen möchten. Dieses bereiten sie für die gesamte Gruppe zu.

Dabei kann der Gruppenleiter weitere Informationen zu küchenpraktischen Themen oder auch Inhaltsstoffen der Aufstriche geben. Diese richten sich nach dem Vorwissen der Patienten und setzen ein ausführliches Wissen der Leitung über die mediterrane Vollwerternährung voraus.

Bei der **gemeinsamen Verkostung** in entspannter Atmosphäre können die Patienten alle Brotaufstriche mit Vollkornbrot oder -brötchen probieren. Für neue sinnliche Erfahrungen werden die Patienten zu gründlichem Kauen und achtsamem Schmecken ermuntert. Die Patienten stellen die Aufstriche kurz vor und erklären, worauf bei der Zubereitung zu achten ist, welche Zutaten verwendet wurden und wie der Arbeitsaufwand zu bewerten ist. Während des gemeinsamen Essens besteht die Möglichkeit, weitere Fragen zu beantworten bzw. Anmerkungen zu Variationen bei den Rezepten zu geben.

Fragen wie „Welcher Brotaufstrich schmeckt Ihnen am besten?“ oder „Welchen Brotaufstrich könnten Sie sich für Ihre Familie vorstellen?“ dient dem Anreiz, das Gelernte in den Alltag mitzunehmen.

Modul 3: Tagesklinik-Lehrküche: „Gesunde Menüs“

Hintergrund

Fette und Öle sind eines der zentralen Themen der mediterranen Vollwerternährung. Im Gegensatz zu anderen Ernährungsformen wird hier durchaus ein hoher Anteil an „guten“ Ölen empfohlen – mit einem hohen Anteil an einfach ungesättigten Fettsäuren sowie einem ausgewogenen Verhältnis von Omega-3- zu Omega-6-Fettsäuren. Auch bei den Fetten und Ölen sollte ein hoher Anspruch an die Qualität bestehen und möglichst Öle aus Bio-Anbau verwendet werden, um die Menge an Pestiziden zu gering wie möglich zu halten.

Vor diesem Hintergrund sollten vor allem folgende Öle in der täglichen Küchenpraxis verwendet werden:

- **Kaltgepresstes Walnuss-, Lein-, Hanf- und Olivenöl** für die Zubereitung von z. B. Salaten einsetzen.
  → Kaltgepresste Öle werden nur für die „kalte Küche“ verwendet. Hintergrund ist die Hitzeempfindlichkeit der sekundären Pflanzenstoffe.
- Beim **Kochen** von Gemüse, Bratlingen, Pfannkuchen und Fisch Oliven- und Rapsöl, Butter oder ungehärtete Margarine verwenden.
  → Maximal die Hälfte der möglichen Hitze nutzen, da das Öl nicht überhitzt werden darf. Sonst werden die mehrfach ungesättigten Fettsäuren der Öle zerstört und es entstehen kanzerogene Abbauprodukte.
- Ungehärtetes Kokosfett, Butterschmalz (z. B. Ghee), spezielle Brat- und Frittieröle zum **Braten und Frittieren** von Kurzgebratenem und Bratenstücken.
  → Diese Fette können hoch erhitzt werden, da sie aufgrund ihrer chemischen Zusammensetzung relativ hitzestabil sind.

Praktisches Vorgehen

Für die Ausweitung der Küchenpraxis ist eine **ausgestattete Lehrküche** von Vorteil. Es sie gibt sie beispielsweise in Volkshochschulen, Kliniken oder auf Ausbildung spezialisierten Hotels und Pensionen. Sie können meist gemietet werden.

Zunächst wird das Vorwissen der Patienten zum Thema mediterrane Vollwerternährung ermittelt, um es dann praktisch in die Lehrküche einzubauen. Mögliche Impulsfragenkönnen sein: „Haben Sie schon Erfahrung mit der mediterranen Vollwerternährung?“, „Nach welchen Kriterien kochen Sie im Alltag?“, „Welches Essen schmeckt Ihnen und der Familie?“ oder „Gibt es in der Ernährung bei Ihnen Besonderheiten zu beachten, beispielsweise Erkrankungen oder Allergien?“

In einem **interaktiver Dialog** werden diese Themen besprochen, möglich sind auch:

- Obst und Gemüse und ihre sekundären Pflanzeninhaltsstoffe
- Zucker, Stärke und der glykämische Index bzw. die glykämische Last
- Proteingehalt, biologische Wertigkeit und wasserlösliche Ballaststoffe in Pflanzen, Hülsenfrüchten und Nüssen

Für die Umsetzung dieses Lehrküchenmoduls haben sich an der Essener Klinik für Naturheilkunde und Integrative Medizin verschiedene Rezepte bewährt, z. B.:

- Wintersaison: Bananen-Curry-Suppe, Feldsalat mit Linsensprossen, Sesamkartoffeln, Zucchini-

3

puffer, Möhrenjoghurt, Obstsalat mit Weizensprossen
- Sommersaison: Indischer Blumenkohlsalat, Zucchinipuffer, Sesamkartoffeln, Möhrenjoghurt, gefüllte Paprika, Bananen-Erdbeersalat

Selbstverständlich eignen sich hier auch andere Rezepte, die der mediterranen Vollwerternährung entsprechen (Bosmann und Paul, 2017).

Bei der Zubereitung der Rezepte **helfen ausführliche Erklärungen zu küchenpraktischen Themen,** die sich am Vorwissen der Patienten orientieren. Die Leitung sollte ein ausführliches Wissen der mediterranen Vollwerternährung haben.

Bei der **gemeinsamen Verkostung** in entspannter Atmosphäre essen die Patienten alle Gerichte gemeinsam. Für neue sinnliche Erfahrungen werden die Patienten zu gründlichem Kauen und achtsamem Schmecken ermuntert. Die Patienten stellen die zubereiteten Speisen kurz vor und erklären, worauf bei der Zubereitung zu achten ist, welche Zutaten verwendet wurden und wie der Arbeitsaufwand zu bewerten ist. Während des gemeinsamen Essens besteht noch die Möglichkeit, offene Fragen zu beantworten bzw. Anmerkungen zu Variationen bei den Rezepten zu geben.

Aspekte der individuellen Verträglichkeit können hier diskutiert werden sowie die Frage, wer aus der Familie wohl mit welchen Umstellungen zu Hause einverstanden wäre. Folgende Fragen sind Hilfestellungen für den Alltag: „Was werden Sie zu Hause ausprobieren? Welche neuen Anregungen haben Sie bekommen? Welches Essen werden Sie als Erstes Ihrem Mann oder Ihren Kindern kochen? Was hat Ihnen am besten geschmeckt, und welche Rezepte kennen Sie, die ähnlich sind und sich leicht umwandeln ließen?“ Zeitaufwand: ca. 3 Stunden (zusätzlich 1 Stunde Vor- und Nachbereitung).

Ziele

Wichtig ist ein hoher Grad an Interaktivität und Kooperation. Ziele sind:
- Vertiefende küchenpraktische Erfahrung mit der mediterranen Vollwerternährung
- Praktisches Erleben und die Erfahrung, dass gesunde Alternativen mit geringem Zeitaufwand umsetzbar sind
- Kennenlernen und Schmecken von neuen Geschmacksvariationen
- Gruppenerfahrung: Gemeinsam macht Nahrungszubereitung Spaß.
- Erhöhung der Selbstwirksamkeitserwartung

Ziel ist es, die Patienten dazu anzuregen, einzelne **Rezepte zu Hause umzusetzen.**

MERKE

Eine naturheilkundlich orientierte Ernährungstherapie sollte eine **Rückbesinnung auf traditionelle, gesundheitlich bewährte Ernährungsformen** sein, wissenschaftliche Evidenz nutzen, sich aber gleichzeitig auch an den konstitutionellen Gegebenheiten des Einzelnen und der Machbarkeit orientieren. Als Lebensstilsäule im Bereich der MBM ist die Ernährung eine weitere Möglichkeit seine eigene Gesundheit mit konkretem Wissen und gezieltem Handeln positiv zu beeinflussen.

Die große Kunst der modernen Ernährungsberatung im Fokus der Mind-Body-Medizin liegt somit darin, die individuelle Konstitution und epidemiologisch fundiertes Wissen zum Wohle des Patienten zu vereinigen, und ihn in seiner Handlungsfähigkeit zu unterstützen.

Die mediterrane Vollwertkost bietet in ihrer Ganzheitlichkeit eine wissenschaftlich fundierte Grundlage sowohl für eine gesundheitserhaltende als auch für eine therapeutische Kost. Zusätzlich können die Therapeuten/Ernährungsberater, die eine Zusatzqualifikation in dem Bereich des Ayurveda und der TCM haben, dieses Wissen in die Beratung mit einbeziehen und die mediterrane Vollwerternährung optimal ergänzen.

3.5.3 Bewegungsverhalten

Silke Lange, Merle Malburg, Frauke Reese, Anna Paul

Warum lohnt es sich, körperlich aktiv zu sein? Menschen, die Schmerzen oder körperliche Defizite haben, vermeiden häufig Bewegung und Belastung, weil dabei Beschwerden auftreten oder sich verstärken können. Diese körperliche Inaktivität hat zunehmende Bewegungseinschränkungen zur Folge, zumal die modernen Lebens- und Arbeitsumstände in den westlichen Industrienationen es mit sich bringen, dass **körperliche Aktivität immer mehr in den Hintergrund tritt.** So spricht die Weltgesundheitsorganisation (WHO) davon, dass kein gesundheitlicher Risikofaktor in der Bevölkerung so verbreitet ist, wie die körperliche Inaktivität (www.who.int/dietphysicalactivity/factsheet_inactivity/en/).

Diese **Mangelbeanspruchung** kann Folgen wie Funktions- und Leistungseinbußen sowie Muskelatrophien haben. Bei bereits vorliegenden degenerativen Veränderungen des Bewegungsapparats, können Bewegungseinschränkungen und Schmerzen auftreten bzw. zunehmen.

Hintergrund

Nach WHO-Angaben begünstigt Bewegungsmangel weltweit 3,2 Millionen vorzeitige Todesfälle und 69 Millionen „Disability-Adjusted-Years" (DALY). Dieses Maß gibt die Lebenszeit an, die in Behinderung verlebt wird oder durch vorzeitiges Versterben verloren geht. Weltweit wird körperliche Inaktivität als vierte führende Todesursache angesehen und gilt damit als eine der **großen gesundheitlichen Herausforderungen der Zukunft** (www.ncdalliance.org/news-events/blog/the-4th-leading-cause-of-death-worldwide-physical-inactivity-is-an-urgent-public-health-priority). Nach den Ergebnissen die „Studie zur Gesundheit Erwachsener in Deutschland (DEGS1)" des Robert Koch-Instituts bewegen sich auch in Deutschland immer noch zu wenige Menschen im Alltag. Etwa ein Drittel der Erwachsenen achtet auf ausreichende körperliche Aktivität und etwa ein Viertel treibt regelmäßig mindestens 2 Stunden Sport pro Woche. Damit hat die sportliche Aktivität im Vergleich zum Umfang, der vor etwa 10 Jahren im Bundes-Gesundheitssurvey 1998 (BGS98) ermittelt wurde, zugenommen. Die von der WHO für einen gesundheitlichen Nutzen empfohlene **Mindestaktivitätszeit von 2,5 Stunden pro Woche** in mäßig anstrengender Intensität **ist allerdings bei etwa vier Fünfteln der Bevölkerung nicht gegeben** (Krug et al., 2013).

Neuere Daten zeigen darüber hinaus, dass die **Zeit im Sitzen** ein eigenständiger Risikofaktor, unabhängig vom Umfang der sonstigen sportlichen Aktivität, ist (Biswas et al., 2015). Die negativen Effekte lassen sich auch durch Sport nicht vollständig ausgleichen. Deshalb sind regelmäßige Unterbrechungen langer Sitzzeiten wichtig.

Effekte körperlicher Aktivität auf die Gesundheit

Allgemeines Bewegungstraining verbessert die Beweglichkeit, Ausdauerleistungsfähigkeit, Schnelligkeit, Kraft und Koordination.

Moderate Bewegung hat sowohl multiple physiologische als auch psychologische Effekte:

- **Kardiovaskuläre Wirkung:** Verbesserung von Sauerstoffaufnahmevermögen und -kapazität, Senkung der Herzfrequenz, Stärkung der Herzmuskulatur, Verbesserung der Blutversorgung der Herzmuskulatur
- **Hämodynamische Wirkung:** Verbesserung der Fließeigenschaften des Blutes, Erhöhung der Blutgerinnungsbereitschaft, Erhöhung der Fibrinolyseaktivität
- **Metabolische Wirkung:** Zunahme des Mitochondrienvolumens, Verbesserung der Enzymaktivität der Muskulatur, Anstieg des Myoglobingehalts in der Muskelzelle, Vermehrung der intramuskulären energetischen Substrate, Veränderung der Cholesterinzusammensetzung durch Verbesserung des HDL/LDL-Verhältnisses
- **Endokrinologische Wirkung:** Anstieg der Katecholamin-, Kortisol- und Wachstumshormonspiegel
- Weiterhin gibt es mittlerweile eine ganze Reihe von Studien zu positiven Effekten auf die **Gesamtmortalität** sowie in Bezug auf **einzelne Krankheitsbilder** wie Darmkrebs (Wu et al., 2016), Brustkrebs (Lahart, 2015), Diabetes (Aune et al., 2015), Adipositas (Hens et al., 2017), koronare Herzerkrankungen (Lahtinen et al., 2017), rheumatoide Arthritis (Sveaas et al., 2017) und Osteoporose (Watson et al., 2017). Auch bei chronischem Rückenschmerz (Pfeifer, 2004) und dem Fatigue-Syndrom (Mustian et al., 2017) bei Krebspatienten während der Chemotherapie und der Behandlung geht der Trend weg von der Schonung des Patienten hin zu moderatem körperlichen Training (Lipsett et al., 2017, Furmaniak et al., 2016).

Neben den physiologischen Effekten auf die Gesundheit zeigen immer mehr Studien, dass Bewegung auch auf die **psychische Gesundheit** wirkt. So wurde vielfach bestätigt, dass sportliche Aktivität das aktuelle Befinden positiv beeinflusst (Schulz,

2012). Spannungs- und Angstzustände und das Gefühl von Ärger, Depression, Müdigkeit und Verwirrtheit nehmen ab. Sportliche Aktivität regt stressregulierende Körperfunktionen an. Ein hoher Fitnessgrad steht mit einer verbesserten Stressregeneration in Verbindung (Wood et al., 2017).

Vor diesem Hintergrund empfehlen die WHO wie auch viele andere Gesundheitsorganisationen (z. B. Robert Koch-Institut, Surgeon General of the United States, Centers for Disease Control and Prevention) über die Woche verteilt eine Kombination aus gezielter Kräftigung (ca. 2- bis 3-mal/Woche) mit 75 Minuten/Woche intensivem oder 150 Minuten/Woche moderatem Ausdauertraining und Dehnungsübungen zu praktizieren. Auch Alltagsaktivitäten, z. B. Fahrradfahren zur Arbeitsstelle oder Treppenlaufen können einberechnet werden. Die Aktivitäten sollten in Einheiten von mindestens 10 Minuten am Stück erfolgen. Lange, ununterbrochene Sitzphasen sollten vermieden werden. Weitere Gesundheitseffekte können erzielt werden, wenn der Umfang und/oder die Intensität der Bewegung über die Mindestempfehlungen hinaus gesteigert werden.

In der Bewegungstherapie unterscheidet man **moderate körperliche Aktivität** von **intensiver sportlicher Aktivität.**

Bewegen – aber wie?

Als **moderate körperliche Aktivitäten** gelten solche, die man als etwas anstrengend empfindet, bei denen man noch reden, aber nicht mehr singen kann z. B. schnelles Gehen, langsames Laufen. Es kommt zu einem leichten bis mittleren Anstieg der Atemfrequenz.

Als **intensive körperliche Aktivitäten** werden solche bezeichnet, die als anstrengend empfunden werden und bei denen nicht mehr durchgängig geredet werden kann. Dabei kommt es zu einem mittleren bis stärkeren Anstieg der Atemfrequenz. Beispiele sind: schnelles Radfahren und Laufen. Der wesentlichste gesundheitsfördernde Schritt ist derjenige von Inaktivität zu einer halben Stunde Bewegung täglich.

Als Faustformel für die optimale Herzfrequenz beim Ausdauertraining gilt 180 – Lebensalter. Dies gilt für eher untrainierte Menschen und soll einer Überforderung vorbeugen. Grundsätzlich wird für Sporteinsteiger empfohlen, nicht zu kurz und intensiv zu trainieren, sondern eher länger mit einer moderaten Intensität. Trainierte Sportler können auch höhere Herzfrequenzen anstreben. Die Obergrenze lässt sich mit der Formel 220 – Lebensalter als maximale Herzfrequenz errechnen. Zu beachten ist, dass bestimmte Arzneimittel wie z. B. Betablocker sich auf die Herzfrequenz auswirken.

Krafttraining trägt in jedem Alter zum Wohlbefinden bei, wird aber ab dem 50. Lebensjahr besonders wichtig für die Leistungsfähigkeit und die Erhaltung der Selbstständigkeit. Es dient der Entwicklung und Erhaltung der Muskelmasse. Insbesondere große Muskelgruppen sollten dazu trainiert werden.

Praktisches Vorgehen

Im Rahmen einer MBM-**Einzelberatung** empfiehlt es sich den Lebensstilbereich Bewegung zunächst in seiner Rolle im Gesamtkontext gesundheitsfördernder Lebensstilfaktoren (s. Tempel der Gesundheit) darzustellen. Dann, abhängig von der individuellen Situation, Motivation und Vorerfahrung des Patienten, kann die Beratung unterschiedliche Angebote enthalten:

- Informationen zu den positiven gesundheitlichen Effekten von Bewegung auf Körper und Geist
- Anregungen zur Gestaltung eines bewegten Alltags
- Erarbeiten von eigenen Zielen im Bereich Bewegung
- Gezielte Empfehlung von geeigneten Bewegungsformen
- Vermittlung von Anlaufstellen wie z. B. Sportgruppen, Vereinen in der Umgebung, Präventionskursen, Yogastudios
- Hilfestellung beim Abbau von Barrieren, die einer regelmäßigen Ausübung von Bewegung entgegenstehen

Im **Gruppenkontext,** sei es während eines stationären/teilstationären Aufenthalts oder im Rahmen eines Gruppenprogramms hat es sich bewährt, den Lebensstilbereich Bewegung mit verschiedenen Schwerpunkten zu vermitteln:

- Information zu den gesundheitlichen Wirkungen von Bewegung bzw. den Folgen von Bewegungs-

mangel, verschiedenen Formen gesundheitsfördernder Bewegung
- Reflexion des eigenen Bewegungsverhaltens
- Praxis (Selbsterfahrung/Training): die diversen Facetten von Bewegung erfahrbar machen anhand unterschiedlicher Bewegungsangebote

Ziele

Der Lebensstilbereich Bewegungsverhalten ist ein zentraler Bestandteil der Mind-Body-Medizin. Im Fokus steht dabei nicht der Leistungsaspekt oder Bewegung als Therapie, sondern im Sinne der Salutogenese das **(Wieder-) Entdecken von Bewegung als Ressource.** Die Patienten sollen unterstützt werden, ihr Bewegungsverhalten im Alltag unter Berücksichtigung der individuellen Möglichkeiten und Bedürfnisse so gesundheitsfördernd wie möglich zu gestalten und Selbstwirksamkeit im Bereich Bewegung zu entwickeln und/oder zu stabilisieren. Neben Informationen und Anregungen zu gesundheitsfördernder Bewegung im Alltag kommt dabei den **achtsamen Bewegungstherapien,** die Körperwahrnehmung und Vertrauen fördern, ein besonderer Stellenwert zu. Der ganzheitliche Ansatz, der dazu einlädt, den Körper systematisch zu erforschen, alle entstehenden Körperempfindungen, Gedanken und Gefühle zu achten und die Aufmerksamkeit im Augenblick zu halten, lehrt die Grenzen und die Bedürfnisse des eigenen Körpers wahrzunehmen und mit ihnen verantwortungsvoll zu arbeiten.

Modul 1: Gesunde Bewegung im Alltag

Thema 1: Was ist Bewegungsmangel?

Manifester Bewegungsmangel liegt dann vor, wenn die Muskulatur chronisch, d. h. über einen längeren Zeitraum, mit weniger als 30 % der maximalen Kraft beansprucht wird – und/oder das Herz-Kreislauf-System mit weniger als 50 % seiner maximalen Leistungsfähigkeit (Zintl und Eisenhut, 2004). Die **Maximalkraft** ist die höchstmögliche Kraft, die das Nerv-Muskel-System bei maximaler willkürlicher Kontraktion auszuüben vermag.

Bewegungsmangel an sich ist keine Erkrankung, sondern ein erwiesener **gesundheitlicher Risikofaktor,** der die Entstehung von verschiedenen Erkrankungen fördert. Je früher Bewegungsmangel im Lebensalter einsetzt, umso stärker wirkt dieser Risikofaktor.

Feinziele

- Wissen um die Wirkung von Bewegung auf Körper, Geist und Seele
- Motivation zur Integration von Bewegung in den Lebensalltag
- Anregungen zur Gestaltung eines bewegten Alltags

Methode In einer **moderierten Gruppenabfrage** zum Thema Bewegungsmangel könnten folgende Fragen gestellt werden: „Was glauben Sie, wie viele Meter am Tag bewegt sich der Bundesbürger im Schnitt?" Antwort: 400 m. Oder: „Wie bewegt ist Ihr Alltag?". Bei dieser Frage werden Alltagsaktivitäten und mögliche Inaktivitäten gesammelt (z. B. sitzende Tätigkeit, Fernsehen, Auto fahren, Rolltreppe, Fahrstuhl).

Die Patienten erhalten Informationen zu gesundheitsfördernder Bewegung. Gemeinsam werden in einem **interaktiven Vortrag** mit Fragen und **kurzen Bewegungspausen** (> Kasten „Übung: Bewegung") Möglichkeiten erarbeitet, einen bewegten Alltag zu gestalten: Treppensteigen statt Fahrstuhl oder Rolltreppe fahren, Wege zu Fuß gehen oder mit dem Rad fahren, statt das Auto zu nehmen etc.

Da der Begriff „Sport" für manche Menschen negativ belegt ist, durch z. B. Erfahrungen im Schulsport, wird eine **klare Trennlinie zwischen Sport und gesundheitsfördernder Bewegung** gezogen, um einer **Leistungsangst** zu begegnen. Es wird betont, dass schon moderate Bewegung positive Effekte hat und sich gut in den Lebensalltag integrieren lässt.

INFO

Übung: Bewegung

- Im Sitzen:
  - Räkeln, Recken und Strecken
  - Gähnen, Stöhnen, Laute oder Geräusche von sich geben

- Individuell von den Patienten auszuwählen
  - Mit den Füßen auf den Boden stampfen
  - Mit den Händen auf die Schenkel klopfen
- Koordinationsübung: Stell dich auf das rechte Bein. Sobald du stabil stehst, tippe mit der Fußspitze des linken Fußes rechts und links neben den rechten Fuß. Nimm den linken Arm dazu und führe ihn neben dem Körper hoch und runter, dann den rechten Arm hinzunehmen und mit beiden Kreise malen.

Thema 2: Welche Folgen hat Bewegungsmangel?

- Rückenprobleme: Über 50 % der Bevölkerung haben Rückenprobleme als direkte Folge einer degenerierten, zurückgebildeten Rückenmuskulatur
- Herz-Kreislauf-Probleme: Jeder vierte Erwachsene hat Herz-Kreislauf-Probleme oder ein leistungsschwaches Herz aufgrund einer Unterforderung
- Erhöhte Cholesterinwerte
- Erhöhte Blutzuckerwerte
- Kopf- und Magenschmerzen
- Schlafstörungen
- Übergewicht

Methode Interaktiver Vortrag mit Fragen und kurzen Bewegungspausen.

Thema 3: Was kann man mit regelmäßiger Bewegung für die Gesundheit tun?

Bewegung hat Effekte auf verschiedenen Ebenen.

- Körperlich:
  - Stärkung des Herz-Kreislauf-Systems
  - Anregung des gesamten Stoffwechsels
  - Verbesserung der Immunabwehr
  - Gewichtsregulation
  - Sturzprophylaxe
  - Erhaltung und Verbesserung des Bewegungsapparats
- Sozial:
  - Förderung sozialer Kontakte
  - Stärkung sozialer Kompetenz
  - Gruppenunterstützung
  - Erfahrungsaustausch
- Psychisch:
  - Stimmungsaufhellung
  - Verringerung der Stressanfälligkeit
  - Spannungsregulation
  - Steigerung des Selbstwertgefühls
- Im Kontext einer Erkrankung kann regelmäßig ausgeführte, angemessene Bewegung
  - eine Chronifizierung aufhalten.
  - Schonhaltungen/Fehlhaltungen korrigieren.
  - helfen, den eigenen Körper neu oder wieder kennenzulernen.
  - helfen, den eigenen (veränderten) Körper anzunehmen.
  - Selbstvertrauen aufbauen.
  - Angst und Stress abbauen.
  - die Schlafqualität verbessern.
  - die Selbstwirksamkeit fördern, indem man selbst einen eigenen Beitrag zur Genesung leisten kann.
  - die Lebensqualität verbessern.

Thema 4: Möglichkeiten der körperlichen Beanspruchung

Bewegung kann verschiedene motorische Grundfähigkeiten fordern und fördern:

- **Koordination:** das Zusammenwirken von Zentralnervensystem (Gehirn und Rückenmark) und Skelettmuskulatur innerhalb eines gezielten Bewegungsablaufs. Koordinationsübungen führen zu einer Harmonisierung des Bewegungsablaufs, einer Verbesserung der Hirnleistungsfähigkeit und gerade bei älteren Menschen zur Sturzprophylaxe. Förderliche Bewegungsformen hierzu sind u. a. Yoga, Qigong, Tai-Chi; Feldenkrais.
- **Kraft:** die Fähigkeit des Nerv-Muskel-Systems, durch Innervations- und Stoffwechselprozesse mit Muskelkontraktionen Widerstände zu überwinden (konzentrische Arbeit), ihnen entgegenzuwirken (exzentrische Arbeit) oder sie zu halten (statische Arbeit). Regelmäßiges Krafttraining hilft alters- oder krankheitsbedingtem Muskelabbau entgegenzuwirken.
- **Beweglichkeit:** die Fähigkeit des Muskel-Gelenk-Systems, Bewegungen mit einem großen Bewegungsausmaß durchführen zu können. Übungen, die vor allem Dehnungen, aber auch Drehungen beinhalten, finden sich z. B. bei Yoga und Qigong.
- **Schnelligkeit:** die Fähigkeit, auf einen Reiz in kürzester Zeit zu reagieren und/oder Bewegungen mit höchster Geschwindigkeit bei geringen

Widerständen durchzuführen. Dieser Aspekt wird besonders gefördert durch Sprints und Ballspiele wie z. B. Tennis und Handball.

- **Ausdauer:** die physische und psychische Widerstandsfähigkeit des Organismus gegen Ermüdung bei lang andauernden Belastungen sowie die schnelle Wiederherstellungsfähigkeit nach einer Belastung. Länger andauernde Belastungsreize werden z. B. durch Walking, Schwimmen oder Fahrradfahren gegeben.

Die Verteilung dieser Fähigkeiten ist individuell unterschiedlich. So ist es auch zu erklären, dass es Talente in den verschiedensten Bewegungsformen gibt. Es ist allerdings sinnvoll, möglichst alle motorischen Fähigkeiten zu trainieren.

Methode Fragen in einem **interaktiven Vortrag** könnten z. B. lauten: „Welche verschiedenen körperlichen Beanspruchungen kennen Sie?" (Antworten anschließend kategorisieren). Man kann die Patienten zusammenfassen lassen, wie die verschiedenen Fähigkeiten gefördert werden können (z. B. Schnelligkeit und Reaktionsfähigkeit durch Tischtennis), und womit sie selber Erfahrung gemacht haben. Sinnvoll kann auch noch sein, Patienten darauf hinzuweisen, dass man Krafttraining auch außerhalb eines Fitnessstudios mit geeigneten Übungen unter Zuhilfenahme des eigenen Körpergewichts oder einfacher Hilfsmittel trainieren kann.

Thema 5: Das Prinzip von Training und Anpassung

Der Körper braucht **Bewegungs- und Anstrengungsreize,** um in Form zu bleiben – das ist ein biologisches Grundprinzip. Im Laufe des Trainings steigern sich die allgemeine Leistungsfähigkeit und die körperliche Fitness. Erfolgen keine Reize durch körperliche Beanspruchung, baut der Körper ab. Die Muskeln bilden sich bei Ruhigstellung zurück und die Knochen demineralisieren (Beispiel Gipsverband).

Belastung, Ermüdung und Erholung bilden ein fein aufeinander abzustimmendes Wirkungsgefüge. Nach einer wirkungsvollen Trainingsbelastung benötigt der Organismus allerdings auch eine **bestimmte Zeit zur Regeneration,** bevor die nächste gleichartige Belastung erfolgen sollte. Je intensiver das Training war, desto ermüdeter ist die Muskulatur. Nach der Belastung erholt sich der Körper und der Organismus bereitet sich auf die nächste Anstrengung vor. Dazu passt er die Muskeln an, die zuvor trainiert wurden. Die betroffenen Muskeln werden größer und stärker. Dies passiert aber zum großen Teil nicht während des Trainings, sondern in der Ruhephase, in den Tagen nach dem Training, auch wenn kleine Anpassungsprozesse schon während der Belastung passieren. Deshalb ist es sinnvoll, den Muskeln nach einer intensiveren Belastung einen Tag Pause zu gönnen, um den Trainingsreiz optimal nutzen zu können. An diesem Ruhetag kann man aber etwas anderes trainieren, also beispielsweise **abwechselnd Kraft und Ausdauer** trainieren.

Wichtig ist es darauf hinzuweisen, dass es sinnvoll ist, **die Belastung langsam zu steigern.** Oftmals wird zu Beginn ein zu starker Trainingsreiz gesetzt, der dann zu Schmerzen und Überlastung führt, worauf das Training wieder abgebrochen wird und der Patient sich darin bestätigt sieht, dass Bewegung ihm nicht gut tut. Wichtiger als eine hohe Dosis ist zunächst das Regelmaß in der Bewegung – sowohl für den Körper als auch den Geist. Gerade zu Beginn ist es im Hinblick auf Selbstwirksamkeit und Motivation wichtig, **positive Erfahrungen zu machen.**

Methode Interaktiver Vortrag und Bewegungspausen.

Thema 6: Bewegt gesund bleiben

Die großen Gesundheitsorganisationen empfehlen über die Woche verteilt eine Kombination aus gezielter Kräftigung (ca. 2- bis 3-mal/Woche) mit 75 Minuten/Woche intensivem oder 150 Minuten/Woche moderatem Ausdauertraining und Dehnungsübungen zu praktizieren. Wichtig ist **Regelmäßigkeit.** Auch Alltagsaktivitäten wie z. B. Fahrradfahren zur Arbeitsstelle oder Treppenlaufen können einberechnet werden. Die Aktivitäten sollten in Einheiten von mindestens 10 Minuten am Stück erfolgen. Lange, ununterbrochene Sitzphasen sollten vermieden werden. Weitere Gesundheitseffekte können erzielt werden, wenn der **Umfang und/oder die Intensität der Bewegung** über die Mindestempfehlungen hinaus **gesteigert werden.**

Besonders **empfehlenswerte Bewegungsformen** aus dem Bereich des Breitensports sind:

- Gehen, Spazieren, Wandern
- Walking, Joggen: Vorsicht beim Joggen wegen der erhöhten Belastung auf die Gelenke
- Nordic Walking
- Radfahren: auf aufrechte entspannte Sitzhaltung und passende Fahrradeinstellung achten
- Schwimmen: auf die Kopfhaltung achten – Kopf in Verlängerung der Wirbelsäule halten
- Gymnastik: z. B. Morgenbewegung
- Tanzen

Mehr Bewegung im Alltag ist erreichbar durch:

- Haushalts- und Gartenarbeit
- Treppensteigen statt Rolltreppe
- Zu Fuß gehen, statt ein Fahrzeug zu nehmen

MERKE

Zu meiden sind: einseitige körperliche Belastungen, langes Sitzen, rückenschädliches Bücken und Heben.

Darüber hinaus empfehlen sich aus Sicht der Mind-Body-Medizin achtsamkeitsorientierte, ganzheitliche Bewegungsformen, die den bewussten Umgang mit dem eigenen Körper, die Verbindung Atmung und Bewegung und die Fähigkeit zur Entspannung über Bewegung schulen:

- Yoga
- Tai-Chi
- Qigong
- Feldenkrais

Methode Im Rahmen einer **Gruppendiskussion** kann erarbeitet werden, wie diese allgemeinen Bewegungsempfehlungen im Alltag umgesetzt werden können, z. B. dass selbst ein zügiger Spaziergang schon moderate Bewegung ist, und dass man bei Zeitmangel auch kleinere Bewegungseinheiten machen und dafür entsprechend öfters üben kann. Es geht auch darum, die bereits bestehenden/Aktivitäten bewusster und achtsamer auszuführen. In einer Studie konnten Crum und Langer (2007) zeigen, dass **allein schon das Bewusstsein für alltäglich ausgeführte Bewegungen** gesundheitsfördernde physiologische Veränderungen hervorruft.

In einer **moderierten Gruppenabfrage** kann zudem erarbeitet werden, warum es sich lohnt, den „inneren Schweinehund" zu überwinden. Fühlbare Effekte von Bewegung können herausgearbeitet werden:

- Das Wohlbefinden steigt.
- Man fühlt sich deutlich aktiver und energiegeladener und dabei ausgeglichener/psychisch stabiler.
- Das Körpergefühl verbessert sich.
- Die Stimmung ist besser, Ängste und Despressionen werden gemindert.
- Krankheitssymptome können gemildert werden.

Es können **Vorschläge** gesammelt werden, die helfen „den inneren Schweinehund" zu überwinden:

- Zeitplanung: Planen Sie sich bewusst Zeit für Ihre Bewegungseinheit ein?
- Gewichtung verändern: Wie wichtig ist Ihnen die Bewegung?
- Verbindlichkeiten schaffen: Wie verbindlich ist Ihr Vorsatz bezüglich der Bewegung?
- Gleichgesinnte suchen: Mit wem können Sie sich verabreden/verbünden?
- Spaß haben: Zu welcher Bewegung haben Sie Lust?
- Den Alltag bewegt gestalten: Wo ist das möglich und wie?

Zum Abschluss des Moduls kann eine kurze Bewegungsübung mit den Patienten durchgeführt werden. Ziel dieses letzten Schritts ist es, die Patienten aktiv in den Alltag zu entlassen.

Modul 2: Aktivierende Bewegung für Selbsterfahrung und Training

Hintergrund

Je nachdem, welche Expertise im Bereich Bewegung vorliegt bzw. welche Möglichkeiten es gibt, mit weiteren Experten zusammenzuarbeiten, ist es sinnvoll, **unterschiedliche gesundheitsfördernde Bewegungselemente** anzubieten. Gerade bei Gruppenprogrammen ist es wichtig, dass diese Bewegungspraxis ein **regelmäßiger, fester Bestandteil des Kurses**/der Treffen ist, um auch hier – wie bei der Entspannung – eine Bandbreite verschiedener Erfahrungen zu ermöglichen. Neben den ausdauerorientierten, alltagstauglichen Methoden wie (Nordic-) Walking sind hier gerade die **meditativen Bewegungen des Qigong und Yoga** mit ihrem ganzheitlichen Ansatz sehr zu empfehlen. Diese sprechen sowohl den Körper als auch den Geist an, beruhigen die Gedanken und können auch Ungeübten Lust an der Bewegung und neue, positive Erfahrungen vermitteln. Zusätzlich schulen ganzheitlichen Bewegungsformen die Achtsamkeit und das Körpergewahrsein. Damit tragen sie zu Entspannung und Wohlbefinden bei – über den körperlichen Trainingseffekt hinaus.

Praktisches Vorgehen

- **Recken und Strecken, Gähnen:** Die Übung hilft dabei, wach zu werden, den eigenen Körper bewusst wahrzunehmen und Verspannungen zu lösen.
- **Tiefe Atemzüge mit Armbewegung:** Diese Übung hilft dabei, die Lunge bis in die Lungen-Spitzen hinein zu be- und entlüften und den Kreislauf zu stabilisieren
- **Meridiane klopfen:** Die Meridiane sind in der Vorstellung der Traditionellen Chinesischen Medizin (TCM) Energiebahnen, auf denen die „Lebensenergie“ fließt. Auf diesen Bahnen liegen auch die Akupunkturpunkte. Das Klopfen der Meridiane bringt das Qi wieder in Balance und stimuliert den Energiefluss.
- **Meridiane ausstreichen:** Das sanfte Ausstreichen der Körpermeridiane kann den Energiefluss im Körper anregen, harmonisieren und Blockaden lösen.
- **Ohren kneten:** Diese Übung reguliert den gesamten Organismus. Zugrunde liegt die Ohrakupunktur, die besagt, dass der ganze Körper auf dem Ohr abgebildet ist (wie ein eingerollter Embryo, der auf dem Kopf steht)
- **1. Brokat-Übung:** Diese erste Übung der acht Brokate aus dem Qigong Yangsheng wirkt in vielfältiger Weise: Sie aktiviert den natürlichen Fluss der Atmung, stärkt die Konzentrationsfähigkeit und verbessert Stabilität, Gleichgewicht und Aufrichtung.
- **Gehen mit verschiedenen Geschwindigkeiten:** Die Übung aktiviert den Kreislauf; über die Muskeln werden die Venenpumpen angeregt und der Rückfluss des Blutes zum Herzen unterstützt.
- **Gelenke durchbewegen:** Die Übung dient der Beweglichkeit der Gelenke und Muskeln. Sie soll den Körper auf den Tag vorbereiten.
- **Koordinationsübungen:** Sie sorgen für eine vermehrte Gehirndurchblutung und schulen geistige Flexibilität, Koordination und Gleichgewicht – und gute Laune!

Bei allen Übungen gibt es kein „Richtig“ oder „Falsch“, sondern nur das „eigene Maß“. Um das richtige Maß zu finden, können folgende Fragen hilfreich sein: „Wie geht es mir heute?“ oder „Was tut mir jetzt gut?“. Alle Übungen sollen achtsam und ohne ggf. vorhandene Schmerzen zu verstärken, ausgeführt werden. Die Teilnehmer können sich jederzeit auf einen Stuhl oder Hocker setzen und so weiterüben. Falls Kreislaufprobleme oder Ähnliches auftreten, sollte eine Pause gemacht werden und mit geöffneten Augen ruhig weitergeatmet werden.

Die Teilnehmer sollen außerdem erfahren, dass sie bei täglichem Üben nach gleichem Ablauf **Veränderungen** wahrnehmen werden (z. B. eine bessere Beweglichkeit, Koordination und/oder Kondition). Wichtig für die Teilnehmer ist auch die **abschließende Reflexion** der eigenen Erfahrungen, die sie während des Übens gemacht haben.

Fragen in einem **moderierten Austausch** sind: „Wie geht es Ihnen jetzt?“ und: „Wie ist es Ihnen ergangen?“. Hier könnte man auch noch im Sinne der Achtsamkeit kurz innehalten, durchatmen und dann die Patienten auffordern, Gefühle, Gedanken und Körperreaktionen freundlich und wohlwollend wahrzunehmen – ohne diese zu bewerten. Anschließend könnte man über die wahrgenommenen Reaktionen berichten lassen. Offene Fragen können noch beantwortet werden.

Ziele

Die Bewegungsübungen sollen dabei helfen, einen guten Start in den Tag zu finden oder auch später – mit Teilen davon – eine kleine Stresspause einlegen zu können. Die Übungen aktivieren den Körper, regen den Kreislauf an und mobilisieren die Gelenke. Eine Praxisanleitung zur Durchführung der Übungen findet sich im ➤ Kasten „Aktivierende Bewegung“.

INFO

Übung: Aktivierende Bewegung

Recken und Strecken, Gähnen

Recke und strecke dich sich so, wie es dir angenehm ist. Wenn dir danach ist, gähne oder stöhne. Die Dehnung und Streckung kannst du mit Armen, Beinen und Rumpf ausführen.

Tiefe Atemzüge mit Armbewegung
Stell deine Füße parallel und ungefähr hüft- bzw. schulterbreit nebeneinander, sodass du sicher stehst. Mit der Einatmung hebst du die Arme nach vorne hoch und mit der Ausatmung senkst du die Arme wieder. Mache die Bewegungen so groß oder klein, wie es für dich angenehm ist.

Meridiane klopfen
Mit der linken Hand beginnst du oberhalb der rechten Brust mit flacher oder zur Faust geballter Hand zu klopfen oder zu streichen, gehst mit den Händen weiter an der Innenseite des rechten Arms hinunter über die Handinnenfläche bis zu den Fingerspitzen und klopfst oder streichst hinauf über den Handrücken, die Außenseite des Arms zurück bis zum Schulter-Nacken-Bereich. **Wiederhole dies 3-mal.**
Anschließend klopfst oder streichst du über die Brust zum linken Arm, wechselst die Seite und aktivierst auf die gleiche Weise die Meridiane des linken Arms. **Wiederhole dies 3-mal.**
Danach klopfst oder streichst du mit beiden Händen entlang des Brustbeins nach unten über den Bauch zu den Hüften und zum Gesäß, an den Außenseiten der Beine hinunter. Wenn möglich, wanderst du mit den Händen bis zu den Fersen, um die Füße herum und über die Beininnenseiten wieder hinauf zum Gesäß zurück. Dabei kannst du ggf. ein wenig in die Knie gehen.
Wiederhole dies 3-mal.

Meridiane ausstreichen
Nach dem Abklopfen der Meridiane kannst du die Arme, den Rumpf, die Hüften und die Beine noch ausstreichen. Dabei kannst du dir vorstellen, alles aus dem Körper herauszustreichen, was du loswerden möchtest (z. B. Müdigkeit, Schmerzen, Verspannungen, Unwohlsein, Sorgen). Abschließend kannst du alles Ausgestrichene mit einer Bewegung noch „zum Fenster hinausschicken".

Ohren kneten
Knete den Außenrand der Ohrmuschel und die ganzen Ohren zwischen Daumen und Zeigefinger, bis die Ohren ganz warm und rot geworden sind.

1. Brokat-Übung (aus dem Qigong Yangsheng)
Finden des richtigen Stands:
- Stell dich hüft- oder schulterbreit hin; die Füße sind parallel (Außenseiten der Füße parallel zueinander).
- Die Knie sind weich (nicht maximal gestreckt).
- Das Becken ist aufgerichtet (d. h., das Schambein wird nach vorne oben ausgerichtet; der Bauchnabel wird leicht eingezogen, ohne den Bauch einzuziehen).
- Das Gesäß ist leicht angespannt.
- Die Wirbelsäule ist aufgerichtet (dabei hilft die Vorstellung, dass jemand sanft an deinem Schopf zieht, sodass die Wirbelsäule wie eine Perlenkette an einer Schnur herunterhängt)
- Die Schultern lässt du ganz entspannt hängen.
- Der Blick ist geradeaus gerichtet.

Für die Übung:
- Verschränke die Hände so vor dem Körper, als würdest du etwas Leichtes, Großes, Rundes tragen (die Hände sind etwa in Höhe des Schambeins, die Handinnenflächen zeigen zur Decke, und die Arme bilden einen Kreis vor dem Körper).
- Führe die Arme mit entspannten Ellbogen vor dem Körper nach oben, maximal bis zur Brusthöhe („reguliere den Atem").
- Drehe die Hände (Handinnenflächen zeigen zum Boden), führe sie zum Körper heran und nach unten („beruhige den Geist").
- Führe die immer noch verschränkten Hände vor dem Körper im Bogen nach oben – nur so weit, wie es angenehm ist („stütze den Himmel"), Handinnenflächen zeigen nach außen/oben.
- Lass die Finger auseinandergleiten und führe die Arme seitlich mit weichen („fallenden") Ellbogen nach unten („zerteile die Wolken").
- Führe die Hände vor dem Becken bzw. unterhalb des Bauchnabels mit etwas Abstand zum Körper wieder zusammen („und lass die Sonne in dein Herz").

Diesen Vorgang wiederholst du 2- bis 3-mal.

Gehen mit verschiedenen Geschwindigkeiten
Beginn zuerst langsam auf der Stelle zu gehen und werde dann zunehmend schneller – so, wie es für dich angenehm ist. Wenn du genügend Platz hast, kannst du auch durch den Raum gehen. Du kannst dabei die Knie auch höher heben, als du dies normalerweise beim Gehen tust.

Gelenke durchbewegen
- Füße: Heb die rechte Ferse an und bewege das rechte Sprunggelenk kreisend – erst in die eine, dann in die andere Richtung. Das Gleiche dann mit dem anderen Fuß.
- Hüften: Stell die Füße etwa hüft- oder schulterbreit auseinander, lege die Hände an die Hüften und führe achtsam kreisende Bewegungen mit den Hüften aus – sowohl in die eine als auch in die andere Richtung. Als Variante kannst du mit den Hüften eine liegende Acht malen – sowohl in die eine und auch in die andere Richtung.
- Schultern: Lass die Arme locker herunterhängen und mache mit den Schultern kreisende Bewegungen – sowohl nach vorne als auch nach hinten.
- Arme: Beweg deine Ellbogen ein paarmal durch – z. B. durch Beugen und Strecken der Arme.
- Hände: Lass die Handgelenke in beide Richtungen kreisen.
- Finger: Bewege jedes einzelne Fingergelenk durch. Schüttle dann Hände und Finger locker aus.

Koordinationsübung

- Variante 1: Klopfe mit beiden Händen auf die Oberschenkel und führe eine Hand zum Ohrläppchen und die andere zur Nasenspitze. Klopfe mit beiden Händen auf die Oberschenkel und führe nun jeweils die andere Hand zum Ohrläppchen und zur Nasenspitze usw. immer im Wechsel.
- Variante 2: Klopfe mit einer Hand auf den Kopf und führe mit der anderen Hand auf dem Bauch kreisende Bewegungen aus.

Modul 3: Kräftigungsübungen mit dem eigenen Körpergewicht

Hintergrund

In dieser Übungssequenz lernen die Teilnehmer einfache Übungen ohne Hilfsmittel, mit denen sie auch zu Hause die großen Muskelgruppen trainieren können.

Praktisches Vorgehen

Jedes Krafttraining sollte mit einem kurzen Aufwärmteil beginnen, um das Herz- Kreislaufsystem anzuregen, die Gelenke zu mobilisieren und die Muskulatur zu erwärmen. Hierzu kann man z. B. auf der Stelle gehen und erst die Schultern, dann die Arme dabei kreisen (ca. 2 Minuten). Am Ende des Trainings können die trainierten Muskelgruppen gedehnt werden.

Bei Kräftigungsübungen sollte Folgendes beachtet werden: Die Übungen sind langsam und genau auszuführen, niemals mit Schwung arbeiten, Spannungsübungen mindestens 6 Sekunden halten, 5–10 Wiederholungen der Übung ausführen in drei Sätzen, zwischen den Sätzen jeweils 2 Minuten Pause (also z. B. 3 × 5 Kniebeugen mit jeweils einer Pause nach 5 Kniebeugen). Die Teilnehmer sollten darauf hingewiesen werden, die Übungen achtsam im Hinblick auf ihre körperlichen Grenzen und auf die Atmung auszuführen (in Anspannungsphasen ausatmen, Vermeiden von Pressatmung).

Ziele

- Einleitung mit kurzer Theorieeinführung
- Einüben der verschiedenen Kräftigungsübungen
- Grundprinzipien eines Kräftigungstrainings erlernen
- Üben mit achtsamer Haltung, d. h. aufmerksam im Hinblick auf die eigenen körperlichen Grenzen

INFO

Übungen zur Kräftigung [P471/P475/P476/M570]

Bein- und Rückenmuskulatur	
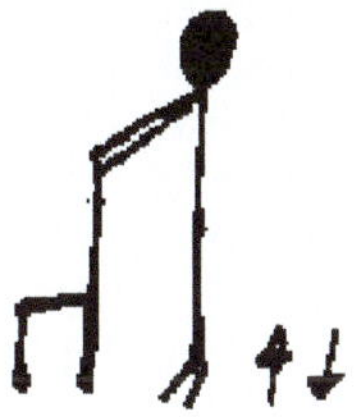	**Zehen-/Fersenstand** Aufrechter Stand, Füße hüftbreit geöffnet, Arme nach vorne ausstrecken für ein besseres Gleichgewicht (evtl. an etwas festhalten). Nun die Fußspitzen anheben, sodass nur noch die Fersen den Boden berühren. Dabei nicht mit dem Oberkörper nach hinten kippen. Diese Stellung mindestens 6 Sekunden halten. Dann auf die Zehenspitzen stellen und 6 Sekunden in dieser Position verweilen. Übung mehrmals wiederholen.
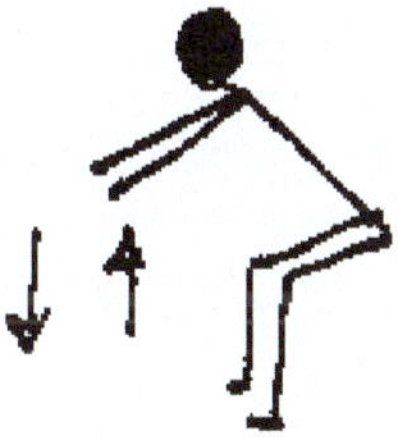	**Kniebeugen** Aufrechter Stand, Füße hüftbreit geöffnet, Arme nach vorne ausstrecken für ein besseres Gleichgewicht (evtl. an etwas festhalten). Jetzt in die Knie gehen, dabei das Gesäß nach hinten schieben, sodass sich die Schultern den Knie nähern. Der Rücken bleibt gerade. Nicht bis über die Waagerechte heruntergehen. Darauf achten, das Körpergewicht nicht nach vorne zu schieben (Knie bleiben über den Fußgelenken). Position 6 Sekunden halten, dann wieder aufrichten. Übung mehrmals wiederholen.
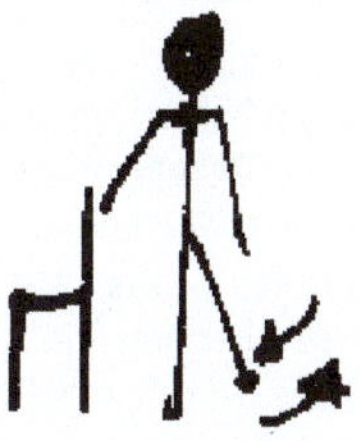	Aufrechter Stand, Füße etwa hüftbreit. Beide Knie ein wenig beugen. Nun langsam und ohne Schwung das rechte Bein seitlich nach außen anheben, halten und dann genauso langsam wieder zurückführen. Die Übung wird sowohl mit dem rechten Bein, als auch mit dem linken Bein durchgeführt. Dabei auf Bauchspannung achten.

Brustmuskulatur	
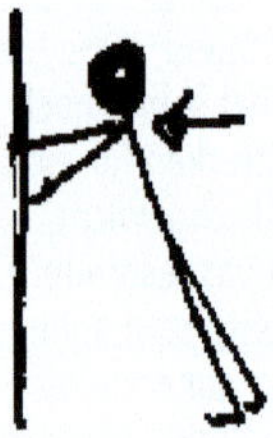	**Wandliegestütze** Beine schulterbreit mit etwas Abstand vor einer Wand, Hände schulterbreit auf der Wand positioniert, Fingerspitzen zeigen nach oben; Gesäß und Bauch sind fest (Spannung während der Übung halten, trotzdem atmen). Dann den Oberkörper langsam auf die Wand zu bewegen, indem die Arme so weit gebeugt werden, dass der Kopf fast die Wand berührt, 6 Sekunden halten, dann die Arme wieder strecken.
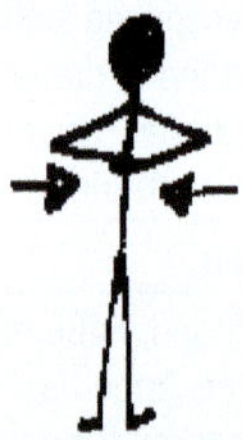	**Isometrische Übungen** Hüftbreiter Stand, leicht gebeugte Knie, Schultern tief und dann die Handflächen vor der Brust gegeneinander drücken. Spannung halten – lösen. Auf Bauchspannung achten und trotzdem nicht die Luft anhalten.
Brustmuskulatur	
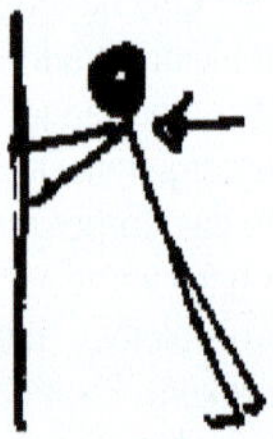	**Wandliegestütze** Beine schulterbreit mit etwas Abstand vor einer Wand, Hände schulterbreit auf der Wand positioniert, Fingerspitzen zeigen nach oben; Gesäß und Bauch sind fest (Spannung während der Übung halten, trotzdem atmen). Dann den Oberkörper langsam auf die Wand zu bewegen, indem die Arme so weit gebeugt werden, dass der Kopf fast die Wand berührt, 6 Sekunden halten, dann die Arme wieder strecken.
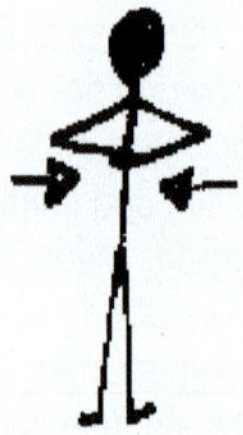	**Isometrische Übungen** Hüftbreiter Stand, leicht gebeugte Knie, Schultern tief und dann die Handflächen vor der Brust gegeneinander drücken. Spannung halten – lösen. Auf Bauchspannung achten und trotzdem nicht die Luft anhalten.

Schulter und Rückenmuskeln	
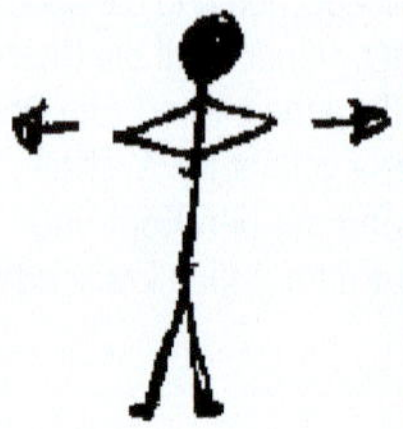	**Isometrische Übung** Hüftbreiter Stand, leicht gebeugte Knie, Schultern tief und dann Hände vor der Brust ineinander greifen, dann auseinanderziehen. Spannung halten – lösen. Auf Bauchspannung achten und trotzdem nicht die Luft anhalten.
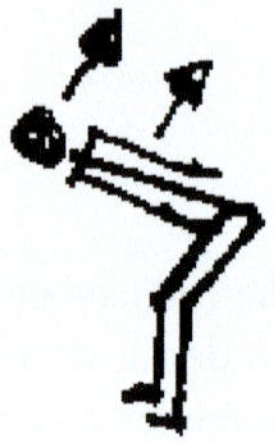	Hüftbreiter Stand, Knie beugen, Oberkörper nach vorne kippen bis die Hüftgelenke etwa einen 90°-Winkel haben, Arme nach außen drehen und dann gestreckte Arme neben dem Körper anheben. Schulterblätter ziehen zur Wirbelsäule. Auf Bauchspannung achten.
Gesäßmuskulatur	
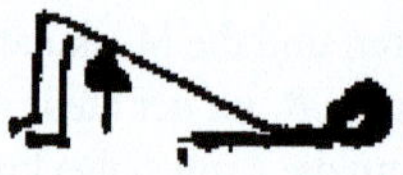	**Brücke** Rückenlage auf einer bequemen, aber nicht zu weichen Unterlage. Beine hüftbreit aufstellen. Dann langsam das Gesäß anheben, bis die Hüfte ganz gestreckt ist. Position halten und dann langsam wieder absenken.
Bauchmuskulatur	
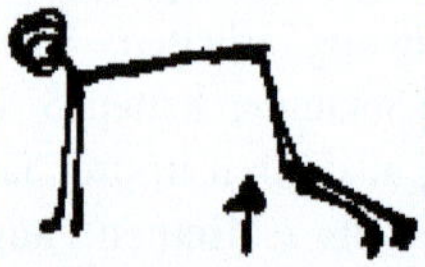	**Vierfüßlerstand** Dann langsam die Knie anheben. Position halten und dann langsam wieder absenken.

Dehnungen zum Abschluss

Bitte beachten: langsam dehnen und die Muskulatur ruhig halten. Den Endpunkt der Dehnung ca. 10–20 Sekunden halten. Möglichst die gleiche Dehnung 2- bis 3-mal wiederholen. Beim Dehnen nie wippen. Nicht unter Schmerzen dehnen. Die Atmung in die Dehnung miteinbeziehen.

- Schrittstellung. Gewicht auf das vordere Bein verlagern und das vordere Knie beugen. Das hintere Bein bleibt gestreckt und der Fuß die ganze Zeit am Boden. Das Becken ist gerade. Wichtig! Die Fußspitze des hinteren Fußes muss gerade nach vorne zeigen. Leichter, wenn man sich an einer Wand abstützt.

- Ausfallschritt, hinteres Bein gestreckt, Hüftbeuger dehnen.
- Aufrecht stehend den Fuß in die rechte Hand nehmen und den Fuß an den Po ziehen, das Becken vorschieben. Dabei zeigt das angewinkelte Knie die ganze Zeit direkt zum Boden. Nicht zur Seite ausweichen.
- Schulterbreiter Stand, eine Hand in der Taille abstützen, die andere Hand nach oben führen – Flankendehnung.
- Den Kopf aufrecht halten und dann so auf die linke Seite legen, dass das Ohr sich der Schulter nähert. Jetzt die rechte Handfläche am lang ausgestreckten Arm aktiv zum Boden drücken. Der linke Arm bleibt entspannt an der Körperseite hängen (nicht mit der Hand am Kopf nachfassen). Auf der anderen Seite gegengleich arbeiten.
- Kopf locker in den Nacken legen. Vorsicht! Nicht aktiv nach hinten drücken, dabei können Nerven eingeklemmt werden. Kinn bewegt sich Richtung Zimmerdecke.
- Kinn Richtung Brustbein führen.

Modul 4: Achtsame Bewegungsübungen aus dem Qigong

Hintergrund

In Qigong gehört zu den Therapieverfahren der Traditionellen Chinesischen Medizin (TCM) und ist eine achtsamkeitsbasierte chinesische Bewegungsform, die auf Atem, Körper, Konzentration und Meditation fokussiert. In der westlichen Welt wird der Begriff „Qi" mit „Lebensenergie" übersetzt. „Gong" kann mit „Pflege", „Übung" übersetzt werden. Die Zusammensetzung von „Qigong" bedeutet demnach „Pflege der Lebensenergie". Je nach den Zielen und individuellen Bedingungen der Übenden können leichte oder komplexe Qigong-Übungen ausgeführt werden. Bei den komplexen Übungen handelt es sich vor allem um längere Bewegungseinheiten. Auch wenn die Übungen in ihrer Vielzahl unterschiedlich aussehen, so folgen sie alle den gleichen Prinzipien: Jede Qigong-Übung hat einen Bezug zu bestimmten **Energieleitbahnen** im Körper (den sog. **Meridianen**), und es findet bei allen Übungen eine **Wechselwirkung zwischen Atemregulierung, Vorstellung und Bewegung** statt. Damit wird sowohl die Konzentration, Entspannungsfähigkeit, Koordination und die Ökonomisierung der Atmung gefördert.

Praktisches Vorgehen

Am Beispiel einer Qigong-Sequenz erleben die Teilnehmer den Ablauf und die Wirkungen dieser Bewegungsform.

- Einleitung mit kurzer Theorieeinführung
- Einführung in die 6 Prinzipien des Übens
  - Entspannung, Ruhe
  - Vorstellungskraft und Qi folgen einander.
  - Bewegung und Ruhe gehören zusammen.
  - Oben leicht und unten fest
  - Das richtige Maß
  - Schritt für Schritt üben.
- Aufwärmphase mit Elementen aus der „Morgenbewegung", unter anderem klopfen und ausstreichen der Meridiane
- Vorbereitungshaltungen:
  - Stehen wie eine Kiefer
  - Zwei Bälle im Wasser halten
  - Tragen und Umfassen
- Kleiner Übungszyklus:
  - Reguliere den Atem, beruhige den Geist.
  - Zerteile die Wolken und halte den Mond.
  - Schiebe den Berg mit beiden Händen.
- Abschlussübungen:
  - Reibe die Shenshu (Nieren).
  - Schließe den Damai (Gürtel um die Hüften).
  - Reibe das Dantien (die Bauchmitte um den Nabel).
  - Wasche die Laogong (Handflächen).
  - Führe das Qi zum Ursprung (Bauch) zurück.

Ziele

- Grundprinzipien einer ganzheitlichen Bewegungsform zur Kenntnis nehmen
- Üben mit achtsamer Haltung, d. h. selbstaufmerksam und achtungsvoll in Bezug auf die Verkörperung der Grundprinzipien
- Eigene Wahrnehmungen formulieren und Bandbreite möglicher Erfahrungen in der Gruppe kennen lernen

Modul 5: Achtsame Bewegungsübungen aus dem Yoga

Hintergrund

Yoga ist eine etwa 8 000 Jahre alte indische Lehre, die Körper-, Atem- und Meditationsübungen umfasst und mittlerweile weltweit als Methode zur Gesundheitsförderung eingesetzt wird. Der Begriff „Yoga" stammt ab von der Sanskritwurzel yoj, was „anspannen" oder „verbinden" bedeutet. Er entspringt dem gleichen Wortstamm wie das deutsche Wort „Joch". Verstanden werden kann er als „Vereinigung", „Integration" oder auch (Selbst-)„Beherrschung". Yoga beschreibt sowohl geistige als auch körperliche Prinzipien und ist eine Methode innerhalb eines philosophischen Systems. Spricht man heute im westlichen Kulturkreis über Yoga, so ist zumeist das Hatha-Yoga gemeint. Es umfasst diverse Übungen, die das harmonische Zusammenwirken der Funktionen von Körper und Geist unterstützen sollen. Ziel ist eine Verbindung des Individuums mit dem eigenen Inneren. Durch folgende Methoden wird versucht, das Gleichgewicht von Körper und Geist zu erreichen:

- Körperliche Übungen (Asanas)
- Atemübungen (Pranayama)
- Meditation (Dhyana)

Yoga besitzt ein breites, gesundheitsförderndes Wirkungspotenzial und wird bei verschiedensten Krankheitsbildern eingesetzt.

Praktisches Vorgehen

Ein sanfter Einstieg um die Möglichkeiten des Yoga kennenzulernen, ist das achtsame Yoga nach Jon Kabat-Zinn (JKZ). Diese spezielle Form von Yoga konzentriert sich auf die langsame Ausführung von Bewegungen und Haltungen, sodass körperliche Prozesse genau erfahren werden können. Die Asanas werden auf Matten geübt, analog zur Abfolge nach JKZ. Es gibt dabei zwei Sequenzen, eine im Liegen und eine im Stehen (Kabat-Zinn et al., 2011.).

Die Anleitung wird im Sinne einer achtsamkeitsbasierten Körperübung nicht wie üblich im Yogaunterricht mit direkten Haltungskorrekturen durchgeführt, sondern hat den Schwerpunkt auf der **achtsamen Wahrnehmung während des Übens.** Man lernt mit einfachen, sanften Bewegungen, den eigenen Körper besser wahrzunehmen und seine Möglichkeiten und Grenzen zu spüren. Eine regelmäßige Ausführung kann sich positiv auf Skelettmuskulatur, Kraft und Balance auswirken und dabei helfen, in einen Zustand tiefer Entspannung und Aufmerksamkeit zu kommen. Die angeleiteten Übungen regen immer wieder zur Bewusstheit über eigene Gedanken, Gefühle, Empfindungen und Sinneswahrnehmungen an. Ein guter **Kontakt zum eigenen Körper** wird aufgebaut, ein Gefühl von Präsenz im Hier und Jetzt kann sich dabei einstellen und vertiefen.

Achtsames Yoga kann ein Ausgleich zu leistungsorientierteren oder schnelleren Bewegungsformen sein. Die Bewegungen sollen langsam und bewusst sein. Abschließend sollten in der Gruppe die individuellen Erfahrungen, Gefühle, Gedanken und Fragen reflektiert werden.

Ziele

Die Teilnehmer sollten die gleiche innere Haltung einnehmen wie bei der Meditation: die Aufmerksamkeit im Moment halten und nicht versuchen, irgendein Ziel zu erreichen, sich zu erlauben einfach zu sein, wie man jetzt ist.

Praxis

Bewegung im klinischen Setting am Beispiel des Essener Modells

Im Essener Modell kommen verschiedene Bewegungsverfahren zur Anwendung. Diese werden nach einem ausführlichen Aufnahmeverfahren für die Patienten gezielt im Rahmen der Mind-Body-Medizin verordnet.

Im stationären Setting findet täglich für alle Patienten vor dem Frühstück eine **Morgenbewegung** statt (Zeitumfang 30 Minuten). Ziel ist, chronobiologisch gesehen, die Aktivierung nach der nächtlichen Ruhe. Dabei werden fast alle sportmotorischen Fertigkeiten trainiert: Beweglichkeit, Koordination, Ausdauer und Kraft.

Des Weiteren nehmen alle Patienten an einen **50-minütigen allgemeinen Informationsvortrag** zum Thema „gesunde Bewegung" teil. Ziel ist, die Motivation der Patienten zu wecken, ihren Alltag bewegt zu gestalten und hierzu Möglichkeiten und Anregungen zu vermitteln.

Abhängig von Vorerfahrungen, Vorlieben und Motivationslage der Patienten können **weitere Bewegungseinheiten** verordnet werden: Ergometer-Training, Qigong, Yoga, Sensomotorisches Training und (Nordic) Walking.

Darüber hinaus werden **bei Bedarf krankheitsbezogene bewegungstherapeutische Verordnungen** im Rahmen einer Physiotherapie oder in Einzelstunden mit einem Sporttherapeuten umgesetzt. Auch hier liegt der Fokus darauf, den Patienten im Rahmen seiner Möglichkeiten zu aktivieren und im Sinne der Hilfe zur Selbsthilfe therapeutische Elemente in die Gestaltung der Alltagsbewegung zu integrieren (Dobos et al., 2006).

In Bereich der **Tagesklinik** ist Bewegung ein zentrales Element. Als Querschnittmodul zieht es sich durch das gesamte Programm. Bei jedem Treffen findet mindestens eine Bewegungseinheit statt. Ebenso wird im modularen Aufbau in einer Einheit das Thema Achtsamkeit und auch das Modul „Zeit der Stille" mit achtsamkeitsbasierten Körperübungen wie Yoga oder Qigong umgesetzt. Darüber hinaus werden im Rahmen eines interaktiven Vortrags Informationen zum Thema Bewegung als Gesundheitsressource vermittelt.

3.5.4 Kognitive und emotionale Strukturen

Christel von Scheidt, Anna Paul, Nils Altner

Bewusstseinsprozesse können erfolgreich Einfluss auf emotionale Prozesse nehmen und damit auch auf körperliche Reaktionen. Der zentrale Gedanke – **die enge Verbindung der Art des Denkens mit der Ausrichtung des emotionalen Erlebens** – findet bereits in den Ausführungen alter Philosophen Erwähnung (Buddha, 563–483 v. Chr.; Sokrates, 469–399 v. Chr.; Platon, 427–347 v. Chr.; Seneca, 1–65 n. Chr.; Epiktet ca. 50–138 n. Chr.).

Im Kontext der Mind-Body-Medizin spielt die Stärkung des bewussten Umgangs mit Gedanken und Gefühlen im Sinne einer lebendigen, ausgeglichenen, gesundheits- und beziehungsfördernden Entwicklung der Persönlichkeit eine zentrale Rolle. Geht mit einer (chronischen) Erkrankung meist eine Reduzierung der Lebensqualität, Lebensfreude und Vitalität einher, so berichten Patienten nach einer mehrwöchigen Mind-Body-medizinischen Begleitung immer wieder, wie dankbar sie sind, dass ihr Leiden sie dazu gebracht hat, sich damit zu beschäftigen, wie sie die Welt und sich selbst wahrnehmen, wie sie denken, fühlen, handeln und in Beziehung sind. Hier kann das entstehen, was auch als **„posttraumatisches Wachstum"** bezeichnet wird, wenn es gelingt, das gesundheitliche Leiden als Anlass für eine tiefreichende Selbstentwicklung zu nutzen.

Zentrale Themen dieser Entwicklung sind das Erkennen und Bewusstwerden bisher **unbewusst ablaufender Wahrnehmungs-, Bewertungs-, Identifikations- und Handlungsmuster.** So kann z. B. eine Migränepatientin erkennen, dass sie sich durch verinnerlichte perfektionistische Glaubenssätze in Beruf und Familie seit Jahrzehnten permanent selbst unter Druck setzt, abwertet und überfordert. Bereits die Wahrnehmung dessen und das wohlwollende Einüben des Erkennens, in Frage Stellens und Ersetzens dieser dysfunktionalen Glaubenssätze durch funktionalere kann zu einer Befreiung davon führen und Raum geben für eine selbstachtsamere, selbstmitfühlendere und selbstfürsorglichere Haltung im Alltag.

Wenn zu dieser Erkenntnis noch Erfahrungen, Kenntnisse, Fähigkeiten und Gewohnheiten gestärkt werden, die ihr ermöglichen, im Alltag achtsam zwischen An- und Entspannung zu wechseln, sich angemessen zu bewegen, zu ernähren und naturheilkundliche Selbsthilfestrategien anzuwenden, können sich die selbstregulativen und selbstheilenden Potenziale ihres Organismus entfalten. Das zutiefst aufklärerische Bildungsanliegen der **Stärkung der persönlichen Mündigkeit** wird hier ganzheitlich erweitert zur bewussten Lebensgestaltungsfähigkeit. Sich in einer wohlwollenden, wertschätzenden und humorvollen Gruppe Gleichgesinnter von der Diktatur negativer Gedanken, Gefühle und Gewohnheiten zu befreien, um freudvoll erkundend und entdeckend die eigene Bewusstheit, Vitalität und Gesundheit zu stärken, das genießen viele Patienten sehr.

Hintergrund

Historisch bilden **neben der Philosophie die Sozialpsychologie und die Verhaltenstherapie** weitere Wurzeln der **kognitiven Therapieansätze.**

Vertreter der Sozialpsychologie betrachten Emotionen als ein Zusammenwirken von Physiologie, Kognitionen und Verhalten (Stavemann, 2003). Den Lebenskontext berücksichtigend sehen sie diese durch kultur-, schicht- und geschlechtsspezifische Wahrnehmung geprägt (Stavemann, 2003).

Die Verhaltenstherapie zeigte sich anfangs ausschließlich der empirischen Naturwissenschaft verpflichtet. Folglich bezog sie sich darauf, objektiv beobachtbares, dysfunktionales Verhalten (z. B. bei Phobien) durch funktionales Verhalten mittels konkret geplanter Verhaltensübungen zu ersetzen. Dabei wurde alles Subjektive (Kognitionen, Einstellungen und Emotionen) bei der Erklärung und Behandlung psychischer Probleme und Störungen ausgeschlossen. Dieses rein symptombezogene Vorgehen stieß vor allem bei Selbstwertproblemen, die auf subjektiver (Selbst-)Beurteilung basieren, an seine Grenzen, da subjektive Faktoren als eigentliche Ursachen emotionaler Probleme nicht berücksichtigt wurden.

Eine Veränderung brachte die sog. **Kognitive Wende** in den 60er- und 70er-Jahren des vergangenen Jahrhunderts. Durch eine erneute und verstärkte Orientierung an philosophischen Fragestellungen **rückte die Subjektivität des Menschen in den Vordergrund:**

- Wie nimmt der Mensch innere und äußere Reize wahr?
- Wie speichert und verarbeitet er sie?
- Welche Verzerrungen und Probleme können dabei auftreten?
- Welche emotionalen Konsequenzen resultieren daraus?
- Welchen Einfluss haben Ziele, Interessen, Motivation und Werte und die damit verbundenen Emotionen?

Das **Kognitive Paradigma** – in dem davon ausgegangen wird, dass der Mensch sein Erleben und Verhalten durch seine subjektiven Kognitionen selbst gestaltet – hielt Einzug. Neben der orthodoxen Verhaltenstherapie wurden verschiedene Modelle Kognitiver (Verhaltens-)Therapie entwickelt. Auch bei einigen Vertretern der Tiefenpsychologie und der Psychoanalyse fand dieser Ansatz Berücksichtigung (Stavemann, 2003).

Die Kognitive Therapie

Die verschiedenen Ansätze ähneln sich in ihrem praktisch-therapeutischen Vorgehen sehr stark. „*Nicht die Dinge selbst beunruhigen die Menschen, sondern ihre Vorstellung von den Dingen.*" Schon Epiktet (50–138) formulierte mit dieser Aussage die Grundannahme der kognitiven Ansätze: Der Mensch ist nicht passives Opfer seiner Erfahrungen. Vielmehr reagiert er auf sein eigenes subjektives, inneres, dynamisches Abbild der Welt und nicht auf die „objektive" Wirklichkeit.

Unter dem Oberbegriff **Kognitionen** werden vielfältige subjektive mentale Vorgänge zusammengefasst:

- Wahrnehmung und Bewertung von Ereignissen
- Erwartungen und Hypothesen
- Grundannahmen
- Einstellungen und Lebensphilosophie
- Innerer Dialog
- Verzerrtes Denken

Sind diese kognitiven (Bewertungs-)Prozesse **„dysfunktional"** und mit psychischer Beeinträchtigung verbunden, ermöglicht die Therapie eine Veränderung in Richtung **„funktionaler" Kognitionen.** Ist beispielsweise die zentrale Grundannahme einer Frau „Ich bin nur dann eine gute Mutter und Partnerin, wenn alle in der Familie glücklich und zufrieden sind", wird sie sich oftmals in einer Situation befinden, in der dies nicht der Fall ist. Dann wird sie sich schuldig oder unfähig fühlen, da es sich bei der Grundannahme um eine kognitive Verzerrung handelt, denn das Glück der Familie liegt nicht in ihrer Macht. Aufgrund permanenter Schuld- oder Minderwertigkeitsgefühle können sich erhebliche psychische Beeinträchtigungen entwickeln. In einer Kognitiven Psychotherapie lernt man, diese Verzerrungen zu erkennen und durch realistischere Gedanken zu ersetzen.

In der historischen Entwicklung sind **drei Therapieansätze** von besonderer Bedeutung:

Die Rational-Emotive Therapie (RET)

Albert Ellis (1913–2007) lieferte mit der Rational-Emotiven-Therapie (RET) in den 50er-Jahren des letzten Jahrhunderts den ersten Ansatz Kognitiver Therapien. Er betonte den Einfluss der Bewertungen (Beliefs) bei der Entstehung und Aufrechterhaltung von Emotionen und Verhaltensweisen und entwickelte das ABC-Modell:

- **A**ctivating Event: auslösendes externes oder intrapsychisches Ereignis
- **B**eliefs, Belief-Systeme: Bewertung des Ereignisses
- **C**onsequences: emotionale Reaktionen und Verhaltensweisen

Er geht davon aus, dass Emotionen und Verhaltensweisen (C) nicht direkt durch ein Ereignis (A) verursacht, sondern durch die subjektive Bewertung (B) hervorgerufen werden – wobei sich A, B und C wechselseitig beeinflussen. Die Bewertungen können rational (zielführend, hilfreich, angemessen) oder irrational (selbstschädigend, unangemessen, nicht zielführend, subjektiv belastend) sein. Irrationale Bewertungen haben die Tendenz, sich zu Überzeugungen zu verfestigen.

Die Psychotherapeutin Beate Wilken beschreibt vier Grundkategorien solcher irrationaler Überzeugungen (Wilken, 2006):

1. **Absolute Forderungen** (Mussturbationen): Wünsche und Vorlieben werden als absolute Notwendigkeit betrachtet: „Ich muss immer …" bzw. „Andere müssen …".
2. **Globale negative Selbst- und Fremdbewertung:** Einzelne Vorkommnisse werden auf die Person als Ganzes übertragen. Ein einziges Misslingen führt zu: „Ich bin eine Versagerin …" oder „Der andere ist absolut unzuverlässig …".
3. **Katastrophendenken:** Ein negatives Ereignis wird als Katastrophe gesehen: „Es wäre absolut furchtbar, wenn …".
4. **Niedrige Frustrationstoleranz:** Jemand erachtet sich als unfähig, ein negatives eingetretenes oder befürchtetes Ereignis ertragen zu können: „Ich kann es nicht ertragen, wenn …".

Ellis betrachtete **absolute Forderungen an sich und andere** in Verbindung mit verzerrten Schlussfolgerungen, wie oben aufgeführt, als grundlegend für viele neurotische und Persönlichkeitsstörungen im Sinne einer zentralen Lebensphilosophie: „Alle müssen mich mögen (1). Wenn nicht, ist das eine Katastrophe (3) und zeugt von meiner Wertlosigkeit (2)." Dies führt letztlich zu Verhaltensproblemen.

Als Emotionen benannte Ellis **Angst** in zwei zentralen Ausprägungen:

- **Ich-Angst** (*Ego Anxiety*): Die Ich-Angst ist durch absolute Forderungen und negative Selbstbewertungen gekennzeichnet: „Ich muss immer alles richtig machen bzw. von anderen gemocht werden." „Wenn mir das nicht gelingt, bin ich eine Versagerin und wertlos."
- **Angst vor dem Unangenehmen** (*Discomfort Anxiety*): Angst vor Unbehagen tritt zutage, wenn das eigene Wohlbefinden in Gefahr gesehen wird, und ist mit verminderter Frustrationstoleranz verbunden: „Es muss alles so sein, wie ich es will." – „Wenn es nicht so ist, kann ich es nicht ertragen."

Der **Symptomstress** – ein weiteres Konzept – beschreibt ein Beunruhigt-sein bezüglich bestimmter Symptome: „Es ist furchtbar, dass ich dieses Problem habe." – „Ich müsste es besser können." Symptomstress bildet den Auslöser (A) für ein sekundäres ABC (Angst vor der Angst, Depression wegen der Depression, Ärger über die eigene Angst etc.) und verstärkt die primären Symptome.

INFO

Irrationale Einstellungen und Annahmen als Basis irrationaler Gedanken

Nach Albert Ellis sind zwölf zentrale irrationale Einstellungen, Vorstellungen oder Annahmen die Basis für zwei verschiedene Emotionsrichtungen:

Angstbezogene Emotionen (wie Angst, Panik, Schuldgefühle, Zweifel)

1. Für jeden Menschen ist es absolut notwendig, von nahezu jeder anderen Person in seinem Umfeld geliebt oder anerkannt zu werden.
2. Ein Mensch darf sich nur dann als wertvoll empfinden, wenn er in jeder Hinsicht leistungsfähig, tüchtig und kompetent ist.
3. Menschliches Leiden hat äußere Ursachen, und der Mensch kann wenig Einfluss auf den eigenen Kummer und die eigenen psychischen Probleme nehmen.
4. Über tatsächliche oder vorgestellte Gefahren muss der Mensch sich große Sorgen machen und sich ständig mit der Möglichkeit befassen, dass sie eintreten werden.
5. Der Mensch soll sich auf andere verlassen und braucht immer einen Stärkeren, auf den er sich stützen kann.
6. Die eigene Vergangenheit des Menschen hat entscheidenden Einfluss auf das Verhalten in der Gegenwart. Etwas, das früher einen Einfluss auf das Leben hatte, wird auch weiterhin einen Einfluss haben.
7. Für jedes menschliche Problem gibt es die absolut perfekte Lösung, und es ist eine große Katastrophe, wenn genau diese Lösung nicht gefunden wird.
8. Es ist unmöglich, mit Unsicherheiten oder Wahrscheinlichkeiten zu leben.

3

Feindselige Emotionen (wie Ärger, Aggression, Frustration)

1. Bestimmte Menschen sind schlecht und böse und müssen für ihre Schlechtigkeit gerügt oder bestraft werden.
2. Es ist schrecklich und eine Katastrophe, wenn die Dinge nicht genau so sind, wie man sie gerne haben möchte.
3. Es ist leichter, bestimmten Schwierigkeiten aus dem Weg zu gehen als sich ihnen zu stellen.
4. Wenn andere Menschen Probleme oder Schwierigkeiten haben, muss man sich darüber aufregen, dass die Welt nicht fair ist.

Die Rational-Emotive Therapie will irrationale Bewertungen und zugrunde liegende absolute Forderungen hin zu einer rationaleren Lebensphilosophie verändern. Diese befähigt den Menschen, gegenwärtigen und zukünftigen Problemen angemessener zu begegnen. Sie tut das durch:

- Erläuterung des ABC-Modells
- Exploration
  - der Emotions- und/oder Verhaltensstörungen,
  - der auslösenden Situationen,
  - der subjektiven Veränderungsziele,
  - der irrationalen Bewertungen/Überzeugungen.
- Disputation und Veränderung der irrationalen Kognitionen

In einem multimodalen und integrativen Vorgehen erfolgen die Disputationsinterventionen auf drei Ebenen (Kognition, Emotion und Verhalten), da sie sich gegenseitig beeinflussen. Das übergeordnete Ziel bleibt jedoch die Kognitive Umstrukturierung, die auf diese Weise Nachhaltigkeit erfährt.

Kognitionen werden u. a. mittels der **Sokratischen Gesprächsführung** infrage gestellt – im therapeutischen Gespräch können durch gezielte Fragen hinderliche Überzeugungen identifiziert, persönliche Definitionen geklärt, Verzerrungen identifiziert, Weltbild und Alltagsbezug erforscht und Gedanken umformuliert werden (Stavemann, 2007).

Die Kognitive Triade der Depression

Der amerikanische Psychiater und Psychotherapeut Aaron T. Beck beschreibt eine Kognitive Triade der Depression (negativ verzerrte Sicht der eigenen Person, der Umwelt und der Zukunft). Sie führe zu Fehlern in der Informationsverarbeitung sowohl in der Wahrnehmung als auch in daraus abgeleiteten Schlussfolgerungen und sei die Ursache psychischer Störungen. Die Denkfehler resultierten aus **biografisch entwickelten negativen Schemata,** die in Belastungssituationen immer wieder evoziert und durch die verzerrte Informationsverarbeitung bestätigt werden. In der Folge verfestigten sie sich weiter. Charakteristische Denkfehler sind beispielsweise:

- **Willkürliche Schlussfolgerungen:** Aus einem Misserfolg wird die Einschätzung „Ich bin eine Versagerin". Dabei werden weder Erfolge in anderen Situationen berücksichtigt noch die Frage, ob diese Aufgabe lösbar gewesen wäre.
- **Übergeneralisierung:** Ein Ereignis wird auf andere Situationen übertragen. Ein Unfall mit Todesfolge eines geliebten Menschen löst die Fantasie aus, dass dies auch anderen nahestehenden Personen zustoßen könnte.
- **Personalisierung:** Ohne ersichtliche Beweise werden externe Ereignisse auf die eigene Person bezogen. Die Krankheit eines nahestehenden Menschen wird als Strafe für ein eigenes Fehlverhalten gesehen.

Ein zentrales Konzept der Kognitiven Therapie bilden sog. **automatische Gedanken.** Sie liegen unmittelbar, reflexhaft und subjektiv logisch zwischen einem Ereignis und dem subjektiven Erleben. In der Therapie sind sie leicht explorierbar und liefern die Basis für das Erkennen der **meist unbewussten generalisierten Grundannahmen,** die ihre Basis sind („Ich bin nur dann glücklich, wenn alle mich mögen bzw. wenn ich immer erfolgreich bin." – „Hat jemand eine andere Meinung, dann mag er mich nicht." – „Was andere von mir denken, bestimmt meinen Wert als Mensch.").

Ziel der Kognitiven Therapie ist es, verzerrte Kognitionen und dahinterliegende Grundannahmen hin zu einem differenzierten, konkreten, flexiblen und nicht wertenden Denken zu verändern. Bei an Depression erkrankten Menschen erfolgt in der Regel zuerst eine **Steigerung des Aktivitätsniveaus durch verhaltenstherapeutische Interventionen** (Planen von Aktivitäten, Führen eines Aktivitätstagebuchs u. ä.) mit dem Ziel, die Stimmung zu verbessern. Die anschließende Kognitive Therapie weist große Ähnlichkeit zur RET (s. o.) auf. Das Vorgehen gestaltet sich wie folgt:

- Erläutern der Kognitiven Theorie und Therapie
- Identifizieren
  - der automatischen Gedanken und der Denkfehler sowie
  - der dahinterliegenden Grundannahmen.
- Hinterfragen und Verändern der Gedanken und Einstellungen

Bei der Identifizierung und Veränderung der verzerrten Kognitionen kommt auch hier dem **Sokratischen Dialog** eine große Bedeutung zu. Um den Prozess zu unterstützen, werden **Hausaufgaben** eingesetzt (z. B. Protokolle negativer automatischer Gedanken). Die verzerrten Kognitionen werden einer **Realitätsprüfung** unterzogen, indem im Alltag Hinweise und Beobachtungen gesammelt werden, die ihnen widersprechen.

Neben kognitiven Interventionen kommen auch hier **unterstützend verhaltenstherapeutische Maßnahmen** zur Anwendung: Während sich kognitive Interventionen auf Gedanken, Bewertungen, Grundannahmen etc. beziehen, setzen verhaltenstherapeutische Maßnahmen an der konkreten Verhaltensebene an. Beispielsweise zeigen depressiv erkrankte Menschen in der Alltagsgestaltung oftmals eine ausgeprägte Inaktivität, die wiederum die Stimmung negativ beeinflusst. Zur Aufhebung dieser Inaktivität werden für den Alltag **Verhaltenspläne** erarbeitet, die den Menschen darin unterstützen, diese Inaktivität zu durchbrechen und sukzessive ein vermehrtes Aktivitätsniveau zu entwickeln (u. a. durch graduierte Planung von [erfreulichen] Aktivitäten). Durch Erfolgserlebnisse und das Erleben positiver Aktivitäten geht unmittelbar auch eine Stimmungsverbesserung einher, die als Ausgangsbasis für eine Kognitive Therapie dienen kann.

Im Verlauf des therapeutischen Prozesses werden aus den automatischen Gedanken durch die Bearbeitung von wiederkehrenden Themen die dahinterliegenden Grundannahmen verdeutlicht. Diese können ebenfalls herausgefordert, überprüft und verändert werden. Je nach Persönlichkeitsstruktur/-störung sind sie sehr spezifisch (Wilken, 2006).

Das Konzept der Selbstverbalisation

Der US-Psychotherapeut Donald Meichenbaum entwickelte das sog. **Stressimpfungstraining** aufgrund seiner Annahme, dass Emotionen durch **Selbstverbalisation** entstehen und beeinflusst werden. Er misst dem inneren Sprechen zu sich selbst bei der Bewältigung von Stresssituationen eine große Bedeutung bei. Angemessene Sätze („Auch wenn ich einen Fehler mache, geht davon die Welt nicht unter.“) ermöglichen die angemessene Bewältigung einer Situation mit angemessenen Emotionen. Unangemessene Selbstverbalisation („Das ist alles zu viel für mich – das werde ich nie schaffen.“) führen hingegen zu einer unangemessenen Bewältigung mit unangemessenen Emotionen.

Im Gegensatz zu Ellis und Beck wird bei Meichenbaum eine fehlende theoretische Herleitung und Definition der zentralen Begriffe seines Konzepts kritisiert, was eine konkrete Spezifizierung von Therapiezielen erschwert.

Allgemeines **Ziel** der Therapie ist es hier, **Kompetenzen zu fördern, um belastende Situationen durch angemessene Selbstverbalisation zu bewältigen.** Das Vorgehen gliedert sich in folgende Schritte:

- Didaktische Informationsphase:
  - Erläutern der Bedeutung von Kognitionen und Selbstverbalisation für die Stressreaktion
  - Analyse der Problemsituationen
  - Aufzeigen von Bewältigungsmöglichkeiten
- Übungsphase:
  - Einüben verschiedener kognitiver Bewältigungsmöglichkeiten in exemplarischen Situationen
  - Trainieren einer Entspannungstechnik
- Anwendungsphase: Anwenden der erlernten Strategien im Alltag

Neben dem Kognitiven Training werden auch von Meichenbaum verhaltenstherapeutische Techniken eingesetzt (z. B. Modelllernen, Reizkonfrontation).

In der Übungsphase werden, im Gegensatz zu den Konzepten von Ellis und Beck, die ungünstigen Selbstverbalisationen nicht hinterfragt oder überprüft. Das Augenmerk liegt ausschließlich darauf, gemeinsam mit dem Klienten angemessene Selbstverbalisationen zu formulieren.

Die kognitive Bewältigung von Stresssituationen in der Anwendungsphase durch angemessene Selbstverbalisationen erfolgt in vier Schritten (Wilken, 2006):

1. **Vorbereitung auf die Stresssituation** – sich orientieren und planen: „Was ist zu tun?“ – „Du kannst einen Plan erstellen, wie du mit der Situa-

3

tion umgehen kannst." – „Sich sorgen hilft dir nicht weiter."

2. **Konfrontation mit der Stresssituation** – schrittweises Vorgehen, sich entspannen, sich selbst positiv instruieren: „Eins nach dem anderen." – „Bleib ruhig!" – „Atme durch und entspanne dich." – „Du kannst dich mit Gedanken wieder beruhigen."
3. **Auseinandersetzung mit dem Gefühl der Überwältigung** – Abwenden drohender Panikgefühle: „Du kannst mit deiner Angst umgehen." – „Sie geht wieder vorbei." – „Du kannst die Angst aushalten." – „Bleibe im Jetzt – was ist jetzt zu tun?"
4. **Selbstverstärkung** – Stabilisieren des erfolgreichen Bewältigungsverhaltens: „Das hast du aber gut gemacht." – „Es geht doch von Mal zu Mal besser."

Die vorgestellten Ansätze zeigen große Ähnlichkeit und haben als gemeinsames Ziel, verzerrte Kognitionen oder dysfunktionale Selbstinstruktionen selbstständig identifizieren und verändern zu können. Sie differieren dabei in der jeweiligen Schwerpunktsetzung:

- **Ellis** bezieht sich auf Bewertungsmuster und Lebensphilosophien, die dem Erreichen wichtiger subjektiver Ziele entgegenstehen. Seine Vorgehensweise hat somit eine **philosophische** Ausrichtung.
- **Beck** betont Denkfehler in Wahrnehmung und Interpretation, die eine mangelnde Realitätsnähe aufweisen, und folgt eher einem **empirischen** Vorgehen.
- **Meichenbaum** stellt die Veränderung ungünstiger Selbstverbalisationen und innerer Bewältigungsaussagen in den Vordergrund. Sein Schwerpunkt ist dabei eher ein **technischer.**

Die jeweilige Vorgehensweise lässt sich auch auf die therapeutische Herkunft der Autoren zurückführen. Ellis und Beck messen als Psychoanalytiker den subjektiven Einsichtsprozessen wesentliche Bedeutung bei. Meichenbaum sieht es als Verhaltenstherapeut als ausreichend an, das kognitive Verhalten zu ändern.

Die Kognitive Umstrukturierung

Im Laufe der Zeit wurden die Vorgehensweisen in der therapeutischen Praxis zur heute praktizierten **Kognitiven Umstrukturierung** zusammengeführt. Sie erfolgt in fünf Schritten (Wilken, 2006):

- Erläuterung des kognitiven Modells
- Identifikation dysfunktionaler Kognitionen in spezifischen Problemsituationen
- Hinterfragen dysfunktionaler Kognitionen
- Entwicklung funktionaler, angemessener Kognitionen
- Erproben und Einüben neuer Kognitionen in Problemsituationen

Die **Förderung kognitiver Kompetenzen** stellt einen wesentlichen Bestandteil der **Mind-Body-medizinischen Behandlung** dar: Chronischer Stress gilt als vermittelnde Variable sowohl für die Funktionsfähigkeit des Immunsystems als auch bei der Entstehung von Krankheiten. Da dysfunktionale Kognitionen eine adrenalinvermittelte Stressreaktion auslösen können, bilden umgekehrt **kognitive Kompetenzen,** die diese verhindern, eine wesentliche **gesundheitserhaltende Ressource.** Symptombezogene dysfunktionale Gedanken, wie sie bei chronisch kranken Menschen oftmals beobachtet werden, führen unter anderem dazu, dass sich Symptome verstärken. Außerdem verringern sich die Symptomtoleranz und die interne Kontrollüberzeugung. Kognitive Kompetenzen zu fördern, kann somit wesentlicher Bestandteil einer Krankheitsverarbeitung sein.

Dysfunktionale Einstellungen im Sinne einer Lebensphilosophie bilden zum einen den Hintergrund dafür, dass alltägliche Anforderungen als Belastung, ja sogar als Bedrohung bewertet werden. Zum anderen stellen sie die Basis dar, um die subjektive Belastbarkeit und die Kompetenzen einzuschätzen, die benötigt werden, um Anforderungen zu bewältigen. Je nach Inhalt führen dysfunktionale Einstellungen zu einer generalisierten Haltung der Hilflosigkeit, einer gering ausgeprägten generalisierten Selbstwirksamkeitserwartung sowie einer mangelnden Wahrnehmung externer Hilfsmöglichkeiten (Kaluza, 2005).

Kognitionen und Einstellungen spielen für den Prozess einer Verhaltensänderung eine große Rolle – insbesondere, was Motivation und Intention angeht. Somit bildet die Erweiterung der kognitiven Kompetenz in der Mind-Body-Medizin gerade auch bezogen auf die subjektiven Einstellungen und Wahrnehmungen eine **wesentliche Schlüsselquali-**

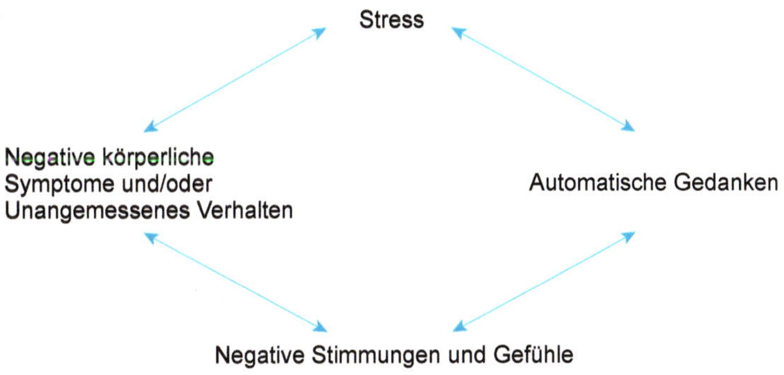

Abb. 3.15 Der negative Stresskreislauf [T974-002/L143]

fikation für den angestrebten Prozess der Gesundheitsverhaltensänderung.

Wie in ➤ Kap. 2.2.5 ausgeführt, bildet die **Haltung der Achtsamkeit** im Konzept der Mind-Body-Medizin eine Basis. Durch das Training der Achtsamkeit verbessert sich die Selbstwahrnehmung insgesamt. **Die Kombination von kognitivem und Achtsamkeitstraining** kann zum einen dazu beitragen, dass dysfunktionale Kognitionen und deren Wirkung leichter wahrgenommen und identifiziert werden. Zum anderen kann eine gelassenere Grundhaltung helfen, dysfunktionale Einstellungen und Lebensphilosophien sein zu lassen bzw. ggf. zu verändern.

Der negative Stresskreislauf (➤ Abb. 3.15) stellt dar, wie sich in einem Kreislauf negative Gedanken, die Stimmung, der körperliche Zustand und das Verhalten wechselseitig beeinflussen. Dieser Einfluss kann in beide Richtungen gehen: Beispielsweise kann Kopfschmerz unsere Stimmung beeinträchtigen und dies wiederum kann sich auf unsere Gedanken auswirken. Andererseits kann, wenn wir uns auf negative Gedanken konzentrieren, dadurch unsere Stimmung beeinflusst werden – und in der Folge entwickelt sich Kopfschmerz. Dadurch, dass man diesen Kreislauf aufdeckt, kann man einige der automatischen Gedanken verändern, die ihrerseits Einfluss darauf nehmen, wie man sich fühlt, wie man denkt und handelt.

Praktisches Vorgehen

Der Lebensstilbereich Umgang mit kognitiven Strukturen und emotionalen Regulationen umfasst vier Module:

- Zwei Module Kognitive Umstrukturierung
- Modul Innerer Dialog
- Modul Emotionsregulation

Die Arbeit mit diesen Modulen erstreckt sich meist über mehrere Interventionseinheiten, sodass die Übungen im Alltag geübt werden und in den nächsten Treffen reflektiert und vertieft werden können.

Es hat sich bewährt, die **Gruppensettings** zu diesem Thema in zwei Modulen anzulegen: eines zur Selbstbeobachtung und eines zur Veränderung der dysfunktionalen Gedanken. Zeitaufwand: jeweils 1,5 Stunden.

Ziele

Mentale und emotionale Ressourcen sollen aufgebaut werden und die psychische und emotionale Haltung für Selbstfürsorge gestärkt. Das hilft, gesundheitsförderliche Verhaltensänderungen zu ermöglichen.

In diesem Modul wird das von Ellis begründete ABC-Modell aus der Kognitiven Umstrukturierung als Selbstbeobachtungsmethode vermittelt. Die Patienten werden für ihre stressverschärfenden Gedanken sensibilisiert und lernen deren Zusammenhang mit ihrer körperlichen Stressreaktion kennen. Durch **subjektive Aufmerksamkeitslenkung** erfahren sie ebenso Wirkungen auf Wahrnehmung, Problemlösung sowie Körperreaktion und Gefühle.

Modul 1: Wahrnehmungs- und Bewertungsgewohnheiten I

Thema 1: Stressverschärfende Gedanken

Methode Zum Einstieg könnten die vier Ebenen der Spannungsregulation wiederholt werden (➤ Kap. 3.5.1, Modul 1), mit dem **Schwerpunkt „Gedanken“.** Anschließend bietet es sich an, Kleingruppen stressverschärfende Gedanken erarbeiten zu lassen und zu diskutieren, welchen Zusammenhang die Patienten zwischen Gedanken und Stress sehen. Beim Sammeln und der dazu gehörenden Diskussion der Ergebnisse sollte deutlich werden, dass Gedanken und Bewertungen **subjektive Prozesse** sind.

Thema 2: Bedeutung der Aufmerksamkeit

Methode Den Einfluss subjektiver Aufmerksamkeitslenkung macht am besten ein **interaktiver Vortrag** erfahrbar, der durch folgende **erlebniszentrierte Übungen** unterstützt wird:

- **Wahrnehmung:** Die Subjektivität von Wahrnehmung lässt sich am Beispiel von **Kippbildern** verdeutlichen, die je nach Blickwinkel unterschiedliche Dinge gesehen/erkannt werden (z. B. unter http://neu.schneider-andre.net/bilder?func=detail&id=168#joomimg).Trotz Vorhandensein aller zur Verfügung stehenden Informationen wird nur ein Teil der Realität wahrgenommen und andere Teile werden ausgeblendet. Fragen sind hier: „Wie erklären Sie sich, dass bei gleicher Abbildung nicht alle das Gleiche wahrgenommen haben?“ und „Welche Rückschlüsse ziehen Sie daraus für Ihren Lebensalltag?“.
  Durch dieses Phänomen wird verständlich, weshalb sich beispielsweise Zeugenaussagen nach einem Unfall selten vollständig entsprechen. Darüber hinaus wird ersichtlich, weshalb es in einer Konfliktsituation äußerst schwierig ist, eine vergangene konfliktauslösende Situation „objektiv“ zu rekonstruieren.
- **Problemlösung:** Die 9-Punkte-Übung macht erfahrbar, dass der Erfolg der Problemlösung von Denkrichtung und Denkgewohnheiten abhängt (➤ Abb. 3.16). Oftmals wird die Lösung innerhalb des Quadrats, das durch die neun Punkte gebildet wird, gesucht. Diese selbst gewählte Begrenzung führt nicht zum Erfolg. Erst der **Blick „über den Tellerrand“** macht die Problemlösung möglich. Nach Ausführen dieser Übung werden die Patienten gefragt, woran es ihrer Meinung nach gelegen hat, dass einige die Aufgabe nicht lösen konnten. Auch folgende Transferfrage bietet sich an: „Welche Rückschlüsse ziehen Sie daraus für Ihren Lebensalltag?“. Das macht deutlich, dass auch im Alltag versucht wird, ein Problem in bekannten Denkstrukturen zu lösen. Doch oftmals bringen gerade kreative Denkprozesse, die den vertrauten Rahmen verlassen, Ideen zur Problemlösung.
- **Körperreaktion und Gefühle:** Die Übung „Lieblingsgericht“ lässt die Patienten die Wirkung von Gedanken am eigenen Leib erfahren.

INFO
Übung: „Lieblingsgericht“

Schließe deine Augen und stell dir dein Lieblingsgericht vor – was du mit den Augen siehst, was du riechst. In Gedanken führst du nun eine mundgerechte Portion erst unter die Nase und dann ganz langsam zum Mund. Lass den Geschmack dieser Portion auf der Zunge entfalten, kaue genüsslich und genieße das Lieblingsgericht. Nimm dabei genau wahr, welche Reaktionen du dabei empfindest.

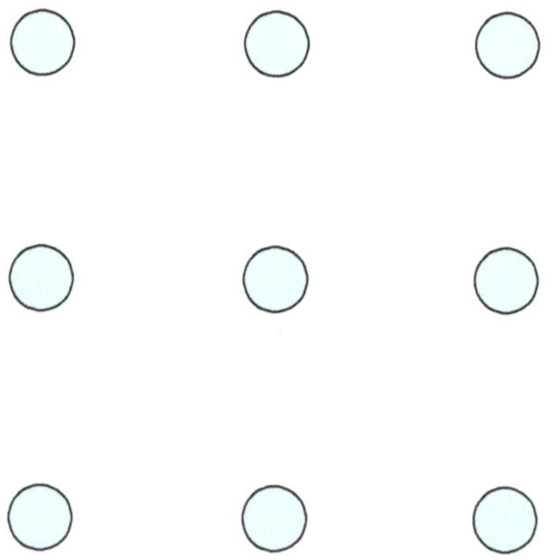

Abb. 3.16 9-Punkte-Übung: Alle neun Punkte sollen mit vier geraden Linien verbunden werden, sodass jeder Punkt mindestens einmal von der Linie berührt wird. Dabei soll der Stift nicht abgesetzt werden. Die Linien dürfen sich kreuzen. [M570/L143]

An dieser Stelle können die Patienten gefragt werden: „Erleben Sie das auch in Alltagssituationen, dass Ihre Vorstellung ausreicht, um bei Ihnen Körperreaktionen oder auch Gefühle auszulösen?". Und: „Was erleben Sie bei sich, wenn Sie
- an ein schönes Urlaubserlebnis,
- an eine bevorstehende Prüfung,
- an ein bevorstehendes Konfliktgespräch,
- an eine unangenehme Untersuchung oder
- an ein Treffen mit einem geliebten Menschen denken?"

In einem **interaktiven Vortrag** wird deutlich: Gedanken, Vorstellungen und innere Bilder können ausreichen, um Körperreaktionen, Gefühle und auch eine Stressreaktion in Gang zu setzen. Eine Bewusstheit über die Gedanken und Vorstellungen und ihre Auswirkungen in der Stressreaktion ist ein erster Schritt, aktiv auf diesen Prozess einwirken zu können.

Thema 3: Drei Schritte zur kognitiven Umstrukturierung (ABC-Modell)

Das ABC-Modell verdeutlicht den Zusammenhang zwischen Gedanken, Gefühlen und Verhalten. Die subjektiven Verzerrungen stressverschärfender Gedanken werden erkennbar, und es wird ersichtlich, wie man den stressverstärkenden Prozess positiv beeinflussen kann.

Methode **Beispiel 1:** Ein neutrales Beispiel erläutert das ABC-Modell (➤ Tab. 3.8). Die Patienten diskutieren darüber: Warum ärgert sich eine Person, weil es regnet, und eine andere freut sich? Gedanken und Gefühle könnte man hier jeweils den verschiedenen Kategorien des ABC-Modells (auslösendes Ereignis, Bewertung, emotionale Reaktion) zuordnen.

Tab. 3.8 Einführung in das ABC-Modell

Auslöser	Bewertung	Konsequenz (Consequence)
Es regnet	Person 1: Super! Ich muss den Garten nicht gießen.	Freude, Erleichterung
	Person 2: So ein Mist! Immer wenn ich frei habe, regnet es.	Ärger, Enttäuschung

Beispiel 2: Sie sitzen in einem Biergarten und der Kellner geht zum dritten Mal an Ihrem Tisch vorbei, ohne Sie zu bemerken. Stattdessen bedient er Gäste, die nach Ihnen gekommen sind.

In einer **moderierten Gruppenabfrage** werden die Patienten gebeten zu benennen, welche Gedanken sie sich in dieser Situation machen würden. Dabei ist es wichtig, darauf hinzuwirken, den „Originalton" der Gedanken (also das, was unmittelbar im Kopf auftaucht) zu nennen. In der Spalte B „Bewertung" könnte Folgendes stehen:
- Was denkt der sich eigentlich!
- Ist der blind?!
- Der ist für seinen Job auch nicht geeignet!
- Der Arme hat aber auch wirklich viel zu tun.
- Vielleicht ist der neu in seinem Job.

Im Anschluss daran werden die Patienten nach den dazugehörenden Gefühlen gefragt. Diese werden unter „Konsequenzen (C)" notiert. Die Gegenüberstellung von Gedanken und Gefühlen soll deutlich machen, wie unterschiedlich die Gefühle (Konsequenzen) in der gleichen Situation (Auslöser) aufgrund der Gedanken (Bewertung) sein können.

Thema 4: Situationsanalyse

Stressverschärfende Gedanken sind nicht leicht zu identifizieren, da sie oftmals „flüchtig" sind. Um im Modul 2 stressverschärfende Gedanken durch realistische Gedanken ersetzen zu können, ist es wichtig, die wesentlichen negativen Gedanken zunächst genau kennenzulernen. Dazu dient ein Beispiel einer Situationsanalyse (➤ Tab. 3.9).

Methode Für eine genaue Situationsanalyse ist eine differenzierte Vorgehensweise nötig: Der Ausgangspunkt ist eine stressauslösende Situation (A) mit konkreter Angabe von Uhrzeit, Ort und Geschehen. Zu dieser Situation notiert man die dazu gehörenden Gedanken (B) und die verschiedenen Konsequenzen (C), z. B. Körperreaktionen, Gefühle und Verhalten. Diese Vorgehensweise ermöglicht es, eine konkrete Situation zu betrachten und zu analysieren.

Die Patienten werden gebeten, diese Analyse zu Hause für einige stressauslösende Situationen im Alltag durchzuführen und anschließend die eigenen Gedanken genauer zu betrachten, um mithilfe eines Handouts mit verschiedenen Verzerrungstendenzen ihre subjektiv „bevorzugten" herauszufinden.

Tab. 3.9 Die Situationsanalyse im ABC-Modell

Auslöser		Bewertung	Konsequenzen (Consequences)		
Wann?	Was geschieht?	Meine Gedanken	Meine Gefühle	Meine Körperreaktionen	Mein Verhalten
Montag, 1. Arbeitstag nach dem Urlaub, 7:00 Uhr	Als ich das Büro betrete, sehe ich, dass viele Unterlagen auf meinem Schreibtisch liegen, die nicht meine sind.	Das war bestimmt mein Kollege. Na, das ist ja eine tolle Begrüßung! Der hat meinen Schreibtisch als Ablage genutzt. Da fühle ich mich so richtig willkommen geheißen. Kann der seinen Kram nicht woanders hinpacken?! Der denkt auch nur an seinen Kram – was mit anderen ist, ist ihm egal.	Ich bin enttäuscht und wütend.	Magendrücken, Herzklopfen, Schwitzen, heißer Kopf	Ich schimpfe vor mich hin. Ich lege die Unterlagen mitten auf seinen Schreibtisch.

3

INFO

Einige Beispiele gedanklicher Verzerrung (Burns, 1992)

- **Schwarz-Weiß-Denken:** Wenn eine Leistung nicht absolut perfekt ist, betrachten Sie sich als totalen Versager. Sie haben ein aufwendiges und gutes Menü für Ihre Gäste gekocht. Es ist Ihnen sehr gut gelungen. Für das Dessert haben Sie vergessen, die Mandeln zu rösten, und sagen zu sich: „Ich mache auch immer alles falsch."
- **Übertriebene Verallgemeinerung:** Sie sehen eine einzelne Erfahrung als eine generelle Wahrheit. Ein Freund hat Sie angelogen, und Sie denken: „Man kann heutzutage niemandem wirklich vertrauen".
- **Geistiger Filter:** Sie wählen einen einzigen negativen Aspekt aus und beschäftigen sich nur damit, sodass die Sicht auf die Realität verstellt wird, genau wie ein Tropfen Tinte einen ganzen Becher Wasser einfärbt. Sie haben viel Spaß auf einer Party, bis Sie jemand fragt, ob Sie in letzter Zeit zugenommen haben. Nun ist der ganze Abend für Sie verdorben.
- **Abwehr des Positiven:** Sie weisen eine positive Erfahrung ab, indem Sie darauf bestehen, dass sie aus irgendeinem Grund „nicht zählt". Jemand lobt Sie für eine Arbeit und Sie denken oder sagen sogar: „Das hätte doch jeder schaffen können".
- **Willkürliche, voreilige Schlussfolgerungen:** Sie ziehen negative Schlussfolgerungen, auch wenn keine Tatsachen gegeben sind, die Ihre Schlussfolgerung erhärten können.
  - „Gedankenlesen": Sie sehen einen Nachbarn im Supermarkt, der Sie nicht grüßt, und denken automatisch, dass er Sie nicht mag.
  - „Wahrsagen": Sie sagen negative Ereignisse schicksalhaft voraus: Sie entscheiden sich, einen Freund nicht um Hilfe zu bitten, weil er ohnehin nein sagen wird.
- **Übertreiben (Katastrophisieren)/Untertreiben:** Sie überschätzen die Wichtigkeit bzw. Bedeutung bestimmter Dinge. Der Bus kommt zu spät, Sie müssen zu einem wichtigen Termin und Sie sagen zu sich: „Ich halte das nicht aus" oder „Ich kann das nicht ertragen". Das ist eine Übertreibung, weil Sie es ertragen können. Umgekehrt lassen Sie beispielsweise positive persönliche Qualitäten oder Ereignisse schrumpfen, bis sie trivial erscheinen: „Was bedeutet es schon, eine freundliche Person zu sein. Man braucht doch kein Talent, um freundlich zu sein."
- **Beweisführung aufgrund von Vermutungen:** Sie nehmen an, dass Ihre Vermutungen genau das ausdrücken, was wirklich geschieht: „Ich fühle, dass mich hier keiner mag, also muss es auch wahr sein". Oder: „Ich fühle mich unterlegen, deshalb kann ich nicht so gut sein wie andere".
- **Wunschaussagen:** Sie versuchen, sich mit Aussagen wie „man sollte" oder „man sollte nicht" zu motivieren. Dies führt zu einem Gefühl des Unter-Druck-Stehens oder Ärgerlich-Seins.
- **Abstempeln:** Hierbei handelt es sich um eine besonders übertriebene Form der Verallgemeinerung. Sie beschreiben ein Ereignis mit einer ungenauen und gefühlsmäßig aufgeladenen Sprache. Wenn Ihnen ein Vorhaben einmal nicht gelingt, sagen Sie sich: „Ich bin ein absoluter Versager". Wenn das Vorhaben einer anderen Person Sie ärgert, sagen Sie: „Er ist ein absoluter Vollidiot".
- **Dinge persönlich nehmen:** Sie glauben, für ein Ereignis verantwortlich zu sein, obwohl Sie damit in Wirklichkeit gar nichts zu tun haben. Ihr Kind fällt durch eine Prüfung und Sie denken: „Ich bin eine schlechte Mutter/ein schlechter Vater".
- **Anerkennung suchen:** Sie gehen davon aus, dass alle Menschen in Ihrem Leben Sie immer lieben und alles gut heißen müssen, was Sie tun. Wenn dies mal nicht der Fall ist, dann ist das eine Katastrophe für Sie.
- **Selbstgerechtigkeit:** Alle Menschen müssen immer das tun, was Sie für richtig halten, und wenn sie dies mal nicht tun, dann sind die anderen im Unrecht und müssen bestraft werden.

Modul 2: Wahrnehmungs- und Bewertungsgewohnheiten II

Veränderung stressverschärfender Gedanken

Über die Reflexion der Wahrnehmungs- und Bewertungsgewohnheiten werden Fähigkeiten erworben, dysfunktionale Gedanken mittels Hinterfragen durch angemessene, realistische Gedanken zu ersetzen. Dazu dienen Selbstbeobachtungsaufgaben bzw. Situationsanalysen (die zu Hause gemacht wurden). Zeitaufwand: 1,5 Stunden.

Thema 1: Erfahrungen mit der Situationsanalyse

Die Situationsanalyse (in Eigenarbeit zu Hause) hilft den Patienten häufig schon zu etwas Abstand zu Situationen, der als solcher schon als positiv empfunden wird. Durch diese Distanzierungstechnik können sie sich leichter von kreisenden Gedanken um die Situation lösen.

Methode **Kleingruppen** arbeiten an folgenden Fragen: „Was ist Ihnen durch die Situationsanalyse deutlich geworden?“, „Was ist leichtgefallen?“ oder „Womit hatten Sie Schwierigkeiten?“. Oft wird benannt, dass es schwierig ist, zwischen Gedanken und Gefühlen zu differenzieren. Hier bedarf es meist der Unterstützung anhand konkreter Beispiele.

Thema 2: Erfahrungen aus der Reflexion von Wahrnehmung und Bewertung

Die Reflexion ermöglicht die Erkenntnis, dass stressauslösende Gedanken – durch individuelle Einstellungen und Annahmen – ihre Verzerrung erfahren und somit sehr subjektiv sind.

Methode Eine **moderierte Gruppenabfrage** zeigt die Subjektivität der Bewertungen und führt zu Erkenntnisgewinn.

Thema 3: Die Annahmen der Kognitiven Umstrukturierung

- Gefühle und Stimmungen werden durch Gedanken und Einstellungen beeinflusst.
- Gedanken sind meist schnell und flüchtig, aber dennoch sehr mächtig – vor allem die negativen Gedanken. Dass es oftmals schwierig ist, die Gedanken in einer stressauslösenden Situation zu identifizieren, wurde durch die Situationsanalyse deutlich.
- Negative Gedanken sind meist „alte Begleiter“ und kommen automatisch.
- Negative automatische Gedanken sind erfolgreich: „sich selbst erfüllende Prophezeiungen“. Wir glauben uns, was wir denken. Wenn sich jemand beispielsweise bei dem Gedanken an eine bevorstehende Geburtstagsfeier „ausmalt“, dass er dort niemanden kennen, mit keinem ins Gespräch kommen und folglich allein in der Ecke sitzen wird, wird er aufgrund dieser Gedanken in eine eher negative Stimmung kommen. Diese Gestimmtheit wird er auch ausstrahlen und dadurch vermutlich für einen Kontaktversuch anderer Gäste nicht gerade einladend wirken. Dadurch ist es sehr wahrscheinlich, dass er während der Feier genau das erlebt, was er im Vorfeld befürchtet hat.
- Depressive und ängstliche Menschen haben mehr negative Gedanken: „Suche-so-wirst-du-finden-Phänomen“.
  Unsere Wahrnehmung ist durch unsere Erfahrungen und Vorannahmen eingeschränkt, sodass wir oftmals genau das bemerken und denken, was wir erwarten oder befürchten.
- Negative automatische Gedanken sind meist irrational bzw. unrealistisch. Sie enthalten Verzerrungen und Übertreibungen.

Methode In einem **interaktiven Vortrag** werden die Annahmen dieses Modells – deren ersten Aspekte den Patienten bereits anschaulich wurde – in ihrer Bedeutung erläutert.

Thema 4: Fünf Schritte der Kognitiven Umstrukturierung

- Selbstbeobachtung
- Verzerrungen erkennen
- Negative Gedanken kritisch hinterfragen
- Negative Gedanken durch realistischere Gedanken ersetzen
- Den neuen inneren Dialog üben

3

Methode In einem **interaktiven Vortrag** werden die bisherigen Erfahrungen aufgegriffen und die Patienten erhalten nun das Handwerkszeug, um ihre negativen Gedanken infrage zu stellen und auf ihren Realitätsgehalt zu prüfen. Zunächst sammeln sie Ideen in **Kleingruppenarbeit,** wie negative Gedanken automatisch geprüft und hinterfragt werden können. Als Beispiel dient ein spezieller Gedanke aus einer Situationsanalyse. Die Ideen der Gruppe werden durch weitere Beispiele ergänzt:

- Hilft mir dieser Gedanke in diesem Moment?
- Ziehe ich voreilige Schlüsse?
- Übertreibe ich?
- Gibt es andere Möglichkeiten, diese Situation zu betrachten?
- Was denkt einer, den die Situation weniger belastet als mich?
- Wie werde ich später, morgen oder in einem Monat oder in einem Jahr über die Situation denken?
- Was würde schlimmstenfalls geschehen? Was genau wäre daran so schlimm? Wie wahrscheinlich ist das?
- Habe ich schon einmal eine ähnlich schwierige Situation gemeistert? Wie ist mir das gelungen?
- Was würde ich einem Freund zur Unterstützung sagen, der sich in einer ähnlichen Situation befindet?
- Wie wichtig ist diese Sache wirklich für mich?
- Gibt es etwas anderes, das mir sehr wichtig ist, an das ich mich in dieser Situation erinnern könnte, und das mir Mut und Sicherheit geben kann?

Oftmals sind es ähnliche auslösende Situationen, auf die wir mit unseren Verzerrungsmustern reagieren. Insofern besteht der letzte Schritt darin, diesen inneren Dialog des Hinterfragens zu üben (➤ Tab. 3.10). Dadurch wird er vertrauter und gelingt mit der Zeit zunehmend leichter und zeitnaher.

MERKE

Warum sind unsere negativen Gedanken so mächtig?

- Unser Körper (unser Gehirn) kennt keinen Unterschied zwischen Dingen, die wir uns vorstellen und Dingen, die wir tatsächlich erleben. Sehen wir einen Horrorfilm, schlägt unser Herz schneller oder es läuft uns kalt den Rücken herunter. Stellen wir uns vor, an unserem Lieblingsstrand zu sein, fängt unser Körper an, sich zu entspannen, und der Atem wird langsamer.
- Wir sprechen ständig mit uns selbst. Der Inhalt dieser Selbstgespräche ist meistens negativ. Wir befinden uns in einem kontinuierlichen Fluss von Selbstgespräch, von Wünschen, Selbstkritik und eigenen Ratschlägen. Und wenn wir uns etwas oft genug sagen, beginnen wir auch, es zu glauben.

Tab. 3.10 Verändern stressverschärfender Gedanken mit dem ABC-Modell

Auslösende Situation		
Ich komme am ersten Arbeitstag nach meinem Urlaub ins Büro. Es liegen viele Unterlagen auf meinem Schreibtisch, die nicht meine sind.		
Bewertung: Gedanken, Einstellungen	**Konsequenzen** (Consequences)	**Diskussion:** kritische Fragen
• Das war bestimmt mein Kollege. • Na, das ist ja ne tolle Begrüßung! • Da fühle ich mich so richtig willkommen. • Kann der seinen Kram nicht woanders hinpacken?! • Der denkt auch nur an seinen Kram – was mit anderen ist, ist ihm egal.	Gefühle: Ich bin enttäuscht und wütend.	• Woher weiß ich das? • Ziehe ich voreilige Schlüsse? • Was denkt einer, den die Situation weniger belastet als mich? • Wie werde ich später, morgen oder in einem Monat oder in einem Jahr über die Situation denken?
	Körper: • Magendrücken • Herzklopfen • Schwitzen • Heißer Kopf	**Realistische Gedanken** • Stopp! Aufregen bringt jetzt gar nichts. • Ich weiß nicht den Grund dafür, weshalb er die Sachen dort hat liegen lassen. • Vielleicht hat er vergessen, dass ich heute zurückkomme. Ansonsten ist er ja immer sehr zuvorkommend und hilfsbereit. • Vielleicht war er ja krank und hatte nicht die Gelegenheit, alles wegzuräumen.
	Verhalten: • Ich schimpfe vor mich hin. • Ich lege die Unterlagen mitten auf seinen Schreibtisch.	

- Wir halten fast nie inne, um unsere Gedanken infrage zu stellen. Und oft stimmen unsere Gefühle mit unseren Gedanken überein. Wenn wir uns selbst sagen „Ich werde diesen Arbeitsplatz nie bekommen" und wir diesen Gedanken mit Gefühlen von Ängstlichkeit und Schwarzsehen verstärken, dann scheint unsere Furcht übermächtig zu werden. Oft werden aus Gedanken auch sich selbst verstärkende Prophezeiungen. Wenn wir z. B. mit diesem Grundgefühl in ein Vorstellungsgespräch gehen, werden wir uns wahrscheinlich nicht in einer Weise präsentieren, die Selbstsicherheit und Zuversicht ausdrückt. Wir werden dann wahrscheinlich den Arbeitsplatz tatsächlich nicht bekommen.

Modul 3: Der Innere Dialog

Hintergrund

Die Kognitive Umstrukturierung beschäftigt sich vor allem mit dem WIE des Denkens, mit den Verzerrungen und deren Auswirkung auf die körperlichen Reaktionen, das emotionale Erleben und auch auf das Verhalten. Doch auch das **Was?** also die Inhalte der Gedanken, haben einen großen Einfluss auf das Wohlbefinden, die Gesundheit und die Krankheitsverarbeitung des Menschen. Die Kenntnis darüber sowie die Fähigkeit, auch die Inhalte der Gedanken zu modifizieren stellen eine wichtige Mind-Body-medizinisch zu vermittelnde Kernkompetenz dar.

Auch hier ist eine **achtsame Haltung** die Basis. Über eine verbesserte Selbstachtsamkeit wächst die Bewusstheit für innere Prozesse und die Möglichkeit, diese bewusst zu gestalten.

Vom Bedürfnis zum subjektiven Stressverstärker: Folgt man dem Ansatz der Humanistischen Psychologie, spielen Bedürfnisse und deren Erfüllung eine wesentliche Rolle im Leben eines jeden Menschen (Maslow, 1981; Maslow, 2000; Rogers, 2004). Vor allem Marshall B. Rosenberg widmet sich diesem Bereich im Training der von ihm entwickelten **Gewaltfreien Kommunikation** in umfassender Weise (Rosenberg, 2007).

Beeinflusst hat Rosenberg die Überlegungen zur Gewaltfreiheit (Ahimsa) von Mahatma Gandhi – eine Lebens- und Geisteshaltung, die es vermeidet, sich selbst und andere Lebewesen zu schädigen oder zu verletzen. Dazu gehören auch negative Gedanken, Lüge, Hass und übermäßige Eile. Darüber hinaus geht es für Rosenberg darum, moralisches Verurteilen zu vermeiden, die Verantwortung für das eigene Handeln nicht zu leugnen und keine Forderungen an das Gegenüber zu stellen. Für ihn sind dies Aspekte einer lebensentfremdenden Kommunikation, die die Beziehungsgestaltung zum Gegenüber und zu sich selbst erschweren bzw. einen wirklichen Kontakt gar unmöglich machen.

Für Rosenberg war das Bedürfnis des Menschen nach sozialem Miteinander und Eingebunden sein Ausgangspunkt der Konzeptentwicklung. Er sah in jeder Äußerung und jeder Handlung eines Menschen die beste ihm gerade zur Verfügung stehende Strategie, sich ein Bedürfnis zu erfüllen. Im Zentrum steht hierbei die Ausrichtung auf die Gefühle und Bedürfnisse, die sich **hinter** den Äußerungen und Handlungen verbergen. Dabei sind Gefühle, die subjektiv als positiv wahrgenommen werden, Indikatoren für erfüllte Bedürfnisse. Negativ empfundene Gefühle gelten als Zeichen dafür, dass ein Bedürfnis nicht gestillt ist.

Bedürfnisse nach Anerkennung, Zugehörigkeit, Erfolg, Unabhängigkeit, Sicherheit oder Wohlbefinden sind jedem Menschen vertraut und er strebt nach deren Erfüllung. Im ungünstigen Fall entwickeln sich aus diesem Streben **Stressverstärker,** indem die Erfüllung dieser Bedürfnisse zur absoluten Forderungen an sich selbst werden, da sie (die Erfüllung) für das eigene Wohlbefinden oder den Selbstwert subjektiv unbedingt notwendig erscheint. Diese Forderungen an sich selbst äußern sich in Gedanken, im Inneren Dialog und entwickeln sich zu sog. persönlichen Stressverstärkern.

Gerd Kaluza berücksichtigt diese Thematik in seinem Training „Stressbewältigung" und hat fünf **Stressverstärker** benannt. Diese werden bestimmten Bedürfnissen zugeordnet und zeigen sich über Gedanken (Inneren Dialog) im Alltag. Die Namen der Stressverstärker sind dabei Forderungen/Befehle an sich selbst (➤ Tab. 3.11):

Eine weitere Möglichkeit, für den Inneren Dialog zu sensibilisieren und ihn gesundheitsförderlicher zu gestalten, bietet **Friedemann Schulz von Thun** mit seinem Modell **„Das Innere Team".** Er bezieht sich dabei auf die Tatsache, dass die innere Reaktion eines Menschen auf ein Ereignis oder auch auf einen

3

Tab. 3.11 Stressverschärfende Gedanken (nach Gerd Kaluza, 2015)

Stressverstärker	Bedürfnisse	Stressverschärfende Gedanken
Sei perfekt!	Selbstbestätigung, Erfolg	Ich muss immer für meinen Betrieb da sein. Es gibt nichts Schlimmeres als Fehler zu machen.
Sei beliebt!	Zugehörigkeit, Liebe, Anerkennung	Es ist schrecklich, wenn andere mir böse sind. Es ist wichtig, dass mich alle mögen.
Sei stark!	Unabhängigkeit, Selbstbestimmung	Es ist schrecklich auf andere angewiesen zu sein. Am liebsten mach ich alles selbst.
Sei vorsichtig!	Sicherheit, Kontrolle	Bei Entscheidungen muss ich mir 100 % sicher sein. Es ist ganz fürchterlich, wenn ich nicht weiß, was auf mich zukommt.
Ich kann nicht!	Wohlbefinden, Leichtigkeit	Das schaffe ich nie. Probleme und Schwierigkeiten sind einfach nur fürchterlich.

anderen Menschen oftmals vielfältig und auch ambivalent sein kann:

Wenn beispielsweise eine Frau von ihrer Nachbarin darum gebeten wird, sich in den nächsten 5 Wochen um die Balkonpflanzen zu kümmern, hat sie vielleicht „zwei Seelen in ihrer Brust", die eine sagt: „Na klar, mach ich doch gern!" und die andere: „Da soll sie mal schauen, ob sie einen anderen Dummen findet. Letztens, als ich sie um Unterstützung gebeten habe, hat sie mich auch hängen lassen." Wenn sie nun einer der beiden Seiten spontan folgt, wird die andere Seite sich meckernd melden. Schulz von Thun empfiehlt, sich für die Entscheidung **Zeit** zu nehmen und die widerstrebenden Stimmen in einen inneren klärenden Dialog treten zu lassen, um sie bestenfalls zu einer Kooperation zu bringen.

Mit dem **Modul des Inneren Dialogs** wird die in uns stattfindende Kommunikation genauer betrachtet. Lauscht man in sich hinein, nimmt man dort oft mehrere Stimmen wahr, die sich bei einem bestimmten Ereignis oder einem Thema bemerkbar machen. Diese Stimmen oder Anteile in uns sind sich selten einig und wollen allesamt unser Handeln und unsere Kommunikation beeinflussen.

Ein Konflikt im Inneren – ein ganz normaler menschlicher Zustand – kann sehr stressig und lähmend sein. Doch diese „innere Meinungsverschiedenheit" kann durchaus sehr fruchtbar sein, denn das konstruktive Ergebnis dieser bewussten inneren Kommunikation führt oft zu einem befriedigenden Resultat bei der Entscheidungsfindung und Verhalten im Außen. Raufen sich die inneren Stimmen zu einem Team zusammen und finden gemeinsam eine Lösung, werden eher weise Kräfte freigesetzt, als wenn man nur auf die Stimme hört, die sich automatisch in den Vordergrund drängelt.

Wem die eigenen inneren Stimmen bekannt sind oder wer gelernt hat, sie näher zu identifizieren, und mit ihnen ein freundlichen Austausch pflegt, kann seinen wahren Bedürfnissen gerechter werden, nach außen klarer und authentischer im Verhalten auftreten.

Praktisches Vorgehen Nach einem **kurzen Impulsvortrag** wird mit einer **moderierten Gruppendiskussion** zunächst für einen stressverschärfenden oder gar stressinduzierenden inneren – oftmals automatisierten – Dialog sensibilisiert. Es werden im zweiten Schritt mit **Kleingruppenarbeit** die Veränderungsmöglichkeiten erarbeitet, die helfen, den stressverschärfenden Umgang mit sich selbst zu verbessern. Wichtig ist hierbei, dass die Patienten in der anschließenden **moderierten Gruppendiskussion** die Möglichkeit haben, sich den eigenen Bedürfnissen, die hinter den inneren Stimmen liegen, anzunähern. Gleichzeitig wird die Bewusstheit für innere Ambivalenzen von hemmenden und förderlichen Stimmen geschult.

Ziele Die Patienten werden sensibilisiert, ihre inneren Stimmen/Anteile zu identifizieren und zu erkennen, welche für sie eher förderlich und welche hemmend sind.

Sie lernen dann Veränderungsmöglichkeiten kennen und sollen motiviert werden, mit zwei Übungen im Alltag den inneren Dialog zu erforschen.

Thema 1: Innere Ambivalenzen als Stressauslöser erkennen/Innere Stimmen und ihre Wirkung identifizieren

Jeder redet im Alltag im Stillen oder auch mal laut mit sich selbst. Manchmal melden sich gleichzeitig sich widersprechende Stimmen. Ein Beispiel: Die Nachbarin fragt, ob ich in den nächsten 6 Wochen in ihrer Abwesenheit ihre Blumen gießen kann. Eine Stimme in mir meldet sich mit einem klaren „Ja, das kann ich gerne machen." Eine andere Stimme: „Als ich letztes Mal ihre Hilfe brauchte, hat sie einfach nein gesagt" Wenn man einer der beiden Stimmen zu schnell nachgibt, kann es sein, dass die andere Stimme den ganzen Tag „meckert". „ICH" ist nicht nur ICH, es stecken viele Facetten dahinter. Es gibt nicht nur die **eine Stimme** in uns. So wird die eigene innere Stimme zum Stressauslöser.

Dabei ist dies noch ein einfaches Beispiel, denn oftmals sind es mehr als zwei Stimmen in uns, die sich zu Wort melden.

Und wenn man in einer misslichen Situation ist, uns etwas nicht gelungen ist, man einen Fehler gemacht hat oder wenn man etwas Neues wagen will, melden sich Stimmen in uns, die uns schon länger begleiten. Manche sind eher kritisch, hemmend, kleinmachend und andere sind unterstützend, wohlwollend und hilfreich. Das bedeutet, dass unsere inneren Stimmen viel bewirken können. Es macht Sinn, mit den verschiedenen inneren Stimmen vertraut zu werden und einen guten Umgang damit zu entwickeln.

Methode Mit einem **Impulsvortrag** wird das Thema mit den Patienten erarbeitet.

Mögliche Impulsfragen sind beispielsweise: Welche inneren Stimmen sind Ihnen bekannt und welchen Namen kann man den Stimmen geben? Wer meldet sich in deinem Inneren zu Wort?

In einer **moderierten Gruppenabfrage** nennen dann die Patienten die inneren Stimmen mit Namen und Artikel. Hierfür wird ein Flipchart-Bogen in zwei Hälften geteilt. Auf der einen Seite werden die kritischen, entwertenden, tadelnden Stimmen gesammelt und auf der anderen die unterstützenden, Mut machenden Stimmen.

Zum Beispiel können die Stimmen folgende „Namen" haben:

die Anerkennende	die Vorwurfsvolle
die Zuversichtliche	der Perfektionist
der Mut-Machende	die Skeptikerin

Zu jeder Stimme soll der Patienten einen typischen Satz formulieren, wie z. B. „Das hast Du gut gemacht."

Um den Selbstbezug herzustellen, wird dann in einer kurzen moderierten Gruppendiskussion gefragt: „Was ist dir deutlich geworden? Welche Resonanzen kommen dir beim Betrachten des Ergebnisses?"

Thema 2: Die positive Absicht der kritischen/hemmenden Stimmen erkennen

Nun wird die möglichweise positive Absicht hinter einer kritischen, entwertenden oder hemmenden Stimmen erkundet.

Methode Die Patienten erhalten den Auftrag, in einer **Kleingruppenarbeit,** es werden 3er-Gruppen gebildet, die kritische Stimme herauszusuchen, die sie gut von sich kennen und gemeinsam zu überlegen, ob diese Stimmen vielleicht ursprünglich mit einer positiven Absicht angetreten sind und welche das sein könnte. Anschließend stellen die Gruppen in einer **moderierten Kleingruppenabfrage** ihre Ergebnisse kurz vor.

Thema 3: Beschäftigung mit den inneren Stimmen als Möglichkeit der Selbstfürsorge und Stressreduktion

Zur Vertiefung der behandelten Themen/Methoden wird den Patienten empfohlen, die Arbeit mit den inneren Prozessen in der folgenden Woche fortzuführen und zu vertiefen, also die inneren Stimmen wie ein Inneres Team spielerisch zu erkunden.

Methode In einem **interaktiven Vortrag mit Reflexions-Motivations-zentrierten Vorschlägen** werden die erarbeiteten Ergebnisse zum Inneren Dialog zusammengefasst und gleichzeitig ein Impuls für Eigenarbeit Zuhause gesetzt. Zwei Übungen können die Patienten zu Hause bis zum nächsten Treffen durchführen:

1. **Übung:** Erforschung der positiven Absicht der vermeintlich hemmenden/kritischen Stimmen und Erkundung und Neugestaltung des Inneren Dialogs oder des „inneren Teams". Dazu öfters am Tag innehalten, durchatmen und sich mit folgenden Fragen beschäftigen:
   - Welches Teammitglied meldet sich wann?
   - Wer tritt auf die Bühne?
   - Wer ist oft im Vordergrund?
   - Wen möchte ich gerne mehr nach vorne holen?
   - Wer hat sich ganz versteckt? Wen braucht dieses Teammitglied, um sich mehr nach vorne zu trauen?
   - Wen will ich ganz neu ins Team holen?
   - Wer braucht mal Urlaub, eine Fortbildung etc.?
2. **Übung:** Schreiben von Tagebuch oder Morgenseiten
   - Um die oben beschriebenen Stimmen besser kennen zu lernen und zu nutzen, ist das Aufschreiben dessen, was uns im Inneren beschäftigt sehr hilfreich. Dies kann mithilfe des Tagebuch-Schreibens geschehen. Ziel soll sein, den Patienten zu verdeutlichen, dass das Schreiben eines Tagebuchs entschleunigen, Klarheit geben und Bewusstheit schaffen kann.
   - Eine andere Variante ist das Schreiben der sog. Morgenseiten. Gleich nach dem Aufstehen wird 15 Minuten lang oder auf 4 Seiten das auf das Papier gebracht, was durch den Kopf schwirrt ohne auf Rechtschreibung oder Stil zu achten.

Tagebuch-Schreiben hat über den Kontakt zu sich und seinen inneren Prozessen und Gefühlen weitere positive Effekte auf das Immunsystem sowie die Stress- und Krankheitsbewältigung.

Modul 4: Emotionale Vitalität

Hintergrund

Die Fähigkeit, Gefühle wahrnehmen zu können und sie zuzulassen, ohne sogleich impulsiv den damit verbundenen Handlungsimpulsen nachgeben zu müssen, ist eine Voraussetzung für emotionale Intelligenz und soziale Kompetenz. Ziel beim Erlernen eines gesundheitsfördernden Umgangs mit Emotionen ist es, Gefühlsregungen weder zu unterdrücken und zu verleugnen, noch sich ihnen unreflektiert zu überlassen.

Ergebnisse experimenteller Untersuchen weisen darauf hin, dass körperliche Beschwerden durch Muskelspannungen gefördert werden, die sowohl mit der Unterdrückung als auch mit dem Ausleben von starken Gefühlen (z. B. Ärger) einhergehen (Burns, 2006; Burns et al., 2006). Fatalerweise tendiert ein ständig unter Spannung stehender, überreagierender Organismus – ebenso wie ein dauerhaft spannungs- und reaktionsarmer – dazu, seine **emotionale Schwingungsfähigkeit** bei sich selbst und die **Sensibilität für emotionale Regungen** bei anderen einzubüßen. Sowohl die eigene emotionale Vitalität als auch die für einen lebendigen sozialen Austausch notwendige Empathiefähigkeit werden dadurch reduziert.

Eine Mind-Body-medizinische Begleitung erkrankter Menschen spricht deshalb grundlegende emotionale Fähigkeiten an: Sie fördert in diesem Sinne Selbstwahrnehmung, Selbstfürsorge, emotionale Intelligenz, Empathie und soziale Unterstützung. Empathische, respektvolle und klare Beziehungen zwischen Arzt bzw. Therapeut und Patient, unterstützende Gruppeninterventionen sowie das Erlernen eines Kommunikationsstils, der sowohl die eigenen Bedürfnisse und Wünsche berücksichtigt als auch das Gegenüber respektiert, können ganzheitliche Entwicklungs- und Heilungsprozesse anregen und verstetigen.

Auf der Suche nach Sinn

Häufig klagen Patienten mit chronischen Erkrankungen darüber, dass ihre Beschwerden sie massiv daran hindern, ihren Alltag zu bewältigen. Damit geht oft das Gefühl einher, vom Leben ungerecht behandelt und um die Verwirklichung von Träumen und Plänen gebracht zu werden. Der geplante Lebensverlauf scheint für diese Personen außer Kontrolle geraten zu sein. Das trifft besonders dann zu, wenn die sozialen Beziehungen leiden, da die Erkrankung zu Konflikten in Familie und Freundeskreis führt. Insbesondere bei Schmerzerkrankungen wie z. B. Fibromyalgie gehen Freundschaften und zuweilen auch Partnerschaften in die Brüche, wenn die betroffenen Patienten sich wiederholt von ihren nicht erkrankten Nächsten unverstanden oder gar ausgeschlossen fühlen. Es wird zudem häufig als sehr anstrengend erlebt, nahe Beziehungen und soziale Kontakte aufrechtzuerhalten.

So entsteht im Verlauf einer chronischen Erkrankung häufig eine Kaskade von Ereignissen und Entwicklungen, die von körperlichen Beeinträchtigungen und Schmerzen zu Unsicherheit, Kontrollverlust, Hilflosigkeit, Verbitterung und Einsamkeit führt. Dabei werden meist auch die **Selbstwertschätzung und die Selbstverwirklichung massiv beeinträchtigt.** Dauerschmerzen oder andere chronische Erkrankungen können somit Auslöser eines sich selbst verstärkenden Prozesses sein, der zu einem massiven Verlust an Lebensqualität führt und unter Umständen mit einer existenziellen Sinnkrise einhergeht. Im Zentrum steht dabei oft die Frage: „Warum musste gerade ich so krank werden?“.

Viktor Frankl stellt die individuelle Sinnfindung in den Mittelpunkt des Genesungsprozesses. Für ihn ist Sinn eine „Möglichkeit“, die „vor dem Hintergrund der Wirklichkeit“ entdeckt werden kann (Frankl, 1977). Wenn Sinn aufgespürt werden soll, dann sind **Innehalten, Selbstaufmerksamkeit** und **achtsames Wahrnehmen** der eigenen Situation gefragt. Und dazu gehört auch immer, die Erkrankung und ihre Konsequenzen für den Lebensplan der betreffenden Person zu reflektieren. Ein solcher Prozess führt nicht selten zu (Selbst-)Erkenntnissen und Neuorientierungen, in deren Kontext sich Krankheit durchaus als **Chance** für die Gestaltung des weiteren Lebens erweisen kann. Im Rahmen Mind-Body-medizinischer Interventionen verwendete Methoden, die einen bewussten Umgang mit der inneren Kommunikation fördern, sind die **Kognitive Umstrukturierung** und **achtsamkeitsbasierte Meditationen.**

Sinn und Sinne

Patienten mit chronischen Erkrankungen entwickeln durch den Verlust der körperlichen Integrität nicht selten eine große Ambivalenz gegenüber ihrem Körper und damit auch gegenüber ihren Sinneserfahrungen. Oft bestimmt, ähnlich wie im sozialen Kontext, ein Gefühl des Im-Stich-gelassen-worden-Seins auch ihr Verhältnis zu ihrem Körper. Dabei führt die Entfremdung vom schmerzenden Körper zuweilen bis hin zu dissoziativem Erleben. Das Bewusstsein negiert dann den Körper oder einzelne Körperteile, indem es versucht, negative Empfindungen auszuschalten. Ein derart entkörperlichtes und entsinnlichtes Erleben schwächt jedoch die selbstregulativen Prozesse des Organismus (z. B. das Gefühl für die eigenen Belastungsgrenzen), aber auch das Erleben von Sinnenfreuden. Damit geht häufig auch ein wachsendes Gefühl von fehlender Lebendigkeit sowie von Sinnverlust und Sinnleere einher.

Im Prozess der Beschäftigung mit der Erkrankung und mit dem (Wieder-)Finden von sinnlicher Freude und Sinn und tauchen unter Umständen auch Fragen nach spirituellen Überzeugungen und spiritueller Praxis auf. Nicht selten erlangen dann spirituelle Themen im Verlauf der Behandlung und darüber hinaus eine vertiefte Bedeutung für die Person und ihren Genesungsprozess (Ghadirian, 2008).

Praktisches Vorgehen

Die nachfolgend geschilderten Module unterscheiden sich von vielen der anderen insofern, als es im Wesentlichen um **Erkenntnisprozesse** in Einzel- und Gruppenarbeit geht und weniger um die Vermittlung von Informationen. Bei chronisch Erkrankten, alleinstehenden oder älteren Personen oder nach Verlust eines nahestehenden Menschen tritt nicht selten Trauer über die soziale Isolation zutage. Für die Äußerung und Beschäftigung damit sollte ausreichend Zeit eingeplant werden, damit sich die Situation stabilisieren kann. Zeitaufwand: 1,5 Stunden.

Ziele

Es geht darum, dass sich die Patienten wieder öffnen können für Anregungen, um die Situation zu bewältigen und neue Beziehungen eingehen zu können. Im Mittelpunkt stehen das Verständnis der „Grundgefühle“ und das Kennenlernen der vier Komponenten, die eine Emotion ausmachen (Körper, Gedanken, subjektives Empfinden, Ausdruck/Verhalten). Daraus lässt sich ein gesundheitsfördernder Umgang mit Emotionen entwickeln.

Thema 1: Welche Gefühle haben wir?

Gefühle können viele Färbungen haben. Ganz allgemein unterscheiden wir sie nach Lust versus Unlust – angenehm versus unangenehm. Wir neigen dabei dazu, Gefühle in gute und schlechte einzuteilen und übersehen dabei, dass alle ihren Sinn und eine wichtige Aufgabe haben.

3

Methode In einer **Gruppendiskussion** werden die Grundgefühle erarbeitet und auf ihre Funktion hin untersucht:

- **Angst** warnt uns und ermöglicht es uns, frühzeitig Gefahren zu erkennen und notfalls zu flüchten.
- **Ärger und Wut** tauchen auf, wenn wir uns durch andere geschädigt, behindert oder ungerecht behandelt fühlen. Sie helfen uns, Grenzen zu ziehen und geben uns Energie zum Handeln.
- **Ekel** schützt uns vor dem Kontakt mit Dingen, die uns nicht guttun.
- **Scham, Schuldgefühle und ebenso Verachtung** treten in sozialen Beziehungen auf und dienen der Einhaltung sozialer Normen und Werte.
- **Überraschung** ist die Reaktion auf Unerwartetes und Neues.
- **Freude und Liebe** sind Emotionen, die Bindungen herstellen und erhalten.
- **Kummer und Traurigkeit** entstehen vor allem bei der Trennung von geliebten Menschen oder dem Verlust von wichtigen Dingen, Fähigkeiten oder Plänen und werden deshalb auch als Bindungsemotionen bezeichnet.

Die Depression wird nicht zu den Emotionen gezählt, sondern ist ein Krankheitszustand. Anders als Kummer oder Trauer stellt sie keine fließende, vorübergehende Stimmungslage dar. Vielmehr ist sie ein starrer, über lange Zeit anhaltender, umfassender Zustand – der für den Betroffenen großen Stress darstellt und lebensbedrohlich sein kann. Hier ist psychotherapeutische Behandlung indiziert!

Thema 2: Was gehört alles zur Emotion?

Umgangssprachlich wird der Begriff „Emotion" häufig mit „Gefühl" gleichgesetzt. Für eine differenziertere Betrachtung hat es sich jedoch bewährt, unter dem Begriff „Emotion" die körperlichen, kognitiven, ausdrucks- und verhaltensbezogenen Aspekte und eben auch die erlebens- und stimmungsbezogene Gefühlskomponente zusammenzufassen.

Das, was sich als Emotion in uns regt, drängt uns in Bewegung und Aktion, will sich aus uns heraus bewegen (lat. *emovere*) und erfasst uns als ganzen Menschen – im Körper, in Gedanken, im Gefühl sowie in Ausdrucks- und Verhaltensimpulsen. Die kognitiven Aspekte betreffen dabei die Gedanken, die oft so eng mit Gefühlsregungen einhergehen, dass es mitunter unmöglich ist, zu bestimmen, ob der Gedanke dem Gefühl vorausgeht oder umgekehrt. Zeitlich ein wenig versetzt, folgen dann mimische und gestische Ausdrucksbewegungen sowie Handlungsimpulse wie etwa ein Zurückweichen, Abwehren oder Zuneigen.

MERKE

Funktion der Emotionen

Emotionen zeigen uns und den anderen, welchen Wert, welche Bedeutung Menschen und Situationen für uns haben, ob wir uns hingezogen fühlen und uns Kontakt wünschen oder ob wir ausweichen und uns entziehen wollen. Durch den **Emotionsausdruck** teilen wir unser Empfinden unseren Mitmenschen mit. Bewusstes Fühlen und Mitfühlen verbinden uns mit uns selbst, mit den Menschen um uns und mit der Menschheit als Ganzem. So verbunden können wir gut für uns und für einander sorgen.

Feinziel Nun geht es ganz praktisch darum, sich dem eigenen Fühlen zu nähern und mit den eigenen Gefühlen vertraut zu werden. Der Fokus liegt deshalb auf der Komponente des subjektiven Empfindens (der Gefühle im engeren Sinne), wobei mit Blick auf die Umsetzung in der Praxis nicht mehr (streng) zwischen Emotionen und Gefühlen unterschieden wird.

Methode Ein **Interaktiver Vortrag** erörtert die Frage, wie wir wissen können, was wir aktuell fühlen. Es ist nämlich nicht selbstverständlich, dass wir uns immer im Klaren darüber sind. Ein unangenehmer Druck im Magenbereich wird z. B. erst mit Übelkeit in Verbindung gebracht, bevor durch eine nähere Beschäftigung mit dem Gefühl deutlich wird, dass sich da Angst ausdrückt. Das kann z. B. Angst vor einer Situation sein, die sich der Kopf „schön redet", während der Körper etwas anderes empfindet und ausdrückt. Anhand solcher Alltagsbeispiele lässt sich zeigen, dass sich Emotionen ganz versteckt zeigen können, sodass es Mühe macht, herauszufinden, was wir eigentlich fühlen.

Emotionen können sich natürlich auch sehr deutlich und massiv äußern. Beispiele sind starke Angst, die uns lähmt, oder Wut, die uns „kochen" lässt, oder Traurigkeit, die uns überwältigt und unter Umständen lange Zeit begleitet. Hier kann es sinnvoll sein, einen Zusammenhang zum Thema „Stress" herzustellen und auf seine gesundheitlichen Wirkungen einzugehen, die vor allem bei lang andauernden Stresssituationen den Organismus fordern und belasten. In einer **Gruppendiskussion** lässt sich Bezug nehmen zu anderen Modulen des Mind-Body-medizinischen Programms. So wurden z. B. die Körperempfindungen, Gedanken, Gefühle und Handlungsimpulse schon bei der Beschäftigung mit den Themen Stress, Entspannung und Achtsamkeit beachtet.

Um die **vier Komponenten einer Emotion (körperliche, kognitive, gefühls- und verhaltensbezogene Aspekte)** zu wissen ist nicht nur hilfreich, damit man sie genauer wahrnehmen und ihre Funktion für unser Leben verstehen kann. Jede dieser Komponenten stellt zugleich auch eine Möglichkeit dar, bewusst und möglichst gesundheitsförderlich mit Emotionen umzugehen. Eine ausführliche wissenschaftliche Begründung der zentralen Bedeutung der Emotionen für die Gesundheit und der gesundheitsförderlichen Wirkungen von Achtsamkeit im Umgang mit ihnen findet sich in der Literatur (Franken, 2004, Franken, 2009).

Die folgende **introspektive Übung** möchte zur Wahrnehmung und zum Bewusstwerden der eigenen Gefühle anregen:

INFO

Übung: Mit Gefühlen vertraut werden

1. Spüre in deinem Alltag – bei deutlich angenehmen wie bei unangenehmen Erlebnissen – immer einmal wieder in deinen Körper hinein.
2. Werde dir bewusst, wie sich dein Körper als Ganzes anfühlt und spüre dann auch in die einzelnen Körperbereiche hinein: in Bauch, Brust, Hals, Gesicht, Arme, Schultern und Beine. Dabei auf deutliche und auch auf ganz feine Empfindungen achten: Die Empfindungen mit sanfter Aufmerksamkeit registrieren, sie beobachten, hinspüren und innerlich beschreiben.
3. Wenn du Kontakt mit den körperlichen Empfindungen aufgenommen hast, dann kannst du dich fragen und dir bewusst machen, welches Gefühl sich darin ausdrückt. Nimm wahr, welches Gefühl auftaucht, und benenne es. Versuche ganz bewusst an diese Wahrnehmung keine Gedanken zu knüpfen, sondern nimm nur wahr, wie sich das Gefühl jetzt gerade in deinem Körper zeigt.
4. Richte deine Aufmerksamkeit abschließend wieder auf deinen Körper als Ganzes und auf deinen Atem und wende dich dann wieder den Dingen deines Alltags zu.

Thema 3: Mit Emotionen Gesundheit fördern

Die bewusste Wahrnehmung von und der bewusste Umgang mit Emotionen können entscheidend zur Lebensqualität und zur Förderung der Gesundheit beitragen. Sie ermöglichen Gelassenheit und eine Haltung von Achtsamkeit, die dabei helfen, Entscheidungen für gesundheitsförderliche Handlungen zu treffen. Dies gelingt auch, indem die Aufmerksamkeit auf den Atem und den Körper zurückgelenkt werden.

Das Unterdrücken eigener Regungen und Bedürfnisse, das hemmungslose Ausleben der inneren Impulse oder das Sich-Verlieren im „Gefühlsdschungel" schaden hingegen der Gesundheit.

Wie könnte ein heilsamer Umgang mit Gefühlen aussehen? Nicht selten berichten Patienten, dass sie Gefühle nur sehr abgeschwächt wahrnehmen. Ein restriktiver Erziehungsstil in der Kindheit hinterlässt bei Erwachsenen häufig eine Art „inneren Diktator", der eigene Regungen und Bedürfnisse so erfolgreich begrenzt, dass sie kaum mehr zu spüren sind (Altner, 2009). Die folgenden Übungen (➤ Kasten „Mitfühlender Umgang mit schwierigen Gefühlen") unterstützen dabei, sich über den eigenen Umgang mit Gefühlen klar zu werden und einen achtsamen und mitfühlenden Umgang mit ihnen zu ermöglichen. Die drei Schritte des 1. Anerkennens von Leiden, 2. der gemeinsamen Menschlichkeit und 3. der Selbstachtsamkeit finden sich in dem Mindful Self-Compassion-Programm nach Kristin Neff und Chris Germer (2013) (➤ Kap. 2.2.7). Dem Austausch darüber sollte dann eventuell erst zu zweit, dann in der großen Gruppe reichlich Zeit gewidmet werden.

INFO

Übung

Übung 1: Reflexion des eigenen Umgangs mit Gefühlen

Die Patienten werden gebeten, sich bequem hinzusetzen, die Augen zu schließen und ihre Aufmerksamkeit nach innen zu richten. Dann fragt der Therapeut langsam nacheinander, indem er Zeit gibt zum inneren Beantworten: „Welche Gefühle sind dir besonders vertraut?", „Welche treten häufig auf?" und schließlich „Wie gehst du dann damit um?". Mögliche Reaktionen:

- Ich nehme kaum Emotionen in mir wahr.
- Ich behandle sie wie Feinde, die ich loswerden will.
- Ich bin ihnen ganz ausgeliefert und hinterher tun mir meine Ausfälle oft leid.
- Ich gebe anderen oder den Umständen die Schuld.
- Ich gebe mir selbst die Schuld.
- Ich schlucke sie runter und vergifte mich selbst.

Übung 2: Mitfühlender Umgang mit schwierigen Gefühlen

Auch diese Übung wird am besten im Sitzen mit geschlossenen Augen durchgeführt.

- Stelle dir möglichst lebendig ein Problem und eine damit verbundene konkrete Situation vor, die dich belasten. Wähle dabei eine Belastung von mittlerer Intensität.
- Wenn die Situation in deinem Bewusstsein lebendig geworden ist, dann spüre, was sich in deinem Körper regt: in Bauch, Brust, Hals, Gesicht und in Armen, Schultern und Beinen. Achte dabei auf deutliche und auch auf ganz feine Empfindungen: Registriere die Empfindungen mit sanfter Aufmerksamkeit, beobachte sie, spüre in dich hinein und beschreibe sie für dich.
- Wenn du präsent bei den körperlichen Empfindungen bist, dann versuch dir bewusst zu werden, welches Gefühl sich darin ausdrückt und benenne es.
- Wende dich dem Gefühl zu, spüre es und atme mit ihm. Gib dem Gefühl und seinen Äußerungen die Erlaubnis, da zu sein.
- 1. Schritt: Nimm dich wahr, so wie du jetzt dieses Gefühl empfindest, und erkenne innerlich an: „Ja, dies ist eine leidvolle Erfahrung, die ich gerade spüre."
- 2. Schritt: Spüre dich in diesem leidvollen Gefühl und mache dir bewusst, dass dieses Leiden dich mit anderen Menschen verbindet, die Ähnliches erleben und empfinden. Sage dir, wenn das für dich passt: „Wir Menschen empfinden dieses Leid."
- 3. Schritt: Vielleicht gefällt es dir, wenn du mit dir und dem Gefühl so umgehst wie ein liebevoller Mensch ein weinendes Kind in den Arm nimmt und es tröstet. Vielleicht magst du dir eine Hand aufs Herz legen, dich warm und lebendig spüren und dir sagen: „Ich sorge gut für mich."
- Abschluss: Komm langsam zum Ende der Übung, indem du dich als Ganzes spürst, deinen Körper, die Sitzhaltung, den Kontakt zum Boden und deinen Atem. Mach dir zum Abschluss noch einmal bewusst, welches Gefühl du bei dieser Übung in dir entdeckt und geborgen hast und wie du dich jetzt fühlst.

MERKE

Schwierige Emotionen sind unvermeidlich und schaden kurzfristig nicht der Gesundheit. Übermäßige Identifikation mit ihnen verschlimmert jedoch das Leiden. Verdrängen (zu viel Distanz) oder sich Hineinverwickeln (zu wenig Distanz) sind nicht sinnvoll. Es heißt, einen Mittelweg zu finden: wahrnehmen und akzeptieren, ohne sich zu identifizieren, und dann loslassen, indem die Aufmerksamkeit auf Anderes, z. B. auf den Atem, fokussiert wird. Dazu gehört es, die Wahrnehmung für die Gefühlsregungen im Körper zu üben und sich selbst mit Freundlichkeit und Mitgefühl zu begegnen.

3.5.5 Soziale Beziehungen gestalten

Anna Paul, Christel von Scheidt, Nils Altner

„Wir nehmen Sozialkontakte als selbstverständlich und verhalten uns wie Fische, die das Wasser nicht bemerken. Diese Kontakte sind jedoch nicht nur psychologisch wichtig, sie sind in der Tat auch physisch wirksam."

Timothy B. Smith

Hintergrund

Einem tragfähigen sozialen Netz, d.h. dem **Eingebundensein in einen sozialen Kontext,** wird eine bedeutsame Rolle für die Gesundheitsentstehung und Krankheitsbewältigung beigemessen. Der Mensch hat soziale Bedürfnisse, wie beispielsweise Zugehörigkeit, Kommunikation, Liebe, Intimität, soziale Wertschätzung und Anerkennung, deren Befriedigung für sein Wohlbefinden wesentlich sind.

Diese Zusammenhänge wurde in einer großen Metanalyse von Psychologen der Brigham Young University 2015 umfassend untersucht. Fazit der Studie: Einsamkeit schadet genauso wie Rauchen. Soziale Beziehungen bereichern nicht nur das Leben, sie verlängern es auch.

Sich vollkommen alleine zu fühlen, ist eines der erdrückendsten Gefühle überhaupt. Das kann Depressionen und andere psychische aber auch körperliche Symptome verstärken. Es wurden 148 Studien mit Daten von mehr als 300 000 Menschen analysiert und daraus wurde das Sterberisiko errechnet. Es zeigte sich, dass sich die **Überlebenswahrscheinlichkeit** gegenüber sozial weniger aktiven Menschen um 50 % erhöht, wenn man einen guten und aktiven Freundes- und Bekanntenkreis hat. Holt-Lundstad und Smith verglichen das Risiko mit anderen Effekten. Demnach kann man die gesundheitsschädlichen Folgen eines sozial schwachen Umfelds in etwas so mit anderen Risikofaktoren vergleichen:

- Einsamkeit ist genauso schädlich wie der Konsum von 15 Zigaretten am Tag.
- Einsamkeit schadet genauso viel wie Alkoholmissbrauch.
- Einsamkeit ist schädlicher als keinen Sport zu betreiben.
- Einsamkeit ist doppelt so schädlich wie Übergewicht.

Den größten Effekt auf die Sterblichkeit hatte die allgemeine soziale Integration. Es war weniger ausschlaggebend, ob die Menschen alleine oder mit anderen zusammenlebten. Die Studie zeigt deutlich, dass sich das soziale Umfeld auf die Gesundheit auswirkt, unter anderen dadurch, dass sozial aktivere Menschen ein höheres Verantwortungsbewusstsein sich und anderen gegenüber zeigen. Diese Menschen gehen weniger Risiken ein und achten mehr auf einen gesunden Lebensstil. Ein weiterer wichtiger Befund ist, dass gute Beziehungen und Kontakte das Immunsystem stärken und den Körper stresswiderstandsfähiger werden lassen. Dies wird vor allem auch durch eine gelungene mitmenschliche Kommunikation gefördert.

Die ReSource-Studie von Tanja Singer (Kok und Singer, JAMA Psychiatry, 2016) zeigt, dass emotional-affektive Übungen wie wohlwollendes miteinander Reden und Zuhören eine starke Wirkung auf das Immunsystem haben. Dazu wurde in der Studie z. B. vor und nach den Übungen im Blut das Stresshormon Kortisol gemessen, einen der bekanntesten Marker für eine soziale Stressreaktion. Bei jenen, die zuvor in den sozialen Modulen „Affekt" oder „Perspektive" Mitgefühl oder Perspektivenwechsel trainiert hatten, war die hormonelle Stressreaktion im Vergleich zur Kontrollgruppe tatsächlich um rund 50 % niedriger.

Die Teilnehmer waren stressresistenter und insgesamt gelassener im Alltag.

Modul 1: Achtsamkeit in der Kommunikation

„Dass wir miteinander reden können, macht uns zu Menschen."

Karl Jaspers

Hintergrund: Gelingende Kommunikation fördern

Um soziale Beziehungen einzugehen, aufrechtzuerhalten und zu pflegen, braucht der Mensch die **Kommunikation.** Mit diesem Begriff ist hier das gesamte Spektrum von Möglichkeiten gemeint, um Informationen und Mitteilungen zu vermitteln und auszutauschen. Eingeschlossen sind hierbei:

- Verbale und nonverbale Anteile
- Bewusste und unbewusste Aspekte
- Die informierende Inhaltsebene und die Beziehungsebene

Zur Visualisierung dieser unterschiedlichen Anteile der Kommunikation wird oftmals das **Eisberg-Modell** genutzt. Die Spitze des Eisbergs ragt aus dem Wasser heraus und symbolisiert die 10–20 % der Kommunikation, die direkt wahrnehmbar (informierende Inhaltsebene) sind. Dieser Anteil ist den Kommunizierenden bewusst. 80–90 % der Kommunikation hingegen lassen sich meist nur indirekt aus nonverbalen Anteilen erschließen und liegen quasi „unterhalb der Wasseroberfläche". Sie beziehen sich auf die emotionale Ebene sowie auf die Beziehung zwischen den Kommunizierenden. Diese Elemente der Kommunikation sind im Alltagsgespräch oftmals vor- oder gar unbewusst (Ruch und Zimbardo, 1983). Das Eisberg-Modell geht ursprünglich auf die Persönlichkeitstheorie von Sigmund Freud (1856–1939) zurück, der unter anderem davon ausging, dass das Unbewusste in hohem Maße handlungsleitend für den Menschen ist.

Der Psychologe **Paul Watzlawick** (1921–2007) hat wesentlich zum Verständnis dieser vor- und unbewussten Anteile und ihrer Wirkung in der Kommunikation beigetragen. Von ihm stammen unter anderem die folgenden Axiome (Watzlawick et al., 2016):

- **Jede Kommunikation hat Inhalts- und Beziehungsaspekte.** Über die Inhaltsaspekte werden Informationen ausgetauscht. Die Beziehungsaspekte definieren hauptsächlich über die nonverbale Kommunikation (Gestik, Mimik, Körperhaltung, Intonation, Verhalten etc.) die Art und die Qualität der Beziehung, in der die Beteiligten zueinander stehen.
- **Es ist unmöglich, nicht zu kommunizieren.** Jedes Verhalten hat einen Mitteilungscharakter. Selbst ein Schweigen teilt dem Gegenüber indirekt etwas mit – z. B. „Ich möchte jetzt nicht mit Ihnen sprechen".

Werden dem direkten, verbalen, bewussten Anteil der Kommunikation nur etwa 10–20 % des gesamten Kommunikationsgeschehens zugeschrieben, wird deutlich, wie groß das **Potenzial für Missverständnisse und somit auch für Konflikte** sein kann. Zudem bietet selbst die bewusst verbal ausgetauschte Information keine Garantie, dass alle an der Kommunikation Beteiligten unter demselben Begriff auch das Gleiche verstehen. Worte können immer nur Symbole sein für einen gesehenen Gegenstand oder eine gemachte Erfahrung. Hierzu ein Beispiel: „Ich habe mir den italienischen Esstisch gekauft." Die berichtende Person hat das innere Abbild des neuen Tisches vor ihrem inneren Auge (180 cm lang, 80 cm tief, mit zwei Schubladen, aus Pinienholz). Die zuhörende Person denkt an den sündhaft teuren Designer-Tisch mit Glasplatte, der in demselben Prospekt abgebildet war: „Oh – wirklich?" – oder, um es mit Kurt Tucholsky zu sagen: *„Wie reden Menschen mit Menschen? Aneinander vorbei."*

Diesem Sachverhalt trägt das **Hamburger Verständlichkeitskonzept** Rechnung. Demnach sind (auch komplexe) Informationen verständlicher, wenn folgende Kriterien berücksichtigt werden:

- **Einfachheit:** Eine einfache Aussage besteht aus kurzen Sätzen und geläufigen Wörtern. Sie enthält möglichst wenige Fremdwörter. Fachausdrücke werden hinreichend erläutert. Das Sprechtempo richtet sich nach dem Schwierigkeitsgrad des vermittelten Inhalts.
- **Gliederung/Ordnung:** Der rote Faden ist in der Mitteilung stets ersichtlich. Die Stimmmodulation unterstützt den Zuhörenden dabei, Bedeutsames leichter zu erkennen.
- **Kürze/Prägnanz:** Hier gilt es, sich an die Zielgruppe anzupassen und bei der Mitteilung das rechte Maß zu treffen zwischen zu kurz und abstrakt und zu weitschweifig.
- **Zusätzliche Stimulanz:** Anregende Hilfsmittel unterstützen die Zuhörenden in ihrer Aufmerksamkeit. Dies sind beispielsweise kleine Geschichten, Anekdoten oder Beispiele aus der subjektiven Erlebniswelt (Langer et al., 2006; Schulz von Thun, 1994).

Die **Art und Weise,** wie die Beziehung zwischen Menschen gestaltet ist und wird, beeinflusst wesentlich Qualität und Inhalt der Kommunikation. Dies wird beispielsweise in Ansätzen berücksichtigt, die im Kontext der sog. **Humanistischen Psychologie** entwickelt wurden. Sie wird neben der Psychoanalyse und dem Behaviorismus als „Dritte Kraft" in der Psychologie bezeichnet. Sie schreibt dem Beziehungsaspekt und dem aktuellen Miteinander eine zentrale Rolle zu. Dies gilt sowohl in der Psychotherapie als auch in der Kommunikation ganz allgemein. Beispiele für solche Ansätze sind:

- Die Gesprächspsychotherapie und die daraus abgeleitete **Person-zentrierte Gesprächsführung** des US-amerikanischen Psychologen und Psychotherapeuten Carl R. Rogers (1902–1987)
- Die **Gewaltfreie Kommunikation** des US-amerikanischen klinischen Psychologen Marshall B. Rosenberg (1934–2015)
- Das **Vier-Seiten-Modell einer Nachricht** des deutschen Psychologen und Kommunikationswissenschaftlers Friedemann Schulz von Thun (geb. 1944).

Person-zentrierte Gesprächsführung nach Carl R. Rogers

Für Rogers sind die sozialen Bedürfnisse ein zentraler Bestandteil seines Menschenbildes. Er geht davon aus, dass jeder Mensch aufgrund einer angeborenen **„Aktualisierungstendenz"** befähigt und bestrebt ist, seine vollen **Potenziale** zu entwickeln. Dadurch ist er in der Lage, seine Wünsche zu erkennen, seine Bedürfnisse zu befriedigen und seine Fähigkeiten weiterzuentwickeln. Gleichzeitig führen soziale Bedürfnisse wie beispielsweise das Streben nach positiver Wertschätzung dazu, dass der

Mensch im Laufe seiner Biografie Einstellungen, Werte und Normen der Menschen, die für ihn bedeutend sind, übernimmt, verinnerlicht und als seine eigenen betrachtet. Innere Konflikte entstehen, wenn die eigene Aktualisierungstendenz und diese verinnerlichten Werte nicht miteinander vereinbar sind. Dieser Zustand zeigt sich beispielsweise in Gedanken wie „Was denken die anderen, wenn ich …".

Zu psychischen Beeinträchtigungen kann es kommen, wenn die Aktualisierungstendenz mehr und mehr in den Hintergrund gedrängt wird. Dieser Prozess kann so weit gehen, dass die **eigenen Gefühle, Wünsche und Bedürfnisse nicht** einmal **mehr wahrgenommen werden** können. Der Mensch führt dann ein von sich selbst entfremdetes Leben, mit dem (oftmals vor- oder unbewussten) Ziel, die Anerkennung anderer zu erhalten bzw. diese nicht zu verärgern. Die Folgen können psychische Störungen, aber auch körperliche Erkrankungen sein. Im psychotherapeutischen Gespräch unterstützt der Therapeut den Menschen darin, wieder in Kontakt mit diesen inneren Prozessen zu kommen und sie in das Denken, Fühlen und Handeln integrieren zu können.

Als Pionier der Psychotherapieforschung konnte Rogers bereits in den 40er-Jahren des letzten Jahrhunderts mit seinen Forschungsergebnissen belegen, dass für den Therapieerfolg nicht therapeutische Kenntnisse und Methodenkompetenzen entscheidend sind, sondern **eine bestimmte Grundhaltung/Einstellung des Therapeuten,** die drei Bedingungen erfüllt:

- **Empathie** im Sinne eines präzisen einfühlenden Verstehens der subjektiven Erlebniswelt des Klienten
- **Wertschätzung und bedingungsfreies Akzeptieren** in Form von beurteilungsfreier und bedingungsloser Zuwendung
- **Echtheit und Kongruenz** als direktes In-Beziehung-Sein ohne Fassade oder Maske. Dadurch kann sich der Therapeut ständig des eigenen inneren Erlebens gewahr sein. Er besitzt dann die Fähigkeit zur selektiven Authentizität, um das mitteilen zu können, was situativ für den Klienten hilfreich und angemessen ist.

Rogers entwickelte auf der Basis dieser Forschungsergebnisse die **Gesprächspsychotherapie,** in der die Therapeutenvariablen Empathie, Wertschätzung und Echtheit/Kongruenz von zentraler Bedeutung sind. Diese Variablen sollten im Sinne einer Grundhaltung gegeben sein. Dann kann der Klient unter anderem darin unterstützt werden, in Kontakt mit der eigenen inneren Realität zu kommen, die Selbstwahrnehmung zu verbessern sowie im Einklang mit den eigenen Gefühlen und Bedürfnissen zu leben und Selbstverantwortung zu entwickeln (Rogers, 2004).

Im weiteren Verlauf seiner Arbeit weitete Rogers die Ausbildung in diesem person-zentrierten Ansatz, in dem die einfühlende, akzeptierende und wertschätzende Haltung zwischen den Kommunizierenden im Zentrum steht, weiter aus. Sie erstreckt sich auch auf professionelle Bereiche wie Beratung und Unterricht – nunmehr nicht als Psychotherapie, sondern als person-zentrierte Grundhaltung, die einen empathischen, wohlwollenden und authentischen Kontakt ermöglicht (Weinberger, 2004).

Die Anatomie der Nachricht

Das von dem deutschen Psychologen Friedemann Schulz von Thun entwickelte Modell beschreibt **vier Anteile,** die in jeder Kommunikation vorhanden und die sowohl beim Mitteilen als auch beim Hören bedeutsam sind. Schulz von Thun hat diese wie folgt benannt:

1. Sachinhalt
2. Selbstoffenbarung
3. Appell
4. Beziehung

Der Psychologe Oswald Neuberger griff das in einem Gesprächsmodell auf und wählte für diese vier Anteile das Akronym **TALK** (Neuberger, 1992):

- **T**atsache: Die Tatsache beschreibt die eigentliche Information, den Sachinhalt einer Nachricht.
- **A**usdruck: Über den Ausdruck werden Informationen über die Person, deren Gefühlszustand und Bedürfnisse mitgeteilt.
- **L**enkung: Die Lenkung bezieht sich auf die Absicht der Person, beim Gegenüber etwas zu bewirken.
- **K**ontakt: Der Kontakt bezieht sich auf die Beziehung zwischen den Kommunizierenden.

Diese vier Aspekte fließen in jede Kommunikation ein. Am Beispiel „Hier ist es aber warm!" werden die unterschiedlichen inneren Prozesse der Kommunizierenden in ➤ Tab. 3.12 dargestellt.

Tab. 3.12 Anteile einer Nachricht – TALK

	Mitteilen	Hören
Tatsache	Über welche Tatsache ich informiere: *Es ist warm.*	Wie ist die Tatsache zu verstehen? *Es ist warm.*
Ausdruck	Was ich von mir zeige: *Mir ist warm. Ich hätte es gerne kühler.*	Was ist das für ein Mensch? Wie geht es ihr? *Sie fühlt sich unwohl. Sie braucht frische Luft.*
Lenkung	Wozu ich dich bewegen möchte: *Drehe die Heizung herunter.*	Wozu möchte sie mich bewegen? *Mach das Fenster auf.*
Kontakt	Was ich von dir denke – wie ich zu dir stehe: *Du arbeitest gerne in warmen Räumen.*	Was denkt sie über mich? Wie steht er zu mir? *Du mutest mir zu, in schlechter Luft zu arbeiten.*

Wie das Modell verdeutlicht, reagiert die angesprochene Person überwiegend aufgrund der Bedeutung, die sie den nonverbalen Aspekten der Mitteilung beimisst. Sie nimmt die Äußerung des Gegenübers wahr, interpretiert und bewertet sie. Das Resultat dieses subjektiven Prozesses beeinflusst ihre Reaktion entscheidend. Bildlich gesprochen hört der Mensch entsprechend den beschriebenen Anteilen mit **„vier Ohren“**, die in ihrer Ausprägung individuell die Empfangsqualität der Nachricht bestimmen (Schulz von Thun, 1994). Je nach bevorzugtem „Ohr“ wird die Mitteilung des Gegenübers unterschiedlich „gehört“. Dabei lassen sich für jedes „Ohr“ sowohl Stärken als auch Schwächen formulieren (➤ Tab. 3.13; Schmidt, 2006).

Neben der Reflexion der bevorzugten Empfangsqualitäten kann dieser Ansatz auch dazu anregen und darin unterstützen, eine Mitteilung für das Gegenüber **bewusster und klarer zu gestalten:**

- Tatsache: Die **Bewusstheit um die Vielfalt möglicher Missverständnisse** unterstützt das Bemühen um eine verständliche, klare und eindeutige Formulierung des Anliegens und reduziert somit die Mehrdeutigkeit einer Äußerung.
- Ausdruck: Das **Wahrnehmen der eigenen Befindlichkeiten und Bedürfnisse** ermöglicht ein umfassenderes Gewahrsein für die eigene Person. Daraus kann eine größere Authentizität erwachsen, die Missverständnisse in der Kommunikation reduzieren hilft. Dieses Gewahrsein ermöglicht des Weiteren eine bewusste Entscheidung darüber, was dem Gegenüber mitgeteilt werden soll und was nicht.
- Lenkung: **Das Wissen darum, dass jede Kommunikation einer Intention folgt,** kann eine größere Bewusstheit für das eigene Anliegen bewirken und dadurch zu einer klareren Formulierung einer Bitte führen.

Tab. 3.13 Stärken und Schwächen der „vier Ohren“

	Stärken des „Ohrs“	Schwächen des „Ohrs“
Tatsachen-Ohr Wie ist die Tatsache zu verstehen?	Hört die Nachricht neutral und sachlich mit einer hohen Aufgaben- und Ergebnisorientierung	Hört nicht auf Zwischentöne, Gefühle und Anliegen des Gegenübers Wirkt unpersönlich und kühl
Ausdrucks-Ohr Was ist das für ein Mensch?/ Wie geht es ihr?	Ist mit der Aufmerksamkeit bei der Befindlichkeit des Gegenübers, ist einfühlend und verständnisvoll	Der eigene Anteil in der Kommunikation wird kaum beachtet Ursachen für Probleme in der Beziehung werden überwiegend beim Gegenüber gesehen
Lenkungs-Ohr Wozu möchte er/sie mich veranlassen?	Ist zuvorkommend und hilfsbereit, ist um Lösungen bemüht	Achtet wenig auf eigene Bedürfnisse Lässt sich leicht ausnutzen
Kontakt-Ohr Was denkt sie über mich? Wie steht er zu mir?	Ist zugewandt und einfühlend, hört auf Zwischentöne	Ist leicht kränkbar, verletzlich Nimmt vieles persönlich

- Kontakt: Die Kenntnis dieses Kommunikationsaspekts verdeutlicht die **Bedeutung einer Sensibilität im Umgang mit anderen Menschen.** Je nach Art der Ansprache kann sich das Gegenüber bevormundet und herabgesetzt fühlen oder akzeptiert und wertgeschätzt.

Praktisches Vorgehen

Auf der Basis von Informationen über das **Kommunikationsmodell von Schulz von Thun** wird den Teilnehmenden der Lernraum eröffnet, Bewusstheit über die subjektive Ausprägung der „4 Ohren" zu gewinnen und Veränderungsmöglichkeiten zu entwickeln. Zeitaufwand: 1,5 Stunden.

Ziele

Bewusstheit über die eigenen Befindlichkeiten und Bedürfnisse. Das eigene Kommunikationsverhalten und dessen Auswirkungen auf soziale Beziehungen sollen deutlich werden.

Wie bei der Beschreibung der Ansätze deutlich geworden ist, bedarf es der Achtsamkeit, um das eigene Kommunikationsverhalten erkennen, verstehen und gegebenenfalls verändern zu können. Erst die Bewusstheit für die Phänomene des Moments, für das gegenwärtige Denken, Fühlen und Verhalten, erst die Fähigkeit, die Aufmerksamkeit bewusst auf Phänomene und innere Prozesse des gegenwärtigen Augenblicks zu lenken, ermöglicht diesen Prozess. Insofern ist eine **bewusste Kommunikation immer auch eine achtsame Kommunikation** – oder umgekehrt: Ohne Achtsamkeit ist eine bewusste Kommunikation nicht möglich. Dabei bildet die Achtsamkeit eine wesentliche Voraussetzung für die Selbstwahrnehmung und das Initiieren von Veränderungsprozessen. Es bedarf jedoch des intensiven Übens, um neu erlernte Verhaltensweisen in den Alltag zu integrieren: „*Während sich der Fortschritt der gedanklichen Einsichten in Siebenmeilenstiefeln vollzieht, folgen die Gefühle und das Verhalten noch dem alten Trott und kommen nur im Schneckentempo, Millimeter für Millimeter, hinterher. Und so sind viele Lernziele … im Wesentlichen nur durch Selbsterfahrung und Verhaltenstraining erreichbar*" (Schulz von Thun, 1994).

Thema 1: Kommunikation als Strategie zur Pflege des sozialen Netzes

Das Miteinandersprechen ist eine selbstverständliche Strategie, die wir einsetzen, um Informationen auszutauschen, Kontakt zu anderen Menschen aufzubauen und zu pflegen. Im Gespräch holen wir uns Unterstützung von anderen oder geben sie. Wenn Menschen miteinander sprechen, geht es nicht nur um den Austausch von Informationen. In einem Gespräch wird vieles auch „zwischen den Zeilen" kommuniziert. Trotz bester Absichten kann es deshalb (z. B. aufgrund von Missverständnissen) belastend sein, zu Störungen in der Beziehung oder gar zum Beziehungsabbruch führen. Solche Störungen in der Kommunikation können über den Weg der achtsamen Kommunikation und Bewusstheit über die eigene Kommunikation verringert werden.

Methode In einem **interaktiven Vortrag** werden zunächst die vier Anteile **der Kommunikation** in der Terminologie von Neuberger (Akronym TALK) verdeutlicht (Schulz von Thun, 1994). Dabei hilft ein Beispiel: „Ein Mann und eine Frau sitzen am Tisch. Der Mann fragt: ‚Was ist das Grüne in der Soße?'"

- **Tatsache:** Die eigentliche Information, die Tatsache, über die informiert wird:
  Da ist was Grünes.
- **Ausdruck:** Die momentane Verfassung, das aktuelle Gefühl, die Meinung über sich selbst:
  Ich weiß nicht, was es ist.
- **Lenkung:** Die Absicht, mit der gesprochen wird, wozu das Gegenüber veranlasst werden soll:
  Sag mir, was es ist.
- **Kontakt:** Wie steht eine Person zum Gegenüber, welche Meinung hat sie vom anderen:
  Du wirst es wissen.

Thema 2: Die „vier Ohren" einer Nachricht beim Empfänger

Alle vier Teile der Nachricht spielen sowohl beim Sprechen als auch beim Zuhören eine wesentliche Rolle. Weil diese vier Elemente der sprechenden Person oftmals nicht explizit bewusst sind und der zuhörenden Person reichlich Raum für Interpretation lassen, können erhebliche Missverständnisse zwischen den Kommunizierenden entstehen.

3

Bewusstheit über die eigenen Befindlichkeiten und Bedürfnisse, das eigene Kommunikationsverhalten und dessen Auswirkungen auf soziale Beziehungen kann dazu beitragen, die gesundheitsförderliche Wirkung sozialer Beziehungen besser nutzen zu können.

Methode Anschließend an das erste Thema kann ein **interaktiver Vortrag** nun die vier Seiten der Nachricht **aus der Perspektive des Empfängers** verdeutlicht werden:

- **Tatsache:** Die eigentliche Information, die Tatsache, über die informiert wird:
  Da ist was Grünes.
- **Ausdruck:** Die momentane Verfassung, das aktuelle Gefühl, die Meinung des Sendenden über sich selbst, die die Empfängerin heraushört:
  Mir schmeckt das nicht.
- **Lenkung:** Die Absicht, die die Empfängerin hinter der Aussage vermutet:
  Lass nächstes Mal das Grüne weg!
- **Kontakt:** Was die Empfängerin heraushört, wie der Sprecher zu ihr steht, welche Meinung er von ihr hat:
  Du bist eine miese Köchin.

Thema 3: Tatsache

Ziel ist es hier, mittels einer erlebniszentrierten Übung die Schwierigkeit, selbst einen kurzen sachlichen Kommunikationsinhalt zu vermitteln, für den Patienten erfahrbar zu machen.

Methode Die **Übung „Stille Post":** Ein Patient liest einen auf einer Moderationskarte geschriebenen Satz. Er flüstert diesen seinem Nachbarn ins Ohr. Diese Person flüstert das, was sie verstanden hat, der nächsten Person ins Ohr und so weiter. Die letzte Person schreibt das Gehörte für alle sichtbar auf. Darunter wird der ursprüngliche Satz gestellt.

Thema 4: Empfangsqualitäten

Wie wir auf das Gesagte einer anderen Person reagieren, wird unter anderem auch dadurch beeinflusst, auf welchem Ohr wir besonders gut hören – welches Ohr also besonders auf Empfang gestellt ist. In Abhängigkeit davon nimmt die Kommunikation einen völlig anderen Verlauf.

Methode In einem **interaktiven Vortrag** werden Beispiele genannt, z. B.: Eine Kollege kommt ins Büro und sagt: „Hier ist aber schlechte Luft!"

- **Eingeschaltetes Tatsachenohr:**
  - Gedanke: Das kann gut sein. Das Fenster war heute noch nicht offen.
  - Gefühl: neutral
  - Reaktion: „Das ist gut möglich. Das Fenster war heute noch nicht offen."
- **Eingeschaltetes Ausdrucksohr:**
  - Gedanke: Mein Kollege legt viel Wert auf frische Luft.
  - Gefühl: neutral
  - Reaktion: „Wenn es dir zu stickig ist, kannst du gern das Fenster öffnen."
- **Eingeschaltetes Lenkungsohr:**
  - Gedanke: Er möchte, dass ich das Fenster öffne.
  - Gefühl: neutral, hilfsbereit
  - Reaktion: aufstehen und das Fenster öffnen
- **Eingeschaltetes Kontaktohr:**
  - Gedanke: Will er damit sagen, dass ich schlecht rieche?
  - Gefühl: Ärger
  - Reaktion: „Was meinst du denn damit?"
  - Alternatives Gefühl: Scham
  - Reaktion: wegsehen

Wenn noch genügend Zeit vorhanden ist, können sich die Teilnehmer in **Kleingruppen** über die subjektive Ausprägung der Ohren austauschen. Folgende Fragen können dazu mit auf den Weg gegeben werden: „Welches Ohr ist bei Ihnen ausgeprägt?", „Welche stressverschärfenden Auswirkungen hat dies in Ihrem Lebensalltag?" und „Wie können Sie das verändern?". Falls bei der Reflexion der Veränderungsmöglichkeiten der Aspekt der Achtsamkeit nicht benannt wird, sollten Sie dies näher ergänzen (➤ Kap. 2.2.5, ➤ Kap. 2.2.6) Denn wie schon erwähnt, bedarf es der Achtsamkeit, um das eigene Kommunikationsverhalten erkennen, zu verstehen und gegebenenfalls verändern zu können.

Thema 5: Stärken und Schwächen der „vier Ohren"

Jedes Ohr hat ganz spezifische Stärken und Schwächen. Wenn wir uns darüber bewusst sind, welches Ohr in der Kommunikation im Vordergrund steht und welche Auswirkungen das haben kann, ist der erste Schritt für eine bewusstere Kommunikation getan (➤ Tab. 3.13).

Methode In einem **interaktiven Vortrag** kann abschließend auf den Zusammenhang zwischen Kommunikation und Stress hingewiesen werden. Das zeigt erneut den gesundheitsförderlichen Aspekt achtsamer Kommunikation: Wenn man sich andauernd unter Druck gesetzt fühlt oder ständig im Stress ist, kann es daran liegen, dass das **„Lenkungsohr" (Erwartung) überbetont** ist. Auch kann das „Kontaktohr" (Beziehung) besonders laut hören und zu einer ständigen Beschäftigung mit der Frage führen: „Was denken die anderen von mir – mögen sie mich – habe ich etwas falsch gemacht?".

Modul 2: Das soziale Netz

Hintergrund: Soziale Beziehungen stärken

Wie schon hervorgehoben wurde, ist das Eingebundensein einer Person in soziale Beziehungen eine der wichtigsten Gesundheitsressourcen. Gewohnheiten und Werte des sozialen Milieus nehmen direkten Einfluss auf gesundheitsrelevante Verhaltensweisen wie Bewegung und Ernährung, auch auf Rauchen, Alkohol- und Drogenkonsum. Auch Wertevorstellungen wie z. B. die Bedeutung von Leistung, Arbeit und beruflichem Erfolg prägen die Erwartungen und das Verhalten einer Person. Zudem beeinflusst der soziale Rückhalt in ganz besonderem Maße den Umgang mit auftretenden Belastungen und mit Krankheiten.

Interessant sind in diesem Zusammenhang Ergebnisse einer großen Studie an fast 10 000 Männern mit Herzerkrankungen: Diejenigen Männer, die auf die Frage „Zeigt Ihre Frau Ihnen, dass sie Sie liebt?" mit „Ja" antworteten, hatten nur halb so viele Symptome wie die anderen ihrer Gruppe. Im Untersuchungszeitraum von 5 Jahren traten signifikant seltener Fälle von Angina pectoris auf, auch dann, wenn andere Risikofaktoren wie Alter, hoher Cholesterinspiegel, Blutdruck oder Diabetes mellitus vorhanden waren (Medalie und Goldbourt, 1976).

Ein Erklärungsansatz geht davon aus, dass soziale Unterstützung gesundheitsgefährdende Wirkungen von Stress abpuffern kann. So deutet eine Vielzahl von Studienergebnissen darauf hin, dass sozial gut integrierte Menschen in Bezug auf Erkrankungs- und Sterblichkeitsraten sowie auf den Blutdruck und den Adrenalinspiegel deutlich günstigere Werte aufweisen als sozial isolierte Menschen. Sie bewältigen Schmerzen vergleichsweise besser, brechen seltener Therapien ab und weisen höhere Adhärenz auf. Von medizinischen und psychologischen Interventionen profitieren sie mehr (Laireiter, 2002). Experimentell konnte z. B. gezeigt werden, dass die soziale Unterstützung mit der Robustheit der Immunantwort auf Erreger von Erkältungskrankheiten korreliert (Pressman et al., 2005). Ferner reagierten sozial gut integrierte Menschen auf eine standardisierte Stresssituation mit weniger Pulsanstieg als einsame Personen (O'Donovan und Hughes, 2007). Sowohl das **Immunsystem** als auch das **kardiovaskuläre System** scheinen demnach von sozialer Unterstützung günstig beeinflusst zu werden.

Praktisches Vorgehen

Nachdem die Bedeutung des sozialen Netzes für Gesundheit und Wohlbefinden in einem **Vortrag** kurz dargestellt wurde, ist es sinnvoll, dass die Patienten ihr eigenes soziales Netz abbilden und reflektieren. Das kann mit **kreativem Gestalten in Einzelarbeit** geschehen.

Ziele

- Darstellung der Bedeutsamkeit des sozialen Netzes für Gesundheit und Wohlbefinden
- Reflexion des eigenen sozialen Netzes und Erarbeiten von Strategien, um dieses zu verbessern
- Gestaltung des persönlichen sozialen Netzes
- Selbstständige Reflexion über den Ausbau und die Nutzung des sozialen Netzes

Thema 1: Das individuelle soziale Netz

Methode In einem interaktiven Kurzvortrag werden die wichtigsten Forschungsergebnisse vorgestellt:
- Menschen mit ungesunder Lebensweise, aber gutem sozialem Netz sind häufig gesünder und leben länger als solche mit **gesunder Lebensweise** und belastenden oder unbefriedigenden sozialen Beziehungen.

- Bei schwerer Erkrankung – beispielsweise nach einem Herzinfarkt oder bei Krebserkrankung – ist die Einbindung in gute soziale Beziehungen wesentlich für die **Genesung** und/oder die Bewältigung der Erkrankung.
- **Einsamkeit** kann ebenso wie belastende soziale Beziehungen das **Immunsystem** schwächen.
- Dabei ist **nicht die Größe des sozialen Netzes** ausschlaggebend, sondern die Qualität der Beziehungen und die subjektiv wahrgenommene Unterstützung.
- Verfügt ein Mensch über kein oder ein sehr eingeschränktes soziales Netz, kann eine **spirituelle Eingebundenheit** eine vergleichbare Wirkung zeigen wie ein tragendes soziales Netz.

Mithilfe von Farbstiften, diversen Klebepunkten oder Symbolen, wie sie sich in einer Moderationsbox befinden, gehen die Patienten in die **Einzelarbeit.** Die Gruppenleitung gibt Anregungen:

- „Bei der Darstellung können Sie sich fragen: Wer ist mir nah, wer ist mir ferner?"
- „Um herauszufinden, auf wen Sie wirklich bauen können, überlegen Sie mal, wer Sie notfalls nachts um 3:00 Uhr in die Notaufnahme bringen würde."
- „In Bezug auf Menschen, die Ihnen wichtig sind, die aber weiter von Ihnen entfernt sind, überprüfen Sie, ob die dargestellten Abstände denn stimmen? Vielleicht möchten Sie Menschen näher zu sich heranholen und mehr Zeit mit ihnen verbringen."
- „Sie können sich auch fragen, wo Störfaktoren liegen, die dazu führen, dass Sie sich durch manche Menschen belastet fühlen."
- „Aufschlussreich kann es ebenfalls sein, zwischen Ihnen und den Personen Ihres sozialen Netzes Pfeile in beide Richtungen zu zeichnen, um zu zeigen, wieviel Energie Sie jeweils in eine Beziehung investieren und wieviel von der anderen Person eingebracht wird."

Ohne ein Beispiel als Vorgabe kann es geschehen, dass ein Patient sich selbst nicht in das Bild integriert. Es ist deshalb zu empfehlen, ein Gestaltungsbeispiel kurz zu zeigen oder darauf hinzuweisen, für sich selber auf dem Bild einen Platz zu wählen.

Zur Reflexion in Einzelarbeit können im Anschluss an die Gestaltungsphase folgende Fragen hilfreich sein: „Was fällt Ihnen auf, wenn Sie Ihr soziales Netz betrachten?", „Gibt es etwas, was Ihnen bislang nicht bewusst war?", „Sind Sie mit Ihrem sozialen Netz zufrieden?" und „Gibt es etwas, das Sie gerne ändern möchten?".

Im Gruppensetting sollten sich die Patienten danach in **Kleingruppen** zu zweit oder dritt über ihr soziales Netz austauschen und danach der gesamten Gruppe berichten. Dabei soll es jedem Patienten überlassen bleiben, was er mitteilen und was er lieber für sich behalten möchte. Fragen, die hier als Anregung dienen könnten, sind: „Was/Wer tut Ihnen gut in Ihrem sozialen Netz?", „Wer/Was belastet Sie in Ihrem sozialen Netz?" oder „Wie hat Ihr soziales Netz auf Ihre Erkrankung/die Folgen Ihrer Erkrankung reagiert?".

Thema 2: Aktive Gestaltung gesundheitsfördernder Beziehungen

Feinziel Die Patienten sollen selbstständig erarbeiten, wie sie ihr soziales Netz ausbauen und nutzen können.

Methoden In Form einer **moderierten Gruppendiskussion** werden Ideen dazu gesammelt, wie jeder aktiv sein soziales Netz gestalten kann, sodass es gesundheitsförderlich wird oder bleibt. **Impuls-Fragen** wären: „Welche Strategien haben Sie zur Verfügung, mit Belastungen in Ihrem sozialen Netz möglichst hilfreich umzugehen?", „Wie können Sie Menschen, die Ihnen gut tun, stärker in Ihren Alltag integrieren?" oder „Wie können Sie dafür sorgen, dass sich das Geben und Nehmen in einzelnen Beziehungen die Waage hält/ausgeglichen ist?".

Zum Abschluss wird in der Gruppe besprochen, ob und wie die Ergebnisse in das soziale Umfeld übertragen werden.

Zeitaufwand: 1,5 Stunden.

3.5.6 Naturheilkundliche Selbsthilfestrategien

Felix Joyonto Saha

Hintergrund: Vergessenes Wissen aktivieren

Noch vor zwei Generationen war das Wissen um die Möglichkeiten der naturheilkundlichen Selbstbehandlung in fast jeder Familie vorhanden. In den letzten Jahren und Jahrzehnten ist es jedoch zunehmend in Vergessenheit geraten. An seine Stelle ist der Gang zum Arzt getreten. Die Verantwortung für den eigenen Körper wurde größtenteils delegiert. Das beeinflusst auch die Selbstwahrnehmung negativ.

In der Mind-Body-Medizin sind **naturheilkundliche Selbsthilfestrategien** ein wichtiges Element, da sie den Patienten beim Umgang mit ihren Symptomen helfen und ihre Fähigkeiten zur Krankheitsbewältigung stärken (Selbstwirksamkeit, Empowerment). Zusätzlich sind sie ein körperbezogener Lebensstilaspekt, der dem Menschen nutzt, bei Belastung und Stress Einfluss auf die Spannungsregulierung des Organismus zu nehmen. Viele der Methoden helfen, leichter in eine Entspannung zu kommen und gleichzeitig **Stressresistenz** aufzubauen. Naturheilkundliche Selbsthilfe stärkt die Körperwahrnehmung und wirkt sich gleichzeitig psychisch aus. Das Zusammenspiel von Mind und Body wird gerade in der Kombination der Naturheilkunde mit der Mind-Body-Medizin (MICOM, ➤ Kap. 3.2) deutlich.

Die **klassische europäische Naturheilkunde** umfasst die Ernährungstherapie, die Atem- und Bewegungstherapie, die Hydro- und Thermotherapie, die Phytotherapie sowie die als Gesundheitstraining verstandene Ordnungstherapie einschließlich der Entspannungsverfahren. Sie ist die Basis für Selbsthilfestrategien, wie sie z. B. an der Essener Klinik Patienten mit chronischen Erkrankungen vermittelt werden, um Symptome zu lindern und die Selbstwirksamkeit zu stärken. Dort beziehen sich die naturheilkundlichen Selbsthilfestrategien auf hydro- und phytotherapeutische sowie physikalische Anwendungen, die die Patienten später auch in eigener Regie bzw. mithilfe eines Partners durchführen können. Dazu zählen außerdem noch die Schröpfkopfmassage sowie die Selbstbehandlung von Akupressurpunkten.

Hydrotherapie

Der therapeutische Einsatz von Wasser war schon im Römischen Reich verbreitet, damals spielte vor allem das Baden eine große Rolle. Die heute gebräuchlichen Anwendungen gehen zurück auf Vinzenz Prießnitz (1799–1851) und Sebastian Kneipp (1821–1897). Beide haben Wasseranwendungen in großem Umfang praktiziert und publik gemacht.

Die unterschiedlichen Formen der Wasseranwendungen sind noch heute sehr populär, als Laienorganisation wird die Tradition von Kneipp-Vereinen gepflegt, die in Deutschland ca. 160 000 Mitglieder zählen. Die Effekte der Wassertherapie sind durch wissenschaftliche Studien nachgewiesen (Lange, 2003), und die Kenntnis ihrer Wirkungsweise ist Inhalt der Weiterbildung zum Facharzt für „Physikalische und Rehabilitative Medizin" und für die Zusatzbezeichnungen „Physikalische Therapie und Balneologie" sowie „Naturheilverfahren".

Die Grundlage der **Wirkungsweise** entspricht der anderer physikalischer und naturheilkundlicher Therapieverfahren: Wasser besitzt eine hohe Wärmeleitfähigkeit und führt daher zu direkten Temperaturveränderungen am Körper, indem es Wärme zuführt oder entzieht. Im Sinne des **Reizreaktionsprinzips** kommt es zu direkten reflektorischen Wirkungen als unmittelbare Reaktion auf den Temperaturreiz (kurzfristige Gegenregulation). So erfolgt auf einen Kaltreiz, z. B. einen Schenkelguss, eine reflektorische Mehrdurchblutung, um eine Wiedererwärmung der Extremität herbeizuführen. Bei serieller Anwendung, d. h. regelmäßiger Wiederholung des Reizes, erfolgt eine **langfristige Adaptation,** die z. B. die Normalisierung des Blutdrucks zur Folge hat.

Die Auslenkung in den physiologischen Normbereich ist eine typische Wirkung durch hydrotherapeutische und andere physikalische Reize: Darunter ist zu verstehen, dass durch dasselbe Verfahren bzw. dieselbe therapeutische Anwendung (Schenkelguss) sowohl hypertone als auch hypotone Blutdruckwerte in Richtung der Norm verändert werden. Die kurzfristige Gegenregulation kann dabei gegensätzlich zur langfristigen Adaptation ausfallen. So kann ein Kaltreiz kurzfristig eine Blutdruckerhöhung zur Folge haben und bei serieller Anwendung auf lange Sicht den Blutdruck senken. Entscheidend ist, die **Reizqualität** und **-intensität** an die Konstitution des Patienten anzupassen, um die gewünschten Reaktionen zu provozieren. Eine Überreizung des Patienten kann ansonsten durchaus gegenteilige Wirkungen entfalten und schaden. Die Idee der Reiztherapie ist es, die **Regulationskapazität** des Organismus zu steigern:

Die Regulationskapazität beschreibt die Fähigkeit, auf wechselnde (Umwelt-)Bedingungen flexibel mit einer Anpassung zu reagieren, damit sich ein neues Gleichgewicht einstellt. Ist die Regulationskapazität eingeschränkt, wird der Mensch bei Veränderungen der Umwelt (z. B. Wetterwechsel) oder psychischen Belastungen schnell aus seinem Gleichgewicht gebracht und reagiert mit Krankheitssymptomen (z. B. Migräneanfall bei Wetterwechsel). Die wiederholte, serielle Applikation von Reizen, die die gewohnten Umgebungsreize in ihrer Intensität übersteigen, führt zur Steigerung der Regulationskapazität. Im Volksmund wird dies meist als **„Abhärtung"** bezeichnet.

Ein Kaltwasserreiz spricht spezifisch die Thermorezeptoren an. Die Reaktion des Körpers ist jedoch unspezifisch. Zum einen wird direkt die Durchblutung erhöht im Sinne der spezifischen Reaktion. Als weitere Folgen kommt es aber auch zu einer Mitreaktion des vegetativen Nervensystems, des Immunsystems und der Psyche. Folge ist eine verringerte Infektanfälligkeit und eine gesteigerte psychische Belastbarkeit. Somit wirkt sich der lokal begrenzte Kaltwasserreiz auf den gesamten Organismus aus (➤ Tab. 3.14).

Das Grundprinzip von **Wickeln und Auflagen** besteht im Einhüllen bzw. Bedecken von Körperbereichen oder -teilen mittels feuchter oder trockener Tücher. Dabei umhüllen Wickel eine Körperregion zirkulär (z. B. Wadenwickel), während Auflagen oder Kompressen lokal nur eine Ebene der Körperoberfläche bedecken (z. B. heiße Kompresse über einer Head-Zone zur reflektorischen Beeinflussung eines Organs). Diese Anwendungen gehören im Prinzip zur Hydrotherapie und wirken über das gleiche Reizreaktionsprinzip. Die Wirkungen unterscheiden sich nach der Anwendungstemperatur (kalt oder warm) und der Dauer der Applikation: Ein nur **kurz angelegter kalter Wadenwickel** (ca. 15 °C) soll Wärme entziehen und wird daher nach wenigen Minuten entfernt, bevor er warm wird. Ein **lang angelegter** (45–60 Minuten) **kalter Brustwickel** führt zur reflektorischen Erwärmung, und damit wird das betreffende Körperteil entsprechend aktiviert und besser durchblutet. Daher sollte es dem Patienten im kalten Wickel nach einigen Minuten warm werden. Heiße Wickel (ca. 40 °C) fördern die Ausleitung durch rasch einsetzendes Schwitzen oder dienen der gezielten Entspannung verspannter Muskulatur (z. B. die Heiße Rolle im Nacken).

Praxis

Anwendung der Wickel

Der klassische Wickel beinhaltet drei unterschiedliche Lagen.

- Innentuch: Es besteht aus Leinen und wird direkt um die zu behandelnde Region gewickelt. Es wird meist mit kaltem Wasser getränkt, seltener auch mit heißem, und ggf. mit Zusätzen versetzt.

Tab. 3.14 Körperliche Auswirkungen eines lokalen Kaltwasserreizes (Senkung ↓/Erhöhung ↑) (aus: Dobos G, Deuse U, Michalsen A: Chronische Erkrankungen. Elsevier Urban und Fischer Verlag, 2006)

	Art des Reizes	Wirkung
Kardiopulmonales System		
Herzfrequenz	Kaltreiz	Herzfrequenz ↓
	Warmreiz	Herzfrequenz ↑; HMV ↑
Blutdruck	Kalte Bäder/kalte Güsse	RR syst. ↑, RR diast. ↑
	Heiße Bäder	RR syst. ↑, RR diast. (↑)
	Mild-warme Bäder	RR syst. gleichbleibend, RR diast. ↓
Gefäße	Kälteanwendungen, plötzliche Heißanwendung	Konstriktion
	Ansteigende Temperatur	Dilatation
Atmung	Kalte Güsse/Bäder	Atemfrequenz ↑
	Warme/heiße Anwendungen	Atemtiefe ↑, (AMV ↑)
Nervensystem	Kälteanwendungen	Nervenleitgeschwindigkeit ↓
Vegetatives Nervensystem	Wärmeanwendungen	Allgemeine Entspannung, „Psychtonolyse"
Muskulatur	Wärmeanwendungen	Myotonolyse

- Zwischentuch: Das trockene Tuch besteht aus Leinen oder Nesselstoff und muss größer sein als das Innentuch, damit es dieses überragt.
- Außentuch: Es besteht aus Wolle und ist wiederum kleiner als das Zwischentuch, damit die Haut nicht direkt berührt wird (Vermeidung von Juckreiz).

Soll ein **wärmeentziehender Wickel** angelegt werden, so wird das Innentuch sehr feucht, fast tropfnass mit kaltem Wasser angelegt. Sobald das Tuch warm wird, muss es entfernt und ggf. erneuert werden.

Bei **wärmestauenden Wickeln** wird das Innentuch so gut wie möglich ausgewrungen, damit es nur feucht ist. Die Liegedauer beträgt etwa 1 Stunde, spätestens nach 20 Minuten sollte es dem Patienten im Wickel warm werden.

Schweißtreibende Wickel liegen mindestens 2 Stunden an und bedecken eine größere Körperoberfläche. Zusätzlich wird der Patient mit Bettdecken eingehüllt. Bevor ein Wickel angelegt wird, sollte der Patient gut durchwärmt sein, eine der wichtigsten Regeln der Kneipp-Therapie lautet: **„Nie kalt auf kalt".**

Wickel werden jedoch nicht nur mit Wasser angewendet. Es sind verschiedene Zusätze wie Lavendel, Arnika oder Kümmelöl möglich; aber auch Auflagen mit Quark, Senfmehl, gemahlenen Bockhornkleesamen oder Kohlblättern gehören in diese Anwendungsform (➤ Tab. 3.15). Dadurch resultiert die Kombination reflektorischer Wirkungen auf den physikalischen Reiz mit pharmakologischen Wirkungen, zum Teil durch Resorption über die Haut bzw. durch Inhalation von ätherischen Ölen.

Phytotherapie

Die Anwendung von Pflanzen in den unterschiedlichsten Zubereitungsformen, ist seit alters verbreitet, um Krankheiten vorzubeugen und zu behandeln. Die Empfehlungen bezüglich der Wirkungen sind dabei oft sehr breit gefächert: Bei manchen Pflanzen entsteht so der Eindruck, dass sie ein Allheilmittel sind. Andererseits machen Pflanzenpräparate auch immer wieder Schlagzeilen, da es zu unerwünschten Wirkungen und Interaktionen mit konventionellen Arzneimitteln kommt. Um die **Wirkungen,** aber auch die **Nebenwirkungen** systematisch aufzuarbeiten und Empfehlungen zum Gebrauch der bekannten Heilpflanzen aussprechen zu können, wurde im Rahmen des Arzneimittelgesetzes von 1976 eine Expertenkommission gegründet: die **„Kommission E".** Diese erstellt sog. Monografien, in denen für die jeweilige Pflanze Inhaltsstoffe, Wirkungen, Nebenwirkungen und Empfehlungen aufgearbeitet werden.

Mittlerweile sind zahlreiche Pflanzen in klinischen Studien wissenschaftlich untersucht worden, wodurch inzwischen **z. T. hohe Evidenzgrade** erreicht worden sind. So hat beispielsweise der Nach-

Tab. 3.15 Reflektorische Wirkungen durch pflanzliche Zusätze zu Wasser

Zusatz	Wirkung	Indikation
Lavendel	Entspannend	Herzauflage bei nervösen Herzrhythmusstörungen und psychischer Unruhe, schlaffördernd
Arnika	Fördert die Abheilung	Stumpfe Verletzungen, Distorsionen
Senfmehl	Durchblutungsfördernd, bakterien-, viren- und pilzhemmend	Senfmehlfußbad bei kalten Füßen, beginnender Erkältung, Kopfschmerzen, Auflage bei Sinusitis und Bronchitis
Kümmelöl	Spasmolytisch, karminativ	Einreibung, Auflagen und Wickel bei Blähungen, Bauchkrämpfen
Bockshornkleesamen	Schmerzlindernd, erwärmend	Auflage über Gelenken bei Arthrose
Kohlblätter	Entzündungshemmend, schmerzlindernd	Auflage über Gelenken bei Arthrose
Quark	Kühlend, entzündungshemmend	Auflage bei Entzündungen und Reizzuständen von Muskeln, Sehnen und Gelenken sowie Weichteilen (z. B. Mastitis)

weis, dass Johanniskraut gegen leichte und mittelschwere Depressionen ebenso wirksam ist wie konventionelle Antidepressiva, dazu geführt, dass Johanniskraut bei mittelschweren Depressionen verschreibungspflichtig geworden ist. Dies wurde eingeführt, da Depressionen in dieser Intensität vom Arzt behandelt werden sollten und nicht im Rahmen der Selbstmedikation.

Mittlerweile findet auch in den **Leitlinien** der AWMF die Phytotherapie Berücksichtigung. In einer 2014 veröffentlichten systematischen Übersichtsarbeit von Klose et al. wurden 40 Leitlinien identifiziert, die zu Phytotherapeutika Stellung beziehen.

Folgende Pflanzen weisen **Evidenzen** gemäß der S3-Leitlinien der AWMF auf:

- Capsaicin topisch bei unspezifischem Kreuzschmerz
- Cranberry, Preiselbeere: Brennen beim Wasserlassen
- Echinacea: Halsschmerzen, Ohrenschmerzen, Husten
- Efeublätter: Atemwegsinfekte, Husten (akut und chronisch)
- Flohsamenschalen bei Reizdarmsyndrom und Colitis ulcerosa
- *Hypericum perforatum* (Johanniskraut) bei leichten und mittelschweren Depressionen, Zwangsstörungen
- Kapuzinerkresse und Meerrettich bei unkomplizierten Harnwegsinfekten
- Myrtol bei Husten und Atemwegsinfekten
- Teufelskralle bei Arthrose
- Thymian bei Atemwegsinfekten, Husten (akut und chronisch), Halsschmerzen
- Traubensilberkerze bei peri- und postmenopausalen Syndromen
- *Valeriana officinalis* (Baldrian) bei Schlafstörungen
- Weidenrinde bei unspezifischem Kreuzschmerz
- Weihrauch bei Colitis ulcerosa, Morbus Crohn, Rheumatoider Arthritis
- *Viscum album* (Mistel) zur Besserung der Lebensqualität im Rahmen der adjuvanten Tumortherapie

Alle diese Pflanzen sind als Fertigpräparate in Apotheken frei verkäuflich erhältlich, eine Ausnahme stellt nur das mittlerweile verschreibungspflichtige Johanniskraut dar. Es besteht bei den meisten Pflanzen auch die Möglichkeit einer Teezubereitung, was allerdings von der Dosierung her unsicher ist. Die Liste an Pflanzen mit therapeutischer Evidenz ließe sich noch deutlich verlängern, allerdings sind bisher in den meisten Leitlinien Phytotherapeutika nicht berücksichtigt worden.

Ausleitende Verfahren

Das **Schröpfen** gehört wohl zu den ältesten Therapieformen überhaupt. Schon in Pharaonengräbern findet man Abbildungen von Gerätschaften, die vermutlich zum Schröpfen verwendet wurden. In der europäischen Naturheilkunde sind ausleitende Verfahren verknüpft mit den Namen Hippokrates (460–377 v. Chr.), Galen (129–216 n. Chr.), Avicenna (980–1037 n. Chr.), Paracelsus (1493–1541 n. Chr.) und Hufeland (1762–1836 n. Chr.). Hippokrates definierte das Konzept der vier „Säfte“: Blut, Schleim, Schwarze Galle und Gelbe Galle. Diese Säfte waren dazu da, den Körper zu bilden und zu ernähren. Befanden sich die Säfte in ihrem natürlichen Gleichgewicht („Eukrasie“), war der Mensch gesund, bei einem Ungleichgewicht kam es zu Krankheit („Dyskrasie“). Die Therapie bestand nun darin, einen Überschuss an bestimmten Säften auszuleiten, um die Gesundheit wiederherzustellen. Auch wenn diese Vorstellungen in der heutigen Medizin nicht mehr haltbar sind, so ist der therapeutische Nutzen einiger Verfahren (wie für die Blutegeltherapie und das Schröpfen) durch Studien nachgewiesen. Was durch die unterschiedlichen topisch angewendeten ausleitenden Verfahren ausgelöst wird, sind lokal entstauende Wirkungen, Gegenirritationen, Durchblutungsförderung und die Nutzung des Reizreaktionsprinzips.

Beim Schröpfen und der Schröpfkopfmassage macht man sich den **durchblutungsfördernden Effekt des Unterdrucks** zunutze, der dadurch zu einer verbesserten Perfusion von verspannter Muskulatur und zur verbesserten Trophik im Bindegewebe führt. Beides wirkt schmerzlindernd. Dieser Effekt wird noch verstärkt über unterschiedliche nervale Verschaltungen, die auf spinaler Ebene einen schmerzhemmenden Effekt entfalten und gleichzeitig in höheren Zentren die deszendierende Schmerzhemmung aktivieren. Das Verfahren der Schröpfkopfmassage ist für den Laien einfach zu erlernen und anzuwenden, sodass es problemlos vermittelt werden kann.

Bei der **Schröpfkopfmassage** wird eine Saugglocke mit Unterdruck über den Rücken bewegt, der zuvor mit einem Massageöl eingeölt wurde. Durch den Unterdruck erhöht sich der Massageeffekt auf das Bindegewebe und die darunter liegende Muskulatur. Die Saugglocke wird solange paravertebral vom Nacken bis zum Becken geführt, bis eine Rötung der Haut eintritt. Letztlich wird so der gesamte Rücken ausmassiert, was etwa 10 Minuten in Anspruch nimmt. Dieses Verfahren kann bei chronischen, aber auch bei akuten Rückenschmerzen und Muskelverspannungen sowie Spannungskopfschmerzen angewendet werden.

Akupunktur

Bei der **Akupunktur** handelt es sich um ein Jahrtausende altes Verfahren aus China, bei dem spezielle Nadeln in spezifische Punkte gestochen werden, um einen therapeutischen Reiz zu setzen. Das Wort „Akupunktur" leitet sich von den lateinischen Worten *acus* (Nadel) und *punctura* (Stechen) ab. Im Chinesischen wird die Therapieform als „Zhenjiu" bezeichnet, was „Stechen und Brennen" bedeutet. Damit wird ausgedrückt, dass sowohl mit Nadeln gestochen als auch mit Wärmeanwendungen an bestimmten Punkten gearbeitet wird.

Die Therapie fußt auf dem **Konzept der Lebensenergie „Qi"**, die durch den Körper fließt und diesen versorgt und erhält. Sie manifestiert sich sowohl im materiellen Bereich (Körper) als auch in der Psyche und allen nichtmateriellen Ebenen des Seins. Nur wenn das Qi ungehindert fließen kann, bleibt der Mensch gesund. Das Qi wird über Leitbahnen, die sog. Meridiane im Körper verteilt. Eine Störung innerhalb dieser Meridiane zieht eine Behinderung des Qi-Flusses nach sich, was Krankheiten auslöst. An der Oberfläche der Leitbahnen finden sich die Akupunkturpunkte, welche durch Stimulation zur Therapie und damit zur Wiederherstellung des natürlichen Qi-Flusses genutzt werden können.

In den letzten Jahren sind in Deutschland große Studien durchgeführt worden, die die Wirksamkeit der Akupunktur bei verschiedenen Indikationen prüfen sollten. Als Ergebnis zeigte sich, dass diese Therapieform genauso wirksam war wie die konventionelle Standardtherapie, bei der Gonarthrose erwies sie sich sogar als überlegen.

Eine einfache Abwandlung der Akupunktur ist die **Akupressur,** die sich deshalb auch für die Selbstbehandlung eignet. Hier werden die Akupunkturpunkte durch Fingerdruck stimuliert. In China wird die Akupressur sowohl zur Behandlung von Krankheiten als auch zur Prävention und zur Steigerung der Vitalität durchgeführt. Für einzelne Punkte existieren auch Wirksamkeitsnachweise, z. B. für den Punkt Pericard 6 bei Chemotherapie-induzierter Übelkeit.

Praktisches Vorgehen

Im Rahmen von **interaktiven Vorträgen** kann den Patienten in kurzer Zeit ein Zugang zu dem traditionellen naturheilkundlichen Wissen vermittelt werden. Die Verfahren können stellenweise schon **praktisch eingeübt** werden. Dabei muss jedoch unbedingt darauf hingewiesen werden, dass **nur bei Beschwerden, deren Ursache bekannt ist,** eine Selbstbehandlung vorgenommen werden sollte. Wichtig ist darüber hinaus, zu erläutern, dass **auch Hausmittel Nebenwirkungen haben können und Unverträglichkeiten auftreten können.** Medikamente, die zeitgleich eingenommen werden, dürfen nur nach Rücksprache mit dem Hausarzt abgesetzt oder reduziert werden. Wie bei allen Anwendungen, ist es auch hier sinnvoll, die **eigene Wahrnehmung im Sinne eines inneren Arztes** zu beachten, um einzuschätzen, ob die Behandlung auf Dauer wirklich gut tut. Hausmittel stellen bei bekannten Beschwerden und Befindlichkeitsstörungen eine wirksame Strategie dar, um selbst tätig zu werden, sich dadurch der Situation gegenüber weniger hilflos zu fühlen und die Symptome selbst lindern zu können.

Die vermittelten Techniken haben in den meisten Fällen ihre Wurzeln in der Erfahrungsheilkunde und Volksmedizin. Einige der Verfahren sind mittlerweile in Studien wissenschaftlich erforscht worden und konnten ihre Wirksamkeit bei bestimmten Indikationen unter Beweis stellen, wie beispielsweise einige Phytotherapeutika, die Hydrotherapie, Schröpftherapie und Akupunktur.

Je nach Beschwerdebild ist es sinnvoll, hier folgende Module vorzusehen:

- Modul 1: Hydrotherapie
- Modul 2: Wickel und Auflagen

- Modul 3: Phytotherapie
- Modul 4: Schröpfkopfmassage
- Modul 5: Akupressur

Dabei hat es sich bewährt, wenn möglich, die Patienten in einer Badeabteilung theoretisch und praktisch mit Gießtechniken der Hydrotherapie und ihren Indikationen vertraut zu machen. Die Schröpfkopfmassage und die Akupressur können im Rahmen von 1–2 Unterrichtseinheiten praktisch vermittelt werden. Die Schröpfmassage ist unspezifisch, sodass sie als Verfahren mit immer gleichem Ablauf vermittelt werden kann. Bei der Akupressur wurde eine kleine Auswahl aus der Fülle der existierenden Akupunkturpunkte getroffen. Dabei handelt es sich um die Punkte, die bei den wichtigsten Indikationen wirksam sind und für den Patienten einfach mit den eigenen Fingern zu erreichen sind.

Ziele

Die beschriebenen naturheilkundlichen Strategien stellen wirksame Möglichkeiten dar, die eigene Befindlichkeit und Gesundheit positiv zu beeinflussen. Damit ergänzen sie sehr gut die Mind-Body-medizinischen Inhalte.

- Die Patienten lernen Möglichkeiten, um selbst Einfluss auf Symptome und körperliche Befindlichkeiten zu nehmen.
- Sie erfahren körperlich deren praktische Anwendung und Wirkweise.
- Sie erleben, dass sie sich selbst helfen können – die Kontrollüberzeugung steigt.
- Sie lernen, dass Naturheilkunde darüber hinaus präventiv wirkt.
- Sie erkennen die Grenzen von Selbstanwendungen.
- Im Arzt-Patienten-Kontakt werden diese Patienten zu Partnern, nicht aber zu Selbstbehandlern.

MERKE

Man sollte immer darauf hinweisen, dass bei allen unklaren und auch lang dauernden Beschwerden ein Arzt kontaktiert werden sollte. Das gilt vor allem, wenn die Ursache der Symptome nicht klar ist.

In der Essener Klinik hat es sich bewährt, der Gruppe diejenigen Krankheitsbilder vorzustellen, für die Selbsthilfestrategien besprochen werden können. Aus der Vielzahl möglicher Indikationen wählt die Gruppe dann aus, welche davon abgehandelt werden sollen, da der zeitliche Rahmen sonst deutlich gesprengt würde. Für die ausgewählten Beschwerdebilder werden alle oben genannten Module zusammengefasst, sodass für ein Krankheitsbild alle Möglichkeiten der Selbsthilfe aus den Modulen 1 bis 5 besprochen werden.

Dieses Vorgehen entspricht der Einbindung der naturheilkundlichen Selbsthilfestrategien in das MICOM-Programm, Tagesklinikprogramm der Essener Klinik (➤ Kap. 3.1). Man könnte die einzelnen Module aber ebenso nacheinander in ein Mind-Body-medizinisches Programm einbauen.

Modul 1: Hydrotherapie

Feinziele

- Theoretische Einführung in das Verfahren und Vermittlung von Wirkprinzipien
- Vorstellen therapeutischer Wirkungen bei speziellen Indikationen
- Eigene Übungspraxis

Thema 1: Wozu brauchen wir Reize?

Unsere Lebensweise hat zu einer **Reizarmut** geführt, da wir uns den wechselnden Umweltbedingungen immer mehr entziehen können. Wir haben eine gleichmäßig temperierte Wohnung unabhängig von der Jahreszeit; auch das Auto oder der Arbeitsplatz sind klimatisiert. Damit muss sich unser Organismus nicht mehr an wechselnde Bedingungen anpassen und verliert an Regulationsfähigkeit. Kommen wir dann doch in einen Regenschauer oder erhalten einen Windzug, erkälten wir uns oder bekommen einen „steifen Hals". Die Kneipp-Hydrotherapie unterstützt den menschlichen Körper dabei, regulationsfähiger und damit gesünder zu werden und gesund zu bleiben. Sie hilft uns, nicht bei jedem Windhauch unser inneres Gleichgewicht zu verlieren – und das nicht nur auf der körperlichen, sondern auch auf der psychischen Ebene. Die sog. **Abhärtung** führt sowohl zu einer besseren körperlichen Gesundheit als auch zu einer erhöhten psychischen Belastbarkeit.

Methode Einleitende Fragen für einen **interaktiven Vortrag** könnten sein: „Wer leidet unter kalten Füßen?“, „Wer kommt morgens schwer in die Gänge?“, „Wer fühlt sich oft erschöpft?“ oder „Wer leidet unter Kopfschmerzen, wer unter immer wiederkehrenden Infekten?“.

Thema 2: Therapeutische Wirkungen

An einzelnen Indikationen wird erläutert, wie man Hydrotherapie einsetzen kann (➤ Tab. 3.16). Zeitaufwand: mind. 60 Minuten, besser 90 Minuten.

In der Essener Klinik werden diese Anwendungen praktisch in der Bäderabteilung demonstriert. Falls solche Möglichkeiten nicht bestehen, kann mit dem örtlichen **Kneipp-Verein** Kontakt aufgenommen werden (www.kneippbund.de), da die entsprechenden Möglichkeiten oft vorhanden sind oder dort Ansprechpartner genannt werden können, die über entsprechende Einrichtungen zur Hydrotherapie verfügen (oftmals auch öffentliche Einrichtungen).

Thema 3: Übungspraxis

In der Badeabteilung sollte hier einführend auf die Selbstapplikation von kalten Bein- und Armgüssen mit dem Kneipp-Gießrohr eingegangen werden. Begonnen wird dabei mit dem Knieguss, gefolgt vom Schenkelguss, Unterguss, Armguss und Brustguss. Dies empfiehlt sich aus praktischen Gründen, da hierbei gleich folgende Grundprinzipien erläutert werden können:

- Kalte Güsse nur dann, wenn einem warm ist
- Je kälter das Wasser, desto kürzer die Anwendung
- Bei wechselwarmen Güssen erst warm, dann kalt, dabei dauert der Warmreiz deutlich länger.
- Der Körper sollte nach Kaltanwendungen spätestens nach 20 Minuten wieder gut durchwärmt sein (aktiv oder passiv).
- Die Haut wird nach dem Kaltreiz nur abgestreift, nicht abgetrocknet.
- Die Gussführung beginnt herzfern und endet herznah.

Kontraindikationen für kalte Güsse Eine zu geringe Reaktionsfähigkeit – der Patient kann nicht selbst wieder warm werden; die Raynaud-Krankheit oder Kälteagglutinine (Autoimmunkrankheit).

Kontraindikationen für warme und wechselwarme Anwendungen Mangelnde Gefäßreagibilität sowie pAVK III–IV (arterielle Verschlusskrankheit).

Methode Die Patienten sollen zu dieser Kurseinheit Badebekleidung mitbringen, damit die jeweiligen Güsse an ihnen durchgeführt werden können. Die Gussführung wird von einer Fachkraft demonstriert und anschließend unter Aufsicht von den Patienten selbst durchgeführt.

Tab. 3.16 Hydrotherapeutische Anwendungen bei verschiedenen Indikationen

Indikation	Verfahren	Dauer	Häufigkeit
Kopfschmerzen, chronische Sinusitis, rezidivierende Atemwegsinfekte	Kalter Gesichtsguss	1–2 Min.	Zur Prophylaxe täglich, bei Kopfschmerzen mehrmals täglich
Kopfschmerzen mit kalten Füßen	Senfmehlfußbad	10–20 Min.	Bei Kopfschmerzen
Infektanfälligkeit	Kalte Knie-, Schenkel-, Unter- oder Vollgüsse	1–2 Min.	Täglich
Varikosis	Kalter Schenkelguss	1–2 Min.	täglich
Hypotonie	Kalter Knie- oder Schenkelguss; Wechselwarme Knie- oder Schenkelgüsse	1–2 Min. 4–5 Min.	Täglich
Hypertonie	Ansteigendes Armbad	10–15 Min.	Täglich
Palpitationen, Tachykardien	Armguss	1–2 Min.	Täglich
Infektanfälligkeit, rezidivierende Bronchitis	Brustguss	1–2 Min.	Täglich zur Prophylaxe

Praxis

Hydrotherapie

- **Knieguss:** Mit kaltem Wasser wird der Wasserstrahl an der Kleinzehenseite des rechten Beins über die Außenseite des Unterschenkels bis zur Kniekehle geführt; dort wird mit dem Strahl für wenige Sekunden (ca. 5–10 Sek.) verweilt. Dann wird der Wasserstrahl über die Innenseite des Unterschenkels zur Großzehe geführt. Danach gleiche Gussführung am linken Bein. Zum Schluss werden die Fußsohlen (erst rechts dann links) begossen. Nur zwischen den Zehen wird abgetrocknet, ansonsten wird das Wasser abgestreift.
- **Schenkelguss:** Die Durchführung ist analog zum Knieguss, die Gussführung endet am Beckenkamm, die Leistenbeuge wird entsprechend der Kniekehle mehrere Sekunden begossen.
- **Untergüsse:** Wie zuvor, allerdings reichen sie an Vorder- und Rückseite des Rumpfes bis zum Rippenbogen.
- **Armguss:** Von der Kleinfingerseite des rechten Arms wird der Gussschlauch bis zur Schulter geführt, wo einige kreisende Bewegungen beschrieben werden. Dann wird an der Innenseite zur Hand geführt, anschließend die linke Seite begossen. Danach Wiederholung des Gusses, Gesamtdauer maximal 2 Minuten.
- **Brustguss:** Nach einmaliger Verabreichung des Armgusses wird in Achtertouren der ventrale Thorax begossen, beendet wird über die Innenseite des linken Arms.
- **Ansteigendes Armbad:** Beide Arme werden in eine Wanne mit 34–36 °C warmem Wasser getaucht. Etwa alle 1–2 Minuten wird die Temperatur um 1 °C gesteigert, bis mindestens eine Temperatur von 40 °C erreicht wurde, in der noch für ca. 5 Minuten verblieben wird. Anschließend werden die Arme (erst rechts, dann links) kalt abgegossen.
- **Senfmehlfußbad:** In einer Fußbadewanne wird Wasser mit subjektiv angenehmer Temperatur (nicht über 35 °C) Schwarzes Senfmehlpulver eingerührt. Da Senfmehl stark erhitzend wirkt, sollte bei der ersten Anwendung mit einem Esslöffel begonnen werden, bis zu 4 Esslöffel sind jedoch möglich. Die Füße werden für 10 Minuten in der Wanne belassen, bis sie gut durchwärmt sind, anschließend müssen sie mit klarem Wasser gründlich abgespült und mit einem Hautöl eingerieben werden, sonst ist die Hautreizung zu hoch.

Modul 2: Wickel und Auflagen

Feinziele

- Vermittlung von Wirkprinzipien
- Vorstellen therapeutischer Wirkungen bei speziellen Indikationen
- Empfehlung geeigneter Literatur und Bezugsmöglichkeiten für die nötigen Utensilien oder Anbieter von „Wickelkursen"

Thema 1: Wie wirken Wickel und Auflagen?

Methode **Interaktiver Vortrag.**

Thema 2: Therapeutische Wirkungen

Methode Im Vorfeld sollte mit der Gruppe geklärt werden, **welche Krankheitsbilder** in dem Modul besprochen werden, z. B. als Ergebnis einer **Gruppenabfrage:** „Wer hat schon mal bei einer Erkrankung mit Wickeln Erfahrungen gemacht?". Auf die Aussagen der Patienten kann dann in einem **interaktiven Vortrag,** der die Indikationen und die entsprechenden Wickel theoretisch abhandelt, Bezug genommen werden. Falls die Patienten eine Einführung in die Wickelpraxis wünschen, ist ein eigener Termin notwendig oder man verweist auf kompetente Anbieter, wie etwa Kneipp-Vereine. Alternativ besteht auch die Möglichkeit, die Durchführung der Wickel in einer separaten Stunde selbst zu demonstrieren.

Bei der Erläuterung der Anwendungen (➤ Kasten) ist es wichtig, darauf hinzuweisen, dass es gegen Bestandteile von Auflagen wie Heilpflanzen auch Allergien geben kann und dass die Verträglichkeit der Wickel deshalb ausprobiert werden muss. **Ein Standardrezept, das für jeden individuellen Patienten gleich ist, gibt es nicht.** So kann ein Patient mit Rückenschmerzen sehr gut von Heublumenauflagen profitieren, während ein anderer mit den gleichen Beschwerden besser mit einem kalten Lendenwickel zurechtkommt, der für andere oft nicht tolerabel ist (> Tab. 3.17). Zeitaufwand: 60 Minuten (ohne praktische Übungen).

Tab. 3.17 Welcher **Wickel** für welche Indikation?

Indikation	Wickel
Kopfschmerzen	Heiße Nackenrolle
Infektanfälligkeit	Kalter Brustwickel
Akute Bronchitis	Senfmehlauflagen auf Rücken bzw. Sternum. Kalter Brustwickel mit Lavendelzusatz (mildert den Hustenreiz und fördert die Nachtruhe).
Sinusitis	Senfmehlauflagen über den Nasennebenhöhlen
Hypertonie	Kalter Brustwickel, ggf. mit Zusatz von Lavendel oder Melisse
Nervöse Herzbeschwerden, Palpitationen	Lavendel-Herzauflage (feucht-warme oder kalte Kompresse, auf die etwas Lavendel-Bademilch oder 1–2 Tr. Lavendelöl gegeben werden)
Gastrointestinale Beschwerden	Heublumensack, Kümmel-Leib-Auflage, kalter Leibwickel
Blasenentzündung	Eukalyptus-Blasenauflage
Arthrose	Bockshornkleeauflage, Kohlwickel, Retterspitzauflage
Arthritis	Retterspitzauflage, Quarkauflage, Kohlwickel
Rückenschmerzen	Heublumensack
Schlafstörungen	Senfmehlfußbad, Lavendel-Herzauflage

Praxis

Wickel

- Bei der **Bockshornkleeauflage** wird aus gemahlenen Bockshornkleesamen mit warmem Wasser eine dicke Paste angerührt, die auf eine Kompresse oder ein Baumwolltuch gestrichen wird. Die verwendete Menge richtet sich nach der Größe des zu behandelnden Areals. Dann wird das Tuch mit der sauberen Seite auf die betroffene Körperregion gelegt und mit einem weiteren Tuch abgedeckt. Gegebenenfalls kann auch eine Wärmflasche mit aufgelegt werden. Die Auflage belässt man für mindestens eine halbe Stunde. Je nach subjektivem Empfinden kann die Auflage bis zu 2 Stunden verbleiben.
- Auflagen mit **Senfmehl** werden nur sehr kurz toleriert, über den Nasennebenhöhlen oft nur Sekunden! Daher erfordert die Applikation die Hilfe einer zweiten Person, welche die Auflage „auf Zuruf" entfernt, ansonsten können starke Hautreizungen bis zur Verbrennung entstehen. Aus Schwarzem Senfmehl wird mit warmem Wasser eine dicke Paste angerührt, die auf kleine Kompressen (für Auflagen auf den Nasennebenhöhlen) oder ein größeres Leinen- oder Baumwolltuch (für Auflagen auf dem Rücken bzw. Sternum) gestrichen wird. Die saubere Seite des Tuchs wird auf die Haut gelegt. Über den Nasennebenhöhlen ist zuvor die Haut mit Vaseline zu bestreichen, da die Reizung an der empfindlichen Gesichtshaut sonst zu hoch ist.
- Bei **Quarkauflagen** wird handelsüblicher Magerquark verwendet, den man zunächst abtropfen lässt und auf ein Tuch streicht. Die saubere Seite wird auf die zu behandelnde Stelle gelegt und mit einem dünnen Tuch abgedeckt. Sobald die Masse warm geworden ist, muss sie entfernt und verworfen werden.
- **Retterspitz** („äußerlich") ist als Lösung in der Apotheke erhältlich. Damit wird eine Kompresse getränkt, die feucht auf das zu behandelnde Gelenk aufgelegt wird. Es sollte dabei Verdunstungskälte entstehen können, daher soll die Auflage nicht dick umwickelt werden. Sobald sie trocken geworden ist, kann etwas Flüssigkeit direkt auf die über dem Gelenk liegende Kompresse aufgetropft werden.
- Bei der **Kümmel-Leib-Auflage** wird der Bauch mit Kümmelöl eingerieben und anschließend ein feucht-warmer Wickel angelegt, der im Prinzip den selben Bereich wie der Lendenwickel bedeckt. Es kann aber auch die Kombination von Kümmelöl mit einem kalten Leibwickel versucht werden, hier sollen die Patienten experimentieren und selbst die Erfahrung sammeln, was ihnen am besten hilft.
- **Kalte Brust-, Leib- und Lendenwickel:** s. o., Allgemeines

- **Heublumensack:** siehe Modul 3: Phytotherapie
- **Eukalyptus-Blasenauflage:** siehe Modul 3: Phytotherapie
- **Lavendel-Herzauflage:** Eine Kompresse oder ein kleines Tuch wird mit warmem oder kaltem Wasser getränkt (abhängig vom Empfinden des Patienten, muss beides ausprobiert werden), gut ausgewrungen und dann mit 1–2 Tropfen Lavendelöl oder etwas Lavendel-Bademilch beträufelt. Die Auflage wird auf der Mitte des Brustbeins platziert.

Modul 3: Phytotherapie

Feinziele

- Einführung in Geschichte und Evidenzforschung
- Vorstellen therapeutischer Anwendungen bei speziellen Indikationen
- Vermittlung unterschiedlicher Zubereitungsformen

Thema 1: Eigenes Vorwissen und theoretische Einführung

Basierend auf den Empfehlungen der Kommission E und aktuellen wissenschaftlichen Publikationen sowie Erfahrungen aus dem klinischen Alltag können Patienten in der Anwendung von Phytotherapeutika geschult werden, um so bei leichteren Befindlichkeitsstörungen, akuten Erkrankungen wie Erkältung, Kopfschmerzen und gastrointestinalen Beschwerden, aber auch zur ergänzenden Therapie der Grunderkrankung wirksame Selbsthilfe betreiben zu können.

Methode In einem **interaktiven Vortrag** kann als Einstieg in der Gruppe zusammengetragen werden, welche Pflanzen bei welchen Beschwerden bereits angewendet worden sind oder auch regelmäßig Verwendung finden. Denn Phytotherapeutika gehörten zu den am häufigsten in der Bevölkerung angewendeten Verfahren aus der Naturheilkunde. Da eine Abhandlung aller gebräuchlichen Arzneipflanzen den Rahmen deutlich sprengen würde und nicht alle Pflanzen von Interesse sind, sollte eine Auswahl der unten aufgeführten Krankheitsbilder angeboten werden, die sich phytotherapeutisch gut behandeln lassen.

Es sollte explizit darauf hingewiesen werden, dass man gegen jede Pflanze und jeden Pflanzenwirkstoff allergisch reagieren kann und dass die Hersteller von Fertigpräparaten aus Sicherheitsgründen bei fehlender Datenlage von der Einnahme während der Schwangerschaft abraten.

Thema 2: Welche Pflanze bei was?

Eine Übersicht zu den wichtigsten pflanzlichen Mitteln, die sich in der Erfahrungsheilkunde bewährt haben und für die positive Studien vorliegen, findet sich in ➤ Tab. 3.18. Zeitaufwand: ca. 45 Minuten.

Methode Im Rahmen der Besprechung der einzelnen Krankheitsbilder bzw. Befindlichkeitsstörungen werden in einem **interaktiven Vortrag** bestimmte Phytotherapeutika empfohlen – sei es als Tee, lokal angewendet oder als Fertigarzneimittel.

Bei der Darstellung der Wirkungsweise der Phytotherapeutika sollte auch auf die unterschiedlichen Zubereitungsformen eingegangen werden. In den meisten Fällen existieren Fertigpräparate, die einfacher in der Handhabung sind als die Zubereitung von Tees. Zudem ist bei Tees der Wirkstoffgehalt nicht standardisierbar. Andererseits ist der Selbsthilfeaspekt natürlich ausgeprägter, wenn die Wirkstoffe selbst zubereitet werden (müssen). Das Kochen von Baldriantee ist allerdings weniger zu empfehlen, da Baldrianwurzel unangenehm riecht und die Zubereitung sehr aufwendig ist, um einen therapeutisch wirksamen Tee zu erhalten.

Modul 4: Schröpfen und Schröpfkopfmassage

Feinziele

- Einführung zu Entstehung, Geschichte und Anwendung
- Vermittlung von Wirkprinzipien und Kontraindikationen
- Vorstellen therapeutischer Wirkungen bei speziellen Indikationen
- Übungspraxis

Tab. 3.18 Phytotherapeutika bei speziellen Indikationen

Phytotherapeutisches Mittel	Wirkung	Art der Anwendung	Dosierung	Bemerkungen
Spannungskopfschmerzen				
Minzöl	Schmerzlindernd, kühlend	Lokale Anwendung an Stirn und Hinterkopf	Halbstündlich nach Bedarf	Beim Auftragen muss darauf geachtet werden, dass die Flüssigkeit nicht in die Augen läuft
Schmerzen allgemein				
Weidenrindenextrakt	Schmerzlindernd	Kapseln (à 50 mg)	2-mal täglich bei chronischen Schmerzen, 2 Kps. bei akuten Kopfschmerzen	Deutlich geringere Nebenwirkungen als ASS
Eschenrinde, Goldrutenkraut und Zitterpappelrinde und -blätter als Kombinationspräparat (z. B. Phytodolor®)	Schmerzlindernd	Tropfen	3-mal täglich 30 Tr.	Wirkungseintritt nach ca. 2 Wochen, daher bei chronischen Schmerzen. Bei manchen Patienten aber auch bei akuten Schmerzen wirksam.
Atemwegserkrankungen				
Echinacea, *Pelargonium reniforme, P. sidoides* (z. B. Umckaloabo®)	Immunstimulierend, schützt gesunde Zellen vor Virenbefall	Tropfen	3-mal täglich 30 Tr.	Kann auch zur Infektprophylaxe eingenommen werden
Efeublätterextrakt (z. B. Prospan®)	Schleimlösend	Saft	3-mal täglich	
Thymiansaft	Sekretolytisch, sekretomotorisch, antibakteriell	Saft	3-mal täglich	
Myrtol, Pinienöl als Kombinationspräparat (z. B. Gelomyrtol forte®),	Sekretolytisch, antientzündlich, antibakteriell	Kapseln	3-mal täglich	Einnahme 0,5 Std. vor dem Essen! Kapseln sind dünndarmlöslich
Schlüsselblumenblüten, Sauerampferkraut, Holunderblüten, Eisenkraut, Enzianwurzel als Kombinationspräparat (z. B. Sinupret® forte)	Sekretolytisch, antientzündlich, antimikrobiell	Dragees	3-mal täglich	
Schwarzes Senfmehl	Sekretolytisch, antientzündlich, antimikrobiell	Auflagen	1- bis 2-mal täglich	Siehe Anleitung Wickel, Auflage auf den Kieferhöhlen bei Sinusitis, auf dem Rücken und/oder Sternum bei Bronchitis
Salbeiblätterextrakt	Antientzündlich, antimikrobiell	Gurgellösung		Hier kann selbst gekochter Salbeitee verwendet werden.
Hypotonie				
Rosmarinblätter, Weißdornblüten, Herzgespannkraut	Kreislaufanregend	Teemischung	2-mal täglich 1 Tasse	1 EL der Mischung pro Tasse für 10 Min. ziehen lassen

Tab. 3.18 Phytotherapeutika bei speziellen Indikationen *(Forts.)*

Phytotherapeutisches Mittel	Wirkung	Art der Anwendung	Dosierung	Bemerkungen
Nervöse Herzbeschwerden				
Melissenblätter, Herzgespannkraut, Baldrianwurzel, Johanniskraut	Psychisch ausgleichend, entspannend, antidepressiv	Teemischung	2-mal täglich 250 ml	1 EL der Mischung pro Tasse 10 Min. ziehen lassen
Lavendelöl	Beruhigend	Auflage oder Bad		Als Badezusatz (z. B. Lavendel-Bademilch, Weleda), Kompresse tränken und auf das Brustbein auflegen
Bluthochdruck				
Rote Beete	Blutdrucksenkend	Saft	500 ml/Tag	Jeder Schluck muss eingespeichelt (gekaut) werden
Hibiskusblütentee	Blutdrucksenkend	Tee	500 ml	Gesamte Menge morgens trinken
Baldrianwurzel, Lavendel, Hopfenzapfen, Melissenblätter	Entspannungsfördernd, beruhigend	Teemischung	1–2 Tassen täglich	1 EL der Mischung pro Tasse 10 Min. ziehen lassen
Völlegefühl, Sodbrennen				
Kamillenblüten, Malvenblüten, Eibischwurzel, Süßholzwurzel, Fenchelsamen	Karminativ, spasmolytisch, antientzündlich	Teemischung	3 Tassen täglich	1 EL der Mischung pro Tasse 15 Min. ziehen lassen
Ingwerwurzel	antiemetisch	Tee	Bis zu 1 l täglich	1–2 cm Wurzel schälen, stifteln, 15 Min. kochen, Wirksamkeit vergleichbar mit Metoclopramid
Ingwerwurzel: Fertigpräparat (Zintona®)	Antiemetisch	Kapseln	Bei Bedarf, bis zu 6-mal tgl.	Wirksamkeit vergleichbar mit Metoclopramid
Übelkeit				
Kamillenblüten	Antientzündlich, spasmolytisch, karminativ	Tee	2–3 Tassen täglich	1 EL pro Tasse, 5 Min. ziehen lassen
Pfefferminzblätter	Karminativ, spasmolytisch	Tee	2–3 Tassen täglich	1 EL pro Tasse, 5 Min. ziehen lassen
Diarrhö				
Heidelbeeren	Antientzündlich, adstringierend	Saft (Heidelbeermuttersaft)	3-mal täglich 20 ml	
Myrrhe, Kaffeekohle und Kamillenblüten als Kombinationspräparat (z. B. Myrrhinil intest®),	Antientzündlich, erhöht die Konsistenz, karminativ	Tabletten	Bis zu 3-mal täglich 4 Tbl.	
Blutwurz (Tormentilla)	Antimikrobiell, karminativ, antientzündlich	Tee	2–3 Tassen täglich	1 TL 10 Min. in 250 ml kochen
Flohsamenschalen	Erhöht das Stuhlvolumen	Granulat	3-mal täglich 1 Btl.	„Allrounder" aufgrund des hohen Quellvermögens, sowohl bei Obstipation als auch bei Diarrhö einsetzbar

Tab. 3.18 Phytotherapeutika bei speziellen Indikationen *(Forts.)*

Phytotherapeutisches Mittel	Wirkung	Art der Anwendung	Dosierung	Bemerkungen
Gastritis				
Leinsamen	Beruhigt die Magenschleimhaut	Schleim	3-mal täglich 20 ml	Ganzer Leinsamen wird 20 Min. gekocht und stehen gelassen, dann wird der abgesiebte Schleim warm getrunken
Kamillenblüten	Karminativ, antientzündlich	Tee	2–3 Tassen täglich	1 EL pro Tasse, 5 Min. ziehen lassen
Pfefferminzblätter	Karminativ, antientzündlich	Tee	2–3 Tassen täglich	1 EL pro Tasse, 5 Min. ziehen lassen
Blähungen und Reizdarm				
Heublumen	Karminativ, schmerzlindernd, entspannend	Äußerliche Anwendung als Heublumensack	1-mal täglich	Zirka 10–15 Min. über Wasserdampf erhitzen, bis der gesamte Inhalt durchwärmt und leicht feucht geworden ist. Nicht zu heiß und zu feucht werden lassen, Verbrennungsgefahr!
Anis-, Fenchel- oder Kümmelöl	Karminativ	Einreibung	1- bis 2-mal täglich 4–5 Tr.	Kann auch in der Kombination angewendet werden
Fenchelsamen	Karminativ	Tee	1–3 Tassen täglich	1 gehäufter TL pro Tasse, 10 Min. ziehen lassen
Anissamen	Karminativ	Tee	1–3 Tassen täglich	1 gehäufter TL pro Tasse, 10 Min. ziehen lassen
Kümmelsamen	Karminativ	Tee	1–3 Tassen täglich	1 gehäufter TL pro Tasse, 10 Min. ziehen lassen
Koriandersamen	Karminativ	Tee	1–3 Tassen täglich	1 gehäufter TL pro Tasse, 10 Min. ziehen lassen
Gelbwurzwurzel	Verdauungsanregend	Kapseln	3-mal täglich 1 Kps.	
Kalmuswurzel	Karminativ, gegen Völlegefühl, harmonisiert den Gastrointestinaltrakt	Tee	2-mal täglich 1 Tasse	2 TL pro 250 ml, 15 Min. ziehen lassen
Obstipation				
Leinsamen	Quellstoff, erhöht das Stuhlvolumen	Geschrotete Samen	1 EL täglich	
Weizenkleie	Quellstoff, erhöht das Stuhlvolumen		1–2 EL täglich	
Flohsamenschalen	Quellstoff, erhöht das Stuhlvolumen		3-mal täglich 1 Btl.	
Backpflaumen	Peristaltik anregend, enthalten Quellstoffe		2–7 täglich	Am Abend vorher einweichen und mit dem Einweichwasser verzehren

3

3

Tab. 3.18 Phytotherapeutika bei speziellen Indikationen *(Forts.)*

Phytotherapeutisches Mittel	Wirkung	Art der Anwendung	Dosierung	Bemerkungen
Blasenentzündung				
Eukalyptusöl	Spasmolytisch, hyperämisierend, antimikrobiell	Auflage	1-mal täglich	Kompresse mit 2%-igem Eukalyptusöl beträufeln, in einer Plastiktüte zwischen 2 Wärmflaschen erwärmen und ohne Tüte 1 Std. auf die Blase legen
Kapuzinerkresse und Meerrettich als Kombinationspräparat (z. B. Angocin®, Anti-Infekt N)	Antibakteriell	Dragees	3-mal täglich 2–4 Drg.	Antibiotische Wirksamkeit vergleichbar mit konventionellen Antibiotika
Bärentraubenblätter (Cystinol akut®)	Entzündungshemmend	Dragees	3-mal täglich 2 Drg.	
Goldrutenkraut (Cystinol long®)	entzündungshemmend, diuretisch	Kapseln	3-mal täglich 1 Kps.	
Gelenkschmerzen				
Kohlblätter	Entzündungshemmend, kühlend	Wickel	Täglich	s. Wickel
Bockshornkleesamen	Wärmend, analgetisch	Wickel		s. Wickel
Teufelskrallenwurzelextrakt (z. B. Doloteffin®)	Entzündungshemmend, analgetisch, antioxidativ	Tabletten	3-mal täglich 2 Tbl.	Wirkung gegen Placebo gut belegt
Rückenschmerzen				
Heublumen	Karminativ, schmerzlindernd, entspannend	Äußerliche Anwendung als Heublumensack	1-mal täglich	Über Wasserdampf erhitzen
Weidenrinde	Analgetisch	Kapseln (à 50 mg Extrakt)	1–2 Kapseln pro Tag	
Aconit-Schmerzöl oder Johanniskrautöl	Analgetisch	Einreibung	1- bis 2-mal täglich	Fertigpräparate aus der Apotheke
Schlafstörungen				
Baldrianwurzel (Sedonium®)	Schlaffördernd, entspannend	Dragee	2 Drg. vor dem Schlafen	Die Zubereitung von Baldriantee ist aufwendig und riecht unangenehm. Daher sind Fertigpräparate besser.
Passionsblumenkraut	Schlaffördernd, entspannend	Tee oder Fertigpräparat als Kombination	1 Tasse vor dem Schlafen	2 TL in 250 ml 5–10 Min. ziehen lassen
Melissenblätter	Schlaffördernd, entspannend			
Lavendelblüten	Entspannend			
Hopfenzapfen	Schlafanstoßend			

Thema 1: Was sind die Wirkprinzipien?

Methode Interaktiver Vortrag, Zeitaufwand: 60 Minuten im Gruppensetting.

Thema 2: Anwendung bei Kopf- und Rückenschmerzen

Einsatz finden Schröpfen und Schröpfkopfmassagen vor allem bei **Rückenschmerzen** (akuten und chronischen), sowie bei **Kopfschmerzen.** Schulter und Nacken werden behandelt, um dort die verspannte Muskulatur zu lösen. Gleichzeitig werden über kutiviszerale Reflexverschaltungen auf spinaler Ebene die inneren Organe beeinflusst, sodass auch funktionelle Erkrankungen mit Schröpfgläsern behandelt werden können. Bei den Reflexzonen, auf welche die Gläser aufgesetzt werden, handelt es sich zum einen um die Head-Zonen, zum anderen um die Bereiche der Haut, deren sensible Nervenfasern über Interneuronen im Rückenmark mit efferenten Fasern der inneren Organe kommunizieren. Die genaue Topografie der Reflexzonen ist allerdings zu komplex für Patienten. Die Praxis einer Schröpfkopfmassage gegen Rückenbeschwerden und Kopfschmerzen ist hingegen einfach zu vermitteln.

Kontraindikationen Verstärkte Blutungsneigung, Einnahme von Antikoagulantien (Marcumar® und die neuen oralen Antikoagulantien, ASS alleine geht meistens), Hauterkrankungen im zu behandelnden Gebiet.
Methode Interaktiver Vortrag.

Thema 3: Übungspraxis

Feinziele Die Patienten lernen durch Erfahrung. Sie müssen auf Kontraindikationen (s. o.) und Nebenwirkungen (Hämatome) hingewiesen werden.
Methode Die Technik der Schröpfkopfmassage wird an einem Patienten demonstriert. Dazu setzt sich der Patient mit dem Rücken zu den anderen Patienten und macht den Rücken frei bis zum Beckenkamm. Es wird die Handhabung des Massageöls (z. B. Weleda Arnika-Massageöl) demonstriert, das Aufsetzen des Glases auf der Haut und die Führung über den Rücken. Das Glas soll beginnend direkt neben der Wirbelsäule solange über die gleichen Zonen gezogen werden, bis eine Rötung eingetreten ist; danach wird das Glas eine Glasbreite nach außen versetzt und wieder von oben nach unten geführt. Ein Wechsel der Seite mit horizontaler Führung darf über dem Sakralbereich und dem Trapezius in Höhe von Th1 erfolgen. Nach der **Demonstration** kann paarweise unter Aufsicht geübt werden.

Praxis

Schröpfkopfmassage

Wichtige Hinweise für die Patienten: Das Öl soll nicht aus der Flasche direkt auf den Rücken gegossen werden, da dies einen Kaltreiz darstellt. Der „Behandler“ soll sich das Öl in die Handfläche gießen und etwas anwärmen.

Empfohlene Glasgrößen haben einen Durchmesser von 3–4,5 cm. Das Glas wird dann mit leichtem Druck senkrecht zur Hautoberfläche aufgesetzt, der Sog dabei so stark gewählt, wie er toleriert wird. Es empfiehlt sich, Schröpfgläser zu verwenden, bei denen der Unterdruck über einen Gummiball, der dem Glas aufsitzt, erzeugt wird. Die Teilevakuierung durch Hitzeeinwirkung mit einer Flamme ist für den Ungeübten meist angstbesetzt und umständlich.

Die Handhabung erfordert etwas Übung, hier muss darauf hingewiesen werden, dass unabhängig von der Zugrichtung gleichzeitig ein geringer Druck senkrecht zur Hautoberfläche aufgewendet werden muss, da sonst das Glas beim Ziehen von der Körperoberfläche „abgerissen“ wird.

Das Glas wird möglichst nah zur Hautoberfläche angefasst, ähnlich wie beim „C-Griff“ bei der Beatmungsmaske. Nach der Massage überstehendes Öl kann mit einem Tuch abgenommen werden.

Modul 5: Akupressur

Einführung Die Schulung der Akupressur setzt voraus, dass der Gruppenleiter das Verfahren beherrscht, also eine Akupunkturausbildung absolviert hat.

Feinziele

- Einführung zu Entstehung, Geschichte und Anwendung
- Vorstellen therapeutischer Wirkungen bei speziellen Indikationen
- Übungspraxis

Thema 1: Theoretische Einführung

Methode Einleitend zu einem **interaktiven Vortrag** kann gefragt werden, wer schon akupunktiert wurde und welche Erfahrungen dabei gemacht wurden.

Thema 2: Wann hilft Akupressur? (Therapeutische Wirkungen)

Methode Interaktiver Vortrag: Für die **Selbstbehandlung** empfiehlt sich die Schulung von Punkten mit folgenden Eigenschaften:
- Allgemein schmerzlindernde Punkte
- Punkte mit guten Effekten bei Rücken- und Kopfschmerzen
- Punkte, die immunstimulierend sind (und damit bei Erkältung und Sinusitis angewendet werden können)
- Punkte, die den Gastrointestinaltrakt beeinflussen
- Punkte, die seelisch ausgleichend wirken

Da fast alle Punkte mehr als nur eine Wirkung haben, können so auch Querverbindungen zu verschiedenen Krankheitsbildern geschaffen werden.

Akupressur-Selbstanwendungen können abhängig von den Erkrankungen der Patienten bei **folgenden Beschwerdebildern** angeleitet werden:
- Kopfschmerzen: Extrapunkt Tai Yang, Gb 20, Di 4, Le 3, „Ah Shi-Punkte“ = individuelle Schmerzpunkte, die der Patient bisher schon intuitiv benutzt hat („Druck auf diese Punkte bessert meinen Kopfschmerz“)
- Rückenschmerzen: Di 4, Bl 60, Bl 40
- Reizdarmsyndrom: Di 4, MP 6, KG 12
- Bronchitis: Di 4, Di 11, KG 17; Ni 3
- Erkältungen, Sinusitis: Di 4, Di 11, Di 20
- Nervöse Herzbeschwerden: KG 17, He 7, Ni 3
- Schlafstörungen He 7, LG 20
- Übelkeit: Pe 6
- Magen-Darm-Probleme: KG 12, Ma 36

Zeitaufwand: 45 Minuten.

Thema 3: Übungspraxis: tasten, drücken und spüren

Die Akupressur ist einfach zu erlernen und umzusetzen, und es gibt bei dieser Methode praktisch keine Kontraindikationen.

Jeder Punkt soll für eine halbe bis eine Minute mit dem Finger unter leichtem Druck mit kreisenden Bewegungen stimuliert werden. Der Punkt soll nicht einfach nur gequetscht werden! Bei vielen Punkten empfiehlt es sich, ein „Widerlager“ unterzulegen. Dies geschieht am besten, indem der Punkt von Daumen und Zeigefinger „in die Zange“ genommen wird. Der Patient soll so fest drücken, dass es nicht schmerzhaft ist, er aber den Punkt durch den Druck wahrnimmt. Die Anwendung kann bei chronischen Erkrankungen mindestens 1-mal täglich durchgeführt werden. Bei akuten Beschwerden wie Kopfschmerzen kann solange gedrückt werden, wie es als angenehm empfunden wird. Die Patienten sollen eingeladen werden, hier selbst auszuprobieren und Erfahrungen zu sammeln.

Methode Am besten werden einzelne Punkte an jedem Patienten demonstriert, damit diese alle ein Gefühl dafür entwickeln und ein Gespür dafür bekommen können, wo sie ihn finden und mit welcher Intensität massiert werden soll. Für die Patienten ist es immer wieder eine beeindruckende und auch oft neue Erfahrung, wie intensiv ein Akupunkturpunkt sich von seiner Umgebung unterscheidet. Dieser Eindruck und die Erfahrungen, die von den Patienten im Laufe der Selbstanwendung gemacht werden, stärken nachhaltig das Vertrauen in die Eigenkompetenz und führen zu einer hohen Compliance, die Akupressur weiter fortzusetzen.

KAPITEL

4 Zentren der Mind-Body-Medizin und ausgewählte Anwendungsgebiete

4.1 Schmerz-Zentrum Kliniken Essen-Mitte: Integrierte Versorgung von Kopf- und Rückenschmerzpatienten

Thomas Rampp

Die Mind-Body-Medizin spielt eine besondere Rolle in der Schmerztherapie, denn Schmerz spiegelt ein subjektives Empfinden wider, das durch mentale Vorgänge beeinflussbar ist. Oft sind Schmerzerkrankungen außerdem lebensstilinduziert, sodass Patienten in jedem Fall von einer individuellen Lebensstilmodifikation profitieren. Diese wird im Rahmen der Mind-Body-Medizin gemeinsam mit dem Patienten erarbeitet.

Die Klinik für Naturheilkunde und Integrative Medizin der Kliniken Essen-Mitte bietet im Rahmen eines Vertrags zur Integrierten Versorgung (IV) seit 2009 die ambulante Behandlung von **Kopfschmerz**patienten (Barmer GEK, Techniker KK) sowie von **Rückenschmerz**patienten (Techniker KK) an. Der Begriff „Integrierte Versorgung" steht für die Vernetzung zwischen den einzelnen Leistungssektoren im Gesundheitswesen. IV-Verträge zielen auf eine patientenorientierte und interdisziplinär-fachübergreifende medizinische Versorgung durch die enge Kooperation unterschiedlicher Vertragspartner (z. B. Hausärzte, Fachärzte, ärztliche und nichtärztliche Leistungserbringer, Krankenhäuser, Medizinische Versorgungszentren, Vorsorge- und Rehabilitationseinrichtungen, Arztnetze oder Pflegeeinrichtungen). Durch die Verträge sollen die Qualität und die Wirtschaftlichkeit der medizinischen Versorgung verbessert werden. Sie können einzelne Indikationen abdecken, aber auch alle medizinischen Belange der eingeschriebenen Versicherten umfassen.

In Essen können stationäre und teilstationäre Versorgung miteinander kombiniert werden, was in dieser Form in Deutschland einzigartig ist. Durch den universitären Hintergrund und die damit verbundene enge Koppelung des Instituts mit Forschung und Lehre ist eine zeitnahe Umsetzung neuer wissenschaftlicher Erkenntnisse im Bereich der Naturheilkunde gewährleistet. Das **Institut für Naturheilkunde, Traditionelle Chinesische und Indische Medizin** bietet als Ambulanz Möglichkeiten der Kombination konventioneller und naturheilkundlicher Behandlungen. Ein erfahrenes Ärzte- und Therapeutenteam berät und behandelt die Patienten mit klassischen naturheilkundlichen Verfahren wie auch mit erprobten Therapien aus anderen traditionellen Heilsystemen.

Die Integrative Schmerztherapie ist in mehrere Module unterteilt (➤ Abb. 4.1).

Modul 0: Haus- oder Facharztbehandlung

Innerhalb des Integrationsvertrags müssen **Haus- und Fachärzte** folgende Leistungen erbringen:

- Mit dem Oswestry Low Back Pain Disability Index wird die **Ausprägung chronischer Rückenschmerzen** in Bezug auf die Funktionalität im Alltag gemessen.
- Aushändigung des **Schmerztagebuchs** und Anleitung der Patienten zur Dokumentation der Rückenschmerzen über den gesamten Behandlungszeitraum
- Ausführliche **Beratung über unterschiedliche Behandlungsoptionen** bei Rückenschmerzen unter Einbeziehung des bio-psychosozialen Krankheitsverständnisses unter besonderer Berücksichtigung der integrativen naturheilkundlichen Komplexbehandlung
- Der behandelnde Haus- oder Facharzt oder der Patient vereinbart einen **Termin zum Erstgespräch** im Institut für Naturheilkunde der Kliniken Essen-Mitte. Relevante Vorbefunde wie z. B.

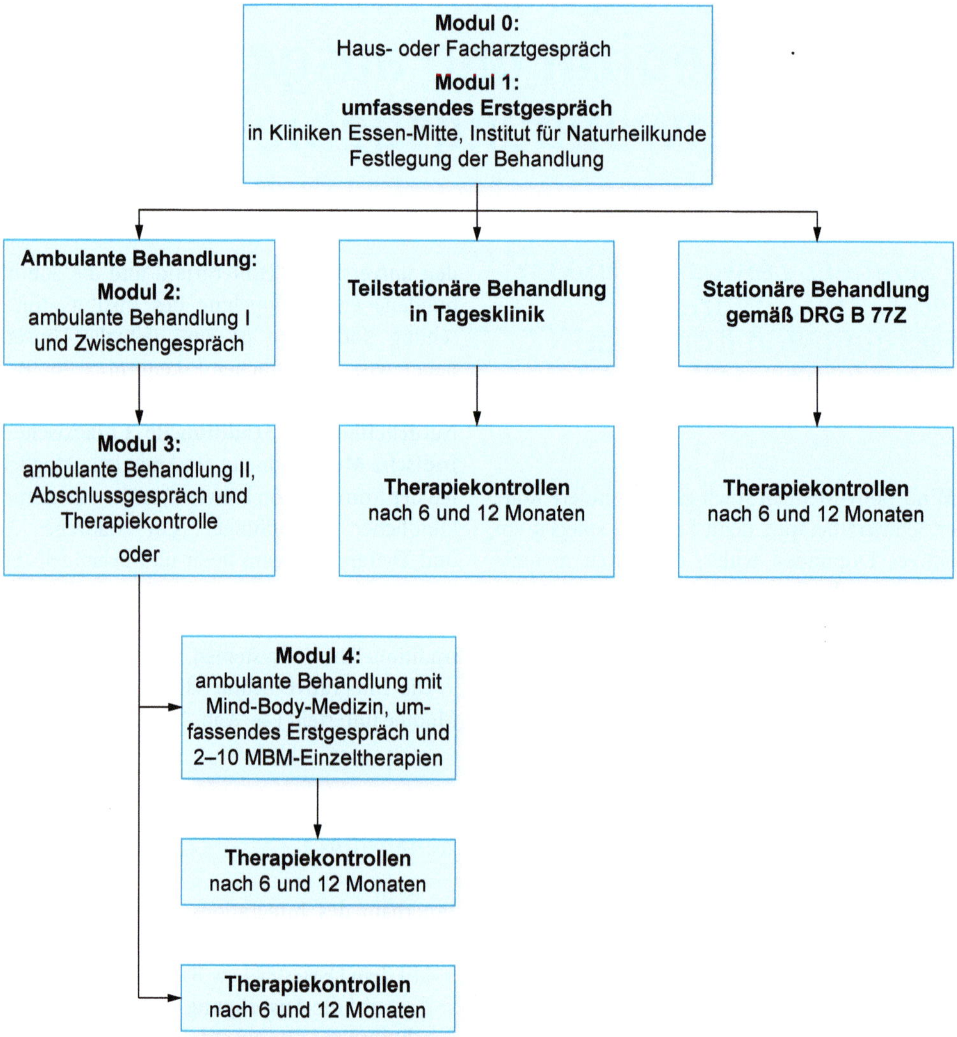

Abb. 4.1 Integrative Schmerzbehandlung ambulant, teilstationär und stationär [P477/L231]

bildgebende Diagnostik sowie Informationen zur aktuellen Medikation und evtl. relevante Vorbefunde zu Begleiterkrankungen werden zur Verfügung gestellt.

Modul 1–4: Ambulante Behandlung am Institut für Naturheilkunde an den Kliniken Essen-Mitte

Aufgrund struktureller und qualitativer Merkmale können die Module 1 bis 4 so nur am Institut für Naturheilkunde erfolgen:

Modul 1: Ambulantes Erstgespräch

- **Ärztliches Erstgespräch** (80 Minuten) mit ausführlicher Anamnese unter Einbeziehung der bio-psychosozialen Krankheitsaspekte
- **Anamnese unter Einbeziehung der TCM, TIM und Naturheilkunde (inkl. der Lebensstilfaktoren)**
- Identifizierung von **Begleiterkrankungen** (Depression, Angstzustände, Somatisierungsstörungen etc.)
- Feststellung des **Chronifizierungsstadiums** bei Schmerzpatienten nach Gerbershagen

- **Körperliche Untersuchung**
- Wenn der Patient die Einschlusskriterien erfüllt und über die erforderliche **Compliance und Motivation** verfügt, erfolgt nach intensiver Aufklärung die Einschreibung in den Integrationsvertrag.
- **Erstellung eines Therapieplans** und Zuordnung zum weiteren Versorgungsmodul ambulant (bzw. teilstationär oder stationär)

Modul 2: Ambulante Behandlung I (6 Sitzungen) und Zwischengespräch

Gemäß den Untersuchungsbefunden aus dem Erstgespräch erhält jeder Patient eine **individualisierte und indikationsbezogene Therapie.** Zur Anwendung kommt die integrative Komplexbehandlung unter Einbeziehung der **Reiz-Regulationstherapie** und der **Spannungsregulation** (naturheilkundliche Therapieverfahren/Mind-Body-Medizin).

Die Therapiebasis sind die fünf Säulen der Naturheilkunde: Ernährung, Bewegung, Phytotherapie, Hydrotherapie/Physikalische Therapie und Ordnungstherapie/Mind-Body-Medizin (➤ Kap. 2.1). Diese werden ergänzt durch Verfahren aus der chinesischen Medizin, u. a. Schröpfen, GuaSha, Akupunktur und Moxibustion, Qigong, Tai-Chi sowie Verfahren aus der evidenzbasierten Volksheilkunde wie der Blutegeltherapie und anderen Methoden aus der wissenschaftlichen Naturheilkunde.

Welche Therapieverfahren jeweils im Einzelnen oder auch in Kombination angewendet werden, wird nach in der Naturheilkunde gängigen Kriterien entschieden und überwacht. Oft ergibt sich durch die gezielte Kombination von verschiedenen Therapieverfahren aus der Naturheilkunde ein positiver **Synergieeffekt** und damit **nachhaltigerer Therapieerfolg.**

Um das Ansprechen auf die ersten Therapieeinheiten zu erfassen, findet nach sechs Therapiesitzungen ein **ärztliches Zwischengespräch** statt, das 40 Minuten umfasst. Die erlernten Selbsthilfestrategien der Patienten werden analysiert und ggf. verstärkt. Gemeinsam werden neue Maßnahmen zur Reduktion der Rückenschmerzen entwickelt. Sollte bisher keine Mind-Body-medizinische Begleittherapie erfolgt sein und ist dies zu diesem Zeitpunkt sinnvoll und erforderlich, kann diese jetzt eingeleitet werden, ebenso eine teilstationäre oder stationäre Behandlung. Falls ein Patient im Laufe der Behandlung erkennt, dass noch Defizite im Bereich Lebensstil bestehen, kann die MBM in jeder Phase des Programms intensiviert werden.

Modul 3: Ambulante Behandlung II (6 Sitzungen), Abschlussgespräch und Therapiekontrolle

Die indikationsbezogene integrative Komplexbehandlung unter Einbeziehung der Reiz-Regulations-Therapie und der Spannungsregulation wird in sechs weiteren ambulanten Behandlungssitzungen fortgesetzt.

Das **ärztliche Abschlussgespräch** danach hat eine Gesprächsdauer von mindestens 40 Minuten. Das Erreichen der vereinbarten Therapieziele (u. a. Verbesserung des Oswestry Low Back Pain Disability Index) wird evaluiert und dokumentiert.

6 und 12 Monate nach dem Abschlussgespräch wird die **Nachhaltigkeit** der ambulanten Behandlung in der Ambulanz und/oder Tagesklinik des Instituts für Naturheilkunde in Form einer **ärztlichen Therapiekontrolle** überprüft. Im ärztlichen Gespräch (60 Minuten) werden die Ausprägung der Rückenschmerzen, die aktuelle Medikation und der Transfer der erlernten **Selbsthilfestrategien in den Alltag** erfragt und dokumentiert. Wenn erforderlich, erfolgt eine erneute Anleitung zur Durchführung von selbstwirksamen naturheilkundlichen Behandlungsmaßnahmen unter besonderer Berücksichtigung anzusetzender Maßnahmen zum **Lebensstilmanagement** (Mind-Body-Medizin).

Sollte bisher keine Mind-Body-medizintherapeutische Begleittherapie erfolgt sein und ist dies zu diesem Zeitpunkt sinnvoll und erforderlich, kann diese jetzt eingeleitet werden.

Modul 4: Ambulante Behandlung mit Mind-Body-Medizin, Einleitungsgespräch und zehn Therapiegesprächen

Viele Rückenschmerzpatienten profitieren von einem stärker strukturierten Lebensstil. Hier kann eine gezielte Mind-Body-Medizin-therapeutische Behandlung mit MBSR den Therapieerfolg verstärken.

Die ambulante Ordnungstherapie umfasst ein **umfassendes Einleitungsgespräch,** das eine Gesprächszeit von 90 Minuten hat. Inhalte sind besonders die **individuelle Identifikation von Stressauslösern,** die häufig zum Auslösen von Kopfschmerzattacken führen. Mittels verschiedener Testverfahren wird die persönliche Stressreaktion ermittelt. Neben der intensiven Erläuterung der Stressreaktion wird der Patient dazu angehalten, seine Selbstbeobachtungen in einem **Stresstagebuch** zu dokumentieren.

In 2–10 verhaltenstherapeutisch orientierten MBM-Therapiegesprächen von je 50 Minuten Dauer werden individuelle Stressbewältigungsstrategien vermittelt und Hilfestellung bei der Reflexion von Alltagssituationen gegeben. Die ambulante Ordnungstherapie/Mind-Body-Medizin ist dabei ein qualitativ hochwertiges zusätzliches Therapieangebot, das derzeit nicht in der Regelversorgung angeboten wird. Als Teil der klinischen Naturheilkunde ist sie zwingend Therapieoption zur nachhaltigen Schmerzbewältigung. Die Patienten werden gewahr, welche Rolle ihr Lebensstil als Schmerzverursacher spielt, sie lernen Strategien z. B. zur Stressbewältigung. Ihre Gesundheitsressourcen werden gestärkt.

6 und 12 Monate nach dem Abschluss der Mind-Body-Medizin-Therapie wird die Nachhaltigkeit der Behandlung in einer Behandlungseinheit überprüft. Die erlernten Selbsthilfestrategien im Alltag werden aufgefrischt und ggf. modifiziert. Diese Gesprächssitzung ist als **Booster-Therapie** der vorausgegangenen Behandlung zu verstehen.

Bisherige Erfahrungen und Ergebnisse

In einer klinischen Studie wurden 158 Patienten mit Migräne und/oder Spannungskopfschmerz im Rahmen der Integrierten Versorgung behandelt und über insgesamt 6 Monate nach Ende der Behandlung nachbeobachtet (➤ Abb. 4.2). Die Kopfschmerztage und die Tage pro Monat, an denen Triptane eingenommen werden mussten, nahmen nach der Behandlung signifikant ab, ebenso wie die Intensität der Kopfschmerzen. Sie blieben auch im Nachbeobachtungszeitraum über 6 Monaten stabil.

Bei **chronischen Schmerzen** ist eine genauere Unterscheidung der Qualität von Schmerzen wichtig, um das Schmerzerleben des Patienten zu verstehen. Diese Erfassung der subjektiven Schmerzwahrnehmung ist z. B. mit der Schmerzempfindungsskala

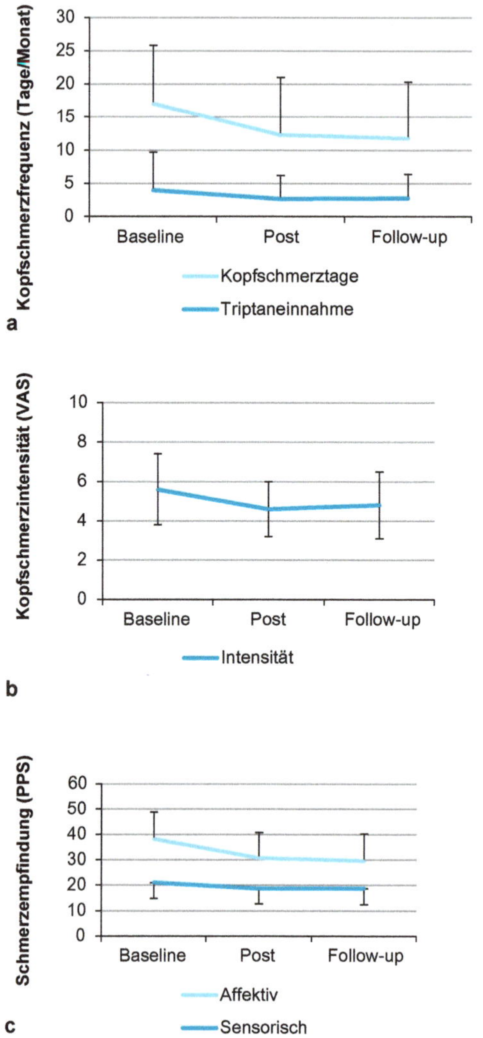

Abb. 4.2 Veränderungen kopfschmerzbezogener Parameter: bei Behandlung (**a,** Baseline), danach (**b,** Post) sowie 6 Monate nach Ende der Behandlung (**c,** Follow-up). Alle Veränderungen sind auf dem 0,001-Niveau signifikant. [P477/L231]

(SES) möglich. Sie unterscheidet die affektive Dimension, bei der der Patient Schmerzleiden und Angst beschreiben soll und die sensorische Dimension mit der Beschreibung der physikalischen Reizeigenschaften und Rhythmus des Schmerzes. Bei den Kopfschmerzpatienten in der integrierten Versorgung verbessert sich besonders stark das affektive Schmerzleiden (➤ Abb. 4.3). Ebenso verbesserte sich die emotionale und funktionale Belastung

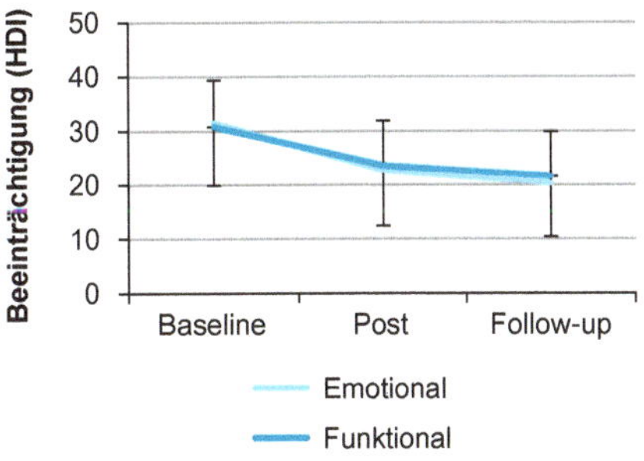

Abb. 4.3 Veränderung der subjektiven Schmerzwahrnehmung [P477/L231]

durch den Kopfschmerz. Auch hier hielten die Wirkungen bis zu 6 Monate nach Ende der Therapie an.

Die Hospital Anxiety and Depression Scale (HADS) ist international eines der am weitesten verbreiteten Selbstbeurteilungsverfahren. Es wurde für Patienten mit somatischen Erkrankungen entwickelt. Angst- und/oder Depressionswerte von > 8 lassen mit hoher Sensitivität eine psychische Auffälligkeit vermuten. Die Patienten des IV-Kopfschmerzprogramms starten vor Behandlung mit erhöhten Depressionswerten und erreichen danach wieder Werte wie in der Normalbevölkerung üblich.

Nach der bisherigen mehrjährigen Behandlungserfahrung in der integrierten Versorgung mit Patienten, die an Kopf- und Rückenschmerzen leiden, und unter Einbeziehung der erhobenen Daten ist dieses Konzept hocheffektiv in der Behandlung.

4.2 Integrative Onkologie an den Kliniken Essen-Mitte

Anna Paul, Silke Lange, Petra Voiß

Hintergrund: Mind-Body-Medizin bei Krebs

„With all we know about how stress aggravates cardiovascular disease, promotes viral infections, exacerbates metabolic diseases, and modulates the normal function of virtually every cell in the body, why would cancer cells be exempt?“ (Cole, 2006)

Steven Cole untersucht die sozialen und psychischen Einflussfaktoren und Begleitumstände bei Krebserkrankungen und konzentriert sich nicht nur auf Stress als ungünstigen Faktor bei bereits bestehender Erkrankung, sondern berücksichtigt auch mögliche Zusammenhänge bei der Entstehung von Krebs. Die Studien, die Stress als unmittelbaren Auslöser für Krebserkrankungen nahelegen, sind noch nicht zahlreich und nicht konsistent (Bleiker, 2008; Dujits et al., 2003; Petticrew, 1999). Schwerwiegende Lebensereignisse (*severe life events*) können jedoch das Risiko zur Entstehung von Krebs deutlich erhöhen. So verdoppelt sich das Brustkrebsrisiko in einer Studie an über 10 000 Frauen nach einer Trennung, Scheidung oder bei Verlust des Partners (Lillberg et al., 2003). Dass die **Krebsdiagnose an sich** bereits – trotz verbesserter Behandlungsmöglichkeiten – ein einschneidendes Erlebnis ist, liegt auf der Hand: „Die Diagnose Krebs kann mit einem Erdbeben mit einer Stärke von 8 auf der Richterskala verglichen werden. Es passiert allerdings auf einem einzelnen Quadratmeter“ (Zitat einer Patientin). In der Folge sind Ängste, Depressionen und weitere psychische Symptome nicht selten.

Mittlerweile gilt es als sicher, dass Stress und psychische Symptome wie Ängstlichkeit und Depressivität sich negativ auf die Krankheitsentwicklung auswirken. Eine komorbide Depression führt zu einer schnelleren Progression von Leber-, Lungen- und Nierenkrebs (Cohen et al. 2012; Steele et al., 2007; Hamer, Chida und Molloy, 2009), und Depressionen und Stress sorgen für insgesamt kürzere Überlebenszeiten bei allen Tumorentitäten (Satin et al., 2009, Chida et al., 2008). Bei Frauen mit Brustkrebsmetastasen folgt eine schnellere Progression insbesondere auf schwere traumatische Erlebnisse (Palesh et al., 2007). Soziale Bindungen hingegen stehen im Zusammenhang mit einem längeren Überleben von an Krebs Erkrankten (Reynolds und Kaplan, 1990; Pinquart und Duberstein, 2009; Sprehn et al., 2009; Kroenke et al., 2006). Studien von Susan Lutgendorf, einer Psychoneuroimmunologin an der Universität von Iowa, zeigen, dass die Signalketten der Krebsentstehung auf beinahe jeder Stufe sowohl positiv als auch negativ beeinflussbar sind (Lutgendorf et al., 2012).

Chronischer Stress, Depressionen, soziale Isolation oder negativ belastete Beziehung können sich negativ auf den Krankheitsverlauf auswirken. Umso wichtiger wird deshalb Stressreduktion während der Erkrankung.

Die Mind-Body-Medizin steht weit oben auf der Liste der möglichen **Anti-Stress-Interventionen.** Sie ist quasi eine Anti-Stress-Medizin mit dem Fokus auf Lebensstilveränderungen. So können Mind-Body-medizinische Verfahren proinflammatorische Prozesse reduzieren (Bower et al., 2015). Auch werden die Methoden der MBM im Rahmen von Krebsbehandlungen zur Steigerung der gesundheitsbezogenen Lebensqualität (z. B. Verminderung von Ängstlichkeit, Depressivität und Fatigue) sowie zur Behandlung von Nebenwirkungen konventioneller Krebstherapien eingesetzt.

4

Neu in Deutschland: Integrative Onkologie

Im Jahre 2010 wurde an den Kliniken Essen-Mitte im Rahmen einer Kooperation der Abteilung für Integrative Medizin und Naturheilkunde mit dem Interdisziplinären Brustzentrum das Konzept der **„Integrativen Onkologie"** entwickelt. Der Terminus „Integrative Onkologie" bezeichnet die gemeinsame, sinnvoll **aufeinander abgestimmte Anwendung von evidenzbasierten komplementärmedizinischen und konventionell-onkologischen Behandlungsmethoden** (➤ Abb. 4.4). Zu den komplementärmedizinischen Verfahren zählen neben Therapien wie z. B. Akupunktur, Phytotherapie, der Anwendung von Nahrungsergänzungsmitteln und Massagen auch lebensstilorientierte Verfahren aus dem Bereich der Mind-Body-Medizin. Das Interdisziplinäre Brustzentrum wird geleitet von Prof. Dr. Sherko Kümmel. Er und sein Team behandeln pro Jahr mehr als 600 Primärfälle. Seit Januar 2012 wurde die Integrative Onkologie auf den gesamten Bereich gynäkologischer Onkologie ausgeweitet. Prof. Dr. Dr. h. c. Andreas du Bois, der Direktor der Abteilung für Gynäkologie und Gynäkologische Onkologie, leitet das größte europäische Zentrum für Patientinnen mit Eierstockkrebs.

In Anlehnung an das Kooperationsmodell des US-amerikanischen Memorial Sloan Kettering Cancer Center (➤ Kasten) wird die Integrative Onkologie dabei als ein „2-Experten-Modell" praktiziert. Das dortige Department for Integrative Medicine versorgt mit seinen ca. 50 Mitarbeitern in Zusammenarbeit mit den weiteren onkologischen Kliniken über 17 000 Patienten pro Jahr. Durch die enge Verflechtung zweier Abteilungen lassen sich integrative Therapieansätze den dortigen Erfahrungen zufolge kompetenter und besser in Kliniken etablieren, als wenn onkologische Abteilungen selbstständig lediglich einzelne komplementärmedizinische Zusatzmodule übernehmen.

INFO

Mind-Body Medicine at Memorial Sloan Kettering Cancer Center

(Gary Deng)

The interaction between the mind and the body is appreciated in all medical systems. Throughout history many therapeutic practices have been developed to take advantage of this interaction for health benefit. **Some of those practices are offered to cancer patients at Memorial Sloan Kettering Cancer Center (MSK) in New York, mainly for reduction of stress, anxiety, improved sleep and better pain management.** They are a very important part of integrative medicine clinical services and have been provided since the early 2000's.

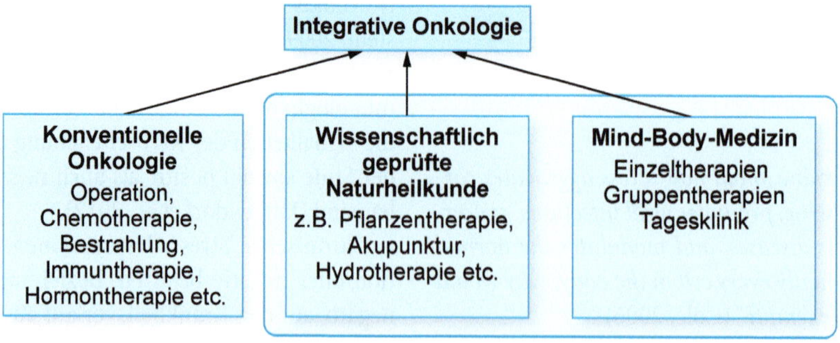

Abb. 4.4 Integrative Onkologie [M570/P471/P478/L231]

Cancer patients have to deal with tremendous stress over the course of their diagnosis and treatment. In addition to the toll it takes on patient's quality of life, stress may also play a role in disease progression. Preclinical studies suggest that chronic stress may influence the behavior of cancer cells and lead to poorer outcome, although clinical studies have not confirmed those findings in human. Besides pharmacological interventions, mind-body medicine therapies can also help reduce stress. Those therapies emphasize patient self-care and are associated with fewer side effects than pharmacological interventions.

The following specific mind-body therapies are provided at MSK: meditation, guided imagery, yoga and tai-chi/qigong. Patient's previous experience and current preference are taken into consideration while choosing a therapy for a particular patient.

Meditation Patients with no prior experience with meditation may be intimidated by it. To alleviate the fear and to ease them into the practice, we designed **a course called „Meditation 101"**, using the numbering system of college courses in the US, with 101 meaning the most fundamental course. In this six-week course, patients are presented the basic theory of meditation and led to practice short simple meditation sessions. The focus is on making patients feel comfortable with the idea and feel some immediate benefit, however small. The most common benefit patients reported was improved sleep. For those who have had experience in meditation, a more rigorous course is offered. It takes the format of Mindfulness-Based Stress Reduction (MBSR), a structured weekly course for eight weeks, coupled with home practice. Benefits include ability to deal with stress better, being more resilient in handling set-backs in life and a more positive attitude toward life in general. For patients who are unable to come in for classes, an online version of the Meditation 101 class has been developed. It is delivered on an information technology platform over the internet, where instructors and students can interact in real-time remotely. The use of information technology makes more people able to access this service.

Yoga This is a practice that combines movements and contemplative exercises. For some patients who have a hard time doing sitting meditation, having a component of bodily movement help them focus on what is going on with their body and mind. The physical movements and stretching reduces tensions in the physical body and in turn reduces tensions in the mind. **Several styles of yoga are offered: vinyasa yoga, hatha yoga, restorative yoga and yoga nidra.** Both individual instructions and group classes are provided. In addition, we have conducted clinical trials on yoga, where we found it improves physical performance of patients with chronic dyspnea and improve emotional health and cognitive functions in sedentary breast cancer survivors.

Tai-chi/qigong Tai-chi employs slow, fluid bodily movements while training the practitioner for awareness and attentiveness. It has been shown to improve balance and reduce risk of falls, especially in frail elderly patients. Qigong uses less elaborate bodily movements and pays more attention on attentiveness to the flow of energy through various parts of the body. Both of those practices are offered in group classes, with a loyal following of regular attendants.

Guided Imagery A therapist uses verbal cues to guide patients in picturing a particular place, ambience and scenario in a guided imagery session. This is often used for a specific stressful event, e. g. going into an MRI scanner, getting prostate biopsy, etc. **By redirecting the patient's thought process, we are able to lessen the fear and anxiety a patient feels.** Many guided imagery sessions are delivered in the hospital. We have a therapist, who specialized in using martial arts to teach children guided imagery so that they feel empowered while having to deal with cancer. We also made guided imagery videos for patients to view in an MRI scanner to relieve claustrophobia.

Employee health and wellness We offer seminars to MSK employees to help them deal with stress associated with their work. By learning the practices and experiencing personal benefit, they become advocates for their patients to benefit from these therapies and also recognize why integrative medicine is important in cancer care.

Self-care tools To help patients, who are unable to attend the classes, several instruction audios and videos were produced and made available on our website: https://www.mskcc.org/cancer-care/diagnosis-treatment/symptom-management/integrative-medicine/multimedia. They increase accessibility of mind-body medicine for more patients.

We see **mind-body medicine** as the **underpinning force for integrative medicine, as any change for a healthier lifestyle starts with a change of mind.** For example, when we help an overweight cancer survivor to lose weight, dietary advice alone is not enough and would not be effective unless we can boost the patient's self-esteem and commitment, because they could easily give up the weight-loss effort otherwise. This is where mind-body medicine can help by disentangling some of the emotional issues underlying a poor eating habit. Another example is when we try to help patient implement a regular fitness and exercise regimen, which also requires a positive attitude and perspective in life from the patient. Regular mind-body practice enhances patient's emotional health and makes them a happier person with more zest for life.

I see **mind-body medicine** to be **more and more accepted and incorporated in standard cancer care** in the coming years. We have participated in the development of integrative oncology clinical practice guidelines, which included many indications for mind-body medicine. With more research, we will be able to refine these ancient practices and innovate for better clinical outcomes.

Die Integration der Komplementärmedizin in die akutmedizinische Versorgung im Brustkrebszentrum der Kliniken Essen-Mitte ist in dieser Form einzigartig. Das Besondere des Essener Modells der Integrativen Onkologie stellt das Konzept **„Best of both worlds"** dar (Mittring et al., 2013). Konkret bedeutet dies, dass Kollegen aus der Senologie, Gynoonkologie und Integrativen Onkologie ihr Wissen in gemeinsamen Besprechungen und Fortbildungen vernetzen und in multiprofessionellen Besprechungen Informationen zur Patientenversorgung austauschen.

4

Therapien im stationären Setting: Brustkrebs

Aufgrund der in der Regel kurzen Liegedauer der Patientinnen (ca. 3 Tage) in der Senologie, der hohen Dichte der medizinischen Versorgung und der starken psychischen Beanspruchung der Patientinnen während des stationären Aufenthalts, erwies es sich als sinnvoll, das integrativ onkologische Angebot stationär verstärkt auf naturheilkundliche ärztliche und pflegerische Therapien auszurichten.

Ziel ist es, komplementärmedizinische Verfahren **bereits möglichst früh,** d. h. ab Diagnosestellung, in den Behandlungsverlauf zu integrieren und dann über alle Behandlungsphasen weiterzuführen. Dazu informieren die Brustfachschwestern und die Ärzte der Senologie die Patientinnen frühzeitig über die Möglichkeit einer integrativ-onkologischen Mitbehandlung. Im stationären Setting werden 2-mal wöchentlich alle senologischen Patientinnen visitiert. Im Rahmen dieser multiprofessionellen Visite (naturheilkundlich ausgebildeter Arzt, Psychoonkologe, Therapeut der Mind-Body-Medizin und Breast-Care Nurse) werden neben dem **aktuellen Behandlungsbedarf** bereits weiterführende **komplementärmedizinische Therapieoptionen** angesprochen. Häufig eingesetzte Therapien in dieser Behandlungsphase sind z. B. Ohrakupunktur bei Angst vor der Operation oder Körperakupunktur zur Prophylaxe und Behandlung postoperativer Übelkeit und Insomnie sowie eine Kombination von Akupunktur, Bienenwachsauflagen, Schröpfkopfmassagen und sanften Bewegungsübungen zur Linderung von Rückenschmerzen, die durch die forcierte Rückenlage postoperativ auftreten können (Hack et al., 2015).

Therapien im stationären Setting: Gynäkologische Onkologie

In der gynäkologischen Onkologie hat die stationäre integrativ-onkologische Versorgung andere Schwerpunkte – wegen der längeren Liegedauer und dem in der Regel schlechteren Gesundheitszustand der Patientinnen. Es kommen, neben der ärztlichen und pflegerischen Behandlung, verstärkt Therapien aus der Mind-Body-Medizin wie z. B. angeleitete Atem- und Entspannungsübungen, Qigong und Kunsttherapie zum Einsatz. Die integrativ-onkologischen Therapien bei Patientinnen, die mindestens 2 Wochen stationär behandelt werden, können als naturheilkundliche und anthroposophisch-medizinische Komplexbehandlung im Rahmen des DRG-Systems abgerechnet werden.

Individuelle Unterstützung: während Chemo- und Strahlentherapie

Für den individuell auf die Patientinnen abgestimmten Einsatz der komplementärmedizinischen Therapien während Chemo- und/oder Strahlentherapie sieht das Behandlungskonzept jeweils ein ausführliches naturheilkundlich-ärztliches und ein Mind-Body-medizinisches Beratungsgespräch vor. Die Beratungsgespräche dauern zwischen 45 und 60 Minuten. Beide finden nach der Tumorkonferenz statt. Das ärztliche Beratungsgespräch fokussiert körperliche Symptome wie z. B. Fatigue, Insomnie, Schmerzen. Gemeinsam mit der Patientin wird ein naturheilkundlicher Behandlungsplan entwickelt. Im Rahmen des Mind-Body-medizinischen Gesprächs werden anhand eines vorstrukturierten Anamnesebogens und des Tempels der Gesundheit der individuelle Unterstützungsbedarf und die Ressourcen eruiert und evaluiert. Anschließend wird gemeinsam mit den Patientinnen besprochen, welche der verschiedenen Therapieoptionen in der aktuellen Situation am besten geeignet ist. Das Mind-Body-medizinische Therapiespektrum reicht dabei von Einzelberatungen in den Bereichen Ernährung, Bewegung, Stressbewältigung/Entspannung über psychoonkologische Unterstützung bis hin zu therapeutischen Gruppenangeboten. Ein Patientenbeispiel verdeutlicht dieses Vorgehen (➤ Tab. 4.1).

Auch Patienten der Klinik für **Internistische Onkologie/Hämatologie** werden stationär naturheilkundlich betreut. Im Vordergrund stehen hier ärztliche Beratungen zum Thema Lebensstil und komplementäre Therapien zur Reduktion von Nebenwirkungen/Symptomen während der onkologischen

Tab. 4.1 Beispiel einer Patientin mit fortgeschrittenem Brustkrebs

Diagnose	Patientin, 43 Jahre, Hormonrezeptor-positives metastasiertes Mammakarzinom ED 12/16 diffuse ossäre Metastasierung (BWS, LWS, Becken) Peritonealkarzinose Mammakarzinom links ED 01/12
Geplante onkologische Therapie	• 6× Carboplatin (AUC 6)/Paclitaxel (175) wie extern begonnen. Leichte PNP (Grad I–II). • Re-Staging nach Abschluss der CTX vereinbart, WV in der Tumorkonferenz zur Planung der antihormonellen Therapie
Familiäre Situation	Verheiratet; 2 Kinder (12 und 14 Jahre); nicht mehr berufstätig
NHK-Anamnese	Ausgeprägte Fatigue, Schlafstörungen
MBM-Anamnese	
Ernährung:	Ausgewogen, regelmäßige Mahlzeiten, kocht gerne, wünscht sich aber gerne noch Anregungen
Bewegung:	Fühlt sich in der Ausführung ihrer Alltagsaktivitäten belastet durch eine ausgeprägte Fatigue und starke Verunsicherung bezüglich der körperlichen Belastbarkeit aufgrund der Knochenmetastasen; würde sich gerne mehr bewegen
Entspannung:	Kennt Entspannungsübungen, tun ihr gut, aber übt nicht alleine
Atmung:	Setzt Atmung gezielt ein zum Entspannen, in letzter Zeit vermehrt kurzatmig
Schlaf:	Einschlaf- und Durchschlafstörungen
Soziales Netz:	Partner unterstützend; Beziehung zu den Kindern zur Zeit schwieriger; Freundeskreis kleiner geworden, aber die, die geblieben sind, werden als unterstützend erlebt – würde allerdings gerne mehr unternehmen
Psychotherapie:	Hatte 2 Jahre psychoonkologische Unterstützung, zurzeit kein Bedarf
Spiritualität/Glaube:	Feste Säule in ihrem Leben
Stressverarbeitungsmuster:	In die Natur gehen, fernsehen, lesen
Stärken:	Durchhaltevermögen, Kampfgeist; Schwächen: schnell kränkbar
Ziele/Wünsche	• Anstehende Chemotherapie so gut wie möglich bewältigen/Anleitung zur Selbsthilfe, Empfehlungen • Aktiver werden/Unterstützung im Bereich Bewegung • Entspannung wieder mehr in den Alltag einbauen
MBM-Empfehlung	
Kurzfristige Ziele:	Stabilisierung/Unterstützung während der Chemotherapie: • Bewegungseinzel mit MBM-Therapeuten, die in onkologischer Trainingstherapie ausgebildet sind; Ziel: Sicherheit durch gezielte Information, Beratung zu geeigneten Bewegungsformen, Vermittlung von Kontaktadressen • Evtl. Folgeeinzelberatung mit Schwerpunkt Praxis • Integrativ-onkologische Tagesklinik während Chemotherapie • Vermittlung zum Familienprojekt der Kliniken Essen-Mitte „Schwere Last von kleinen Schultern nehmen" (Systemische Familienbegleitung und Beratung für Kinder, Jugendliche und Eltern mit einem schwerkranken Familienmitglied)
Langfristige Ziele:	Nach der Chemotherapie Adaptierung und Konkretisierung der Ziele im Bereich Verhaltensänderung

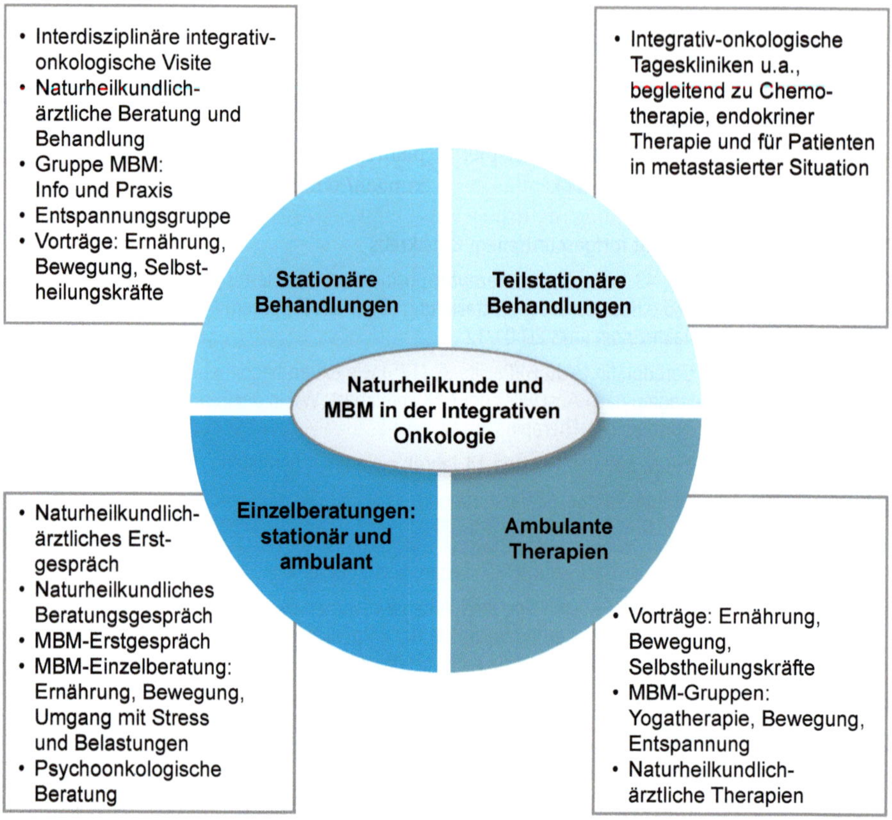

Abb. 4.5 Integrativ-onkologisches Behandlungsspektrum in verschiedenen Settings [M570/P471/P478/L231]

Behandlungen (insbesondere Nebenwirkungen der Chemo- und Strahlentherapie) mit Akupunktur, Phytotherapie (v. a. Mistel) und naturheilkundlichen Selbsthilfestrategien. Die Pflegekräfte auf den Stationen wurden auch in dieser Abteilung naturheilkundlich in der Anwendung von Wickeln und Auflagen geschult. Es findet in Einzelfällen auch eine Betreuung durch Naturheilkundetherapeuten und Therapeuten der Mind-Body-Medizin statt.

➤ Abb. 4.5 gibt einen Überblick über das integrativ-onkologische Behandlungsspektrum.

Mind-Body-Medizin und Psychoonkologie

In der Klinik für Senologie werden die Patienten psychoonkologisch durch die Integrative Onkologie versorgt (sowohl stationär als auch ambulant). Der psychoonkologische Interventionsansatz ist inhaltlich auf Entlastung und ressourcenorientierte Stabilisierung des einzelnen Patienten und seiner Angehörigen ausgerichtet. Im Rahmen der Integrativen Onkologie besteht eine enge Verflechtung der psychoonkologischen Therapie mit der ebenfalls ressourcenorientierten Mind-Body-Medizin. Während das Ziel der Psychoonkologie vor allem in der psychischen Verarbeitung der Erkrankung und ihrer Folgen besteht, versteht sich die MBM auch als supportiver Behandlungsansatz für somatische Begleitsymptomatiken onkologischer Erkrankungen. Sie fokussiert explizit die Aktivierung und Stärkung der Gesundheitsressourcen der Patienten über den Rahmen der Behandlung der Grunderkrankung hinaus. Als niedrigschwelliges, lebensstilorientiertes Therapieverfahren wird sie deshalb im Vergleich zur Psychoonkologie auch von einem größeren Anteil der Patienten in Anspruch genommen. Die MBM ist also kein Ersatz für psychoonkologische Therapieansätze, sondern versteht sich als Ergänzung und Erweiterung.

Die Integrative naturheilkundlich-onkologische Tagesklinik

Die Integrative naturheilkundlich-onkologische Tagesklinik ist ein zentrales Therapieelement im Essener Modell. Sie bietet die Möglichkeit, Patienten in verschiedenen Phasen der Behandlung naturheilkundlich und Mind-Body-medizinisch intensiv zu begleiten.

Das Behandlungskonzept der Tagesklinik integriert Ansätze der Mind-Body-Medizin, der Psychoonkologie, der Lebensstilmedizin und der klassischen Naturheilverfahren. Die inhaltliche und strukturelle Ausgestaltung erfolgte in enger Zusammenarbeit mit zwei renommierten Institutionen in den USA. Zum einen wurden **wesentliche Programmanteile des onkologischen Behandlungsprogramms der Harvard Universität Boston, Mind-Body Medical Institute,** implementiert. Zum anderen wurden **Kernelemente des supportiven onkologischen Programms der Stanford Universität, Abteilung für Behaviorale Medizin,** berücksichtigt. Die Struktur dieser Programme wurde an die Bedingungen deutscher Versorgungsstrukturen adaptiert und um die synergistisch wirksamen Elemente der klassischen Naturheilverfahren und Lebensstilmedizin ergänzt. Dies umfasst Sport- und Bewegungstherapie, Ernährungstherapie, Kneipp-Therapie und diverse Ansätze zur Stressreduktion. Das Konzept dieser teilstationären onkologischen Behandlung wurde in enger Absprache mit der AOK und dem VdAK 1999 entwickelt. Begleitend erfolgte eine wissenschaftliche Qualitätskontrolle.

Die **Programmeinheiten** der Tagesklinik beinhalten:

- **Bewegungstherapie:** praktische und theoretische Schulung in (Nordic) Walking, Yoga, Qigong, Atemtherapie – krankheitsspezifische Anpassung der Übungen und Adaption auf Anwendbarkeit im Alltag
- **Ernährungstherapie:** Schulungen und Lehrküche zur krankheitsspezifischen Ernährungstherapie mit Kostoptimierung unter Chemotherapie, bei Malabsorption bzw. Gewichtsverlust sowie spezifischen Unverträglichkeiten. Sekundär präventive, optimierte Ernährung im Sinne einer mediterranen Vollwerternährung.
- **Stressreduktion und Entspannungsverfahren:** Erkennen von Stressinduktion im Alltag, im Beruf und im Krankheits- bzw. Behandlungsverlauf. Systematisches und strukturiertes Üben von Stress-Coping, unterstützt durch Entspannungsverfahren wie Progressive Muskelrelaxation, Meditation, Atemübungen, Qigong, Imagination sowie Achtsamkeit.
- **Kneipp-Therapie:** Hilfe zur Selbsthilfe bei krankheits- bzw. therapieinduzierten Beschwerden. Zum Einsatz kommen Güsse, Wickel und Teilbäder.
- **Krankheitsbewältigung und Lebensstilveränderung:** Erörterung und Erarbeitung von Aspekten einer verbesserten Krankheitsbewältigung. Moderieren von Verhaltensänderungsprozessen in Form eines verhaltensmedizinisch orientierten Zugangs im Rahmen von Gruppengesprächen.
- **Kognitive Restrukturierung:** Vermittlung von Techniken zur kognitiven Restrukturierung, die dazu dienen können, den häufig reaktiven Angstsyndromen und depressiven Entwicklungen entgegen zu wirken.
- **Achtsamkeitsbasierte Emotionsregulation** zur Steigerung der Selbstfürsorge und der emotionalen Resilienz: Elemente aus dem MBSR und MSC
- Kritische und seriöse Beratung zu **optionalen Methoden der Komplementärmedizin** (durch die wissenschaftliche Recherche und Begleitung werden hierbei stets neueste Erkenntnisse vermittelt)
- **Naturheilkundliche Selbsthilfestrategien:** ärztliche Vorträge sowie praktische Anleitungen
- **Ärztliche naturheilkundliche Gruppenvisite** (ggf. mit Akupunktur und Wickel und Auflagen)

Neben dieser seit dem Jahr 2000 erfolgreich etablierten Form der Tagesklinik wurden im Rahmen des Ausbaus der Integrativen Onkologie drei weitere Ausformungen des tagesklinischen Behandlungsprogramms als indikationsspezifische Anpassung erarbeitet: die Tagesklinik während Chemotherapie, die Tagesklinik während endokriner Therapie und eine Variante für Patienten mit Metastasen (➤ Abb. 4.6).

Die integrative naturheilkundliche onkologische Tagesklinik und die Tagesklinik für Patienten unter **endokriner Therapie** finden im Rahmen einer geschlossenen Gruppe statt, an 11 aufeinanderfolgenden wöchentlichen Terminen. Der Intervallcharak-

Integrative naturheilkundlich-onkologische Tagesklinik

- 1 Tag/Woche (6 Std.) über 11 Wochen
- „Geschlossenes Programm", d.h. immer am gleichen Wochentag, zur gleichen Zeit, mit den gleichen Teilnehmern
- Gruppen von ca. 12–14 Personen
- Zielgruppe: onkologische Patienten in allen Behandlungsphasen

Integrative naturheilkundlich-onkologische Tagesklinik während der Chemotherapie

- 1 Tag/Woche (6 Std.) über 11 Wochen
- Modularer Aufbau mit fortlaufender Einstiegsmöglichkeit, Behandlungsvisite
- Gruppen von ca. 8–10 Personen
- Zielgruppe: Patienten unter spezifischer Tumortherapie (v.a. Chemotherapie (CTX)), möglichst 1 Tag vor CTX

Integrative naturheilkundlich-onkologische Tagesklinik während endokriner Therapie

- 1 Tag/Woche (6 Std.) über 11 Wochen
- „Geschlossenes Programm", d.h. immer am gleichen Wochentag, zur gleichen Zeit, mit den gleichen Teilnehmern, Behandlungsvisite
- Gruppen von ca. 12–14 Personen
- Zielgruppe: Brustkrebspatientinnen unter endokriner Therapie

Integrative naturheilkundlich-onkologische Tagesklinik für Patienten mit Metastasen

- 1 Tag/Woche (6 Std.) über 11 Wochen
- Modularer Aufbau mit fortlaufender Einstiegsmöglichkeit
- Gruppen von ca. 12–14 Personen
- Zielgruppe: Patienten unter spezifischer Tumortherapie (v.a. Chemotherapie (CTX)), möglichst 1 Tag vor CTX

Abb. 4.6 Tagesklinikprogramme für unterschiedliche Zielgruppen der Integrativen Onkologie [M570/P471/P478/L231]

ter und die Gesamtlänge der tagesklinischen Behandlung wurden vor dem Hintergrund wissenschaftlicher verhaltensmedizinischer Erkenntnisse festgesetzt. Forschungen der letzten Jahre zeigten konsistent, dass eine **Alltagsintegration** für die Verhaltensänderung von wesentlicher Bedeutung ist und für eine stabile Implementierung von Verhaltensänderungen ein Umsetzungszeitraum von 8–10 Wochen anzustreben ist. Durch den Intervallmodus der Tagesklinik ist demzufolge die Voraussetzung geschaffen, die spezifischen gesundheitsfördernden Therapiestrategien unter den Bedingungen der Alltagsbelastung zu optimieren (➤ Abb. 4.7).

Das Behandlungsprogramm der beiden anderen Formate besteht ebenfalls aus 11 tagesklinischen Modulen (jeweils 6 Stunden), allerdings hier mit fortlaufender Einstiegsmöglichkeit. Die Möglichkeit einer diskontinuierlichen Teilnahme wurde bewusst in das Konzept integriert, um die Tagesklinik an die spezifischen Bedürfnisse von Patienten unter spezifischer Tumortherapie (vor allem Chemotherapie) anzupassen. Bis zu 40 Patienten in kurativer Situation nehmen pro Woche begleitend zur Chemotherapie an dieser Tagesklinik teil.

Ziele der Tagesklinik sind:

- Eine Verbesserung der Lebensqualität
- Eine verbesserte Verträglichkeit und Adhärenz der konventionellen Therapie durch eine Steigerung der Lebensqualität und der Befindlichkeit sowie durch eine bessere Krankheitsbewältigung
- Eine seriöse Beratung zu sinnvollen und evidenzbasierten komplementärmedizinischen Verfahren.
- Die Förderung der Eigenkompetenz: Onkologisch behandelte Patienten sind in hohem Maße durch eingreifende Therapien und das Gefühl der Machtlosigkeit in ihrer Eigenkompetenz eingeschränkt. Dies fördert reaktiv-depressive oder ängstliche Entwicklungen. Die gezielte Information zu krankheitsrelevanten Themen und das Erlernen und Praktizieren von ressourcenfördernden Verhaltensweisen kann diesen entgegensteuern.
- Förderung einer gelassenen Akzeptanz gegenüber Symptomen und Beschwerden durch Achtsamkeit sowie Selbstmitgefühl, durch kognitive und emotionale Regulation und die Förderung eines nachhaltigen, gesundheitsförderlichen Lebensstils, vor allem regelmäßige Bewegung und Meditation
- Unterstützung und Austausch in der Gruppe

Zeiten	Modul 1	Modul 2	Modul 3	Modul 4	Modul 5	Modul 6	Modul 7	Modul 8	Modul 9	Modul 10	Modul 11
08:15–09:00	Blutabnahme										
09:00–09:45	NHK-Visite										
09:45–10:45	NHK bei Neben-wirkungen der Chemo-therapie	Achtsame Körper-therapie	Achtsame Körper-therapie	Achtsame Körper-therapie	NHK Selbsthilfe	Achtsame Körper-therapie	Achtsame Körper-therapie	Achtsame Körper-therapie	NHK bei Neben-wirkungen der Chemo-therapie	Achtsame Körper-therapie	Achtsame Körper-therapie
10:45–11:15	Gesprächsrunde										
11:15–12:15	Achtsame Körper-therapie	Bewegung während und nach der Therapie	Umgang mit Stress und Belastungen	Ernährung während der Chemo-therapie	Achtsame Körper-therapie	Bedeutung der Krankheit/ Selbst-fürsorge	Kommuni-kation nach außen/ soziales Netz	Ent-spannung	Achtsame Körper-therapie	Achtsamkeit	Macht der Gedanken
12:15–13:00	Mittagessen										
13:00–13:45	Naturheilkundliche Selbsthilfe/ Akupunktur										
13:45–14:15	Ausdauer-/Krafttraining										
14:15–15:00	PME	Body Scan	Atem-meditation	Body Scan	PME	Imagination	Body Scan	Atem-meditation	PME	Atem-meditation	Imagination

Abb. 4.7 Struktur der Integrativen naturheilkundlich-onkologischen Tagesklinik [M570/P471/P478/L231]

MERKE

„Integrative Onkologie ist ein patientenzentriertes, evidenzinformiertes Gebiet der Krebstherapie, das Mind-Body-Verfahren, natürliche Produkte und/oder Lebensstil-Änderungen aus unterschiedlichen Traditionen begleitend zu den konventionellen Krebstherapien einsetzt. Die Integrative Onkologie versucht, Gesundheit, Lebensqualität und klinische Outcomes über den Behandlungsverlauf hinweg zu optimieren und Menschen zu befähigen, Krebs vorzubeugen und zu aktiven Teilnehmern vor und während der Krebsbehandlung, sowie über diese hinaus zu werden." (Witt CM et al, 2017)

Für die Wirksamkeit der verschiedenen Methoden der Mind-Body-Medizin, die im Rahmen der Integrativen Onkologie eingesetzt werden, existiert mittlerweile eine gute **wissenschaftliche Evidenz,** die den Einsatz solcher Therapien auch vor dem Hintergrund von Evidence Based Medicine rechtfertigen (AGO, 2017). So liegen beispielsweise für Meditation, achtsamkeitsbasierte Verfahren (insbesondere Mindfulness-Based Stress Reduction, MBSR) und Yoga Level-1-Evidenzen (gemäß den Oxford Levels of Evidence) im Hinblick auf eine Verbesserung von psychischen Symptomen, Schlaf, Stressperzeption, Fatigue und Lebensqualität bei senologischen Patienten vor. Positive Wirkungen werden sowohl während als auch nach Abschluss der Primärtherapie gefunden. Die Datenlage für andere Methoden aus dem Bereich der Mind-Body-Medizin ist weniger eindeutig, aber vielversprechend. Für Qigong und Tai Chi finden sich Hinweise auf positive Einflüsse auf Lebensqualität und Stimmung, ebenso für präoperativ durchgeführte Hypnose, die postoperativ Schmerzen und psychische Belastung verringern kann.

Dem **Lebensstil,** neben **Stressmanagement** insbesondere **Ernährung** und körperliche **Aktivität,** kommt in der Integrativen Medizin eine besondere Bedeutung zu. Den Patientinnen wird dabei empfohlen, weniger fettreiche tierische Lebensmittel (mit Ausnahme fettreicher Fische) zu verzehren. Als Ergänzung zu ballaststoffreichen pflanzlichen Lebensmitteln ist dies eine Ernährung, die zur Erreichung und Erhaltung eines Normalgewichts geeignet ist, antiinflammatorisch wirkt und damit zu einer Verbesserung der Prognose beitragen kann. Diese Ernährungsempfehlungen tragen ebenfalls zu einer Verbesserung der Diversität des gastrointestinalen Mikrobioms bei. Patientinnen sollten in allen Phasen der Behandlung (in Abhängigkeit von individuellen Möglichkeiten und bestehenden Kontraindikationen) körperlich aktiv sein. Dabei scheint ein systematisches körperliches Training während und nach der Primärtherapie nicht mit gesteigerten Risiken verbunden zu sein. Hingegen kann ein solches Training zu einer Verbesserung der körperlichen

Funktionsfähigkeit, Lebensqualität und krebsbedingten Fatigue beitragen. Daten aus großen Kohortenstudien zeigen darüber hinaus beeindruckende Effekte von Sport auf das Überleben von Frauen mit Brustkrebs. Körperliche Aktivität nach einer Tumorerkrankung reduziert nachweislich die Gefahr eines Rückfalls und erhöht die Wahrscheinlichkeit für eine dauerhafte Heilung.

Während der **antihormonellen Therapie** kommt der körperlichen Aktivität ebenfalls eine hohe Bedeutung zu; senologische Patientinnen mit menopausalen Symptomen können dadurch einer Verschlechterung der Knochendichte und Körperzusammensetzung vorbeugen. Darüber hinaus können Patientinnen mit Hitzewallungen und/oder Gelenkschmerzen unter antihormoneller Therapie von Yoga und Hypnose profitieren. Bei Schlafstörungen stellen Bewegung (z. B. Walking, MBSR und Yoga), wirkungsvolle Therapieoptionen dar.

Ausblick

Das Interesse an einer integrativ-onkologischen Patientenversorgung wächst stetig. Nicht nur Onkologen sondern auch Pharmafirmen öffnen sich zunehmend diesem Bereich. Zurückzuführen ist dies auf die hohe Nachfrage durch Patienten, aber auch auf die Verbesserung sowohl der Datenlage zu komplementärmedizinischen Verfahren als auch der Qualität der Forschung. Eine Herausforderung für die Zukunft besteht darin, die Evidenz zu Integrativer Onkologie in Leitlinien abzubilden, auch mit dem Ziel, die Refinanzierbarkeit durch unser Gesundheitssystem zu optimieren. Gerade Patienten in metastasierter Situation mit dem Wunsch nach „best supportive care" können häufig komplementärmedizinische Therapien nicht finanzieren.

In der Ernährungstherapie rücken Maßnahmen zur Optimierung des **Mikrobioms** (durch Ballaststoffe, Probiotika, Omega-3-Fettsäuren) zunehmend in den Fokus, gerade während der onkologischen Therapiephasen. Antientzündliche Effekte und ein verbessertes Ansprechen, z. B. auf Immunmodulatoren, werden in diesem Zusammenhang aktuell diskutiert. Möglicherweise wird Kurzzeitfasten unter Chemotherapie in den nächsten Jahren Einzug in die Behandlung onkologischer Patienten halten.

Es ist davon auszugehen, dass sich in Abhängigkeit von der jeweiligen Evidenz Verfahren der Integrativen Onkologie auch in Deutschland, ähnlich wie in großen US-amerikanischen Krebszentren, als Standard etablieren werden.

INFO

Integrative Onkologie am Robert-Bosch-Krankenhaus Stuttgart

(Marcela Winkler, Anna Paul, Ralf Reißmann, Dominik Alscher)

Das Robert-Bosch-Krankenhaus verfolgt den Ansatz der Integrativen Onkologie – in Kooperation mit der Klinik für Naturheilkunde und Integrative Medizin der Kliniken Essen-Mitte. Das Motiv waren wissenschaftliche Studien, die positive Effekte naturheilkundlicher Behandlungen belegen, wie auch das große Patienteninteresse. Unerwünschten Nebenwirkungen durch unkontrollierte „alternative" Behandlungen sollte entgegengewirkt werden. Entwicklung und Praxis der Abteilung finden im regelmäßigen Austausch mit der Abteilung für Hämatologie, Onkologie und Palliativmedizin (Prof. Dr. med. Walter Erich Aulitzky) sowie mit der Abteilung für Gynäkologie und Geburtshilfe (Prof. Dr. med. Georg Sauer, Chefarzt) statt. Geschäftsführender Ärztlicher Direktor ist Prof. med. Dominik Alscher, der ein Team von 10 Mitarbeitern leitet, darunter auch zwei Mitarbeiter in der Ordnungstherapie.

Die Einführung der Naturheilkunde und Integrativen Medizin wird Schritt für Schritt auf andere Abteilungen bzw. Bereiche erweitert, zuerst auf die Gastroenterologie. Forschung ist ein wesentlicher Teil der Arbeit, um die Evidenz in der Komplementären Medizin zu erweitern. Eine stationäre Behandlung, ambulante Betreuung und ein Kompaktprogramm für onkologische Patienten der Gynäkologie und der Hämatoonkologie werden angeboten. Das Leistungsspektrum der Abteilung für Hämatologie, Onkologie und Palliativmedizin umfasst die Behandlung von Patienten, die unter Bluterkrankungen wie z. B. Leukämien und Lymphomen leiden, bei denen oft eine allogene oder autologe Stammzelltransplantation nötig ist. In Abhängigkeit von der jeweiligen Therapie leiden viele Patienten unter starken Nebenwirkungen und insbesondere auch unter Fatigue, Schlafstörungen und psychischen Beeinträchtigungen. Gemeinsam mit den Hämatoonkologen wurde eine integrative onkologische Supportivtherapie entwickelt. Die Rückmeldung von Patienten und Mitarbeitern ist sehr positiv.

Mind-Body-medizinische Interventionen haben sich in zahlreichen Studien als effektiv in der supportiven onkologischen Therapie erwiesen, einzelne Studien deuten auch auf eine Sinnhaftigkeit des begleitenden Einsatzes in der Hämatologie hin. Patienten, die sich mehrere Wochen unter Isolation befinden, unter entsprechenden zusätzlichen Stressoren leiden, profitieren sehr von Entspannungsübungen oder Meditationsverfahren. So wird die Stressbewältigung als strategischer und sinnvoller Teil der Behandlung eingesetzt.

In der Gynäko-Onkologie besteht bei den Patientinnen der Wunsch, selbst etwas zur Gesundung und eigenen Stärkung beizutragen sowie die Hoffnung auf Linderung der Nebenwirkungen onkologischer Behandlungen durch komplementäre Verfahren. Außerdem gibt es häufig Informationsbedarf in Bezug auf einen gesundheitsfördernden Lebensstil, um einem Rezidiv vorzubeugen. Bei der gemeinsamen Visite auf der gynäkologischen Abteilung wird ein individueller Therapieplan aufgestellt. Es kommen nur Verfahren zur Anwendung, deren Wirksamkeit durch Studien belegt ist, oder für die eine hohe Plausibilität und gute Erfahrung bei geringen Nebenwirkungen bestehen.

Die ambulante integrative Sprechstunde umfasst eine ärztliche Sprechstunde bei Fragen zur medizinischen Begleitung sowie eine ordnungstherapeutische Sprechstunde zu Fragen der Begleitung bei Lebensstilveränderung.

Beim MICOM-Programm als ambulantes Kompaktprogramm findet die Behandlung im Gruppensetting (1× pro Woche à 6 Stunden über 11 Wochen) statt und wird gemeinsam von Arzt und MBM-Therapeut durchgeführt. Die Gruppengröße liegt in der Regel bei 8–12 Patienten. Im Rahmen dieser Behandlung werden theoretische und praktische Aspekte aus den Bereichen Ernährung, Bewegung, Krankheitsbewältigung, Entspannung, Selbsthilfestrategien strukturiert geschult und geübt.

Mittelfristig ist das Ziel, die Integrative Medizin auf andere Bereiche zu erweitern und die wissenschaftliche Basis zu stärken. Eine auf Augenhöhe wertschätzende und kooperative Zusammenarbeit für eine gemeinsame und noch kompetentere Betreuung unserer Patienten ist ein Prozess, der nachhaltig gepflegt werden muss. Das salutogenetische Prinzip der Naturheilkunde und die Mind-Body-Medizin sollten als wertvolle Ergänzung gesehen werden, die Gesundheit zu fördern und die Effektivität des pathogenetischen Prinzips der konventionellen Medizin zu unterstützen. Integrative Medizin wird dann selbstverständlicher Teil der Versorgung, kongruent und resonant, mit einem ganzheitlichen Blick auf den präventiven und den kurativen Einsatz.

4.3 Integrative Gastroenterologie in Essen

Jost Langhorst, Anna K. Koch

Kombination pathogenetischer und salutogenetischer Ansätze

Die Gastroenterologie befasst sich mit Erkrankungen des Verdauungstrakts, der Bauchspeicheldrüse und der Leber. Zudem sind Gastroenterologen auch bei Stoffwechselstörungen, Nahrungsmittelunverträglichkeiten und -allergien die richtigen Ansprechpartner. Seit einigen Jahrzehnten wird die konventionelle, „schulmedizinische" Gastroenterologie von einer stetig zunehmenden Technologisierung geprägt. Sie fokussiert hauptsächlich auf Diagnostik und Pharmakotherapie. Nahezu alle zur Verfügung stehenden Ressourcen im Gesundheitssystem werden für diese Zwecke verbraucht.

Als **Gegenbewegung** hierzu positioniert sich die **Integrative Gastroenterologie.** So, wie sie an den Kliniken Essen-Mitte praktiziert wird, verbindet diese konventionelle Medizin mit wissenschaftlich geprüfter Naturheilkunde und der Mind-Body-Medizin (> Abb. 4.8) mit dem **Fokus auf Lebensstilmodifikation.** Während die konventionelle Gastroenterologie weitgehend eine pathogene, an Defiziten orientierte Sichtweise innehat – Krankheiten zu heilen oder behandeln –, erweitert die Integrative Gastroenterologie diesen Ansatz um eine salutogenetische, ressourcenorientierte Dimension in Form von Naturheilkunde und Mind-Body-Medizin – zur Förderung von Gesundheit und Selbsthilfe. Die Kombination patho- und salutogenetischer Therapieansätze bietet somit eine ganzheitliche Betrachtung der Erkrankungsgeschehen, in der kurative mit sekundär- und tertiär-präventiven Strategien in einem Konzept verbunden werden. Das sichert eine Form der umfangreichen Versorgung, welche die beiden Sichtweisen Pathogenese und Salutogenese für sich alleine genommen nicht leisten können.

Das Konzept der Integrativen Gastroenterologie ist grundsätzlich in allen großen Feldern der Gastroenterologie sinnvoll anwendbar. So hat z. B. die Modifikation bzw. Optimierung von Aspekten des Lebensstils **große Bedeutung für viele chronische Erkrankungen im Bereich der Hepatologie oder der**

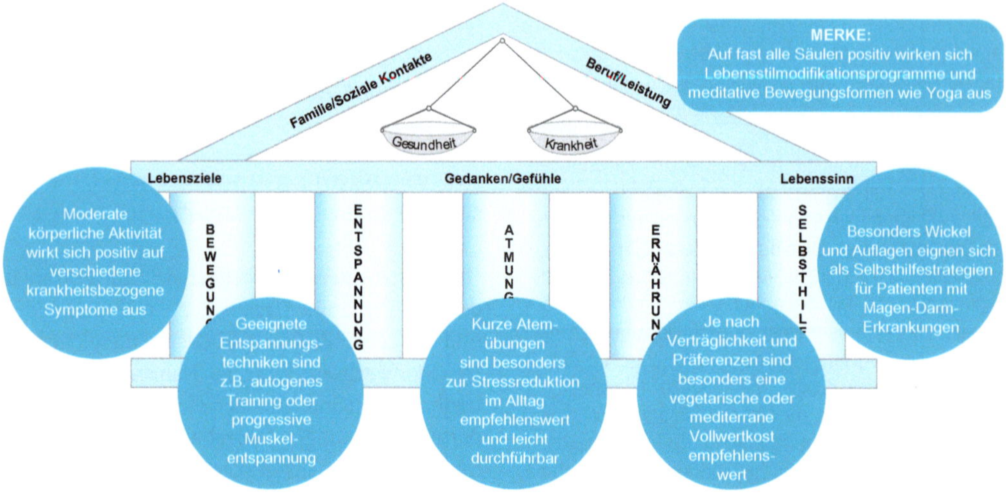

Abb. 4.8 Elemente der Integrativen Gastroenterologie an den Kliniken Essen-Mitte [M570/P479/P480/L143]

Pankreatologie. Im Feld der **integrativen Onkologie** gastroenterologischer Erkrankungen gewinnen integrative Therapiestrategien, die naturheilkundliche Selbsthilfestrategien, Mind-Body-Therapie und Lebensstilmodifikation berücksichtigen, zunehmend an Einfluss. Ein Schwerpunktthema der Integrativen Gastroenterologie in Essen ist in Forschung, Lehre und Patientenversorgung die Enterologie mit den **chronisch-entzündlichen Darmerkrankungen (CED)** wie Colitis ulcerosa (CU) und Morbus Crohn (MC) oder dem **Reizdarmsyndrom (RDS).**

Da im Bereich der Enterologie die großen Systeme enterisches Nervensystem, ZNS mit der Brain-Gut-Axis, Immunsystem und Mikrobiota unmittelbar interagieren, ist die Enterologie prädestiniert für einen integrativen Versorgungsansatz. Wichtige Option der Therapie von CED ist dabei immer auch die konventionell leitlinienorientierte Pharmakotherapie. Da sich allerdings sowohl CED als auch das RDS durch eine **multifaktorielle Ätiologie** auszeichnen, ist ein integrativer, ressourcenaktivierender Therapieansatz für die optimale Versorgung von zentraler Bedeutung. **Adjuvant zur leitlinienorientierten Pharmakotherapie** können dann aus dem Bereich der Komplementärmedizin die **Verfahren der wissenschaftlich geprüften Naturheilkunde und Mind-Body-Medizin** das Therapiespektrum sinnvoll ergänzen. Auch innerhalb medizinischer Leitlinien – den systematisch entwickelten Entscheidungshilfen für medizinisches Personal – findet die Integrative Gastroenterologie zunehmend Beachtung. So heißt es etwa in der Leitlinie zur Diagnostik und Therapie der CU (Dignass et al., 2011): „Mind-Body-Therapie kann komplementär zur Verbesserung der Lebensqualität eingesetzt werden." Auch aus Patientensicht ist die Integrative Gastroenterologie von großer Bedeutung: Patienten fragen sie stark nach und begrüßen die **Kombination von komplementär- und schulmedizinischen Verfahren** innerhalb eines klinischen Settings.

Wieso eine Betrachtung der weiteren krankheitsbegleitenden Umstände abgesehen von der Behandlung der Primärsymptomatik relevant ist, zeigt das Beispiel **Stress.**

Stress als relevanter Faktor im Krankheitsgeschehen

Stress wird als **Risikofaktor für die Erstmanifestation einer chronisch-entzündlichen Darmerkrankung** diskutiert. Er spielt aber sicher für das Fortschreiten und den **Krankheitsverlauf** von CED bei einer relevanten Subgruppe der Betroffenen eine zentrale Rolle. Sieben von zehn Patienten mit chronisch-entzündlicher Darmerkrankung geben an, dass (psychosozialer oder zeitlicher) Stress einen relevanten Einfluss auf den Krankheitsverlauf nimmt und unmittelbar schon einmal einen Krankheitsschub ausgelöst hat (Langhorst et al., 2005). In der **aktuellen Leit-**

linie für Colitis ulcerosa (CU) heißt es vor diesem Hintergrund: **Subjektive Stressbelastungen und affektive Störungen** können einen negativen Einfluss auf den Verlauf der Colitis ulcerosa haben. Langanhaltender psychosozialer oder zeitlicher Stress kann das Risiko für einen Ausbruch der Krankheit in den nächsten 8 Monaten verdreifachen. Auch hinsichtlich des Reizdarmsyndroms kann Stress Symptome auslösen oder verschlimmern. Die alleinige Pharmakotherapie kann an diesem Problem kaum etwas ändern.

Mehr als 8 von 10 Patienten mit chronisch-entzündlicher Darmerkrankung geben an, dass eine **bessere Stressbewältigung** den Krankheitsverlauf positiv beeinflussen würde (Langhorst et al., 2005). Verfahren aus dem Bereich der Mind-Body-Medizin und Naturheilkunde haben hier vielversprechendes Potenzial. Lebensstilmodifikationsprogramme sowie gezielte Entspannungs- und Achtsamkeitsverfahren haben sich als hilfreich und in Studien als wirksam erwiesen. **Positive Evidenz** besteht unter anderem für MBSR bei dem Reizdarmsyndrom oder Colitis ulcerosa (Elsenbruch et al., 2005; Langhorst et al., 2007), ebenso für **meditative Bewegungstherapien** wie das Yoga für das Reizdarmsyndrom oder Colitis ulcerosa (Cramer et al., 2017; Schumann et al., 2017). Ein Patentrezept zur Stressbewältigung gibt es dabei nicht, es gilt für in Frage kommende Patienten **eine individuelle Lösung** zu kreieren, in dem das jeweils individuell beste Verfahren zur Stressmodifikation eingeübt und genutzt wird.

Lebensstilmodifikation an den Kliniken Essen-Mitte

Die Umsetzung des Konzepts der Integrativen Gastroenterologie an den Kliniken Essen-Mitte erfolgt sowohl ambulant über das **Zentrum für Integrative Gastroenterologie** als auch teilstationär und stationär im Rahmen der **Klinik für Naturheilkunde und Integrative Medizin.** Im Folgenden wird als Praxisbeispiel das Essener Lebensstilmodifikationsprogramm für Patienten mit CU vorgestellt (Paul et al., 2012).

Lebensstilmodifikationsprogramme verfolgen adjuvant zur Standard-Pharmakotherapie einen ganzheitlichen Ansatz und integrieren verschiedene Interventionen wie Stressmanagement, Ernährungsberatung, körperliche Aktivitäten wie Yoga und Walking, kognitiv-behaviorale Elemente, Achtsamkeitsverfahren und Selbsthilfestrategien wie phytotherapeutische Mittel, Hydrotherapie, Wickel, Auflagen und Akupressur. Ziel der Lebensstilmodifikationsprogramme ist die **Entwicklung eines eigenverantwortlichen und gesundheitsfördernden Lebensstils** sowie das **Erlernen von Selbsthilfestrategien.** Einerseits soll die **krankheitsspezifische Lebensqualität, die psychische Gesundheit und die Krankheitsbewältigung** verbessert werden. Darüber hinaus kann im optimalen Fall auch **positiver Einfluss auf den Krankheitsverlauf** genommen werden. Aufgrund der Komplexität derartiger Programme finden sie **meist im klinischen Setting,** also in einem Krankenhaus stationär oder in Tagesklinikprogrammen, statt. Ziel ist jedoch, dass die Inhalte langfristig von den Patienten verinnerlicht und im Alltag konsequent weiter umgesetzt werden.

Theoretisch fundiert ist das Essener Modell innerhalb verschiedener Ansätze wie dem salutogenetischen Modell nach Antonovsky (1979), dem Transtheoretischen Modell der Verhaltensänderung nach Prochaska et al. (1997), dem Konzept der Achtsamkeit nach Kabat-Zinn (1982) sowie psychotherapeutischen Ansätzen (z. B. Beck, 1976; Ellis und Dryden, 1997) (➤ Kap. 3.1).

Zukunftsperspektive der Integrativen Gastroenterologie

Bisher bieten nur wenige Kliniken in Deutschland einen derartigen Ansatz für gastroenterologische Patienten an.

Neben der zunehmenden Bedeutung und der positiven Bewertung in der öffentlichen Wahrnehmung hat die **nachhaltige Etablierung der Integrativen Gastroenterologie in einem akademischen Umfeld** einen zentralen Stellenwert für die langfristige seriöse Implementierung des Feldes in der Humanmedizin. Das ist besonders wichtig, weil die wissenschaftliche Naturheilkunde und Komplementärmedizin häufig noch mit reinem Erfahrungswissen gleichgesetzt werden, obwohl moderne Forschungsstandards ihre Methoden nachvollziehbar und überprüfbar gemacht haben. Die **wissenschaftliche Naturheilkunde** gewinnt dabei im Bereich der

Gastroenterologie medizinisch wie gesellschaftlich stark an Bedeutung. Gerade deshalb ist die weitere Akademisierung und wissenschaftliche Aufarbeitung des Feldes im Rahmen einer Stiftungsprofessur für Integrative Gastroenterologie notwendig und konsequent. In Bamberg entsteht auf der Basis des oben beschriebenen Versorgungskonzeptes und der kontinuierlichen Forschungsaktivität ein **eigener Lehrstuhl für die Integrative Medizin.** Im April 2017 wurde der Ruf für eine **W3-Stiftungsprofessur für Integrative Medizin – translationale Gastroenterologie** erteilt, die akademische Anbindung an eine Universität ist in dieser Form einmalig.

Wie oben ausgeführt, legt die aktuelle Behandlungsleitlinie für die Colitis ulcerosa (CU) dar, dass Mind-Body-Therapien in der Behandlung eingesetzt werden können, allerdings **fehlt** es bislang an **ausreichend verbreiteten und validierten Programmen im Bereich Lebensstil und Stressmanagement.** Mit der MBM-Colitis-Studie, die hier exemplarisch für die Forschungsaktivitäten in der Integrativen Gastroenterologie genannt wird, soll diese relevante Lücke geschlossen werden. Es wird ein **Programm zur Lebensstilmodifikation und zum Stressmanagement** weiterentwickelt und auf seine Wirksamkeit getestet werden, welches klinisch bereits erfolgreich im Zentrum für Integrative Gastroenterologie an den Kliniken Essen-Mitte eingesetzt wird. Im Rahmen einer randomisiert kontrollierten Studie wird das für Colitis ulcerosa optimierte Programm gegenwärtig in einer Studie mit ca. 100 Patienten untersucht.

4.4 Mind Body Medicine als Basis für die Arbeit des Instituts für komplementäre und integrative Medizin des UniversitätsSpitals Zürich

Claudia M. Witt, Lena Kümmel, Nadine Laub

Das Institut für komplementäre und integrative Medizin beheimatet auch den **Lehrstuhl für komplementäre und integrative Medizin der Universität Zürich** und ist am UniversitätsSpital Zürich angesiedelt. Es ist eines von acht Kliniken/Instituten des Medizinbereichs Innere Medizin und Onkologie und nimmt Aufgaben in der Versorgung von Patientinnen und Patienten sowie in Forschung und Lehre wahr. Im Vorgehen wird Tradition bewusst mit moderner Technologie verbunden, Versorgung, Forschung und Lehre sind eng miteinander vernetzt. Mit den Angeboten will das Institut einen Beitrag zur Verbesserung der Gesundheit und des Gesundheitsbewusstseins des Individuums und der Bevölkerung machen.

Der klinische Schwerpunkt liegt in der Versorgung von Patienten mit onkologischen und chronischen Schmerzerkrankungen. Die enge Zusammenarbeit mit anderen Klinken innerhalb des Spitals ermöglicht es zudem, qualitativ hochwertige Angebote für spezielle Indikationen wie z. B. Reizdarmsyndrom zu machen. Patienten, die eine zusätzliche komplementärmedizinische Behandlung wünschen, können von den anderen Kliniken zugewiesen werden. Ungefähr 80 % stammen aus dem Universitäts-Spital selbst. Komplementärmedizinische Schwerpunkte sind neben der Mind Body Medicine die Akupunktur und Phytotherapie. Die Behandlung erfolgt zumeist ambulant im Rahmen der obligatorischen Krankenversicherung, jedoch werden auch stationäre Konsile durchgeführt. Das Institut legt viel Wert auf eine gute interprofessionelle Zusammenarbeit im Team.

Mind Body Medicine in der Schweiz

In der Schweiz ist die Mind-Body-Medizin eine jüngere Entwicklung. Aufgrund der Vielsprachigkeit des Landes wird in der Schweiz der englischsprachige Begriff Mind Body Medicine verwendet. Aufgrund der Angebote des Instituts und der regelmäßigen Vorstellung auf Fachkongressen hat das Interesse daran aber kontinuierlich zugenommen. Bei der Implementierung arbeitete das Institut erfolgreich mit dem Lehrstuhl für Naturheilkunde und Integrative Medizin mit Dr. Anna Paul und Prof. Dr. Gustav J. Dobos sowie dem Team der Kliniken Essen-Mitte zusammen. Die Gründung eines „Schweizer Fachverbandes für Mind Body Medicine" im Herbst 2017 sowie das „Certificate of Advanced Studies (CAS) in Gesundheitspsychologischer

Lebensstiländerung und Mind Body Medicine“ an der Universität Zürich sind erste Schritte für eine Systematisierung und Qualitätssicherung.

Die Form der Mind Body Medicine, wie sie am Institut angewendet wird, folgt einem innovativen, integrativen Konzept, das den Körper mit der Psyche verbindet und Self Care (Selbstfürsorge) vermittelt. Mit multimodalen Therapiekonzepten sollen Symptome reduziert und Selbstwirksamkeit gestärkt werden. Dafür werden moderne wissenschaftliche Erkenntnisse und bewährte Methoden aus Komplementärmedizin, Psychologie und Ernährungs- sowie Sportwissenschaften kombiniert (Institut für komplementäre und integrative Medizin, 2017).

Das Behandlungskonzept ist entwicklungsoffen, da die langjährige Erfahrung in komplementärmedizinischer Behandlung mit aktuellen wissenschaftlichen Erkenntnissen verbunden wird. Elemente und Inhalte werden regelmäßig überarbeitet und an Forschung und Erfahrung angepasst. Individualisierung ist wichtig, dabei werden sowohl indikationsbezogene Aspekte als auch die Charakteristika der Patienten und deren Werte und Wünsche berücksichtigt. Am Institut bildet die Mind Body Medicine die Grundlage für das ärztliche Konsultationsgespräch und wird durch Angebote aus der Akupunktur, Phytotherapie und Naturheilkunde komplettiert. Speziell in Mind Body Medicine ausgebildete Psychologen bieten Einzelkonsultationen zu verschiedenen Diagnosen an. Gruppenbehandlungsangebote bestehen für Patienten mit onkologischen Erkrankungen, chronischen Schmerzen und Reizdarmsyndrom.

Für diese Angebote wurden die in den Vereinigten Staaten und Deutschland entwickelten Konzepte zur Mind-Body-Medizin weiterentwickelt und auf das klinische Setting und die Gegebenheiten in der Schweiz angepasst. Auch spielen die modernen Erkenntnisse der Gesundheitspsychologie eine sehr wichtige Rolle.

Am Institut wurde ein didaktisches Gesamtkonzept entwickelt, welches vielfältig eingesetzt und individuell vom jeweiligen Anwender (Ärzte/Psychologen) bezogen auf das Behandlungsformat (Einzel/Gruppe) adaptiert werden kann. Als visuelle Grundlage für dieses Konzept wurde der „Tempel der Gesundheit“ von Anna Paul (➤ Kap. 2.1) leicht überarbeitet (➤ Abb. 4.9).

Die Schwerpunkte innerhalb dieses Tempels können je nach Berufsgruppe etwas unterschiedlich gesetzt werden. Auch kann sich die Integration in die Gesamtbehandlung unterscheiden. Während z. B. Ärzte die Mind Body Medicine oft mit Verordnungen medikamentöser oder nicht-medikamentöser Art kombinieren, können Psychologen sie mit anderen psychotherapeutischen Interventionen verknüpfen. Für die einzelnen Aspekte des Tempels wurde zudem ein systematisches Vorgehen inklusive Handoutkonzept entwickelt, welches eine Adaptierung an Patient, Behandler und Situation ermöglicht.

Das didaktische Konzept auf der Basis der Mind Body Medicine bildet die Grundlage für die Patientenbehandlung am Institut und ist so angelegt, dass auch Erkenntnisse aus der modernen Placebo- und Noceboforschung (➤ Kap. 2.2.2), der Empathieforschung sowie der hypnotischen Kommunikation integriert werden können. Für Patientinnen und Patienten des Instituts wird bei der ersten Behandlung ein individueller Therapieplan erstellt, der Empfehlungen aus der Mind Body Medicine, aber auch andere ärztliche Verordnungen (z. B. Akupunktur, Phytotherapie) enthalten kann. Wenn indiziert und vom Patienten gewünscht, ist eine vertiefte Behandlung im Einzel- oder Gruppensetting möglich.

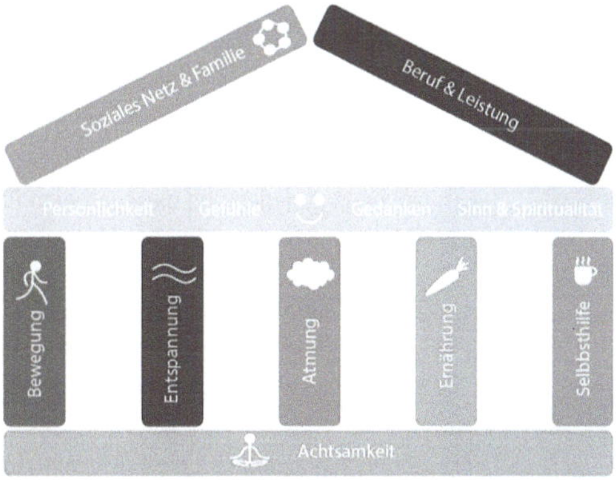

Abb. 4.9 Tempel der Gesundheit (Schweiz) [P481/P483]

Zürcher IEEKU-Schema für die Mind-Body-Medicine-Konsultation

Das Mind-Body-Medicine-Gespräch der Einzelkonsultation, wie es am Institut für komplementäre und integrative Medizin entwickelt wurde, gliedert sich in fünf Komponenten:

1. Informieren über Mind Body Medicine
2. Evaluation der Ressourcen, Werte und Wünsche und Veränderungsmotivation der Patienten
3. Empfehlen und Empfehlungen besprechen
4. Empfehlungen konkretisieren, individualisierte Ziele verschriftlichen und Maßnahmen zur Umsetzung einleiten
5. Umsetzung begleiten

Das dafür entwickelte IEEKU-Schema (Informieren – Evaluieren – Empfehlen – Konkretisieren – Umsetzen) ist in ➤ Tab. 4.2 dargestellt.

Im Folgenden wird das Vorgehen in der ärztlichen und der psychologischen Konsultation zur Mind Body Medicine näher beschrieben. Beide Konsultationsformen unterschieden sich in den Schwerpunkten. Die ärztliche Konsultation hat naturgemäß einen stärker empfehlenden Charakter, die psychologische Konsultation einen stärkeren Fokus auf der Evaluation und Umsetzung. Zudem wird auch die Gruppenbehandlung exemplarisch dargestellt. Die Indikation für die psychotherapeutische Konsultation und Gruppenbehandlung wird in der Schweiz von einem Facharzt für Psychiatrie und Psychotherapie gestellt.

Ärztliche Mind-Body-Medicine-Konsultation

Die Mind Body Medicine kann in der ärztlichen Konsultation breit eingesetzt werden, erweist sich aber vor allem bei Patienten mit chronischen Erkrankungen, die eine Bereitschaft zur Lebensstiländerung haben, als passend. Das Setting sollte andere Aspekte einer guten Arzt-Patienten-Interaktion (ruhiger Raum, möglichst keine Unterbrechungen, Empathie etc.) berücksichtigen. Der „Tempel der Gesundheit" liegt als visuelle Vorlage auf dem Tisch. Das Mind-Body-Medicine-Gespräch erfolgt sinnvollerweise nach der generellen Anamnese. Falls notwendig, kann vorher oder nachher die körperliche Untersuchung stattfinden.

Eine ärztliche Mind-Body-Medicine-Konsultation dauert bei chronisch erkrankten Patienten zwischen 45 und 60 Minuten. Möchte man nach der Konkretisierung der Empfehlungen noch eine Umsetzung anleiten, z. B. durch Instruktion einer Entspannungsübung oder einer komplexeren Form der Selbstakupressur, muss man noch 15–20 Minuten zusätzlich einplanen. Es empfiehlt sich, das Prozedere und die Empfehlungen in einem Arztbericht patientenverständlich zusammenzufassen und dem Patienten eine Kopie zukommen zu lassen.

An einem Fallbeispiel wird das ärztliche Vorgehen verdeutlicht (➤ Tab. 4.3).

Tab. 4.2 Elemente der Mind-Body-Medicine-Konsultation nach dem Zürcher IEEKU-Schema (www.claudia-witt.org/projects/modalities/mind-body-medicine/)

Komponente	Aspekte	Material
Informieren	Herkunft, Konzept und Ziele der Mind Body Medicine erläutern	Tempel der Gesundheit
Evaluieren	Ressourcen, Werte und Wünsche, Veränderungsmotivation der Patienten erfragen	Tempel der Gesundheit
Empfehlen	Optionen darlegen und diese mit dem Patienten im Kontext der Werte und Wünsche, der Motivation, der Vorerfahrungen und Erwartungen besprechen, Empfehlungen machen oder ggf. dem Patienten Wahl lassen	Ggf. Visualisierungsmaterialien
Konkretisieren	Empfehlungen konkretisieren, individualisierte Ziele verschriftlichen und Maßnahmen zur Umsetzung einleiten	Handouts für Ziele und Anwendungen, Audios für Entspannungsverfahren, Adressen für Anbieter (z. B. MBSR, Yoga)
Umsetzen	Übungen anleiten und die Umsetzung implementieren und monitoren	z. B. Entspannungsverfahren und Körperübungen anleiten, Ausführung und Umsetzung unterstützen

Tab. 4.3 Komplementärmedizinische Behandlung am Institut (Fallbeispiel)

Diagnose	46-jährige Patientin mit duktalem Mammakarzinom (re, pT1c, pN0, M0, G3, HER2 pos)
Onkologische Therapie	Sentinel-Lymphonodektomie Axilla rechts, Segmentomie Mamma rechts, onkoplastische Rekonstruktion Mamma rechts. Adjuvante Chemotherapie: 4 Zyklen Doxorubicin/Cyclophosphamid [AC] → Paclitaxel (Taxol®) (3 Monate) + Trastuzumab (Herceptin®) (12 Monate)
Informieren	Erläuterung Herkunft und Inhalt sowie Vorgehen der Mind Body Medicine
Evaluieren	
Anamnese	• Übelkeit nach dem erstem Zyklus der Chemotherapie über 6 Tage • Mittelschwere Fatigue • Leichte Ängstlichkeit und Depressivität • Sehr gestresst vor wichtigen ärztlichen Terminen oder Untersuchungen
Werte und Wünsche	• Nimmt nicht so gerne Medikamente ein • Großes Bedürfnis, etwas selber machen zu können, um Nebenwirkungen zu reduzieren und Selbstheilungskräfte zu stärken
Ressourcen	• Bewegung: aktuell kein Sport, 2-mal/Woche 30 Minuten Spaziergang, früher gerne Yoga • Entspannung: bisher keine aktiven Entspannungsübungen mit der Ausnahme der Entspannung im Yoga • Atmung: bisher keine Erfahrung mit Atemübungen • Ernährung: aktuell Schonkost (gekochtes, wenig gewürztes Gemüse, Griesbrei, Kraftsuppen etc.), vorher mediterrane Ernährung mit vorwiegend frischen unprozessierten Nahrungsmitteln, 2-mal/ Woche je Fleisch und Fisch, wenig Süßes
Veränderungsmotivation	Insgesamt sehr hoch: möchte gerne ihren Lebensstil langfristig verbessern und am liebsten alles gleichzeitig ändern
Empfehlen	• Lebensstiländerungen, angepasst an die Situation, schrittweise einführen • Bewegung: als Ressource unbedingt ausbauen, Identifikation von Yoga als Option • Entspannung: als Ressource unbedingt ausbauen durch Erlernen und Ausführen einer Entspannungsübung • Ernährung: als Ressource beibehalten und nach Ende der Chemotherapie gesonderter Termin, um weitere Details zu besprechen • Self Care: Akupressur bei chemotherapieinduzierter Übelkeit und Fatigue • Mind-Body-Medicine-Gruppenbehandlung im Anschluss an onkologische Therapie
Konkretisieren	• Kontaktdaten für die Yogalehrerin des Instituts übergeben • Entscheidung mit Patientin für eine Entspannungsübung und Atemübung • Termin für naturheilkundliche Ernährungsberatung nach Ende der Chemotherapie vereinbart • Patientin auf Interessentenliste für Gruppenbehandlung vorgemerkt • Wiedervorstellung in der ärztlichen Konsultation bei Bedarf der Patientin
Umsetzen	• Direkte Selbstinstruktion der Imaginationsübung „Sicherer Platz" + Abgabe eines Audios und schriftliche Zielvereinbarung, 5-mal/Woche zu üben • Direkte Selbstinstruktion einer Atemübung (verlängerte Ausatmung) zur kurzfristigen Intervention in gestressten Situationen und Abgabe eines Handouts • Direkte Selbstinstruktion der Akupressur (P6) bei chemotherapieinduzierter Übelkeit und Abgabe eines Handouts
Weitere Therapien	• Beginn einer Akupunkturbehandlung gegen Fatigue und Nausea • Substitution von Vitamin D_3 und Selen aufgrund niedriger Laborwerte

Psychologische Mind-Body-Medicine-Konsultation

In der **psychologischen und psychotherapeutischen Konsultation** kann die Mind Body Medicine zentral oder ergänzend zu weiteren therapeutischen Interventionen eingesetzt werden. Sie zielt hier in erster Linie darauf ab, die Selbstwirksamkeit sowie Selbstfürsorge zu steigern, damit die Patienten sich selbstständig, mit therapeutischer Unterstützung, neue Ressourcen und Coping-Strategien aneignen können. Die Förderung der Bereitschaft, in Eigenmotivation Übungen durchzuführen oder eine Lebensstiländerung zu vollziehen, ist ein wichtiger therapeutischer Baustein für das Gelingen der Mind Body Medicine in diesem Setting. Deshalb spielt das „Evaluieren“ eine wichtige Rolle. In einer ersten Sitzung wird anhand des Transtheoretischen Modells eingeschätzt, wo sich der Patient auf einer Stufe der Verhaltensänderung befindet.

Das **Transtheoretische Modell** (Prochaska, 2013; Keller, 1999) ist ein Konzept zur Beschreibung, Erklärung, Vorhersage und Beeinflussung von intentionalen Verhaltensänderungen. Das Modell basiert auf der Annahme, dass Änderungsprozesse mehrere qualitativ unterschiedliche und sukzessiv aufeinander aufbauende Stufen durchlaufen. Deshalb wird das Transtheoretische Modell auch als Stufenmodell der Verhaltensänderung bezeichnet („Stages of Change“).

Das Modell postuliert Stadien der Verhaltensänderung:

- Im Stadium der **Absichtslosigkeit** haben Personen nicht das Ziel, sich ein gesundheitsförderliches Verhalten anzueignen.
- Im Stadium der **Absichtsbildung** haben sie vor, das irgendwann zu tun. Pro und Contra halten sich in diesem Stadium jedoch die Waage, sodass es häufig zu Zweifel und Ambivalenzen kommt.
- Im **Vorbereitungsstadium** planen Personen konkret, demnächst ihr Verhalten zu ändern und unternehmen erste Schritte.
- Im **Handlungsstadium** vollziehen Personen eine Verhaltensänderung.
- Im **Aufrechterhaltungsstadium** hält das gesundheitsförderliche Verhalten bereits seit einem längeren Zeitraum an.

Befindet sich die Person im Stadium 1 und 2, wird der Fokus vor allem auf die Schaffung des Problembewusstseins und Verringerung der Ambivalenzen mittels Edukation, geeignetem Informationsmaterial, motivationalem Interview sowie die Auseinandersetzung mit den persönlich relevanten Vor- und Nachteilen gesetzt. Ab dem Stadium 3 können individuelle Ziele für die Mind Body Medicine erstellt und Umsetzungshilfen geplant werden.

Die Grundhaltung, welche in der Mind-Body-Medicine-Konsultation von den Therapeuten gepflegt wird, entspricht der Grundhaltung der Person-zentrierten Gesprächstherapie (➤ Kap. 3.5.5) und beinhaltet: Wertschätzung, positive Zuwendung, Empathie und Kongruenz. Das Vorgehen in der Mind Body Medicine ist zudem salutogenetisch und ressourcenorientiert.

Dem Mind-Body-Medicine-Gespräch können die Erhebung des psychopathologischen Befunds und ggf. Diagnostik in Form von testtheoretischen Verfahren vorgeschaltet sein. Die psychologische Mind-Body-Medicine-Konsultation gliedert sich, ebenso wie die ärztliche Konsultation, in die fünf Komponenten nach dem Zürcher IEEKU-Schema (➤ Tab. 4.2). Anhand des Tempels der Gesundheit werden die Ressourcen und Schwierigkeiten in allen Tempelbereichen ermittelt. Dabei hat auch der mittlere psychologische Tempelbereich eine hohe Relevanz. Nach der

Tab. 4.4 Typische Indikationen der psychologischen Mind-Body-Medicine-Konsultation an Fallbeispielen

Diagnosen	Indikation
• 32-jährige Patientin mit schubförmiger Multipler Sklerose • Chronische neuropathische Schmerzen der Füße • Adipositas Grad III • F50.4 Essattacken bei anderen psychischen Störungen • F33.0 Rezidivierende depressive Störung, gegenwärtig leichte Episode	• Bestehende Einschlafstörungen • Innere Unruhezustände • Fehlende Achtsamkeit bezüglich erster Warnsignale für die Essattacken
• 59-jähriger Patient mit Chronischer myeloischer Leukämie (CML) • Fatigue • F43.22 Anpassungsstörung mit Angst und depressiver Reaktion gemischt	• Überforderungsgefühle im Umgang mit der Erkrankung • Erschöpfung
• 38-jährige Patientin mit postinfektiösem IBS Typ D mit FODMAP-Unverträglichkeit	• Gedankenkreisen • Abgrenzungsschwierigkeiten • Innere Unruhe • Fragen zur Ernährungsoptimierung
• 45-jährige Patientin mit bilateralem Mammakarzinom • F43.2 vorwiegend mit Ängsten bei onkologischer Erkrankung	• Vertrauen in den Körper verloren • Existentielle Sinnkrise

Evaluation und der Empfehlung einzelner Übungen werden mit dem Patienten individuelle Ziele festgelegt und die nächsten Sitzungen geplant. Bei der Umsetzung der Ziele erhält der Patient konkrete Umsetzungshilfen. Hierfür sind zumeist 5–10 Sitzungen notwendig. In diesen Sitzungen wird der Veränderungsprozess begleitet und vertieft sowie die Übungen und die Inhalte an die jeweilige Situation und Bedürfnisse des Patienten angepasst. Nach Ablauf der 10 Sitzungen wird gemeinsam das weitere Vorgehen geplant und ggf. nach individuellen Anschlusslösungen gesucht wie z. B. Achtsamkeitskursen oder weiterführender Psychotherapie.

Der Zeitrahmen der psychologischen Mind-Body-Medicine-Konsultation liegt in der Erstkonsultation bei 90 Minuten. Für jede weitere Sitzung werden 50–60 Minuten geplant.

Typische Indikationen für die Mind Body Medicine in der psychologischen Konsultation werden in ➤ Tab. 4.4 dargestellt.

Gruppenbehandlung für Patienten mit funktionellen Magen-Darm-Erkrankungen

Es werden für verschiedene Erkrankungen spezielle Gruppenbehandlungen am Institut angeboten. Hier soll exemplarisch das Konzept für Patienten mit funktionellen Magen-Darm-Erkrankungen (Reizdarmsyndrom, Funktionelle Dyspepsie und funktionelle abdominelle Schmerzen) dargestellt werden, das in Zusammenarbeit mit der Klinik für Gastroenterologie und Hepatologie (PD Dr. Daniel Pohl) am Universitäts Spital Zürich entwickelt wurde.

Vor Beginn durchlaufen alle Patienten eine umfassende gastroenterologische Diagnostik, um andere Diagnosen auszuschließen, sowie um die Bereitschaft zur Lebensstilmodifikation zu evaluieren. Zusätzlich werden sie von einem Mind-Body-Medicine-Therapeuten über die Inhalte der Gruppenbehandlung informiert. Es wird evaluiert, ob sie sich für eine Gruppenbehandlung eignen.

Die Gruppenbehandlung für Reizdarmpatienten ist ebenso wie die bei Schmerz oder Krebs in 10 Termine (1-mal pro Woche) gegliedert. Da die meisten Teilnehmer berufstätig sind, wurden im Konzept 3 Stunden pro Termin vorgesehen und die Termine auf den Nachmittag oder den frühen Abend gelegt. Jeder Behandlungstermin hat ein Schwerpunktthema, folgt aber sonst einem generellen strukturierten Ablauf (➤ Abb. 4.10), der immer Übungen aus dem Bereich Bewegung (z. B. Yoga) und Entspannung (z. B. Guided Imagery) beinhaltet.

In ihrer Zielformulierung zu Beginn der Gruppenbehandlung werden die Patienten gebeten, eine zusätzliche Säule zur Ernährung aus dem Tempel der Gesundheit auszuwählen, da die Ernährungsumstellung nach dem FODMAP-Prinzip (Gibson und Shepherd, 2010) ohnehin eine zentrale Rolle in

Dauer	Termin 1	Termin 2	Termin 3	Termin 4	Termin 5	Termin 6	Termin 7	Termin 8	Termin 9	Termin 10
30 Min.	Ankommen & Kennenlernen	Bewegung (Yoga, Qigong, aktivierende Übungen)								
30 Min.		Wochenrückblick								
45 Min.	Ärztliche Eiführung	Ärztliche Einführung FODMAP	Raum für Übungen	Kompl.med. ärztliche Visite 1	Ärztliche Visite FODMAP	Raum für Übungen	Kompl.med. ärztliche Visite 2	Raum für Übungen	Kompl.med. ärztliche Visite 3	Ärztliche Visite FODMAP
15 Min.	Pause									
30 Min.	Einführung Mind Body Medicine	Umgang mit Stress	Wahrnehmung & Bewertung 1	Wahrnehmung & Bewertung 2	Bewegung	Achtsamkeit und Selbstfürsorge	Kommunikation nach Innen	Kommunikation nach Außen	Raum für Vertiefung	Rückblick Ausblick Resumée
30 Min.	Entspannung (Progressive Muskelentspannung, Body Scan, Meditation etc.)									

Abb. 4.10 Mind-Body-Medicine-Gruppenbehandlung bei Reizdarmsyndrom [P481/P482/P483/L143]

der Gruppenbehandlung spielt. In Hinblick auf die erkrankungsspezifische Ausrichtung wird in der Gruppe auf bestimmte Symptome und Themen fokussiert. Patienten lernen z. B. Yogaübungen speziell für den Bauchraum kennen (z. B. Vayu Nishkasana) und üben in der Entspannung wiederholt die Zwerchfellatmung. Im interaktiven Vortrag zum Thema Stress wird zusätzlich die Rolle der Schmerzen als Stressor vertieft und der Einfluss des Schmerzkreislaufs auf die Stresswahrnehmung besprochen. Weiter werden Patienten über die Interaktion von Bauch und Gehirn (gut-brain-axis) (Carobotti und Scirocco, 2015) aufgeklärt. Da für viele Patienten die Ernährung ein belastendes Thema ist, wird zudem speziell das Thema „Genuss" in der Gruppenbehandlung aufgegriffen und das Genießen unabhängig vom Essen trainiert (z. B. Genuss-Spaziergang).

An mindestens 6 der 10 Termine wird die Gruppenbehandlung mit einer ärztlichen Gruppenvisite kombiniert, davon werden 3 der Visiten von einem Facharzt für Gastroenterologie und 3 von einem Arzt mit komplementärmedizinischer Zusatzqualifikation durchgeführt. In den gastroenterologischen Arztvisiten steht die Einführung und Umsetzung des FODMAP-Prinzips (Gibson und Shepherd, 2010) im Vordergrund, in den komplementärmedizinischen Arztvisiten werden unter anderem die phytotherapeutische Selbstbehandlung mit Tees und Tinkturen sowie hydrotherapeutische Anwendungen (z. B. Kümmel-Leib-Auflage und kalter Brustwickel) vermittelt. Es werden aber auch Fragen aus der Gruppe beantwortet.

4.5 Immanuel Krankenhaus Berlin – Abteilung Naturheilkunde: MBM in der Integrativen Medizin

Christel von Scheidt, Andreas Michalsen

Das Immanuel Krankenhaus Berlin mit den Standorten Berlin-Wannsee und Berlin-Buch ist ein Akademisches Lehrkrankenhaus der Charité – Universitätsmedizin und eine Spezialklinik für Rheumaorthopädie, Rheumatologie, Osteologie und Naturheilkunde.

Die Abteilung Naturheilkunde umfasst aktuell 60 stationäre Betten und 20 teilstationäre Betten. Schwerpunkt der Abteilung ist die Behandlung von Menschen mit folgenden Erkrankungen: Rheuma und Fibromyalgie, chronische Schmerzerkrankungen wie Arthrose, Neuropathie, Rückenschmerz, Kopfschmerz oder Migräne, funktionelle und chronisch-entzündliche Magen-Darmerkrankungen, Reizdarm, Morbus Crohn oder Colitis, chronische Lungenerkrankungen und Allergien, Bluthochdruck und chronische Herz-Kreislauferkrankungen, Diabetes mellitus und Stoffwechselerkrankungen, Hauterkrankungen wie Neurodermitis oder Schuppenflechte.

Im Sinne einer integrativen Medizin werden etablierte konventionelle Therapien in Kombination mit wissenschaftlich fundierten naturheilkundlichen Verfahren und mit einer strukturierten Schulung selbstdurchführbarer Therapieanteile im Rahmen der Ordnungstherapie als eines der fünf klassischen naturheilkundlichen Verfahren angeboten. Die moderne Form der strukturierten Ordnungstherapie umfasst ein Gesundheitstraining, das großen Wert auf die Vermittlung und Übung selbstdurchführbarer Therapieanteile aus dem Bereich Körper und Geist legt.

Das Konzept dieser Mind-Body-Medizin basiert auf Vorarbeiten renommierter amerikanischer und deutscher Forschergruppen wie dem Symptom Reduction Program des Mind Body Medical Institute der Harvard Medical School unter Leitung von Herbert Benson, dem Mindfulness-Based Stress Reduction Program der Stress Reduction Clinic an der University of Massachusetts Medical School unter Leitung von Jon Kabat-Zinn und dem Konzept der „Mind-Body-Medizin im Essener Modell" der Kliniken Essen-Mitte unter Leitung von Prof. Dr. Gustav J. Dobos und Dr. Anna Paul. Aus den Bereichen Spannungsregulation, Achtsamkeit, Meditation, Ernährung, Bewegung, Stressbewältigung, Kognitive Umstrukturierung, kommunikative und soziale Kompetenzen wurden Module entwickelt, die einzeln oder in Kombination stationär, teilstationär und ambulant angewandt werden können.

Die Abteilung Naturheilkunde hat, bevor sie 2001 am Immanuel Krankenhaus Berlin eröffnet wurde, unter verschiedenen Bezeichnungen eine lange Tradition und Geschichte in Berlin:

- 1951 Gründung der Abteilung für „Natürliche Heilweise" als II. Innere Abteilung am Krankenhaus am Kreuzberg mit insgesamt 80 Betten mit vorwiegend allgemein-internistischer und konservativ-orthopädischer Ausrichtung
- 1983 nach Schließung des Krankenhauses am Kreuzberg Umzug ins Rudolf-Virchow-Krankenhaus in Berlin Wedding. Die Abteilung hat dort 40 Betten.
- 1987 wird die Naturheilkunde als III. Innere Abteilung im Krankenhaus Moabit untergebracht, zunächst mit 72 und später mit 36 Betten sowie einer naturheilkundlichen Ambulanz. Als Klinik und Poliklinik für Naturheilkunde gehörte die Abteilung zum Universitätsklinikum Benjamin Franklin der FU Berlin. Hier wird der Schwerpunkt von der Orthopädie mehr zur Onkologie ausgerichtet.
- 1989 erfolgt die universitäre Anbindung der Abteilung mit akademischer Lehr- und Forschungsaktivität an der FU mit dem Lehrstuhl für Naturheilkunde unter Leitung von Malte Bühring. Die Forschungsschwerpunkte sind unter anderem Schmerztherapie und Hyperthermie.
  Prof. Bühring baut die Behandlung vor allem auf den Säulen der klassischen europäischen Naturheilkunde auf (Ernährungs-, Bewegungs-, Phyto-, Hydro- und Ordnungstherapie).
- 2001 wird die Abteilung für Naturheilkunde nach Schließung des Krankenhauses Moabit zunächst unter der Leitung von Prof. Bühring und ab 2003 unter Leitung von Dr. Rainer Stange vom Immanuel Krankenhaus Berlin übernommen und umfasst zunächst 30 Betten. Der Schwerpunkt wird neben der internistischen Ausrichtung aufgrund des Pofils des Hauses auf rheumatologische und orthopädische Erkrankungen ausgerichtet.
- 2009 wird die Stiftungsprofessur für Klinische Naturheilkunde der Charité mit der Hochschulambulanz für Naturheilkunde am Immanuel Krankenhaus eingerichtet. Lehrstuhlinhaber Prof. Dr. Andreas Michalsen wird Chefarzt der Abteilung Naturheilkunde. Die Forschungsschwerpunkte werden erweitert auf Yoga, Ayurveda, Meditation und Mind-Body-Medizin. Im November des gleichen Jahres wird die Tagesklinik Naturheilkunde unter Leitung von Christel von Scheidt eröffnet, in der vor allem Methoden der Ordnungstherapie/Mind-Body-Medizin zur Anwendung kommen.
- 2011 startet die Tagesklinik naturheilkundliche Onkologie.
- 2012 erfolgt die Integration von Elementen der Mind-Body-Medizin in die Ordnungstherapie im stationären Setting.
- 2015 eröffnet die Immanuel Medizin Zehlendorf (IMZ) als Privatpraxis und Kompetenzzentrum für Naturheilkunde, Handchirurgie und Rheumatologie. Hier wird Mind-Body-Medizin im Einzelsetting angeboten.
- 2017 werden am Standort Buch für die Tagesklinik Naturheilkunde/Mind-Body-Medizin 5 weitere tagesklinische Betten in den Bettenplan aufgenommen.

Aktuell hat die Abteilung Naturheilkunde am Immanuel Krankenhaus Berlin 60 stationäre und 20 tagesklinische Betten. In der Hochschulambulanz werden jährlich ca. 5 000 Patienten behandelt und im IMZ 1 000 Patienten pro Jahr.

Tagesklinik Naturheilkunde/ Mind-Body-Medizin

Aus der Historie ist ersichtlich, dass die **Ordnungstherapie** im stationären Setting der Abteilung Naturheilkunde am Immanuel Krankenhaus Berlin eine lange Tradition hat und erfolgreich angewandt wurde und wird. So wird 2009 zunächst teilstationär der Schwerpunkt im Bereich Mind-Body-Medizin auf die Konzeptentwicklung der Tagesklinik Naturheilkunde, unter anderem auf Basis des an den Kliniken Essen-Mitte entwickelten und bewährten Konzepts, gelegt.

Das **tagesklinische Angebot** ist im Bettenplan mit aufgenommen und die Kosten werden in der Regel von den gesetzlichen Krankenkassen übernommen. Es beinhaltet Elemente aus den Bereichen Spannungsregulation, Achtsamkeit, Meditation, Ernährung, Bewegung, Stressbewältigung, Kognitive Umstrukturierung, kommunikative und soziale Kompetenzen.

In der Tagesklinik Naturheilkunde werden Therapiemodule dieser Bereiche der Mind-Body-Medizin als Gruppenkonzept in einem 12-wöchigen Programm mit maximal 12–14 Teilnehmenden angeboten. Die Gruppentherapie findet an einem Tag in der Woche für 7 Stunden statt. Für die 6 Tage zwischen den Gruppenterminen erhalten die Teilnehmenden ein Trainingsprogramm, mit dem sie die erlernten Methoden und Techniken zu Hause üben können, um sie somit nachhaltig in den Alltag zu integrieren.

Das Angebot richtet sich an chronisch erkrankte Menschen vor allem mit folgenden Diagnosen: rheumatische Erkrankungen und Fibromyalgie, chronische Schmerzerkrankungen, funktionelle und chronisch-entzündliche Magen-Darm-Erkrankungen, chronische Lungenerkrankungen und Allergien, Bluthochdruck und chronische Herz-Kreislauf-Erkrankungen, Diabetes mellitus und Stoffwechselerkrankungen, Hauterkrankungen und Erschöpfungszustände.

Nach der Eröffnung der **Tagesklinik Naturheilkunde** im November 2009 mit 10 tagesklinischen Betten zeigt sich eine überaus große Resonanz, sodass mit dem Bau neuer Räume begonnen wird. Aufgrund der verstärkten Nachfrage eines Mind-Body-medizinischen Angebots auch für onkologisch erkrankte Menschen wird im Februar 2011 zeitgleich mit der Einweihung neuer Räume die **Tagesklinik naturheilkundliche Onkologie** eröffnet.

FALLBEISPIEL

Martina S. (Name geändert), 49 J., war in der ersten Jahreshälfte 2017 Patientin in der Tagesklinik Naturheilkunde/Mind-Body-Medizin. Sie hat keine Kinder, lebt von ihrem Partner getrennt und ist beruflich als Krankenschwester im 2-Schicht-System tätig. Sie macht keine Nachtdienste.

Bei Aufnahme berichtet sie über:

- Schmerzen v. a. in HWS, BWS und Schultern
- Vor allem morgens Steifigkeit in den Fingergelenken
- Schlafstörungen
- Magenbeschwerden vor allem in belastenden Situationen
- Starke Stimmungsschwankungen

Frau S. erlebte sich selbst als sehr pflichtbewusst und ging oft trotz starker Schmerzen zur Arbeit, wodurch die Intensität und Dauer der Schmerzen noch verstärkt wurden und die anderen Beschwerden ebenfalls zunahmen.

Die Schlafstörungen waren in den letzten 6 Monaten derart verstärkt, dass sie selten mehr als 3 Stunden am Stück schlafen konnte. Über eine Kollegin erfuhr Frau S. 2013 von der Tagesklinik Naturheilkunde/Mind-Body-Medizin. Es dauerte – nicht zuletzt wegen ihres ausgeprägten Pflichtbewusstseins – dann noch ca. 6 Monate, bis sie Anfang 2014 mit der Therapie begonnen hat.

Durch die Teilnahme am Tagesklinikprogramm konnte Frau S. mehr Selbstachtsamkeit entwickeln und wurde sich ihres hohen Stresslevels, des Zusammenhangs der Beschwerden und ihrer Arbeitsbelastung sowie dessen Auswirkungen auf ihre Schlafqualität bewusst.

Mithilfe der verschiedenen Achtsamkeitsübungen konnte sie zunehmend ihre Selbstwahrnehmungsfähigkeit verbessern. Sie war dadurch in der Lage, ihre Belastungsgrenzen frühzeitiger wahrzunehmen. Durch eine erhöhte Bewusstheit für sich und die jeweiligen belastenden Situationen war sie in der Lage, gezielt spannungsregulierende Techniken und Methoden anzuwenden und so herausfordernde Ereignisse besser zu bewältigen. Zunehmend gelang es ihr, kleine Pausen in den Arbeitsalltag zu integrieren, sodass sie nach Arbeitsende weniger erschöpft war und sich nach dem Frühdienst leichter „aufraffen“ konnte, anschließend zu walken oder Rad zu fahren. Mithilfe der erlernten kognitiven Strategien konnte sie sich innerlich leichter aus konflikthaften Situationen lösen. In Spätdienstwochen integrierte sie ein für sie sehr wohltuendes Programm in den Morgen: Durch Kneipp-Güsse konnte sie die Morgensteifigkeit der Finger verbessern und mit Übungen aus dem achtsamen Yoga erfuhr sie eine Linderung der Beschwerden im HWS- und BWS-Bereich.

Abends praktizierte sie an 4 Tagen in der Woche eine Achtsamkeitsübung oder Meditation. Vor allem die Metta-Meditation (eine Meditation, die eine freundliche und wohlwollende Haltung sich selbst und anderen gegenüber fördert) erlebte sie als beruhigend.

Insbesondere durch den Austausch in und Ermutigungen aus der Gruppe entwickelte Frau S. zunehmend wieder mehr Freude an Freizeitaktivitäten und reaktivierte vernachlässigte soziale Kontakte.

Durch die Umstellung auf eine wärmende, überwiegend pflanzenbasierte Ernährung reduzierte sie ihre Magenbeschwerden.

Zum Abschluss der Therapie berichtete sie, dass die Stimmungsschwankungen und die Schmerzen stark reduziert seien (auf der VAS von anfangs 7–8 auf 3–4) und sie wieder mehr Lebensfreude verspüre. Insgesamt erlebte sie sich ausgeglichener und beschrieb eine große Selbstwirksamkeit.

Mind-Body-Medizin im stationären Setting

Ab 2012 erfolgt die stufenweise Implementierung der Mind-Body-Medizin in das stationäre Behandlungskonzept der Abteilung Naturheilkunde. Am Aufnahmetag werden auf der Basis eines Screenings entsprechend der subjektiven Verhaltensänderungsmotivation aus einem modularen System für jeden Patienten gruppentherapeutische Angebote zur Lebensstilmodifikation ausgewählt. Das Angebot umfasst Therapie-Module zu folgenden Themen/Lebensstilbereichen: Stress, Spannungsregulation und Atmung, Aktivierendes Gehen, Qigong, Phantasiereise, Atem-Achtsamkeitsübung, Verhaltensänderung, Achtsamkeit und Essverhalten.

Forschung

Eine Studie mit einer Gruppe heterogen erkrankter Patienten (u. a. mit chronisch-entzündlichen Darmerkrankungen, chronischen Schmerzerkrankungen, kardiovaskulären Erkrankungen, metabolischem Syndrom, Rheuma, Fatigue/Erschöpfung), die am Programm der Tagesklinik Naturheilkunde teilgenommen haben, belegte eine signifikante Verbesserung der Krankheitsbewältigung und -bewertung und eine damit verbundene Steigerung der Lebensqualität. Ebenso zeigte sich eine Verbesserung von Kohärenz, Achtsamkeit und Flourishing (ein umfassendes Konzept, das Aspekte wie Wohlbefinden, positive menschliche Fähigkeiten und Kompetenzen, Kreativität, psychisches Engagement, Optimismus, Wachstum und Resilienz beinhaltet) (Esch et al., 2013; Gimpel et al., 2014).

In einer Studie mit onkologischen Patienten, die am Programm der Tagesklinik naturheilkundliche Onkologie teilnahmen, konnte belegt werden, dass sich für alle Teilnehmenden die Werte in den Bereichen Lebensqualität, psychische (Angst und Depressivität) und körperliche Symptomatik (insbesondere Fatigue) signifikant verbessert haben. Diese Verbesserung zeigte sich auch in einer katamnestischen Befragung 3 Monaten nach Beendigung der Therapie (Jeitler et al., 2017).

Ausblick

Methoden der Mind-Body-Medizin bilden, nachgewiesen durch die Forschungsergebnisse, ein wissenschaftlich belegtes Therapieangebot im Kontext der Integrativen Medizin.

Da es sich um ein diagnoseunspezifisches Konzept handelt, könnten Menschen mit allen Erkrankungen im Sinne der Stresskompensation und Krankheitsbewältigung von diesem Programm profitieren. Auch im Bereich Prävention könnte das Konzept der Mind-Body-Medizin ein nachhaltiges Angebot darstellen.

4.6 Diakonie-Kliniken Zschadraß: Mind-Body-Medizin in der Psychiatrie

Stefan Brunnhuber, Oliver Somburg, Katja Tiesler, Claudia Gläßer, Andreas Rohr, Julia Preger, Robert F. Weise, Ralph Mikosch, Holger C. Bringmann

Subjektive oder dialogische Aufmerksamkeit?

Achtsamkeitsübungen, wie sie nun in der westlichen Welt vermehrt angewandt werden, haben historisch zwei Wurzeln. Zum einen liegt ihr **Ursprung in fernöstlichen Meditationspraktiken,** welche im indischen Vipassana, im japanischen Zen sowie allgemein in der hinduistischen, buddhistischen und taoistischen Tradition stehen. Zum anderen gibt es eine westliche Tradition, welche von der **humanistischen Psychologie** über Martin Buber, Meister Eckhardt bis hin zum griechischen Stoizismus reicht. Während die asiatischen Praktiken vor allem den innerpsychischen Vorgang der wertfreien Aufmerksamkeit pflegen, geht es in der westlichen Tradition gerade nicht um einen subjektiven, sondern vielmehr intersubjektiven, dialogischen Vorgang, in welchem eine absichtslose Offenheit gegenüber dem Anderen in Form von Natur, Alter Ego oder Gesellschaft eingeübt wird. Dieser Andere hat einen Eigenwert, welcher nicht auf das eigene Denken, Empfinden und Wahrnehmung reduziert ist, sondern erst als absichtslose Entdeckungsreise zugänglich wird.

Im Westen sind vor allem die fernöstlichen Herangehensweisen im Konzept der Mind-Body-Medizin (MBM) in einer Reihe von standardisierten klinischen Protokollen in die Behandlung verschiedener Störungsbilder integriert worden. Die westlich-dialogische Rezeption gewinnt erst in den letzten Jahren, etwa im Bereich der Naturwahrnehmung (siehe unten), eine zunehmende klinische Bedeutung.

Die vierte Welle der Psychotherapie

Das allgemeine Konzept stützt sich zudem auf die **Forschungsergebnisse der Sozialpsychologie** um Ellen Jane Langer, die unter anderem die Formen der Unachtsamkeit (Mindlessness) in fehlhabituierten Denkgewohnheiten benannt hat. Hierzu zählen der Auto-Pilot (Verharren in Annahmen), kategoriale Fallen (Rigidität der Begrifflichkeit) und Kontextverwechslung (wann was zutrifft). Eine weitere Basis bilden Forschungsergebnisse aus der frühen US-amerikanischen Stressforschung (Walter Cannon, Hans Seyle, Richard Lazarus). Herbert Benson hatte in den 1970er-Jahren den Begriff der „Relaxation response" geprägt und damit die psychophysiologische Gegenfunktion zur klassischen Flucht- oder Kampf-Reaktion der Stressforschung beschrieben. Jon Kabat-Zinn entwickelte nachfolgend eine Reihe von standardisierten MBM-Programmen für spezifische Störungsbilder. Mittlerweile sind die positiven Effekte von Achtsamkeitsübungen auf verschiedene Körperfunktionen (Immunstatus, Schlaf, Konzentration) auch bei gesunden Probanden nachgewiesen.

Die Forschungsergebnisse sind darüber hinaus eng mit dem Diskussionsstand der **Psycho-Neuro-Immunologie-Forschung (PNi-Forschung)** an das Konzept der **Salutogenese** (Aaron Antonovsky) sowie an die kognitiv-behaviorale Psychologie gekoppelt. In der Psychiatrie/Psychotherapie konnten diese Ergebnisse in weiterführender Forschung und klinischer Behandlung von Patienten mit psychischen Erkrankungen bereits seit den 1990er-Jahren erfolgreich eingesetzt werden. Nach Psychoanalyse/Tiefenpsychologie, Verhaltenspsychologie und Humanistischer Psychologie wird mit Recht von einer vierten Welle der Psychotherapieverfahren innerhalb des psychiatrisch-psychotherapeutischen Fachgebiets gesprochen.

Dimensionen der Achtsamkeit

Mittlerweile gibt es eine **robuste empirische Datenlage** für die Evidenz von achtsamkeitsbasierten Übungen. Nahezu alle Weltkulturen haben hierzu ihre spezifischen Beiträge geleistet. Neben Yoga, Tai-Chi, Vipassana, Zen-Meditation, Visualisierungstechniken, repetitiven Mantras, Atemübungen und

Tab. 4.5 Unterschiedliche Definitionen von Achtsamkeit

Definition	Literatur
„Das eigene Bewusstsein rege in der gegenwärtigen Realität halten"	Hanh (1976)
„Unachtsamkeit im Unterschied zu Achtsamkeit"	Langer et al. (1984, 1989, 1992)
„Empathische, wertfreie Wahrnehmung von Erfahrungen von Moment zu Moment"	Kabat-Zinn (1994, 2005)
„Vollständige Präsenz, ohne zu reagieren"	Salzberg/Goldstein (2001)
„Wertfreie Beobachtung externer und interner Stimuli, so wie sie kommen"	Baer (2003)
„Freundliche, wertfreie Wahrnehmung von einem Moment zum nächsten"	Brantley (2003)
„Die eigene Aufmerksamkeit auf die gerade stattfindenden Erfahrungen bringen, durch Beobachten und Wahrnehmen wie sich Gedanken, Gefühle und Empfindungen von Moment zu Moment ändern"	Bishop et al. (2004)
Wertfreies, akzeptierendes, empathisches Wahrnehmen	Germer, Siegel, Fulton (2005)

Gebetsritualen hat beispielsweise im Westen das Rosenkranzgebet eine solche Tradition. Die ➤ Tab. 4.5 gibt einen ersten Überblick über unterschiedliche Definitionen von Achtsamkeit.

Im Kern geht es darum, dass auf innere Erlebnisformen und Bewusstseinsinhalte nicht reagiert wird, d. h. **der Geist passiv rezeptiv bleibt,** seine Inhalte nicht bewertet werden und in einem fortschreitenden Prozess der Des-Identifikation bzw. des „inneren Loslassens" eine Erweiterung des Bewusstseinsschwerpunktes erzielt werden soll. Durch zunehmende Übungspraxis entsteht dabei für den Patienten bzw. Praktizierenden ein Zustand des „inneren Zeugen".

An dieser Stelle werden die zentralen Unterschiede bzw. Weiterentwicklungen der Mind-Body-Medizin zur klassischen Psychotherapie sichtbar. Während es in den westlichen Psychotherapieverfahren vor allem um eine sprachliche Bearbeitung von biografischen Schwellenereignissen, frühkindlichen Traumatisierungen, konfliktuösen Konstellationen, dysfunktionalen Konditionierungen und dem Erreichen von Aktualisierungen geht und dabei Einfluss auf den Verlauf, Schweregrad, die Progredienz, den Chronifizierungsgrad und die Prognose einzelner Krankheitsbilder genommen wird, wird auf diese Elemente in der achtsamkeitsbasierten Herangehensweise bewusst verzichtet. **Achtsamkeitsübungen** sind gerade **nicht explorativ, nicht deutend und nicht interventionell.** An die Stelle diskursiv-sprachlich geleiteter psychologischer Interventionen wie Explorationstechniken, Deutungen, Psychoedukation, verbal angeleitete Entspannungsübungen, De-Sensitivierung, Exposition und De-Konditionierung tritt eine nicht diskriminierende rezeptive Wahrnehmung innerpsychischer oder interaktioneller Vorgänge.

Während in der westlichen Psychotherapie zudem die Arzt-Patient-Beziehung im Vordergrund steht, folgen MBM-Programme einem **eher individuellen Vorgehen,** indem durch eine gelenkte Aufmerksamkeit auf Atmung, Körper, Emotionen und Gedanken eine ungelenkte, entspannte, nicht wertende Aufmerksamkeit für die gesamte innere und äußere Realität von einem gegenwärtigen Augenblick zum anderen angestrebt wird. Von der Bearbeitung psychosomatischer Beschwerden (psychovegetative, muskulo-skelettale Symptome), emotionaler und kognitiver Dysfunktionen, autobiografischer Konflikte, Traumata durch den Patienten wird ausdrücklich abgesehen.

Tab. 4.6 Unterschiede von Achtsamkeit und klassischer, konventioneller Psychotherapie

Achtsamkeit	Psychotherapie
Bewusste innere Konzentration	Arzt-Patient-Beziehung
Stille, Leere	Diskursives Verstehen
Desidentifikation	Arbeit an verborgenen Trajektorien („Schatten")
Überwindung der Ego-/Ich-Funktionen	Selbstwirksamkeit
Absichtlose Offenheit gegenüber dem Anderen	Symptombehandlung und Wiederherstellung der Funktionstüchtigkeit
Individuation	Reintegration in den Alltag

Im Grunde genommen stellt die Weiterentwicklung der Mind-Body-Medizin durch achtsamkeitsbasierte Übungen bewusstseinspsychologisch die breitere und umfassendere erkenntnistheoretische Kategorie dar. Achtsamkeitsbasierte Übungen zielen auf innere Stille und Leere, Des-Identifikation, Selbstwirksamkeit, absoluter, Offenheit gegenüber dem Anderen und fördern schließlich das, was man nach C. G. Jung Individuation nennt. Die ➤ Tab. 4.6 zeigt die Unterschiede im Überblick.

Spezifische Anwendungsbereiche in der Psychiatrie/Psychotherapie

Neben der Anwendung von Achtsamkeitsübungen im Alltag bei Gesunden sowie therapiebegleitend bei klassischen Psychotherapie-Verfahren haben sich seit zwei Jahrzehnten einige störungsspezifische Behandlungsprotokolle empirisch und klinisch bewährt. Die ➤ Tab. 4.7 gibt einen Überblick über die wichtigsten Anwendungsgebiete der Mind-Body-Medizin in der Psychiatrie/Psychotherapie.

Mind-Body-Medizin in den Diakonie-Kliniken Zschadraß

Ausgehend von der historischen Rezeption von Achtsamkeitsübungen in der Psychiatrie/Psycho-

Tab. 4.7 Anwendung der MBM in der Psychiatrie/Psychotherapie

Diagnose	Programme	Einfluss/Wirkung	Literatur
Demenz	Mindfulness-Based Elder Care (MBEC)	Wachheit, Erinnerung, soziale Kompetenz, Mobilität	McBee, 2003, 2008
Sucht	Mindfulness-Based Relapse Prevention (MBRP)	Spannungstoleranz, Aufmerksamkeitsspanne, Relapse-Prophylaxe	Bowen, 2010; Garland, 2013
Soziale Phobie	Mindfulness-Based Cognitive Therapy (MBCT) for Obsessive Disorders	Kontextverwechslung, Aggravation, Aufmerksamkeit	Gilbert, 2009, 2010
Psychose	Acceptance and Commitment Therapy (ACT)	Verhinderung stationärer Wiederaufnahme	Bach und Hayes, 2002
Angststörung	Acceptance and Commitment Therapy (ACT)	Aufmerksamkeit, Affekte, Gedankenkreisen	Greenson und Laurenceau, 2007; Thayer, 2006; Begley, 2007; Twohig, 2010
Zwangsstörung	Mindfulness-Based Cognitive Therapy (MBCT) for Obsessive Disorders	Gedankenschleifen, Angst, Aufmerksamkeit, Thought-Action Fusion, Zweifel	Didonna und Bosco, 2011; Wahler, 2004; Schwartz, 2006
ADHS	Mindful Awareness Practices (MAPs)	Spannungstoleranz, Aufmerksamkeit, Emotionsregulation	Hermans und Marten, 2003; Zylowska, 2008; Smalley, 2008
Depression	Mindfulness-Based Cognitive Therapy-Depression (MBCT-D)	Relaps, Gedankenkreisen, negative Affekte	Segal, 2002; Teasdale, 2004, Kim, 2010; Finucane und Mercer, 2006
Persönlichkeitsstörung	Dialectical Behavior Therapy (DBT)	Emotionsregulation, Spannungstoleranz	Linehan, 1993, 2007
Essstörung	Mindfulness-Based Eating Awareness Training (MB-EAT)	Emotionsregulation, Körperschema, Spannungstoleranz, Selbstwert	Kristeller, 2006, 2009; Germer, 2005
Traumastörung	MBM	Vermeidung, Arousal, Flashback	Becker, 2002; Cloiter und Cohen, 2006
Schmerz	Mindfulness Based Stress Reduction-Self (MBSR-S)/ Mindfulness-Based Chronic Pain Management (MBCPM)	Lebensqualität, Affekte, Mobilität	McCracken, 2007; Morone, 2008; Gardner-Nix, 2008
Stress	Mindfulness-Based Stress Reduction (MBSR)	Arousal, MIPS	Kabat-Zinn, 1990; Langer, 1989

therapie seit den 1990er-Jahren, der hohen wissenschaftlichen Evidenz sowie klinischen Anwendbarkeit werden MBM-Programme an den Diakonie-Kliniken Zschadraß störungsspezifisch bei einzelnen Krankheitsbildern sowie therapiebegleitend bei mehreren tausenden Patienten im Jahr im ambulanten, teilstationären und stationären Setting erfolgreich eingesetzt.

Konkret kommen beispielsweise wöchentliche **aktive Stille-Zeiten auf allen Stationen** zur Anwendung, d.h., nicht nur die Patienten werden zum Schweigen angeleitet, sondern auch das therapeutische Team nimmt aktiv an den ritualisierten Zeiten der Stille teil. Hinzu kommen **assistierende Achtsamkeitsübungen,** die viele Patienten selbstwirksam und proaktiv einzeln oder in der Kombination von Gehen, Meditations- und Mantra-Anwendungen auf dem parkähnlichen Gelände des Campus durchführen („Walk in the Park"-Studie, in progress). Ergänzend kommen **meditative Bewegungsformen,** wie sie auch aus dem Yoga, Tai-Chi, Qigong bekannt sind, regelmäßig im gruppen- und einzeltherapeutischen Setting zum Einsatz. Unter psychoedukativer Anleitung werden Übungen wie Bodyscan, Übungen zur Verbesserung der Aufmerksamkeit von Moment-zu-Moment („Rosinenübung“), Konzentrative Kontemplation sowie spezifische achtsamkeitsbasierte Atemtechniken vor allem bei Schlafstörungen und Angsterkrankungen eingesetzt.

Achtsamkeitsbasierte Körpertherapieprogramme zur Verbesserung der Körperwahrnehmung, der Ausdrucksmöglichkeiten wie Tanz, bewusste Bewegungen und Reitübungen sowie auch ritualisierte morgendliche und abendliche Unterbrechungen des Stationsalltags durch 1- bis 2-minütige Stillezeiten (Klangschale) finden auf jeder Station statt. In spezifischen **achtsamkeitsbasierten Mantra-Meditationsgruppen** gelingt es den Patienten, eine leichtere Des-Identifikation von dysfunktionalen und störenden Bewusstseinsinhalten sowie eine leichtere Neuorientierung im Lebensalltag zu erreichen.

Seit 2017 kommen achtsamkeitsbasierte Rituale und Interventionen als **Stufenprogramm bei der Ernährung** zur Anwendung, wie die psychoedukative Vermittlung der verschiedenen Arten des Hungers, das achtsame Essen ebenso wie die Vermittlung der selbstwirksamen Formen des Verzichts bis hin zum selektiven und geführten Fasten. Geplant ist, dass wir für die Unterbrechung der allgemeinen Routinetätigkeiten des Alltags einen überall hörbaren Glockenton auf den Stationen einrichten, über welchen die automatisierten Abläufe (Autopilot) mehrfach am Tag für einen Augenblick (1–3 Sekunden) unterbrochen werden sollen.

Die in der Diakonie-Klinik Zschadraß angewendete Einzel- und Gruppenpsychotherapie geht in der Mind-Body-Medizin von dem Verständnis der **natürlichen Bedürfnishierarchie** des Menschen (nach Abraham Maslow), der Embodied Cognition-Forschung (George Lakoff und Mark Johnson) und der **Person-zentrierten Psychotherapie** (nach Carl Rogers) aus. Körperliche Bedingungen des Lebens und unsere viszeralen Verbindungen werden durch das geformt, was wir in Körperwahrnehmungen, Bewegungen, Emotionen, Gefühlen und Gedanken als bedeutungsvoll verinnerlicht haben. *„Unsere kognitiv-emotionalen und leiblichen Erfahrungen sind unsere Realität“* wie Carl Rogers sagt. Hinter Konzepten, Annahmen und Aussagen ebenso wie hinter dem Leidensdruck in all seinen Facetten stehen **sensomotorische Prozesse** *(embodied cognition)* **aus einzigartigen durchlebten biografischen Erfahrungen** mit der Unterscheidungsfähigkeit für verschiedene Qualitäten, Gefühle, Emotionen und Körperprozesse. Sie machen eine Bedeutung und denkende Differenzierung für uns erst möglich. Bei der Überwindung entfremdeter Geist-Körper-Beziehungen kommt dem geduldigen Praktizieren emotionaler Körperresonanz, dem sinnlichen Bemerken, dem vorstellenden Vergegenwärtigen und dem rationalen und sprachlichen Erfassen mit dem Erleben der Echtheit und Kongruenz eine besonders heilsame Wirkung zu. Das heißt, erst durch den achtsamen und nicht-wertenden Zugang zu sich selbst und zum anderen werden die innere Aufrichtigkeit und Offenheit erst ermöglicht.

In der Abteilung für integrative Psychotherapie, Psychosomatik und Naturheilverfahren der Diakonie-Kliniken Zschadraß werden MBM-Programme bzw. einzelne Elemente daraus seit Jahren erfolgreich eingesetzt und an die jeweils aktuellen und individuellen Bedürfnisse angepasst. Von besonderer Bedeutung ist, dass nahezu alle Krankheitsbilder zum richtigen Zeitpunkt entlang ihres klinischen Verlaufs von achtsamkeitsbasierten Übungen profitieren. Weiterhin ist positiv, dass der Einsatz dieser Verfahren zwar mit einem erhöhten psychoedukativen Aufwand für das Personal, aber auch mit einem Wandel des heil- und wirksamen Selbstverständnisses einhergeht. Gleichzeitig werden die Patientenzufriedenheit sowie das klinische Outcome verbessert. Als erfreulichen Nebeneffekt können wir seit Jahren eine **Reduktion bei Medikamentenverordnungen** feststellen.

Ausblick

Achtsamkeitsbasierte Übungen sind überzeugend zu einem festen Bestandteil der psychiatrischen/psychotherapeutischen Behandlung geworden. Nahezu alle Krankheitsbilder profitieren von einem MBM-Setting. Hinzu kommt, dass die Verfahren nicht in Konkurrenz zu klassischen Psychoedukations- und Psychotherapieverfahren stehen, sondern als eine sinnvolle Weiterentwicklung und Ergänzung betrachtet werden können. Kritisch anzumerken ist, dass die meisten MBM-Programme auch Ausdruck unseres Zeitgeistes sind. So können die Programme schnell als ein unspezifisches psychologisches Aufputschmittel missbraucht werden, um Leistung, Befinden, Konzentration und körperliche Funktionstüchtigkeit zu optimieren und zu maximieren. Dadurch kann der absichtslose und wertfreie Weg, den die östlichen und westlichen Traditionen hier vorgeben, verhindert oder instrumentalisiert werden.

Aus einer philosophischen Perspektive könnte man auf Aristoteles verweisen, für den es zwei Formen von Tätigkeiten gab. Eine zielgerichtete (telos) wie etwa die Lösung individueller Probleme oder die Bewältigung des Alltags; daneben gibt es auch sog. atelische Aktivitäten, welche ihren Sinn nicht durch eine Zielsetzung oder ein Ende bekommen, sondern in der wertfreien Wahrnehmung ihrer selbst, im Innehalten, der Besinnung und dem Verbleib im Augenblick bestehen – wie etwa Musikhören, Spazierengehen oder die gemeinsam verbrachte Zeit mit Freunden. Menschen brauchen beides in einem ausgewogenen Verhältnis. Die MBM ergänzt in sinnstiftender Weise die zweite Form von Aktivitäten innerhalb- und außerhalb des therapeutischen Kontextes.

4.7 Kassenpraxis: Achtsamkeit unter Zeitdruck

Ulrich Deuse

Viele Patienten wünschen sich heute eine Medizin, die neben den körperlichen Symptomen auch seelische, soziale und spirituelle Aspekte mit einbezieht. Das kann auch in einer Kassenpraxis möglich werden, wenn die Mind-Body-Medizin nicht nur als zusätzliches Angebot, sondern vor allem als Chance für eine heilsame Neuorientierung gesehen und schrittweise eingeführt wird. Die vorgeschlagenen Schritte sollen bei der Orientierung als Beispiel und Hilfe dienen, der **individuelle Weg** muss aber auf die eigene Weise täglich neu gefunden und gegangen werden.

1. Schritt: Innehalten, den Geist beruhigen und das Herz öffnen

Unter den derzeitigen Rahmenbedingungen stellt die Einführung der Mind-Body-Medizin in der Kassenpraxis für das gesamte Praxisteam zunächst eine utopisch anmutende Herausforderung dar. Zusätzliche Leistungen zu erbringen, die Zeit erfordern und die im kassenärztlichen Bereich kaum vergütet werden, scheint in der ohnehin schon angespannten Lage mit Zeit- und Effizienzdruck, zunehmender Bürokratie etc. kaum machbar zu sein.

Ärzte sind offenbar selbst überdurchschnittlich gefährdet für psychische Erkrankungen und Burnout (Agana, 2017, Shanafelt, 2012, Unrath, 2012). Deshalb bieten **Mind-Body-Praktiken** zunächst einmal **für Ärzte** selbst eine Möglichkeit, **gesünder zu werden und befriedigender arbeiten zu können.** Eine Möglichkeit für mehr Achtsamkeit und Bewusstheit im Praxisalltag bietet ein ritualisiertes, häufiges, kurzes Innehalten, den Geist zu beruhigen und das Herz zu öffnen (vgl. z. B. Kornfield, 2008). Innehalten und den Geist beruhigen bedeutet, die Aufmerksamkeit für einen Moment weg von den Gedanken und hin zur direkten Erfahrung des gegenwärtigen Augenblicks zu lenken. Das bedeutet, kurz aufzuhören, automatisch „zu funktionieren", um sich für die Offenheit und Stille des gegenwärtigen Augenblicks zu öffnen, die immer verfügbar ist.

Normalerweise sind wir mit dem Inhalt unserer Gedanken identifiziert und es fällt uns deshalb schwer, uns von ihnen zu lösen. Durch eine **regelmäßige Meditationspraxis** kann das unbewusste Anhaften an Gedankeninhalten bewusst werden. Das versetzt in die Lage, diese loszulassen, um sich stattdessen der direkten Erfahrung der Gegenwart zu öffnen. Dasselbe kann auch durch Techniken der Acceptance and Commitment Therapy (ACT) erreicht werden (Hayes, 2014). Hilfreich ist dabei, die Aufmerksamkeit stattdessen auf das Fühlen des eigenen Körpers im gegenwärtigen Augenblick zu richten. Dabei helfen z. B. Yoga oder Qigong-Übungen.

Das kann dann z. B. bedeuten, **nach jedem Patienten aufzustehen,** einen Schluck Wasser zu trinken und eine kurze Rückenausstreckung am offenen Fenster zu machen, wobei die Aufmerksamkeit auf das kühle Wasser, die frische Luft und die Dehnung der Rückenmuskeln gerichtet wird (Dauer insgesamt ca. 30 Sekunden). Oder für einen kurzen Moment den eigenen Atem zu beobachten. Der Kreativität sind hier keine Grenzen gesetzt.

Das Herz öffnen bedeutet, sich **aus dieser inneren (Gedanken-)Stille heraus voller Präsenz und Mit-**

gefühl sich selbst und der nächsten Person (Patient oder Mitarbeiter) zuzuwenden. Wenn ich z. B. im Gespräch mit einem Patienten zunächst einmal völlig offen bleiben kann, alles Werten, Analysieren, Diagnostizieren, Unterbrechen etc. weglasse und mich ihm stattdessen mit voller Aufmerksamkeit freundlich zuwende, entsteht eine ganz andere Gesprächssituation, die es dem Patienten ermöglicht, leichter zu seinem eigentlichen Anliegen zu kommen und die selbst schon heilungsfördernd sein kann (Platsch, 2014).

Damit dies authentisch möglich wird, müssen drei Voraussetzungen erfüllt sein:

1. Ich muss bereit sein, den Patienten wirklich so anzunehmen, wie er gerade ist, und alle meine Wertungen und Erwartungen beiseite zu lassen.
2. Ich muss bereit sein, auch mich selbst so anzunehmen, wie ich momentan bin, und auch hier zu versuchen, jede Vorstellung, wie ich zu sein hätte, beiseite zu lassen.
3. Ich muss bereit sein, auch die Situation in der Praxis so anzunehmen, wie sie gerade ist. Wenn es ein Vormittag voller Stress und Zeitdruck ist, kann ich mein Herz nur öffnen, wenn ich auch das annehme und mir trotzdem erlaube, mir diesen Moment der inneren Stille und Herzöffnung zu gönnen. Das erfordert die Bereitschaft und Fähigkeit zu Selbstwahrnehmung und zu Akzeptanz. Dabei können Selbsterfahrungsgruppen (z. B. Balint-Gruppen), ggf. auch ein Kurs für Mindfulness-Based Stress Reduction oder Mindful Self-Compassion, Coaching oder Psychotherapie helfen. Für Studierende der Medizin und Ärzte bietet das Programm „Caring and Healing" eine Ausbildung in diesen heilsamen Fähigkeiten an (www.caringandhealing.de).

Eine solche **achtsame Gesprächsführung** kann nicht nur weniger zeitaufwendig sein, weil das eigentliche Anliegen schneller zur Sprache kommt, sondern ist zudem eine Möglichkeit, selbst durchzuatmen und sich kurz zu erholen, weil man dabei – bis auf das Zuhören – zunächst völlig passiv bleiben kann. Auch die menschliche Begegnung auf der Herzensebene ist wohltuend und stärkend. Danach kann das notwendige analytische und zielgerichtete ärztliche Denken und Handeln entspannter stattfinden.

Um Mind-Body-Medizin glaubwürdig weitergeben und anleiten zu können, ist der eigene achtsame Umgang mit sich selbst und anderen als Grundvoraussetzung unumgänglich. Dabei kommt es nicht darauf an, wie weit man auf dem Weg fortgeschritten ist, sondern ob man in jedem Augenblick aufs Neue bereit ist, ihn zu gehen. Auch für die Mitarbeiter der Praxis sollten in diesem Sinne Angebote (wie entsprechende Fortbildungen, interne Schulungen) gemacht werden, um in der Praxis eine Atmosphäre zu kultivieren, die Mind-Body-Medizin glaubwürdig werden lässt.

2. Schritt: Haltung und Motivation der Patienten sondieren

Für die Einführung der Mind-Body-Medizin muss die Praxis nicht total umorganisiert werden. Wenn im ersten Schritt eine grundlegende Bereitschaft zu Achtsamkeit in der Praxis kultiviert wird, kann ein zweiter Schritt darin bestehen, dass der Arzt dem Patienten während der knappen Sprechstundenzeit signalisiert, dass er neben den körperlichen Beschwerden auch **seelische, soziale und spirituelle Faktoren** für relevant hält. Es geht zunächst darum dabei zu helfen, das **Bewusstsein** im Sinne der Mind-Body-Medizin zu erweitern, damit die Patienten dann beginnen können, die notwendigen Konsequenzen für sich selbst zu ziehen.

Um die **Motivation geeigneter Patienten zu überprüfen und zu verändern,** eignet sich das **Transtheoretische Modell,** in dem verschiedene Phasen der Verhaltensänderung unterschieden werden (➤ Kap. 2.2.9). Für alle weiterführenden Maßnahmen ist **zumindest die Stufe der Absichtsbildung** erforderlich. Patienten, die sich noch auf der Stufe der Absichtslosigkeit befinden, erhalten verständliche Informationen, die an den jeweiligen Wissensstand angepasst sind, um die Motivation für Verhaltensänderungen zu fördern.

3. Schritt: Angebot eines privatärztlichen Beratungstermins (IGeL)

Motivierten Patienten kann ein Beratungstermin (20–30 Minuten) in der **Privatsprechstunde** angeboten werden. Eine umfangreiche **Beratung ist in der Kassensprechstunde nicht zu leisten** – nicht nur, weil sie nicht ausreichend honoriert wird, sondern auch, weil dort Zeitdruck und Unruhe Hindernisse darstellen. Eine Privatsprechstunde als Selbstzahlerleistung (sog. Individuelle Gesundheitsleistungen „IGeL") bietet bessere Bedingungen und ist zwingende Voraussetzung.

In der Beratung sollte eine **Anamnese** erfolgen, die **alle Bereiche der Mind-Body-Medizin** abdeckt. Daraus ergeben sich Ansatzpunkte für eine geeignete Behandlung. Als günstig für eine weitere Motivationsförderung hat sich dabei ein **ressourcenorientiertes Vorgehen** bewährt (➤ Kap. 2.2.8). Dabei werden **Fähigkeiten und Erfahrungen,** die der Patient bereits mitbringt, aufgegriffen, verstärkt und gemeinsam weiterentwickelt. Hat der Patient beispielsweise in der Vergangenheit bereits positive Erfahrungen mit Autogenem Training gemacht, ist es sinnvoll, ihn zu bestärken, diese Praxis wiederaufzunehmen. Das gilt auch, wenn andere Entspannungsverfahren aus theoretischen Überlegungen heraus vielleicht sinnvoller erscheinen.

Außerdem ist sehr darauf zu achten, dass die Beratung nicht in eine moralisierende, lustfeindliche Belehrung oder Missionierung „alter Schule" entgleitet. Für den Patienten muss im günstigsten Fall während der Beratung permanent spürbar sein, dass es letztlich um sein Wohlbefinden und um die Qualität seines weiteren Lebens geht. **Humor, Gelassenheit und Wertschätzung** sind dabei wichtige Elemente.

Die folgenden Bereiche können **Inhalte der Beratung** sein (➤ Kap. 3.5):
- Ernährung
- Bewegung
- Selbsthilfestrategien
- Gesunder Umgang mit Stress und Belastungen
- Umgang mit Gedanken
- Achtsame Kommunikation
- Emotionen, soziale Strukturen und Spiritualität

Die Gewichtung ergibt sich aus der individuellen Situation des Patienten.

4. Schritt: Weiterführende individuelle Angebote

Die weiterführenden Schulungsvorschläge und Angebote richten sich nach den **Ressourcen und Bedürfnissen der Patienten.** Bei solchen, die sich bereits relativ gesund ernähren, kann es beispielsweise ausreichen, sie zu motivieren, eine frühere sportliche Betätigung wiederaufzunehmen. Ferner kann für die Zukunft auf die möglichen positiven Effekte einer Entspannungsmethode hingewiesen werden. Dann folgen in größeren Abständen (z. B. nach 2–3 Monaten) weitere Beratungen, in denen **Fortschritte, Schwierigkeiten und weitere Optionen** erörtert werden.

5. Schritt: Empfehlung spezieller Schulungen

Andere **Patienten, die nicht in diesem Maße gesundheitsorientiert sind,** sondern die unter hohem Leidensdruck stehen, auch solche, die unter komplexen Störungen leiden oder über wenige eigene Vorstellungen und Erfahrungen verfügen, was einen gesünderen Lebensstil angeht, benötigen eine intensivere Schulung. Hier kann der Hausarzt als Lotse fungieren, der die Patienten an **geeignete Therapeuten oder Kliniken** weiterleitet. Die Fortschritte, die dort erzielt werden, können später aufgegriffen, verstärkt und unterstützt werden.

Schwierig gestaltet sich besonders die Beratung von Patienten, die wenig Vertrauen in die eigenen Fähigkeiten, ihre Gesundheit zu verbessern, haben. Viele dieser Patienten zeigen – unterstützt durch eine überwiegend pharmakologisch orientierte konventionelle Medizin – eine **externe Kontrollüberzeugung.** Das heißt, sie sind davon überzeugt, ihnen könne **nur** durch entsprechende Ärzte oder Therapeuten (also von außen) geholfen werden. Sie glauben nicht an eigene Möglichkeiten, ihre Beschwerden zu lindern (fehlende **interne Kontrollüberzeugung**). Dies trifft in besonderem Maße für **chronifiziert Schmerzkranke** zu. Gerade bei deren Behandlung sind nach der heutigen Datenlage insbesondere die Selbsthilfefähigkeit und eine positive Erwartung entscheidend dafür, die Erkrankung zu bessern.

Motivationsarbeit, welche die interne Kontrollüberzeugung auf Dauer zu stärken vermag, erfordert ein komplexes und intensives Vorgehen, das unter ambulanten Bedingungen schwer zu gewährleisten ist. Für die betreffenden Patienten ist es hilfreich, sie an entsprechend **spezialisierte Einrichtungen oder Programme** zu verweisen (z. B. Kliniken Essen-Mitte, Göttinger-Rückenschmerz-Intensiv-Programm GRIP, Interdisziplinäre Schmerzambulanz der Universität München). Dadurch wird ihre Bereitschaft für eine ambulante Weiterbehandlung gefördert.

Alternativ: Gruppenangebote mit externem MBM-Therapeuten

Wenn ein Arzt eine Gruppe identifizieren kann, die geschult werden kann, ist das von Vorteil, weil die Mitglieder voneinander lernen. So könnten 6–10 Patienten 6 Wochen lang je eine Sitzung à 45 Minuten durchführen. Für die Schulungen sollte dann möglichst ein **externer Mind-Body-Medizin-Therapeut** mit Gruppenerfahrung hinzugezogen werden, der sowohl hinsichtlich der Inhalte als auch für die Interaktion ausreichend ausgebildet ist (➤ Kap. 6). Ein in Gruppenbehandlungen unerfahrener Arzt, der selbst gerade damit beginnt, sich mit Mind-Body-Medizin zu beschäftigen, kann eine solche Behandlung kaum effektiv durchführen. Auch hier handelt es sich in der Regel um Selbstzahlerleistungen, und somit erwarten die Patienten zu Recht eine besonders gute Qualität. Denkbar sind an dieser Stelle aber auch **Sondervereinbarungen mit Krankenversicherungen,** z. B. im Rahmen von Modellprojekten.

Der behandelnde Arzt sollte die Gruppe regelmäßig besuchen, medizinische Fragen beantworten und den Stellenwert der Gruppeninhalte hervorheben. Auch kann es sich motivierend für die Patienten auswirken, wenn der Arzt selbst an einzelnen Übungen teilnimmt, z. B. gemeinsam mit den Patienten meditiert.

6. Schritt: Individuelle Gesundheitsleistungen (IGeL)

Im kassenärztlichen Bereich ist derzeit nur eine Grundversorgung ohne wichtige präventive Maßnahmen möglich. Weitere Verschlechterungen der Abrechnungsmöglichkeiten sind zu erwarten, und auch im privatärztlichen Bereich steht möglicherweise ein Rückgang des Einkommens bevor. Daher kann nur durch den **Ausbau der Selbstzahlermedizin (Individuelle Gesundheitsleistungen „IGeL")** eine positive Veränderung der Arbeitsbedingungen und eine Absicherung für die Zukunft erreicht werden.

Verständlicherweise versuchen inzwischen viele Ärzte, **individuelle Gesundheitsleistungen** anzubieten. Dabei lässt sich der Verdacht, die Leistungen würden vorwiegend angeboten, um (bei fraglichem Nutzen) die Einkommensmöglichkeiten des Arztes zu verbessern, nicht immer vollständig ausräumen. Aus diesen Gründen haben die individuellen Gesundheitsleistungen in der Öffentlichkeit keinen guten Ruf. Dieser Bereich ist aber essenziell für die Zukunft der niedergelassenen Ärzte, und letztlich werden sich nur diejenigen individuellen Gesundheitsleistungen durchsetzen, hinter denen der anbietende Arzt mit voller Überzeugung und nach bestem Wissen steht. Deshalb ist es wichtig, Leistungen anzubieten, die zwar im kassenärztlichen System nicht ausreichend honoriert werden, aber für eine gute Medizin von großer Bedeutung sind.

Dazu zählen **alle sinnvollen präventiven Untersuchungen** (z. B. Belastungs-EKG, Labor-Screening, Abdomen- und Schilddrüsen-Sonografie) und in besonderer Weise die Mind-Body-Medizin. Indem alle Aspekte der Persönlichkeit einbezogen werden und mit den Patienten und ihren Krankheiten achtsam umgegangen wird, können Defizite der Grundversorgung ausgeglichen und das Vertrauensverhältnis gestärkt werden. Dabei lassen sich sinnvolle „IGeL-Pakete" aus Vorsorgeuntersuchungen und Mind-Body-medizinischen Angeboten im Rahmen von praxisspezifischen Vorsorgeprogrammen schnüren. Nur wenn das Preis-Leistungs-Verhältnis stimmt, können individuelle Gesundheitsleistungen selbstbewusst und mit gutem Gewissen als notwendige Ergänzung der Grundversorgung angeboten werden.

7. Schritt: Veränderte Terminplanung

Damit die individuellen Gesundheitsleistungen ihren Preis wert sein können, muss die Terminplanung in der Praxis **störungsfreie Zeitfenster** eröffnen. In diesen werden nur die echten Notfälle sofort behandelt, die aus medizinischen Gründen keinen Aufschub dulden. Alle anderen akut Erkrankten, die es gewohnt sind, spontan in die Praxis zu kommen, sollten z. B. gebeten werden, in Zukunft vorher anzurufen und dann am Ende der Terminsprechstunde zu kommen. Dabei ist es wichtig, offen und selbstbewusst mit der Einführung einer Privatsprechstunde umzugehen. Damit wird den Patienten verdeutlicht, dass sie die Wahl haben zwischen einer Grundversorgung und einer umfassenderen Behandlung, aus der sie die Elemente auswählen, die ihnen zusätzlich nützlich erscheinen. Somit werden die derzeitigen Rahmenbedingungen transparent gemacht und den Patienten Wahlmöglichkeiten an die Hand gegeben.

Dabei sollte die kassenärztliche Medizin keinesfalls abgewertet werden. Selbstverständlich bildet sie weiterhin die Grundlage der Versorgung und kann im Rahmen der Akutversorgung in Deutschland mit einem der weltweit höchsten Standards aufwarten.

8. Schritt: Wie abrechnen?

Abrechnung über EBM

Mind-Body-Interventionen können nach dem Einheitlichen Bewertungsmaßstab (EBM) wie folgt kassenärztlich abgerechnet werden (➤ Tab. 4.8):

Abrechnung über GOÄ

Über die in ➤ Tab. 4.9 dargestellten Leistungsziffern der privatärztlichen Abrechnung (Gebührenordnung für Ärzte, GOÄ) können Mind-Body-medizinische Beratungen abgerechnet werden. Für die privatärztliche Abrechnung kann über § 2 der GOÄ eine abweichende Vereinbarung auf Wunsch des Patienten vereinbart werden. Damit ist ein höherer Steigerungssatz (Faktor) möglich. Die Vereinbarung muss schriftlich erfolgen und sollte die Feststellung enthalten, dass die Erstattung möglicherweise nicht – oder nicht in vollem Umfang – gewährleistet ist.

MERKE

Mind-Body-Medizin lässt sich nur dann glaubwürdig vermitteln, wenn sie sich auch in der Haltung und Arbeitsweise aller Mitarbeiter der Praxis widerspiegelt. Durch die Bereitschaft zu Achtsamkeit gegenüber sich selbst und anderen kann die Grundlage für eine Praxis entstehen, in der Mind-Body-Medizin glaubhaft gelebt und vermittelt werden kann. Dabei werden auch die weiteren Schritte klar, die eine Veränderung der herkömmlichen Vorgehensweise ermöglichen. Außer den Patienten profitiert das gesamte Team von gesünderen Arbeitsbedingungen.

Tab. 4.8 Abrechnung nach EBM

Ziffer	Intervention	Dauer	Satz
03230	Problemorientiertes ärztliches Gespräch	15 Minuten	9,48 Euro
35100*	Differenzialdiagnostische Klärung psychosomatischer Krankheitszustände	15 Minuten	15,20 Euro
35110*	Verbale Intervention bei psychosomatischen Krankheitszuständen	15 Minuten	15,20 Euro

* Für die Abrechnung der Ziffern 35100 und 35110 ist die Zulassung der jeweiligen Kassenärztlichen Vereinigung für die Abrechnung der „Psychosomatischen Grundversorgung" erforderlich.

Tab. 4.9 Abrechnung über GOÄ

GOÄ-Ziffer	Intervention	Dauer	Faktor	Satz
3	Beratung	10 Minuten	2,3	20,11 Euro
20	Gruppentherapie (pro Teilnehmer und Sitzung)	50 Minuten	2,3	16,09 Euro
849	Kurzzeitpsychotherapie	20 Minuten	2,3	30,38 Euro
846 analog	Übende Verfahren, z. B. Anleitung Entspannungstraining oder Meditation	20 Minuten	2,3	20,11 Euro

4.8 Privatpraxis: MBM ambulant im Einzeltraining

Claudia Wendt

Eine Schulung von Patienten in Mind-Body-Medizin nach dem Essener Modell (MICOM) wurde als Gruppenschulung über 10 Wochen konzipiert und folgt dabei einem klaren Ablauf, wie er in diesem Buch beschrieben wird (➤ Kap. 3.2). Mein Anliegen für meine Arbeit als **Internistin in einer Privat- und Selbstzahlerpraxis** (Praxis für Ganzheitliche Medizin und Naturheilkunde) war es, diese Inhalte meinen Patienten auch im Einzeltraining anzubieten, nachdem meine Ausbildung (Vertiefungsseminar Mind-Body-Medizin 2014 in Essen) mein Leben und meine Arbeit nachhaltig verändert hat. Mein Bestreben einer ganzheitlichen Behandlung wurde hierdurch erst möglich und vervollständigt.

Ganzheitlicher Ansatz

Die meisten meiner Patienten leiden an chronischen Erkrankungen (Autoimmunleiden, Nahrungsmittelunverträglichkeiten, Verdauungsstörungen, Migräne, chronische Erschöpfung etc.). Sie suchen nach einer alternativen bzw. ergänzenden Behandlung zur klassischen Schulmedizin. Letztere arbeitet in der Regel rein symptomorientiert, die Patienten fühlen sich als Mensch nicht ausreichend wahrgenommen. Lebensstilfaktoren und Möglichkeiten der Selbsthilfe werden in der Regel nur wenig berücksichtigt.

Ganzheitliche Medizin bedeutet für mich, den Menschen mit all seinen Facetten zu betrachten. Hierzu zählen neben den Symptomen beispielsweise die Ernährung, das Schlafverhalten, zwischenmenschliche Beziehungen, Erfahrungen mit Entspannungsverfahren und akute/chronische Stessbelastungen. Im Zentrum stehen dabei die Selbstheilungskräfte des Menschen. **Ziel** ist nicht das Kurieren der Erkrankung, **sondern ein hohes Maß an Gesundheit und Lebensqualität** zu schaffen und der **zugrunde liegenden Erkrankung ihre Bedeutung zu nehmen.** Wichtig ist, dass der Patient dabei eine aktive Rolle für seine eigene Gesundheit übernimmt. Als Internistin ist mir aber auch ein integrativer Ansatz sowohl von konventionellen als auch komplementären Behandlungsmethoden wichtig. Ich sehe meine Arbeit daher nicht als Ersatz, sondern als sinnvolle Ergänzung der schulmedizinischen Behandlung.

Integration der Mind-Body-Medizin in die Praxis

Die Mind-Body-Medizin vervollständigt mein ganzheitliches Konzept und ist Teil aller meiner Behandlungen. Allerdings melden sich Patienten nur selten gezielt für ein Training an. Die meisten kommen erst, wenn der chronische Stress bereits zu körperlichen Symptomen geführt hat. Viele werden wegen einer chronischen Erkrankung vorstellig, welche ich dann ganzheitlich behandle. Im Rahmen dieses Behandlungskonzepts wende ich immer wieder einzelne Elemente der MBM an. Einigen Patienten empfehle ich auch ein komplettes Trainingsprogramm nach dem Essener Modell.

Der **Einstieg** erfolgt bei mir in der Regel über das Thema „Nahrung als Medizin" und „Darmfürsorge". Meine Patienten erhalten individuelle Ernährungsempfehlungen, welche sich an der Erkrankung und den persönlichen Lebensumständen und Möglichkeiten orientieren.

Wenn sie dann die Erfahrung machen, dass eine Änderung der Essgewohnheiten zu einer Verbesserung ihres Befindens geführt hat, dann stehen die Türen meist offen für weitere Lebensstilveränderungen.

Oftmals bringen sie selbst die Erkenntnis mit, dass sie anders mit Stress umgehen müssen. Nachdem ich immer wieder einzelne Elemente der MBM in meine tägliche Arbeit eingebaut hatte, beschloss ich, die MBM als Einzeltraining in einer reduzierten Form anzubieten.

Ablauf des Einzeltrainings

Ich biete die Mind-Body-Medizin in fünf Modulen an mit der Option auf Erweiterung. Je nach individueller Situation des Patienten lasse ich manchmal bewusst 2–3 Wochen Zeit zwischen den einzelnen Terminen, damit das Erlernte auch umgesetzt werden kann.

Fünf Termine sind nach meiner Erfahrung für die Patienten gut überschaubar, das erscheint ihnen zeitlich möglich und vor allem auch bezahlbar. Jeder dieser Termine dauert dabei maximal 90 Minuten. Die Reihenfolge der Termine mit den verschiedenen Themen behalte ich immer bei.

Termin 1

Zunächst erläutere ich, was **Mind-Body-Medizin** ist. Hierzu nutze ich den „Tempel der Gesundheit" als Basis (> Kap. 2.1). Ich erkläre die einzelnen Säulen und überlege gemeinsam mit dem Patienten, welche Säulen stabil sind und wo noch Verbesserungsbedarf besteht. Wohlbefinden und Gesundheit, so die Botschaft, sind abhängig von einer guten Beschaffenheit aller fünf Säulen. Um das zu erreichen, ist oft eine Veränderung von Verhaltensweisen erforderlich. Der Patient entscheidet selbst, in welchem Bereich er etwas verändern möchte.

Dies leitet dann direkt zum **Arbeits-Thema „Verhaltensänderung"** über. Am Beispiel der vom Patienten gewählten Verhaltensänderung erarbeiten wir die verschiedenen Motivationsstufen und ergänzen sie mit Beispielen und Erfahrungen aus der Vergangenheit. Am Ende wird für die geplante Verhaltensänderung noch eine Zielformulierung schriftlich festgehalten.

Die einzelnen Themen erarbeite ich mit den Patienten ähnlich wie im Gruppen-Setting und notiere dabei die Antworten auf einem großen White-Board an der Wand. Allerdings ist es in den Einzelsitzungen deutlich schwerer, die Teilnehmer zum Reden und lauten Denken zu bringen als in der Gruppe, wo die Teilnehmer die Themen ja miteinander bearbeiten. Im Einzeltraining muss ich als Therapeutin zwischendurch in die Rolle des Gruppenpartners rutschen – dies kann bedeuten, dass ich mitunter auch persönlichere Dinge preisgeben muss.

Zu jedem Termin leite ich **am Ende ein Entspannungsverfahren** an. Die meisten Teilnehmer haben in diesem Bereich keinerlei Vorerfahrung und z. B. noch nie meditiert. Meine Anleitungen dauern ca. 15 Minuten, hierzu habe ich einen bequemen Liegesessel in meiner Praxis.

Die erste Anleitung führt bei mir immer zum „Ort der Ruhe und Kraft", ist also eine Phantasiereise. Ich habe tatsächlich noch niemals erlebt, dass ein Teilnehmer keinen Zugang zu dieser Übung gefunden hat. Sie ist außerdem sehr gut als erste Hausaufgabe geeignet, da man sie ohne viel Aufwand auch mal für wenige Minuten zwischendurch ausführen kann.

Bevor der Termin zu Ende geht, muss der Patient noch seine **Hausaufgaben** notieren: Arbeit an der Zielumsetzung und mindestens einmal bis zum nächsten Termin die Phantasiereise üben. Zur Vorbereitung für das zweite Treffen erhalten die Patienten zwei Vordrucke zur Selbsteinschätzung von „stressverschärfenden Gedanken" und „Stresswarnsignalen", welche sie spontan ausfüllen sollen. Außerdem sollen sie abends noch bis zu fünf Dinge notieren, die ihnen im Tagesverlauf positiv aufgefallen sind.

Termin 2

Nach 1–2 Wochen kommen die Patienten zum nächsten Trainingstermin. Das Gespräch beginnt mit folgenden Fragen:

Wie ist die Woche gelaufen? Wurde geübt? Was hat gut funktioniert?

Zum Einstieg in das **Thema „Stress"** besprechen wir zunächst die beiden Bögen aus der Hausaufgabe und stellen fest, welche stressverschärfenden Gedanken und Stresswarnsignale für den Einzelnen relevant sind. Im Weiteren wird erarbeitet, welche Faktoren es sind, die Einfluss auf die Stresswahrnehmung und -verarbeitung haben. Ein besonderes Augenmerk lege ich dabei auf die Bedeutung des „inneren Kritikers" und unserer hohen Ansprüchen an uns selbst. In diesem Abschnitt kommen erstmals Themen wie „eigene Wertschätzung" und „Selbstfürsorge" zum Tragen. Ergänzend werden verschiedene Möglichkeiten für eine Spannungsregulation vorgestellt. Im Verlauf dieses 2. Moduls bekommen die Teilnehmer einen Vordruck für ein **Kurztagebuch.**

Das angeleitete Entspannungsverfahren ist nun der **„Bodyscan"**, also eine geführte Reise durch den Körper.

Im Anschluss werden wieder die Hausaufgaben besprochen und vom Patienten notiert: Das Tagebuch jeden Abend ausfüllen, Entspannungsübungen nach Plan machen und Arbeit an der Zielumsetzung.

Gerne ermuntere ich die Patienten auch, sich ein Buch zum Thema Achtsamkeit zu besorgen oder sich eine „Achtsamkeits-App“ auf ihr Smartphone zu laden (kostenlos). So werden sie zusätzlich an kleine achtsame Momente im Alltag und kurze Meditationsübungen herangeführt. Ich empfehle ihnen auf Wunsch auch Übungsanleitungen als CD oder im MP3-Format (wegen Urheberrecht und Kopierschutz).

Danach lasse ich gerne 3 Wochen verstreichen, damit die Patienten genügend Zeit haben, ihre Aufgaben und Übungen in die Umsetzungen zu bringen.

Termin 3 und 4

Die folgenden beiden Termine finden jedoch möglichst im Abstand von einer Woche statt, da sie direkt aufeinander aufbauen. Nun geht es um Wahrnehmungs- und Bewertungsgewohnheiten – die Rolle der Gedanken bei der Stressreaktion, stressverschärfende Gedanken und gedankliche Verzerrungen. Mit verschiedenen Übungen und Hausaufgaben lernen die Patienten, diese zu erkennen und im nächsten Schritt dann kritisch zu hinterfragen und durch realistische Gedanken zu ersetzen (Stichwort: kognitive Umstrukturierung).

Die Sitzungen beginnen wieder jeweils mit einem **Wochenrückblick,** um die Übungserfahrungen zu reflektieren. Hierfür nutze ich jetzt zusätzlich das vom Patienten (hoffentlich) ausgefüllte Tagebuchblatt. Letzteres unterstützt die fortschreitende **Schulung der Selbstwahrnehmung** der Teilnehmer. Als Entspannungsverfahren leite ich an einem Termin eine Atementspannung an und an dem anderen eine Progressive Muskelentspannung. Zum Abschluss werden auch hier wieder Hausaufgaben mit Übungen formuliert und vom Patienten schriftlich festgehalten. Zusätzlich müssen für diese Termine Beispiele für gedankliche Verzerrungen aus dem Alltag in tabellarischer Form zu Hause erfasst werden.

Termin 5

Beim vorerst letzten Treffen geht es dann thematisch um **äußere Kommunikation, Achtsamkeit und einen zusammenfassenden Rückblick.**

Je nach Vorkenntnissen der Teilnehmer besprechen wir verschiedene Aspekte von Kommunikation und Erfahrungen bzw. Probleme in diesem Bereich. Einfache Grundlagen von „Achtsamer Kommunikation“ werden erläutert und evtl. an Beispielen aus dem Alltag des Patienten verdeutlicht. Daran lässt sich dann gut das Thema Achtsamkeit im Alltag anschließen. Dabei wird gemeinsam erarbeitet, welche Möglichkeiten der Einzelne für sich im Alltag sieht und für regelmäßig umsetzbar einschätzt. Hierzu bekommen die Teilnehmer zusätzlich Texte zum Lesen für zu Hause mit.

Den größten Anteil hat aber die **Zusammenfassung der Gesamtarbeit:** Wovon oder wie hat der Patient von der Mind-Body-Medizin profitiert? Was hat er in seinen Alltag integrieren können? Welche Veränderungen kann er bei sich oder seiner Umgebung wahrnehmen? Was läuft besonders gut und wo gibt es Widerstände?

Auf eine ganze Reihe positiver Veränderungen muss ich die Teilnehmer nochmals explizit hinweisen und sie an die Angaben aus der Erstanamnese erinnern, denn Vieles wird ausgeblendet oder vergessen. Die Antworten auf diese Fragen versuche ich daher nach Möglichkeit schriftlich zu fixieren.

Daran schließt sich dann die Frage an, **wie es weitergehen soll.** Soll das Training fortgeführt und vertieft werden? Gibt es Pläne und Ideen für weitere Veränderungen? Den Abschluss bildet erneut eine Übungsanleitung – je nach Wunsch wiederholen wir eine bereits bekannte Übung oder ich leite eine klassische Atemmeditation oder eine kurze Metta-Meditation (Haltung der liebenden Güte) an.

➤ Tab. 4.10 fasst das Programm zusammen.

Wie geht es danach weiter?

Die meisten Teilnehmer sind nach diesen fünf Terminen sehr zufrieden. Sie machen die Erfahrung, dass schon mit kleinen Veränderungen im Alltag viel passieren kann. Am Ende sind sie zufriedener, gelassener und zuversichtlicher, ihr Leben meistern zu können. Ich mache immer das Angebot, das Programm weiter zu vertiefen und schlage in der Regel einen Folgetermin nach 4–6 Wochen vor, um einige Themen weiter zu fokussieren.

Wenn kein Folgetermin vereinbart wird, frage ich nach 2–3 Monaten per Email nach, ob alles noch weiter gut läuft. Manch einer bucht daraufhin dann auch gerne einen Auffrischungstermin, um wieder in die Spur zu kommen. Einen Teil der Patienten se-

Tab. 4.10 Überblick über MBM-Programm in der Privatpraxis

Termin	Einstieg	Thema	Anleitung Entspannung	Hausaufgaben
1	Einführung in die MBM mit dem Tempel der Gesundheit	Verhaltensänderung, Zielformulierung	Phantasiereise: „Ort der Ruhe und Kraft"	Übungen nach Zielvereinbarung
2	Wochenrückblick Übungspraxis Umsetzung der Ziele Hat sich etwas verändert?	Stress und Stressbewältigung	Bodyscan/Körperreise	Kurz-Tagebuch Übungen nach Zielvereinbarung
3	Wochenrückblick + Tagebuch Wurde geübt? Hat sich etwas verändert?	Wahrnehmungs- und Bewertungsgewohnheiten Teil 1	Atementspannung	Kurz-Tagebuch Übungen nach Zielvereinbarung ABC-Bogen ausfüllen
4	Wochenrückblick + Tagebuch Wurde geübt? Hat sich etwas verändert?	Wahrnehmungs- und Bewertungsgewohnheiten Teil 2, kognitive Umstrukturierung	Progressive Muskelentspannung PMR	Kurz-Tagebuch Übungen nach Zielvereinbarung ABCD-Bogen ausfüllen
5	Wochenrückblick + Tagebuch Wurde geübt? Hat sich etwas verändert?	Kommunikation, Achtsamkeit im Alltag, Zusammenfassung, Abschluss	Atemmeditation oder Metta-Meditation	Weiter üben und Tagebuch weiter ausfüllen

he ich aber ohnehin im Rahmen meiner ganzheitlichen Behandlung wieder und kann so gut einschätzen, ob das Training in MBM auch nachhaltig wirkt und weiter umgesetzt wird.

Praktisch alle Patienten, denen ich bisher das MBM-Training nahegelegt habe, durchlaufen die fünf Module. **Es kommt nur ganz vereinzelt vor, dass Teilnehmer vorzeitig das Trainingsprogramm beenden.** In der Regel bemerken die Menschen nach den ersten drei Terminen, dass sich etwas zum Positiven verändert. Aus den Rückmeldungen kann ich schließen, dass praktisch alle Absolventen das Training als sehr positiv bewertet haben und Verhaltensänderungen in ihren Alltag integrieren konnten. Sie nahmen sich alle als „gelassener im Alltag" war. **Nach 3 Monaten haben noch etwa zwei Drittel der Teilnehmer eine regelmäßige Übungspraxis beibehalten und Teilbereiche der Ernährung dauerhaft umgestellt.** Bei einigen führte die Erkenntnis über die eigenen Bedürfnisse auch zu grundlegenden Veränderungen in den Beziehungen zu anderen Menschen oder in Bezug auf den Arbeitsplatz. Von 10 Teilnehmern meldet sich im Schnitt einer für eine Fortführung des Programms. Diese buchen dann in der Regel zwei Folgetermine. Im Jahr 2017 haben bei mir 22 Patienten dieses Fünf-Module-Programm Mind-Body-Medizin absolviert (20 Frauen, 2 Männer), zwei weitere Patientinnen haben nach vier Terminen aufgehört, die eine aus Zeitgründen, die andere, da ihr die Methode für sie nicht passend erschien. Zwei Patientinnen haben weitere Vertiefungstermine vereinbart.

Fallbeispiel

Die im Folgenden beschriebene Patientin kam gezielt mit der Frage nach Behandlungsmethoden zur Stressbewältigung in meine Praxis.

Beim Erstkontakt ist die Patientin 35 Jahre alt, hat drei Kinder im Alter von 8, 6 und 3 Jahren. Sie ist verheiratet, der Ehemann ist selbstständig mit einem eigenen Geschäft und daher häufig am Wochenende und auch abends nicht zu Hause. Sie selber arbeitet in Teilzeit als Bürokraft.

Im Erstgespräch berichtete die Patientin über ständige Müdigkeit, sie fühle sich extrem gestresst und habe zunehmende, für sie seltsame körperliche Symptome. Dazu zählten Kopfschmerzen, Herzrasen und ein Gefühl von „Nebel im Kopf", Augenzuckungen sowie häufige Nackenschmerzen. Sie selber vermutete einen Zusammenhang mit einer vor drei Jahren diagnostizierten Hashimoto-Thyreoiditis. Die Symptome traten im Verlauf immer häufiger auf

Tab. 4.11 Abrechnungsmöglichkeiten der MBM-Sitzungen nach der Gebührenordnung für Ärzte (GOÄ)

GOÄ-Ziffer	Titel
30	Erstgespräch mit komplexer naturheilkundlicher Anamnese und Beratung (> 60 Minuten) (Analog GOÄ Nr. 30 – entsprechend GOÄ §6(2) – Erhebung der homöopathischen Erstanamnese)
31	Komplexe naturheilkundliche Folgeanamnese und Folgeberatung (> 30 Minuten) (Analog GOÄ Nr. 31 – entsprechend GOÄ §6(2) – Erhebung der homöopathischen Folgeanamnese)
1	Beratung
3	Eingehende Beratung
33	Schulung einer Einzelperson zum Stressmanagement/Stressbewältigung, Verhaltensschulung
846	Übende Verfahren (z. B. Autogenes Training) in Einzelbehandlung (Dauer 20 Minuten)
34	Eingehende medizinisch-naturheilkundliche Beratung (> 20 Minuten) (Analog GOÄ Nr. 34 – entsprechend GOÄ §6(2) – Erörterung der Auswirkungen einer Krankheit auf die Lebensgestaltung, mind. 20 Minuten)
849	Psychotherapeutische Behandlung bei psychoreaktiven, psychosomatischen oder neurotischen Störungen – sog. „verbale Intervention" – Dauer mind. 20 Minuten
870	Einzelschulung zur Stressbewältigung als Verhaltenstherapie (Analog GOÄ Nr. 870 – entsprechend GOÄ §6(2) – Verhaltenstherapie, Einzelbehandlung mind. 50 Minuten)

und die mehrfach konsultierte Hausärztin fand hierfür keine Erklärung – die Schilddrüsenwerte waren im Normbereich. Die Symptome bereiteten der Patientin zunehmend Sorgen und Angstgefühle mit häufigen Grübelanfällen. Diese Grübeleien verschlechterten ihren ohnehin schon (durch die Kinder bedingten) schlechten Nachtschlaf zusätzlich.

Die Ernährung war erwartungsgemäß nicht optimal. Die Patientin aß häufig Toastbrot mit Wurst, wenig Gemüse, oft Fleisch und Nudeln, gerne am Nachmittag Kuchen und Süßigkeiten mit reichlich Kaffee (die Kinder bekamen deutlich gesünderes Essen als sie selbst).

Nach der Erstanamnese erläuterte ich der Patientin das Konzept der Mind-Body-Medizin sowie den Ablauf und Inhalt der einzelnen Termine.

Vor Beginn des Mind-Body-Medizin-Trainings bekam die Patientin zunächst eine umfangreiche Ernährungsberatung. Aufgrund der Hashimoto-Autoimmunerkrankung empfahl ich ihr, sich glutenarm mit wenig Milchprodukten zu ernähren, zusätzlich viel Frischkost in Form von Gemüse, Obst und Grünen Smoothies zu sich zu nehmen, den Fleischkonsum auf 2-mal pro Woche zu beschränken, Zucker möglichst zu meiden und eventuell einmal fetten Seefisch zu essen.

Nach der Ernährungsbesprechung erhielt die Patientin noch ein kleines Notizheft mit dem Auftrag, jeden Abend bis zu fünf Dinge zu notieren, welche ihr im Tagesverlauf positiv aufgefallen waren. Dazu zählen auch scheinbare Banalitäten wie ein leckeres Essen oder schöne Blumen am Wegesrand. Zusätzlich sollte sie zwischendurch immer mal ihre Bedürfnisse aufschreiben, wenn sie ihr bewusst werden – ohne den Anspruch, dass diese befriedigt werden oder sich Handlungskonsequenzen ergeben. Durch die hohen Anforderungen im Alltag hatte die Patientin den Zugang zu ihren eigenen Bedürfnissen komplett verloren.

Eine Woche nach der Ernährungsberatung sind wir dann mit dem ersten Modul MBM gestartet.

Zum 2. Termin war die Patientin schon aktiv geworden. Sie hat ihre Ernährung etwas umgestellt und jeden Tag die Phantasiereise gemacht, was ihr sehr gut getan hat. Außerdem hat sie jeden Abend einige positive Dinge des Tages in ihr Notizbuch geschrieben.

Bis zum 3. Termin habe ich bei meiner Beispielpatientin 3 Wochen Pause gelassen. Als sie wiederkam, hatte sie ganz viel umgesetzt und war sichtbar stolz auf ihre Erfolge. Sie machte jetzt jeden Mittag eine bewusste Pause für sich, bevor sie die Kinder aus Schule und Kindergarten abholte und führte entweder einen Bodyscan oder eine Phantasiereise durch. Sie trank jeden Morgen mit Freude einen grünen Smoothie und hatte die Ernährung auf glutenarm (aufgrund der Hashimoto-Erkrankung) mit deutlich mehr Gemüse umgestellt. Sie berichtete, dass der Nebel in ihrem Kopf endlich weg sei, sie könne sich wieder konzentrieren und sei viel wacher und leistungsfähiger.

Resümee nach dem 5. Termin: Der Patientin sind immer mehr eigene Bedürfnisse klar geworden. Sie hat nach und nach Kleinigkeiten im Alltag verändert. Neben der Ernährungsumstellung macht sie weiterhin jeden Mittag eine Pause mit Meditations- und Entspannungsübungen. Sie geht jeweils einmal pro Woche zum Walken und zum Pilates-Training. Auch hat sie für sich erkannt, dass sie eine klare Tagesstruktur braucht, was auch den Kindern sehr gut tut. Zusätzlich überträgt sie jetzt mehr Aufgaben auf ihren Mann.

Nach insgesamt 3 Monaten hatte ich eine ganz andere Frau vor mir sitzen. Die körperlichen Symptome waren fast ganz verschwunden, sie fühlte sich wieder fit und leistungsfähig. Vor allem aber war sie zuversichtlich, ihren Alltag gut bewältigen zu können, ohne ihre eigenen Bedürfnisse aus den Augen zu verlieren. Sie wirkte insgesamt deutlich zufriedener.

KAPITEL

5 Mind-Body-Medizin in Prävention und Gesundheitsförderung

5.1 Einführung und Gesundheitsförderung nach §20 SGB

Nils Altner, Anna Paul, Christiane Pithan

Zu den derzeit wichtigsten gesundheitspolitischen Zielen zählt es, die Bevölkerung zu sensibilisieren, **mehr Eigenverantwortung** für die Prävention von Krankheiten (insbesondere chronischen Erkrankungen) sowie für die Erhaltung und Förderung ihrer Gesundheit zu übernehmen. Zugleich sind viele Menschen interessiert daran, ihren Alltag so zu gestalten, dass sie ihre Gesundheitsressourcen im Sinne eines nachhaltig gesundheitsfördernden Lebensstils erhalten und stärken. Die Ansätze der Mind-Body-Medizin eignen sich hier besonders gut, da sie Wege zeigen, wie Menschen in diesem Prozess ihre Bedürfnisse, Fähigkeiten und Ressourcen nutzen und entwickeln können. Dabei ist einerseits der Zugang über einzelne Personen und ihr Verhalten und zum anderen der Zugang über ihre Lebenswelten und „Settings" im Sinne der Verhältnisprävention möglich und sinnvoll.

Der gesellschaftliche Präventionsauftrag

Auf der **gesetzlichen Basis von §20 des SGB V und dem Präventionsgesetz** sind die gesetzlichen Krankenkassen, Unfallkassen und Rentenversicherungsträger zu präventiven Angeboten in den Lebensstilbereichen Ernährung, Bewegung, Stressbewältigung und Suchtprophylaxe verpflichtet. Dabei geht es, neben individuellen Kursangeboten, auch zunehmend um die Settings. Die zentrale Frage lautet, wie sich Kitas, Schulen, Unternehmen, Behörden, Krankenhäuser, Pflegeeinrichtungen oder auch Stadtteile so gestalten lassen, dass die gesundheitlichen Belastungen für die Menschen abnehmen und sie Bedingungen vorfinden, die ihren Bedürfnissen nach Gesunderhalt und Gesundheitsförderung entsprechen. Kontext-Themen sind dabei der **demografische Wandel,** die **alternde, zunehmend heterogene und transkulturelle Gesellschaft** sowie der **Wandel der Erkrankungshäufigkeiten,** weg von akut körperlichen **hin zu chronisch psychischen.** Mit der allen Arbeitgebern gesetzlich vorgeschriebenen Durchführung von Beurteilungen der an ihren Arbeitsplätzen vorhandenen potenziellen Gefährdungen der psychischen Gesundheit ist der Auftrag zur gesundheitsgerechten Gestaltung von Strukturen, Abläufen und Beziehungen im Arbeitskontext vom Gesetzgeber formuliert worden. Das zentrale Anliegen der Mind-Body-Medizin, die psychischen und somatischen Bedürfnisse und Fähigkeiten des Menschen gesundheitsfördernd zu (be-)achten und nutzen, ist damit potenziell überall dort angekommen, wo Menschen arbeiten.

Dem bisherigen Primat des wirtschaftlichen Erfolgs ist per Gesetz nun ganz explizit der **Auftrag zum Erhalt und zur Förderung der Gesundheit aller an den Arbeitsprozessen Beteiligten** gleichgestellt. Parallel dazu entwickelt sich die Gesetzgebung langsam auch in die Richtung, dass der Erhalt und die Gesundheit der natürlichen Umwelt gleichrangig zu wirtschaftlichen Interessen zu beachten sind. Das Ende der Ära der Vernutzung und Ausbeutung von menschlichen und natürlichen Ressourcen für die Steigerung von wirtschaftlichen Unternehmenserfolgen ist also in Sicht, in einigen Ländern zumindest. Ob es global noch rechtzeitig gelingt, die Prinzipien des nachhaltigen Wirtschaftens nach innen zum Gesunderhalt der Menschen und nach außen zum Natur- und Klimaschutz konsequent umzusetzen, bevor die selbstregulativen Potenziale der Menschen und der Natur versagen, bleibt offen. Doch unternommen werden muss der Versuch! Nachfolgend werden Beispiele vorgestellt, in denen Mind-Body-Prinzipien in der präventiven Gesundheitsförderung in Unternehmen modellhaft umgesetzt und zum Teil auch evaluiert wurden.

Ein überhöhter internalisierter Leistungsanspruch und die damit einhergehende Tendenz zu sehr selbstkritischem, harschem Selbstbezug können Hinweise darauf geben. Deshalb stellten wir in verschiedenen Untersuchungen vier Fragen zur Selbstachtsamkeit aus dem Freiburger Fragebogen zur Achtsamkeit (FFA). Der Summenscore dieser Fragen erreichte in unserem Sample mit einem Cronbachs Alpha von 0,643 eine akzeptable innere Konsistenz. Ein hoher Wert dieses Selbstbezug-Scores spricht dafür, dass die Person sich für ihre eigenen Fehler und Schwierigkeiten nicht verurteilt, dass sie sich selbst freundlich behandelt, wenn Dinge im Leben schief gehen, dass sie mit Humor wahrnehmen kann, wie sie sich manchmal das Leben schwer macht, und dass sie auf die Motive ihrer Handlungen achtet.

Die Personen in unserem Sample, die hohe Werte für einen solchen bewussten und freundlich achtsamen Selbstbezug aufweisen, zeigen zugleich geringe Anzeichen für eine vitale Erschöpfung (p = 0,001). Außerdem finden sich signifikante Korrelationen mit der Lebens- und Arbeitszufriedenheit (0,001 und 0,005) sowie mit ihrer von Anderen wahrgenommenen Kreativität (0,01). Und Selbstachtsamkeit korrelierte interessanterweise auch mit der Angabe, dass es ihre Vorgesetzten verstünden, Arbeitssituationen so zu gestalten, dass jeder die eigene tatsächliche Leistungsfähigkeit entfalten kann (0,01) (Kriegesmann et al., 2015).

In einem weiteren BMBF-geförderten Präventionsprojekt **„Ressourcenschonendes Arbeiten in der Forschung und Entwicklung"** konnten wir auf diesen Erkenntnissen aufbauend, achtsamkeits- und mitgefühlsbasierte Interventionen in Unternehmen durchführen und evaluieren (Ottensmeier et al., 2017). Daraus ergeben sich folgende Empfehlungen:

In Forschung und Entwicklung tätige Unternehmen stärken ihre Ressourcen, wenn sie eine firmeninterne Kultur fördern, die für Belastungssymptome und deren Folgen sensibilisiert, die Auswirkungen von Arbeitsbelastungen auf die psychische Gesundheit ihrer Mitarbeitenden ernstnimmt und in der die multifaktoriellen Hintergründe für Stressentwicklung und Stresserleben nicht individualisiert und privatisiert werden. Stattdessen liegt Evidenz vor für das präventive und nachhaltig leistungserhaltend wirkende Gestalten von Arbeitsbedingungen, die

- (Selbst)Achtsamkeit und (Selbst)Mitgefühl fördern,
- Selbstwahrnehmung und Selbstregulation anregen,
- wertschätzende und partizipative Arbeits-, Kommunikations- und Führungsstile kultivieren.

Fazit: Mind-Body-Prinzipien in der Prävention

Mind-Body-medizinische Ansätze verfügen über ein **hohes präventives Potenzial.** Sie entsprechen dabei dem Prinzip der Gesundheitsförderung und Gesundheitsbildung im Sinne der Stärkung von Selbstregulation und Selbstheilungskräften. Die Erfahrungen aus den oben skizzierten Interventions- und Forschungsprojekten in betrieblichen Kontexten zeigen, wie sinnvoll es ist, entsprechende Interventionen gemeinsam mit den Beteiligten zu entwickeln. Unternehmensleitung, Management, Betriebsrat, Betriebsmediziner und Beschäftigte sollten immer in die Planung und Umsetzung gesundheitsfördernder Maßnahmen einbezogen werden. Die **Erstellung von Ressourcen- und Risikoprofilen** kann den Beteiligten ein Bewusstsein für die Relevanz von Gesundheitsförderungsmaßnahmen vermitteln. Dabei scheint es zentral für die Etablierung von gesundheitsbewusster Unternehmensführung und -kultur zu sein, dass eine Haltung von Achtsamkeit für das wertvolle Gut Gesundheit wächst, aus der heraus dann nach dem Prinzip „Von der Haltung zum Verhalten" konkrete Maßnahmen auf der Verhältnis- und Verhaltensebene integriert geplant und umgesetzt werden, die den jeweils gegebenen Möglichkeiten und den Bedürfnissen der Beteiligten wirklich entsprechen.

Das Multi-SMART-Programm zur individuellen Stressbewältigung und Resilienz-Stärkung

Als **Konzept zur gesundheitsförderlichen individuellen Stressbewältigung und Resilienz-Stärkung** bezieht sich Multi-SMART auf das Handlungsfeld „Stressmanagement", wie es im §20, SGB V beschrieben ist. Das Akronym steht für „Multimodales

Stressmanagement & Resilienz-Training". Eine wichtige Inspirationsquelle ist das SMART-Programm „Stress Management and Resiliency Training" am Benson-Henry Institute for Mind Body Medicine der Harvard Medical School. Es versteht sich als multimodaler Ansatz, dem ein ganzheitliches Menschenverständnis zugrunde liegt. Es fokussiert die Förderung autarker Selbsthilfe und Selbstfürsorge und schärft damit die individuelle Bewusstheit für ein gesundheitsförderliches Leben.

Entwickelt wurde es am Lehrstuhl für Naturheilkunde und Integrative Medizin der Universität Duisburg-Essen auf der Basis der Erkenntnisse und Erfahrungen zur MBM im klinischen Setting – vor allem auch deren Anwendung und Adaption in der betrieblichen Gesundheitsförderung. **Achtsamkeit im Umgang mit sich selbst und mit anderen** gilt dabei als Grundhaltung und Basis für eine gesunde Lebensführung. Sie wird im Sinne gesundheitlicher Ressourcen ausgeformt und Seite an Seite mit der individuellen Resilienz gestärkt. Das geschieht durch umfassende Weiterentwicklung der **gesundheitlichen Kompetenzen für ein selbstbestimmtes gesundheitsorientiertes Handeln im Alltag.** Das trägt zur Verhinderung und Verminderung von Krankheitsrisiken (im Sinne des §20, S. 1) bzw. zur Primärprävention der durch Stress (mit-)bedingten Erkrankungen bei. Die Ausrichtung der Stressmanagementkompetenzen ist dabei **sowohl** auf die **Dämpfung einer akuten Stressreaktion** zur **kurzfristigen Erleichterung und Entspannung** bezogen als auch langfristig auf die **regelmäßige Erholung und Entspannung** – im Sinne einer Reduzierung der Grundspannung. Analog dazu sind die Stressbewältigungskompetenzen auf instrumenteller Ebene ebenso **reaktiv,** z. B. auf konkrete, aktuelle Belastungssituationen, wie auch **präventiv,** i. e. auf die Verringerung oder Ausschaltung zukünftiger Auswirkungen von Belastungen ausgerichtet.

Multi-SMART setzt dabei auf vier Ebenen der Spannungsregulation an:

- Kognition bzw. die Ebene der Gedanken:
  Wahrnehmungs- und Bewertungsgewohnheiten im Fokus
- Emotion bzw. die Ebene der Gefühle und Stimmungen:
  Kommunikation nach innen/außen und das „Soziale Netz" im Mittelpunkt
- Verhalten bzw. die Verhaltensebene:
  aktive Stressregulation durch Bewegung, Stressabbau durch Anti-Stress-Food, stressreduzierende Entspannung als zentrale Aspekte
- Körper bzw. die Körper-Ebene:
  achtsame Körperwahrnehmung als Kern

Multi-SMART als Konzept zur gesundheitsförderlichen individuellen Stressbewältigung und Resilienz-Stärkung umfasst 8 multimodale Einheiten á 180 Minuten, denen eine Einstiegs-Sitzung bzw. ein ausführliches individuelles Vorgespräch vorausgeht und eine individuelle Abschluss-Sitzung bzw. ein Abschluss-Gespräch folgt. In jeder Kurseinheit finden alle vier Ebenen der Spannungsregulation Berücksichtigung, i. e. Kognition, Emotion, Verhalten und Körper. Für die Qualifikation der Anbieter geht Multi-SMART grundsätzlich mit den im Leitfaden Prävention vorausgesetzten Anbieterqualifikationen konform.

Betriebliche Gesundheitsförderung bei der Raucherentwöhnung

In einem Krankenhaus, einer Bank und einer städtischen Behörde konnten wir mit einem achtsamkeitsbasierten Mind-Body-Programm zur Reduzierung von Tabakkonsum zur betrieblichen Gesundheitsförderung beitragen. Die Intervention im Krankenhaus wurde zudem wissenschaftlich begleitet. Dabei konnte die Studie zeigen, dass in der Gruppe, die durch das MBM-Programm unterstützt wurde, nach einem Jahr mit 30 % fast doppelt so viele Teilnehmer abstinent waren wie die 18 % in der Vergleichsgruppe (Altner et al., 2004).

Das Modellprojekt „Virtuelle Unternehmen und Lifestyle-Management"

Das vom Bundesministerium für Bildung und Forschung (BMBF) finanzierte Projekt „Virtuelle Unternehmen und Lifestyle-Management" (ViLMa) ist ein weiteres Beispiel, das zeigt, wie MBM-basierte Forschung und -Intervention in die betriebliche Prävention und Gesundheitsförderung integriert werden kann (Kriegesmann et al., 2006). Durchgeführt wurde das Projekt in Zusammenarbeit mit dem Institut für angewandte Innovationsforschung in Bochum und mit dem Beratungsunternehmen Capgemini. Ziel war es dabei zum einen, zu verstehen, wie sich ändernde Arbeits- und Lebensbedingungen – Zunahme von Mobilität und Technisierung – auf die Gesundheit von Beschäftigten auswirken. Zum anderen ging es darum, herauszufinden, welche Präventionsprogramme in einer virtuellen Arbeitswelt praktikabel, erwünscht und wirksam sein können.

Eine Erhebung bei 198 Beratern stellte eine außerordentlich starke Entgrenzungstendenz von Arbeit und Freizeit fest. Auch fanden sich bei den Befragten Defizite v. a. im Bereich Spannungsregulation und in der Rhythmisierung des Alltags.

Im Rahmen des Forschungsprojekts „ViLMa" wurde eine Kurzintervention auf der Grundlage von MBM-Methoden entwickelt und evaluiert. Sie konnte positive Veränderungen vor allem in Bezug auf die Kompetenzen zur Stressbewältigung im Alltag, aber auch im Ernährungs- und Bewegungsverhalten der Teilnehmer erzielen. Diese Ergebnisse stimmen mit den Erkenntnissen früherer Studien zur präventiven und gesundheitsfördernden Wirkung von MBM-Interventionen bei Gesunden überein (Deckro et al., 2002; Shapiro et al., 1998).

Das Modellprojekt „Unternehmensgewinn durch betriebliche Gesundheitspolitik"

Das Modellprojekt „Unternehmensgewinn durch betriebliche Gesundheitspolitik" (UbeG) beschäftigte sich mit Wegen der Gesundheitsförderung in kleinen und kleinsten Handwerksbetrieben. Das Projekt wurde vom Bundesministerium für Arbeit und Soziales in Auftrag gegeben und entstand in Zusammenarbeit mit dem Institut für angewandte Innovationsforschung in Bochum sowie dem Bochumer Forschungszentrum für Personalentwicklung. Teilnehmer waren Inhaber von Handwerksbetrieben im Bereich Sanitär, Heizung und Klima.

Während der Arbeits- und Gesundheitsschutz in Großunternehmen für traditionelle Arbeitsverhältnisse ein hohes Niveau erreicht hat, besteht gerade im Bereich **kleinerer Handwerksbetriebe** erheblicher Nachholbedarf. Neben dem gesundheitsgefährdenden Risiko aus der Gewerkeausführung sind vor allem bei der Gruppe der selbstständigen Handwerker Belastungen zu konstatieren, die infolge eines **fast grenzenlosen Übergangs zwischen Berufs- und Privatsphäre,** zwischen Arbeits- und Nichtarbeitszeit deutlich werden.

Die Handwerker sind sich zwar häufig bewusst darüber, dass von der „Selbstausbeutung" und dem damit verbundenen Lebensstil Gefahren für ihre Gesundheit ausgehen und dass sie langfristig ihre Arbeitsfähigkeit beeinflussen. Fragen, wie die eigene Lebensführung mit der Lebens- und Arbeitssituation abgestimmt werden kann, werden jedoch oft vernachlässigt.

So ergab eine Erhebung bei 664 Betriebsinhabern, dass nur 25 % der Befragten eine regelmäßige Mittagspause machen. Rund 30 % der Befragten essen überwiegend Fastfood. 61 % tun kaum oder nie aktiv etwas für ihre körperliche Fitness. 74 % bauen kaum oder nie Verschnaufpausen in ihren Arbeitsalltag ein, und 94 % sind jederzeit, d. h. 24 Stunden, für ihre Kunden erreichbar. Darüber hinaus räumten 35 % der befragten Betriebsinhaber ein, in den letzten 2 Jahren keinen Erholungsurlaub gemacht zu haben. Selbst wer Urlaub machte, widmete sich nicht allein der Erholung: 80 % nahmen regelmäßig Kontakt zum Betrieb auf, 33 % von ihnen 1-mal täglich und rund 15 % sogar mehrmals täglich. Dies bekräftigt, dass der Lebensstil der meisten Betriebsinhaber sowohl durch einen **enormen Stresspegel** begleitet als auch durch zahlreiche facettenreiche Belastungen beeinflusst wird. Zudem wird der Alltag wenig ressourcenaktivierend gestaltet. Vieles deutet auch nach empirischer Überprüfung darauf hin, dass ein Defizit im Bereich der Gesundheitskompetenz besteht.

Hier setzte das Verbundprojekt UbeG an und stellte ein integriertes Personal- und Organisationsentwicklungsprogramm zusammen. Gegenstand der Intervention war es zum einen, das Gesundheitsverhalten in den Bereichen Ernährung, Bewegung und Stressbewältigung zu ermitteln und zu modifizieren; daneben ging es um Themen wie **Arbeitsorganisation** und **Führungsverhalten.** Auf der Basis des Transtheoretischen Modells der Verhaltensänderung wurde ein **Handlungsleitfaden zum Gesundheitscoaching für Betriebsinhaber** im Handwerk erstellt und ein 15-wöchiges Gruppencoaching entwickelt und durchgeführt. Auf der Basis individuell erstellter Risiko-Ressourcen-Profile hatte das Coaching zum Ziel, die Beteiligten bei der bewusst gesundheitsfördernden Gestaltung ihres Alltags zu unterstützen. Dabei wählte jede Person die für sie relevanten Themen selbst und fixierte ihre persönlichen Ziele in einem **Umsetzungsplan.** Dieser bildete die Basis für ein anschließendes virtuelles Coaching per Mail oder Telefon. Bei allen teilnehmenden Betriebsinhabern und deren Partnerinnen konnte nicht nur eine **Sensibilisierung** für den Umgang mit der eigenen Gesundheit und die ihrer Mitarbeiter erreicht werden, sondern es wurden darüber hinaus **konkrete Veränderungen im Arbeits- und Lebensstil** realisiert.

Das Projekt „Präventives Gesundheitsmanagement durch integrierte Personal- und Organisationsentwicklung"

Ein weiteres gemeinsam mit dem Bochumer Institut für angewandte Innovationsforschung durchgeführtes Projekt beschäftigte sich mit „Präventivem Gesundheitsmanagement durch integrierte Personal- und Organisationsentwicklung" (PräGO). Das Projekt wurde vom Bundesministerium für Bildung und Forschung in Auftrag gegeben. Im Vordergrund standen hier **betriebliche Innovationen,** die in Betrieben bekanntlich die Voraussetzung für Wettbewerbsfähigkeit, Wachstum und neue Arbeitsplätze schaffen. Dabei sind es gerade die Mitarbeiter, die wesentliche Impulse für die Unternehmensentwicklung liefern, die zunehmend unter Druck geraten. Wettbewerbsdruck, Beschleunigung und Komplexitätssteigerung betrieblicher Arbeits- und Entwicklungsprozesse tragen dazu bei, dass kaum Raum dafür bleibt, kreative Impulse zu entwickeln und sie nach zu verfolgen. Zudem forciert die zunehmende Entgrenzung zwischen Arbeit und Freizeit Tendenzen der Selbstausbeutung. Eigenschaften wie Begeisterungsfähigkeit, Engagement, Risikobereitschaft und Frustrationstoleranz, über die innovative Mitarbeiter in besonderem Maße verfügen, weisen zugleich auf spezifische Risiken hin: Diese Mitarbeiter müssen häufig für die Umsetzung ihrer Ideen kämpfen, setzen sich Widerständen aus und laufen Gefahr, trotz hohen individuellen Engagements zu scheitern.

Doch nur wer gesund ist, kann all diesen Anforderungen langfristig standhalten.

Ziel des Projekts war es daher, **Ansatzpunkte für Gesundheitsprävention** unter diesen Bedingungen zu identifizieren und Programme zur Gesundheitsförderung zu entwickeln und umzusetzen, die den besonderen Anforderungen der Mitarbeiter und der Organisation gerecht werden.

In Ergänzung herkömmlicher Interventionen der betrieblichen Gesundheitsförderung berücksichtigt das Mind-Body-medizinische Vorgehen dabei folgende Aspekte:

- Motivationale Aspekte der (Weiter-)Entwicklung gesundheitsrelevanter Verhaltensweisen
- Phasenspezifik der individuellen Bereitschaft, das eigene Gesundheitsverhalten zu ändern
- Aspekte der sozialen Unterstützung im betrieblichen und privaten Umfeld
- Zusammenwirken von gesundheitsrelevanten Lebensstilbereichen (z. B. Zugang zum oft vernachlässigten Bereich der Entspannung durch Anknüpfung an entspannungsfördernde Erfahrungen im Bereich Bewegung)

Aufgrund von Interviews und einer Fragebogenaktion wurde bei den Innovatoren eine **Diskrepanz** zwischen ihrer Selbstwahrnehmung als leistungsfähig und belastbar auf der einen sowie deutlichen Anzeichen für eine vitale Erschöpfung auf der anderen Seite festgestellt. Als Interventionsziele rückten daher die Sensibilisierung für Belastungsgrenzen und die Aktivierung von Bewältigungsressourcen in den Vordergrund (Paul et al, 2009). Daraus wurde ein **integriertes Personal- und Organisationsentwicklungsprogramm** entwickelt, um die Grenzen isolierter (Personal) Entwicklungskonzepte zu überwinden. Analysen in den am Projekt beteiligten Unternehmen ergaben, dass reines Reagieren durch aktionistische Angebote insbesondere der Verhaltensprävention im Weiterbildungskatalog des Unternehmens nicht ausreicht. Auch ein schlichtes Ergänzen von Elementen des Gesundheitsmanagements an das Projektmanagement von einzelbetrieblichen Innovationsprozessen bleibt suboptimal. Präventives Gesundheitsmanagement durch integrierte Personal- und Organisationsentwicklung erfordert vielmehr eine Verankerung in den unterschiedlichen Ebenen der Unternehmensstruktur sowie ein Durchdringen aller Managementprozesse von Innovationsprojekten.

Die grundsätzlichen Prinzipien von Präventionsaspekten in der Innovationsarbeit lassen sich wie folgt zusammenfassen:

- Modular und phasenorientiert Konzept, um dem Nicht-Routinecharakter von betrieblichen Innovationsprozessen gerecht zu werden
- In Abhängigkeit von der projektspezifischen Problemlage sind die Maßnahmen dosierbar („eskalationsabhängig").
- Flexibilität in Bezug auf die Anwendung in Abhängigkeit der unternehmensspezifischen Aufbau- und Ablauforganisation
- Die Ausrichtung ist antizipativ und prozessbegleitend anstelle einer reaktiven Aufarbeitung von Versäumnissen und Defiziten.
- Personal- und Organisationsentwicklungsmaßnahmen werden nicht in isolierten Segmenten aufbereitet, sondern miteinander verzahnt.
- Dazu werden unterschiedliche Tools herangezogen aus den Bereichen:
  - Projektmanagement
  - Betriebliches Gesundheitsmanagement
  - Innovationsmanagement
  - Personal- und Organisationsentwicklung
- Entfaltung und Nutzung von Selbstregulation und Eigeninitiative
- Die präferierte Herangehensweise ist salutogen statt pathogen.

5

Das Projekt „Kreative Leistungsfähigkeit und Ressourcenmanagement in Forschung und Entwicklung – KreaRe"

Im Auftrag des BMBF wurden 398 in Forschung und Entwicklung (F & E) tätige Fach- und Führungskräfte über **Bedingungen ihrer individuellen kreativen Leistungsfähigkeit** befragt. Das durchschnittliche Alter lag bei 47 Jahren, 10 % der Probanden der Individualbefragung waren Frauen, 60 % waren F&E-Professionals mit Führungsverantwortung.

Gefragt wurde unter anderem nach **Verstärkern und Barrieren** kreativer Leistungsfähigkeit. Im Rahmen der Individualbefragung waren die Teilnehmer aufgefordert, in einer offenen Frage ihre **persönlichen „Kreativitätsverstärker"** beziehungsweise „Kreativitätskiller" zu nennen. Bei den **förderlichen Faktoren** dominieren „Kommunikation und Austausch" („Diskutieren", „Kaffeegespräche", „Besuch von Tagungen und Kongressen" etc.) sowie Zeit und Freiraum („kein Zeitdruck", „freie Zeiteinteilung", „Freiraum für Experimente" etc.). Wertschätzung und Support („Lob", „Anerkennung der Leistung", „Unterstützung von meinem Chef/aus dem Team") folgt auf Rang drei. Bei den **persönlichen „Kreativitätskillern"** dominiert klar die Dimension Zeitmangel und Arbeitsbelastung („Stress, Zeitdruck", „Überfrachtung mit Projekten", „Ablenkung" etc.). Es folgen nun Bürokratie und Formalismus („Bürokratie", „Genehmigungsprozesse", „träge Organisation" etc.), Desinteresse und Ignoranz („Es hört keiner zu", „Abblocken von Ideen", „taube Ohren" etc.), Mangel an Gestaltungsfreiheit („Chef entscheidet was zu tun ist", „Unterdrückung eigenständigen Arbeitens, „Verfahrensanweisungen" etc.) sowie Bedenken und Bewahren („das machen wir schon immer so", „alte Strukturen", „Skepsis").

Um die gesundheitliche Belastung abzubilden, verwendeten wir das **Konstrukt der Vitalen Erschöpfung.** Für beide Geschlechter ist sie ein ungünstiger prognostischer Faktor für kardiovaskuläre Morbidität und Mortalität. Insgesamt gaben mit 62 % über die Hälfte aller Befragten an, Symptome mittlerer und starker Erschöpfung aufzuweisen, d. h. unter Schlafstörungen zu leiden, sich ausgelaugt und lustlos zu fühlen, schnell irritierbar sowie generell erschöpft, müde und ausgebrannt zu sein. Die mittlere Altersgruppe der 35- bis 45-Jährigen erscheint dabei als besonders stressbelastet, möglicherweise aufgrund multifaktorieller und gleichzeitiger Anforderungen im Spannungsfeld zwischen Beruf und Familie. Erhoben mit dem Kurzfragebogen „Work Ability Index" nimmt sich der Großteil der Befragten (90 %) aber als leistungsfähig wahr. Dies lässt vermuten, **dass die Selbstwahrnehmung** bei vielen der Betroffenen vor allem in Bezug auf ihre eigene Vulnerabilität **nicht mit der Realität übereinstimmt.** Eine realistische Selbstwahrnehmung aber bildet die Basis für die Fähigkeit zum Erhalt einer Balance zwischen Verausgabung und Erholung, denn eine realistische Selbstwahrnehmung liegt der Selbstregulation und damit der Selbstfürsorge zugrunde. Mit dem zunehmenden Wegfallen äußerer Regulierungen von Arbeitszeit und -ort, d. h. wachsender Entgrenzung von Arbeits- und Erholungszeit werden diese internalisierten Selbstmanagementfähigkeiten immer wichtiger. Selbstentfremdung aber erschwert auf Dauer den selbst regulierten Erhalt der Gesundheit.

5.2 Faculty Training in Mind Body Medicine Skills

Aviad Haramati, Nancy Harazduk

Introduction

As part of a comprehensive training program for physicians and other health professionals, educators have advocated the incorporation of programs that foster **self-awareness** and self-care. These traits can improve the sense of self of the student or resident, provide an important element of **professional identity formation,** and also contribute to the enhanced well-being of the trainees. Unfortunately, reviews of studies during the training period in medicine indicate that student and resident report increased levels of stress; more than 50 % of trainees exhibit aspects of **burnout,** and measures of empathy in trainees show actual declines (Neuman, 2011).

In an effort to address these deficiencies, the authors of this chapter developed and launched a course at **Georgetown University School of Medicine** in 2002 that introduced first year medical students to mind-body medicine techniques and skills. The objectives of the course were to increase students' awareness of all aspects of their lives: emotional, physical, mental, social, and spiritual elements, and to use mind-body approaches such as meditation, imagery and other techniques, as platforms to foster self-awareness. A second objective was to increase personal self-care through guided experiences and daily practice and, thirdly to conduct these sessions in a manner that fosters non-judgmental, supportive collegial relationships (Saunders, 2007; Karpowicz, 2009).

To date, over 3,000 students, faculty and staff have participated in the course, and, in addition to the School of Medicine, the course is now offered in various formats at other schools within the University, such as the Law School and the School of Foreign Service. The growth and interest in the course resulted in a growing need for group facilitators. To that end, we developed a **training program for faculty and staff facilitators of these groups.** Initially, the 3.5-day training retreat was geared for faculty and staff at Georgetown University. However, increased demand soon led to expansion of the program and additional opportunities to attend the training program were provided to faculty outside of Georgetown University. As of 2018, the course is now offered in 18 Universities and Colleges in North America and Europe, and there is interest in expanding it to other training settings, especially residency programs. This chapter will focus on describing the training program in mind-body medicine skills that is offered to faculty and staff, and will detail some of the outcomes that have been observed.

Content

In 2007, Georgetown University School of Medicine developed and implemented a Mind-Body Medicine faculty training program entitled *Educating for Enhanced Self-awareness and Self-Care: An Experiential Faculty Program in Mind-Body Medicine.*

Participants who attend this training **stem from all walks of academia including educators, researchers, clinicians and administrators.** Faculty from allopathic, osteopathic, naturopathic and chiropractic medical schools have completed the program. Furthermore, participants reach across a range of health care disciplines. Physicians (spanning most specialties), nurses, social workers, psychologists, and chaplains have taken part in the training. Each participant came to the training with a desire to implement an initiative that will enhance the health and well-being of a student or resident population while reducing stress levels and creating a culture of compassion and collaboration among the administration, faculty, students at their institution.

The Mind-Body Medicine Faculty Training Program is now offered three times per year to interested faculty from various health professional schools throughout the world. Each cohort consists of ten participants along with two Georgetown University School of Medicine faculty facilitators who lead the program.

The goal of the training is to provide participants with the **expertise, tools, and strategic thinking necessary to implement mind-body medicine skills groups in their institutions.** The approach is experiential, meaning: the participants take part in a group, similar to one that they will be facilitating when they return to their institutions, and they experience each of the techniques and skills to enhance their own self-awareness. We term this the "journey of self-discovery." In addition, there are didactic elements about specific topics (such as meditation, guided imagery and the physiology of stress), and extended discussions about the logistics involved in delivering the course and a discussion of the strategies for implementation.

The actual training takes place during a three-day weekend retreat, at a resort on Eastern Shore of the State of Maryland, that is conducive to a mind-body-spirit experience. Faculty are introduced to various Mind-Body Medicine skills that include, mindfulness meditation, guided imagery, autogenic training, biofeedback, intuitive drawing, journal writing, and movement. Some of these techniques are introduced within the small group format (there are seven 2-hour small group sessions over the three days), and others are experienced in other formats, such as walking meditation. The **autogenic training exercise** is experienced as part of a didactic lecture on the physiology of stress and the scientific underpinning of meditative practices. Participants experience the power of these approaches first-hand, while learning how to lead Mind-Body Medicine classes for students. At the conclusion of the training, all participants are provided with the entire packet of course materials, enabling them to launch similar programs in their institutions.

5

Process

To register for the training, an **online application packet** must be completed, which includes a personal statement. In addition, a letter of support from the dean or department chair is requested prior to the training. The reason for this is to insure that, once the participants return to their institution, they will have documented support from administrative leaders at the institution to implement a mind-body medicine course or program. Although some applicants questioned the necessity of obtaining this letter before the training commenced, they were grateful it was in hand when they were ready to launch the course. Once the application packet is completed, a phone interview is conducted with one of the training leaders to inform the applicant of the specific goals and objectives of the program and to determine whether this training will be consistent with the applicant's purpose for attending. In addition, the interview helps to insure that the applicant is aware of what is expected at the training and can have any questions answered.

After the **training weekend retreat** is completed, the Georgetown University facilitators will continue communicating with the participants on an individual basis to help them tailor the course or program to meet their institutional needs and resources.

Format

As mentioned earlier, the training program includes seven experiential group sessions, several brief didactic sessions and daily yoga. The group sessions take place in a designated room that is set-up with a circle of twelve chairs with a small table in the center of the circle. The table holds the candle, fresh flowers, chocolate, and tissues. Each group session begins with the lighting of a candle that is used as an anchor to remind participants **to remain focused on the present moment** to the best of their ability. The group is then led in an opening meditation to allow participants to bring their full attention to the present moment.

Next, the facilitators lead a "check-in", where a safe environment is created that adheres to certain guidelines that include confidentiality, mutual respect, compassionate listening, and a **non-judgmental attitude.** Such feelings of safety enhance authentic, honest and open sharing of reflections and insights. A structured environment gives each participant the opportunity to share his thoughts and feelings during the check-in. Should they not wish to share at a particular time, they may simply say *I pass.*

Following the check-in, a new Mind-Body Medicine skill is introduced. Participants are then guided through an experiential exercise after which they share their reactions to the exercise. When each individual has had an opportunity to process his reaction to the exercise, the session is drawn to a close. The blowing out of the candle by the group signifies the end of the session.

At the final session of the training, each participant has an opportunity to reflect on the training events and begin the transition back to their institution and to grapple with the realities and challenges inherent in establishing a mind-body medicine course.

INFO

Mind Body Medicine Skills

- Mindfulness Meditation (eating, sitting, walking, forgiveness)
- Guided Imagery (several types)
- Autogenic Training (self-hypnosis)
- Biofeedback (thermal)
- Journal Writing (stream of consciousness, dialogues)
- Intuitive Drawing
- Movement (walking, purposeful shaking and free movement)
- Group Support

The Learning Environment

The learning environment for this particular faculty training must be carefully considered. In contrast to many continuing education programs for physicians and other professions, that may meet their learning objectives by having an environment that accommodates more formal didactic teaching formats, this particular training is **best conducted in a nature setting that fosters self-reflection, and attention to mind, body and spirit.**

For this particular training, every attempt is made to select an idyllic location. The one we choose is located near a nature reserve, on the Eastern Shore of the state of Maryland in the United States. The resort hotel has a small number of rooms, but is situated on approximately 80 acres of farmland, so the participants have the opportunity to "walk in nature" and take in the natural beauty while walking mindfully. We also pay careful attention to the quality of the meals being served. The menus are carefully planned, so the selections are consistently healthy and reflect the values we espouse in the training and in the mind-body course that we deliver.

We encourage others wishing to conduct similar trainings to carefully consider the venue and the settings for both group activities and individual practices. In view of the fact that the training is an immersion experience, we firmly believe that the goals of the training are enhanced significantly when the learning environment is conducive to contemplative practices and spiritual renewal.

Outcomes

A marked transformation occurs for most participants over the 3 days of the training. The combination of mind-body exercises that foster self-reflection and the authentic group setting where non-judgment is emphasized leads to deep and profound experiences for many. The content, format and environment all works synergistically to create a very special opportunity for these busy professionals.

For the training leaders, the **experience is also compelling.** To observe participants, as they obtain greater self-awareness, become less judgmental, achieve greater honesty and authenticity with themselves and others has been inspirational. Individuals have shared that they have been able to access their inner wisdom during the program and thus have come to realize what their priorities are both personally and professionally. Participants have indicated that they are deeply grateful to have had the opportunity to engage in introspection in a protected environment – something they are unable to accomplish in their busy daily lives. Some have vowed to make this happen in the future. Others are motivated to bring the strategies and skills back to their institutions to begin to initiate a **cultural transformation** at their institution.

We also have some insights into what happens when these individuals are successful at creating mind-body courses and experiences. Talisman et al. (2015) surveyed approximately 60 facilitators currently conducting mind-body medicine courses at Georgetown University and at other institutions and found tangible positive outcomes for the professional identity of facilitators. Several key themes were reported. First, **facilitators** reported that they are **listening to student issues in a more compassionate, non-judgmental and respectful manner.**

Second, they describe sharing more authentically and honestly with colleagues when it is safe to do so. And third, many welcome the roles that they have assumed as mind-body facilitators and although it is a new element of their teaching, they view this role as an important part of their identity as faculty and administrators. Further, they **welcome the new sense of connection and collegiality** across the disciplines rather than that of competition and rivalry (Talisman, 2015).

Conclusions

After over a decade of work in training faculty and staff to lead mind-body medicine groups, it is clear to us, that this is an important activity that could lead to a **change in culture at academic health centers.** This chapter focused on the details of facilitator training, which occurs as an immersion experience over a 3.5-day period. The importance of that format is the sense of intensity and connection that occurs among the 10 participants and 2 faculty leaders. We also emphasized the importance of the environment, which should foster self-reflection and synergize with the content of the training to create a very positive and impactful experience. We firmly believe that incorporating mind-body medicine into the curriculum of health professional students is necessary and timely. Data suggest that these types of teaching experiences may significantly contribute to **attenuating potential burnout by supporting healthy personal and professional well-being** and increasing professional satisfaction among faculty and staff within academic health centers (Krasner, 2009).

5.3 Achtsamkeit in Kindergarten und Schule

Nils Altner

Die Fähigkeit, achtsam bei den aktuellen Sinneseindrücken präsent zu sein, ist uns Menschen **angeboren.** Kleine Kinder verbringen den Großteil ihrer wachen Zeit in dieser Geistes-Gegenwärtigkeit. Wenn Achtsamsein eine Haltung unseres Bewusstseins bezeichnet, die von wohlwollender Präsenz oder Gegenwärtigkeit sowie von Akzeptanz geprägt ist, stehen diese Qualitäten im Gegensatz zu dem kritischen Blick, der im Alltag fast immer unsere erwachsene Wahrnehmung bestimmt und unser Tun antreibt. Doch scheinen besonders Kinder ein **tiefes Bedürfnis nach dem Gegenwärtigsein** zu haben, das sie, wenn sie Gelegenheit dazu haben, oft mit einer wieder und wieder ausgeführten Tätigkeit verbinden. Wieder und wieder stehen sie beim Laufenlernen auf und machen Schritte. Immer wieder greifen sie zum Stift und malen ein Haus. Immer wieder wollen sie die gleichen Geschichten hören. Unverdrossen steigen sie aufs Fahrrad oder stellen sich aufs Skateboard, bis sie einen Grad der Meisterschaft erreichen, mit dem sie zufrieden sind.

Ganz bei der Sache sein und etwas so oft zu wiederholen, bis wir es gemeistert haben, damit schaffen wir uns die idealen Bedingungen für erfolgreiches und bedeutsames Lernen. Denn die **Wiederholung** bahnt und stärkt die neuronalen Verknüpfungen und das konzentrierte Glücks- oder Flow-Empfinden bündelt unsere Aufmerksamkeit in lustvoller Weise. So verbinden wir das Lernerlebnis mit positiven Gefühlen, die uns für weitere Lernerfahrungen in der Zukunft motivieren. Maria Montessori erkannte die fundamentale Bedeutung dieser „Polarisation der Aufmerksamkeit" für unser lebenslanges Lernen und baute ihr pädagogisches Konzept darauf auf. Die Lernangebote, die wir den Kindern und auch uns selbst heute machen, sollten auf alle Fälle möglichst großzügig Gelegenheit, Raum und Zeit für dieses natürliche und freudvolle Lernen schaffen bzw. lassen.

Der Entfremdung etwas entgegensetzen

In einer Welt, die für viele Kinder, Jugendliche und Erwachsene zunehmend von Virtualisierung, sinnlicher Fehl- bzw. Überstimulation, Naturentfremdung sowie von fehlender Rhythmisierung zwischen Aktivität und Ruhe geprägt ist, lassen sich durch Achtsamsein und achtsamkeitsbasierte Angebote die Gesundheit sowie die Fähigkeiten zu Selbstwahrnehmung, Selbstregulation, Selbstverantwortung und freudvolles Lernen nachhaltig stärken. Kindergärten und Schulen können hier Oasen der Ruhe und des menschengemäßen Lebens und Entwickelns sein. Oft sind sie es nicht, denn auch hier herrscht häufig der getriebene, ständig messende und vergleichende Geist des „Immer mehr, schneller, effizienter". In diesem Hamsterrad gefangen zu sein, entspricht nicht den Bedürfnissen für ein glückliches Aufwachsen und Leben.

Hier kann die Haltung und Praxis der Achtsamkeit ein wichtiges Korrektiv sein, denn sie vereinen diese wichtigen Fähigkeiten des Menschseins:

- Bewusste Lenkung der Aufmerksamkeit auf aktuelle Sinneseindrücke, Moment für Moment
- Offene, freundlich (selbst-)zugewandte, achtungsvolle Haltung
- Bewusstheit für und Abstinenz von quasi-automatischen Bewertungsprozessen

Die Entwicklung einer achtsamen Haltung sich selbst und anderen gegenüber ist das Ziel der achtsamkeitsbasierten Mind-Body-Interventionen in pädagogischen Kontexten. Sie eröffnen Da-Seins-Räume für das im gegenwärtigen Moment präsent sein und schulen die Kinder und Jugendlichen mittels altersangepasster meditativer Übungen in Stille und Bewegung, die Elemente aus Yoga, Qigong, Taiji sowie kognitiven Methoden vereinen, ihre Aufmerksamkeit willentlich zu lenken und zu halten. Anstatt quasi-automatisch mit ihren Wahrnehmungen (z. B. Schmerzen) oder Gefühlen (z. B. Ärger) identifiziert zu sein, lernen sie die Aufmerksamkeit auf ihre momentanen Sinneswahrnehmungen sowie auf das ständige Entstehen und Vergehen von Wahrnehmungen, Gedanken und Gefühlen zu lenken. Dabei können sie erkennen, dass Wahrnehmungen und Gefühle wandelbare und vorübergehende Erscheinungen sind.

Empowerment statt Überwältigung

Achtsamkeitsbasierte Interventionen werden aktuell als **Teil der „dritten Welle" der verhaltensbezogenen Therapien und Lebensstilprogramme** in einer großen Bandbreite der therapeutischen und präventiven Anwendungen evidenzbasiert vermittelt (Gotink et al., 2015). Dabei zeigt sich, dass die Fähigkeit, bewusst und für einen bestimmten Zeitraum die Aufmerksamkeit wertfrei zu den gegenwärtigen Sinnesempfindungen lenken zu können, mit der gleichzeitigen Desidentifikation von den aktuellen emotional kognitiven Inhalten einhergeht. Dabei harmonisieren sich akute stressbedingte Erregungsparameter wie Muskelspannung, Blutdruck, Puls, respiratorische Sinusarhythmie etc. Immunologische, hirnphysiologische und epigenetische Stressmuster regulieren sich ebenfalls. Gelassenheit nimmt zu. Die dabei immer wieder eingeübte zugewandte, nicht abwertende und nicht reaktive Haltung zu den wahrgenommenen Erscheinungen ermöglicht den Achtsamkeit praktizierenden Kindern und Jugendlichen einen Interpretations- und Handlungsspielraum, der über quasi automatische Abwehr-, Kampf-, Flucht- oder Erstarrungsreaktionen hinausgeht. Mit zunehmender Internalisierung einer achtsamen Haltung werden dabei zunehmend Wahrnehmungen und Beziehungen möglich, die von Akzeptanz, Zuwendung, Mitgefühl, Humor und Verbundenheit geprägt sind. Die Achtsamkeitspraktizierenden können dadurch einen **Zuwachs an Selbstwirksamkeit und Empowerment** erleben, die sie im Umgang mit akuten schwierigen und belastenden Situationen und auch im Leben mit einer chronischen Belastung oder Erkrankung stärken.

Hölzel et al. (2011) fassen die Erkenntnisse über die Veränderung von Hirnstrukturen bei Erwachsenen, die Achtsamkeitsmethoden praktizieren, zusammen und weisen darauf hin, dass die bislang in funktionalen und strukturanalytischen Neuroimaging-Studien identifizierten neuroplastischen Änderungen im anterioren cingulären Kortex, in der Insula, in der temporoparietalen Verbindung, im frontal limbischen Netzwerk sowie in den Strukturen des Default-Mode Netzwerks synergistisch wirken und gemeinsam einen Prozess der erweiterten Selbstregulation ermöglichen. Ähnliche Effekte bei Kindern und Jugendlichen scheinen plausibel. Sie identifizieren als Wirkkomponenten der Achtsamkeitsschulung:

- Gezielte Aufmerksamkeitsregulation
- Erhöhtes Körperbewusstsein
- Verbesserte Emotionsregulation
- Perspektivwechsel bezüglich des Selbst

Gesundheitsschulung und Krankheitsprävention

Gerade in der **Behandlung und Prävention psychischer und lebensstilassoziierter Erkrankungen** zeigen achtsamkeitsbasierte Methoden und Programme auch bei Kindern und Jugendlichen gute und nachhaltige Erfolge (Perry-Parrish et al., 2016).

Bezogen auf Schüler zeigt z. B. eine Metaanalyse von 24 Studien zu Achtsamkeitsinterventionen in Schulen bei insgesamt 1348 Schülern im Alter zwischen 6 und 19 Jahren im Vergleich zu 876 Kindern und Jugendlichen ohne Intervention signifikante starke bis mittelstarke Effekte in der kognitiven Leistung (Effektstärke g = 0,80), dem Stresserleben (g = 0,39) und der Resilienz (g = 0,36) (Zenner et al., 2014). Zu den in therapeutischen und pädagogischen Kontexten im Einzelnen beschriebenen statistisch signifikanten Effekten von Achtsamkeitsinterventionen bei Kindern und Jugendlichen zählen:

- Gute Akzeptanz und Freude bei der Ausführung und Abnahme von Stresssymptomen (Kuyken et al., 2013)
- Gewachsene Konzentrationsfähigkeit und
- Weniger ADHS-Symptome (Schmiedeler, 2015)
- Zunahme der Fähigkeiten für Stressregulation und Entspannung (van de Weijer-Bergsma et al., 2014)
- Verbesserte Emotionsregulation und sozialemotionale Resilienz (Sibinga et al., 2016).
- Verbesserter Schlaf (Bootzin und Stevens, 2005)
- Zunahme von Wohlbefinden (Saltzman und Goldin, 2008)
- Weniger PTBS-Symptome (Gordon et al., 2004)
- Abnahme von Angst und Depressivität (Kuyken et al., 2013) somatischen Stresssymptomen bei Zunahme von Selbstwert und verbessertem Schlaf (Biegel et al., 2009)
- Verbesserte soziale Kompetenz (Saltzman und Goldin, 2008)
- Weniger Aggressivität und größere Impulskontrolle (Singh et al., 2007)
- Größere Akzeptanz der eigenen Gedanken, Gefühle und Verhaltensweisen (Abrams, 2007)
- Zunahme der Bewusstheit und Regulationsfähigkeit bezüglich eigener kognitiver und physiologischer Zustände (Mendelson et al., 2010)
- Verbesserte exekutive Funktionen d. h. Arbeitsgedächtnis, Konzentration, logisches Denken, geistige Flexibilität, Problemlösefähigkeit, Planung und Durchführung kognitiver Prozesse, Impulskontrolle (Zenner et al., 2014)
- Zunahme an Kreativität, kognitiver Flexibilität, Merkfähigkeit für Unterrichtsstoff auch schon bei Kindergartenkindern (Flook et al., 2015).
- Zunahme an Wohlbefinden und persönlicher Entwicklung (Lau und Hue, 2011)
- Steigende interkulturelle Kompetenzen sowie Bewusstheit für selbst und andere (Wall, 2005)

Weniger Stress für Lehrer

Mit dem allgemein wachsenden Interesse an achtsamkeits- und akzeptanzbasierten Zugängen zur Stressreduzierung und Resilienzstärkung finden auch Lehrer Wege, um das Achtsamsein in ihren Alltag zu integrieren. In einer Stichprobe von 1200 Lehrern fanden wir gemeinsam mit Kollegen an den Universitäten in Kassel und München Zusammenhänge zwischen Achtsamkeitspraxis, Gesundheit und schülerorientiertem Unterrichtsstil (Altner und Sauer, 2013). Danach waren die Lehrer, die eine Form der Achtsamkeitspraxis wie z. B. Meditation, Yoga oder Kontemplation ausübten, deutlich gesünder als ihre Kollegen und waren in ihrem Unterricht viel mehr auf die Schüle und deren Lernprozesse bezogen als ihre Kollegen.

Diese mit sog. Top-down-Prozessen verbundenen Fähigkeiten betreffen unter anderem die **Vigilanz,** d. h. das wache Aufmerksamsein, die bewusste Lenkung der Aufmerksamkeit, die Spannungsregulation und Selbstberuhigung bei emotionaler Erregtheit. In einer Welt, die für viele Kinder und Jugendliche zunehmend von Virtualisierung, sinnlicher Fehl- bzw. Überstimulation, Naturentfremdung sowie von fehlender Rhythmisierung zwischen Aktivität und Ruhe geprägt ist, lassen sich durch achtsamkeitsbasierte Angebote die Fähigkeiten zu Selbstwahrnehmung, Selbstregulation und Selbstverantwortung nachhaltig stärken. Damit stärken wir auch Fähigkeiten unserer menschlichen Natur für freudvolles lebenslanges Lernen, die in der „Zuvielisation" allzu oft verschüttet werden (Altner, 2009).

Speziell für Erzieher und Lehrer konzipierte Achtsamkeitsprogramme reduzieren deren empfundenen Stress, Blutdruck, körperliche und psychische Beschwerden sowie „job burnout" (Luken und Sammons, 2016). Sie verbessern die Stimmung der Lehrer, ihre Stressresilienz, ihr (Selbst)Mitgefühl sowie den Umgang mit auch schwierigem Schülerverhalten (Flook et al., 2013). Dabei zeigt sich, dass eine Zunahme der Bewusstheit für innere Zustände und der Fähigkeit, eigene Gefühle somatisch differenziert wahrzunehmen, zu benennen und zu regulieren, ohne sie zu unterdrücken, zur Abnahme der wahrgenommenen Stressbelastung beitragen kann (Schussler at al., 2016). In einer Untersuchung von 1 000 Lehrern in Pennsylvania fanden die Wissenschaftler, dass Lehrer mit höheren Werten für Achtsamkeit persönlich nähere Beziehungen zu den Schülern pflegten und weniger Konflikte mit ihnen auszutragen hatten. Auch waren sie tendenziell weniger depressiv als ihre weniger achtsamen Kollegen (Becker et al., 2017). Diese Erkenntnisse stehen im Einklang mit Untersuchungsergebnissen zur Wirkung von Achtsamkeitsinterventionen für die allgemeine Bevölkerung.

Achtsamkeit in den Grundschulen einer Stadt – das Solingen-Projekt

Im NRW-Landesmodellprojekt „GIK-Gesundheit, Integration, Konzentration. Achtsamkeit in der Schule" untersucht unsere Arbeitsgruppe in Kooperation mit dem Grundschulamt der Stadt Solingen, wie durch mehrwöchige schulinterne Achtsamkeitsschulungen der Lehrer Kulturen des bewusst entstressenden und gesundheitsfördernden Miteinanders gestärkt werden. So haben einzelne Kollegien sich z. B. zu folgenden Neuerungen entschieden:

- Die Schulklingel nur zu Unterrichtsbeginn und -ende sowie nach der Hofpause klingeln zu lassen
- Alle Schulkonferenzen gemeinsam mit 3 Minuten der Stille zu beginnen
- Ins Lehrerzimmer eine Couch der Stille zu stellen
- Einander und den Kindern z. B. durch rote Klötzchen oder moment-mal.me Armbänder zu signalisieren, wenn sie einen Moment für sich brauchen
- Gemeinsam eine Sprachkultur der Entschleunigung zu pflegen, indem sie bewusst auf Formulierungen wie „kannst du mal eben schnell", „kurz mal …", „nur noch …" etc. zu verzichten
- Den unterschiedlichen Rhythmusbedürfnissen der Kinder gerecht zu werden z. B. durch eine flexible erste Stunde oder durch flexibel gestaltbare Frühstückspausen
- Einen Ruheraum oder einen Garten der Stille einzurichten
- Mit einem Gong im Klassenraum bitten die Kinder und Lehrer einander um Ruhe (Altner und Dobos, 2018).

Das mit dem Achtsamsein immer wieder **eingeübte Innehalten und Zu-sich-Kommen und die zugewandte, nicht abwertende und nicht reaktive, mitfühlende Haltung zum Selbst und zueinander** ermöglichen den Achtsamkeit praktizierenden Erwachsenen und Kindern einen Interpretations- und Handlungsspielraum, der über quasi automatische Abwehr-, Kampf-, Flucht- oder Erstarrungsreaktionen hinausgeht. So berichtet z. B. eine Lehrerin nach ihrem Achtsamkeitskurs, wie sie einen kleinen Jungen, der oft „viel Blödsinn macht", plötzlich ohne „die dicke Decke an Anforderungen, Erwartungen und Bewertungen, die wir ihm täglich auferlegen" sehen kann. „Da stand ein charmanter, witziger, eigenwilliger und sehr liebenswerter kleiner Mensch", sagt sie mit Tränen in den Augen.

Mit der Abnahme der inneren Stressbelastung erzeugen Menschen auch weniger Stress in ihrem Miteinander – eine Spirale der zunehmenden sozialen Kompetenz entsteht. Im Kontext von Kitas und Schulen gibt es viele Möglichkeiten, den Druck und die Geschwindigkeit in den Beziehungen zu reduzieren. Achtsame, mitfühlende Präsenz und wertschätzende Kommunikation ermöglichen dies. Beides lässt sich lernen, lehren und im Alltag stärken. Das Interesse daran nimmt stetig zu. Zu den entsprechenden Weiterbildungsangeboten zählt z. B. die GAMMA-Schulung an der Universität Duisburg-Essen (➤ Kap. 6).

5.4 Mind-Body-Medizin und Gesundheit in der alternden Gesellschaft

Nils Altner

Wir leben inmitten radikaler Veränderungen: Noch nie gab es so viele Alte, denn unsere Lebenserwartung hat sich in den letzten 130 Jahren verdoppelt. Sie liegt heute durchschnittlich bei 82 Jahren für einen Mann und bei 85 Jahren für eine Frau, Tendenz steigend. Und je länger wir zu leben haben, desto interessanter wird für jeden von uns die Frage danach, wie wir unser Leben gestalten wollen und können, damit es lange gut ist. Die Mind-Body-Medizin kann mit ihrem bio-psycho-sozialen Verständnis vom Menschen das Zusammenspiel der biologischen, psychologischen, sozialen und spirituellen Aspekte des Älterwerdens verstehbar und gestaltbar vermitteln.

Am Anfang des Lebens erhalten Menschen das Geschenk ihres Körpers ungefragt. Für die meisten entfaltet sich dieses Geschenk in den ersten Lebensjahrzehnten mit einer robusten Ausstattung an Lebenskraft, Selbstregulation und Selbstheilung. Mit der Zeit nehmen diese Kräfte zwar ab, doch haben wir enormen Einfluss darauf, wie schnell und in welchen Schritten dies geschieht. Was braucht unser Körper und was braucht unser Geist, damit unsere selbsterhaltenden Fähigkeiten möglichst lange erhalten bleiben? Die Erkenntnisse aus über 100 Jahren naturheilkundlicher und Mind-Body-medizinischer Praxis und Forschung lassen sich mit einem Wort zusammenfassen: **Natur.**

Natur als Ressource

Als Naturwesen sind wir Menschen über Hunderttausende von Jahren durch die Auseinandersetzung mit den Gegebenheiten unserer Umwelt geprägt worden. Viele der Aspekte von Natur, die uns geformt haben, treten in **polaren Entsprechungen** und im Verlauf eines Jahreskreislaufes auf: Tag und Nacht, Hitze und Kälte, Überfluss an Nahrung und Mangel, Bewegung und Ruhe. Dazu kommt die Auseinandersetzung mit Mikroorganismen, Parasiten und anderen Herausforderungen. Im Verlauf des Lebens eines jeden Menschen und der Menschheit insgesamt erwachsen aus der Bewältigung der natürlichen Herausforderungen die Kompetenzen des Organismus, z. B. die Immunabwehr, die Regulation der Körpertemperatur, Beweglichkeit, Ausdauer etc.

Die letzten 10 000 Jahre und vor allem die letzten 100 davon waren davon geprägt, dass wir uns eine **Kultur** geschaffen haben, mit der wir uns die Bedrohungen, Beschwerlichkeiten und Unannehmlichkeiten der Natur zunehmend vom Leibe halten. Deshalb verfügen wir heute über ein dauerhaftes Überangebot an industriell und global hergestellten Nahrungsmitteln und anderen Gütern. Wir haben uns mittels elektrischem Licht, Heizungs- und Klimaanlagen weitgehend unabhängig vom Hell-Dunkel-, Warm-Kalt-, Tages- und Jahresrhythmus gemacht. Unsere Ruhephasen sind nicht mehr durch naturgegebene rhythmisch wiederkehrende Erscheinungen wie Dunkelheit oder Winter vorgegeben. Bedrohungen durch wilde Tiere oder aggressive Nachbarn sind auf ein Minimum geschrumpft. Hygienische Standards und die Verfügbarkeit von Antibiotika halten uns Parasiten und bedrohliche, aber auch nützliche Mikroorganismen vom Leibe. Körperliche Arbeit in Landwirtschaft, Handwerk und Industrie verrichten nur noch wenige Menschen, die hauptsächlich Maschinen bedienen. Entfernungen überbrücken wir mit Kommunikationstechnik oder legen sie mittels Transportmaschinen zurück. Familiäre und soziale Rollen und Bezüge sind sehr frei gestaltbar. Und es ist uns heute weitestgehend möglich, auch ohne sie zu leben. **Virtuelle Kooperation, Gemeinschaften und Realitäten** treten zunehmend an die Stelle real-leibhaftiger Bezogenheit und Auseinandersetzung mit anderen Menschen.

Entfremdung durch Kultur

Unsere Kulturentwicklung ist also geprägt von einer zunehmenden Befreiung von naturgegebenen Abhängigkeiten und Herausforderungen. Doch mit der wachsenden Unabhängigkeit entsteht auch ein zunehmendes Unverbundensein mit der Natur und miteinander. Dadurch sind wir **weniger herausgefordert bzw. angeregt,** viele der in uns **angelegten Fähigkeiten** zu entwickeln. Das betrifft z. B. folgende Fähigkeiten des Organismus:

- Kälte und Wärme ausgleichen
- Durch Optimierung von Energiegewinnung und -verbrauch mit Nahrungsmangel umgehen
- Ein optimales Körpergewicht erhalten
- Muskelkraft und Beweglichkeit trainieren
- Parasiten und Mikroorganismen immunologisch regulieren bzw. optimal nutzen
- An- und Entspannung abwechseln
- Nahrungsmittel, Kleidung, Energie und Alltagsgegenstände in lokalen Kreisläufen herstellen und recyceln

- Verbundenheit oder auch Untrennbarkeit von sozialen, ökologischen und spirituellen Bezügen empfinden

Doch natürlich können wir uns diesen Herausforderungen bewusst stellen und die entsprechenden Fähigkeiten bewusst erlernen und kultivieren. Was auch immer wir im Leben erleben, erreichen, vollbringen oder erkennen wollen, die Fürsorge für unser Wohlergehen liegt dem zugrunde. In jungen Jahren zehren wir dabei von dem Vorschuss an Vitalität und Regenerationsfähigkeit, die uns die Natur zum Lebensanfang schenkt. Am besten tun wir daran, wenn wir lernen, gut für uns zu sorgen, solange dieser Vorrat der Jugend noch nicht aufgebraucht ist.

Die Suche nach Sinn

Im Alltag wird unsere Aufmerksamkeit permanent von äußeren und inneren Ereignissen angezogen, die wir wahrnehmen, interpretieren und uns dann danach richten. Wenn einmal nichts passiert, was selten genug der Fall ist, dann erschafft unser Denken Inhalte, mit denen unsere Aufmerksamkeit sich beschäftigen kann. Unser Geist hält uns gewohnheitsmäßig auf Trab und versucht, Momente des wirklichen Nichtstuns zu vermeiden. Doch erleben wir Glück auf Dauer nur, wenn es uns hin und wieder gelingt, aus dem Tun und Erreichenwollen auch in ein **gelassenes und erfülltes Sein** zu gelangen.

In solchen Momenten des achtsamen Zu-uns-Kommens kann sich unser Sein weiten. Statt Enge und Ängstlichkeit können wir dann Ruhe und Freude am Sein empfinden, vielleicht auch Dankbarkeit für das Leben und Glück. Und dieses Glücksempfinden kann auch als weit über die eigene Existenz hinausreichend erlebt werden. Es ist, als ob die Welt durch unser Bewusstsein sich selbst als wunderbar, einzigartig lebenswert und unendlich kostbar erlebt.

Gewinnen solche Momente an Bedeutung dadurch, dass wir uns ihrer bewusst werden? Es gibt Stimmen, die sagen, das menschliche Bewusstsein hätte sich einzig aus dem Grund entwickelt, damit das Universum sich durch unser Empfinden selbst als lebendig und kostbar erleben könne. Für manche Menschen trägt diese Interpretation ihres Hierseins dazu bei, dass sie ihr Leben als sinnvoll erleben.

Der Einfluss des Lebensstils auf Alterungsprozesse

Alterungsprozesse werden unter anderem durch genetische und epigenetische Taktgeber in den Zellen gesteuert. Diese sorgen z. B. dafür, dass mit zunehmendem Alter die biologische Alterung immer schneller voranschreitet. Eine Studie zu dieser sog. Intrinsic Epigenetic Age Acceleration (IEAA) fand Hinweise darauf, dass diese „innere Uhr des Älterwerdens" bei Menschen über 52, die eine langjährige regelmäßige Meditationspraxis aufweisen, deutlich langsamer tickte als bei Menschen ohne diese. Je länger die Menschen schon meditierten, desto langsamer die IEAA (Chaix et al., 2017). Meditation trägt zum Erhalt der Selbstregeneration über die Lebensspanne bei.

Dennoch summieren sich die Beanspruchungen des Alltags mit der Zeit und wiegen irgendwann die Reparatur- und Regenerationseffekte des Organismus auf. Die bekannteste **Verschleißtheorie vom Altern** stellte der amerikanische Gerontologe Denham Harman in den 1950er-Jahren auf. Er beobachtete, dass bei Stoffwechselprozessen in den Zellen aus molekularem Sauerstoff stark reaktive Substanzen entstehen, die sog. freien Radikale. Diese reagieren mit Molekülen in den Genen sowie in Eiweißen und Fetten, die für die Funktion der Zellen wichtig sind und beschädigen sie dabei. Die Summe dieser auch **„oxidativer Stress"** genannten Schädigungen verursacht dann mit der Zeit das, was wir als Alterungsprozesse beobachten können. Das betrifft z. B. Hautveränderungen, Herzerkrankungen oder Arthritis.

Lebensstil und Gesundheit im Alter

Zur Stärkung der Eigenaktivität für eine gesunderhaltende oder gesundheits- bzw. heilungsfördernde Alltagsgestaltung können für ältere Patienten besonders folgende Zusammenhänge vermittelt werden: Dauerhafter oder immer wiederkehrender Stress im Alltag scheint den oxidativen Stress in den Zellen zu erhöhen. So zeigt eine Übersichtsarbeit zur Wirkung von **Meditations- und Achtsamkeitsmethoden** auf die schädigende Oxidation von Zellgeweben, dass Zen- und Transzendentale Meditation, Yoga und

Tai-Chi oxidativen Stress reduzieren (Mahagita, 2010).

Gegenmaßnahmen zum oxidativen Stress bestehen natürlich auch in der Aufnahme von **Nahrungsmitteln,** die Substanzen enthalten, die sich anstelle der zelleigenen Moleküle mit den freien Radikalen verbinden. Zu diesen Antioxidantien gehören z. B. der rote und gelbe Pflanzenfarbstoff (das Beta-Karotin), die Ascorbinsäure, auch bekannt als Vitamin C sowie andere pflanzliche Stoffe, die z. B. in Ginkgo, Kamille, Ringelblumen und Äpfeln vorkommen. Ebenso antioxidativ wirken Polyphenole, pflanzliche Farb- und Geschmacksstoffe, die z. B. im Granatapfel, in roten Trauben, vor allem in den Kernen und im Rotwein, sowie in grünem Tee enthalten sind.

Ihren **Energiebedarf** sollten Menschen ab 50 zu etwa 60 % aus Kohlenhydraten, zu 25 % aus Fett und zu etwa 15 % aus Eiweiß decken. Eine Faustregel lautet dabei: weniger Energie bei hoher Nährstoffdichte zuführen. Das heißt, vor allem vollwertige Produkte aus biologischem Anbau essen, Kartoffeln, Reis, Obst und Gemüse, Hülsenfrüchte, magere Milch- und Vollkornprodukte sowie Fisch und mageres Fleisch. Um den Verlust der Knochendichte zu verlangsamen, ist es sinnvoll und ausreichend, wenn ältere Menschen täglich ca. 500 g fettarme Milchprodukte zu sich nehmen. Und 1,5–2 Liter Wasser oder Kräutertee decken den täglichen Flüssigkeitsbedarf.

Ernährung, der Umgang mit Stressbelastungen und das Bewegungsverhalten wirken interagierend auf Alterungsprozesse. So reduziert das Stresshormon Kortisol die blutzuckerregulierende Wirkung von Insulin im Körper. Studien zeigen, dass sich durch Meditation, Achtsamkeitspraxis und Yoga eine vorhandene Insulinresistenz und der damit einhergehende erhöhte oxidative Stress sowie die Zellalterung reduzieren lassen (Koike und Cardoso, 2014). Regelmäßige und ausreichend intensive **Bewegung** für wenigstens 75 Minuten pro Woche puffert ebenfalls Stresswirkungen und bremst die Zellalterung. Für die Abschätzung einer angemessen intensiven Ausdauerbelastung gilt die Faustregel, dass der Belastungspuls etwa im Bereich von 180 minus Lebensalter liegen sollte. Bei der Bewegungshäufigkeit sind regelmäßig mehrmalige evtl. kürzere Bewegungseinheiten pro Woche besser als lange Einheiten. Ideal ist es, den Alltag bewegt zu gestalten, z. B. durch Gehen, Treppensteigen, Radfahren etc. Neben regelmäßiger Bewegung sind natürlich auch andere Wege von Stressabbau und Stressreduzierung sinnvoll. Dazu gehören, wie gesagt, Achtsamkeitsmeditation, Yoga, Qigong und Tai-Chi Chuan, aber auch andere Tätigkeiten, die zu einem stressfreien Verweilen in der Gegenwart anregen, wie Musizieren, Malen, Bildhauern, Gärtnern, Gedichteschreiben oder in Muße Nichtstun. Dabei kann die gesunderhaltende Wirkung des Aufenthalts in der Natur nicht hoch genug geschätzt werden.

Natur als Gesundheitsressource

Es lässt sich zeigen, dass **Angsterkrankungen bei Stadtbewohnern** häufiger als auf dem Land auftreten, und auch die Wahrscheinlichkeit an Schizophrenie zu erkranken ist deutlich erhöht bei Menschen, die in Städten geboren werden und dort aufwachsen. Die neuronalen Prozesse, die mit diesem Phänomen zusammenhängen, wurden in einer Studie von Lederbogen und Kollegen (2001) untersucht. Dabei sahen sie mittels bildgebender Kernspintomografie bei Menschen, die aktuell in Städten leben, eine verstärkte Aktivität in der Amygdala, dem Hirnbereich, der wesentlich beteiligt ist bei der Abschätzung möglicher Gefahren sowie bei der Entstehung von Angst. Bei Menschen, die in Städten aufwachsen, wies zudem ein weiteres Hirnareal verstärkte Aktivität auf, nämlich der vordere Gyrus cinguli. Die Autoren erklären das damit, dass der Gyrus cinguli ein Schlüsselbereich für die Regulation der Amygdala-Aktivität und somit von negativen Affekten und Stress sei. Sie sehen in ihren Befunden neuronale Nachweise für erhöhten sozialen Stress, der mit dem Leben und Aufwachsen in Städten verbunden ist. Und sie leiten daraus die politische Aufgabe ab, für die mehr als die Hälfte der Weltbevölkerung, die heutzutage in Städten lebt, gesundheitsförderliche, d. h. **naturnahe städtische Lebensräume** zu schaffen. Das ist besonders relevant für das gesunde Älterwerden. So fanden Forscher in einer großen Studie mit den Einwohnern Shanghais heraus, dass mehr Grünflächen in der Nachbarschaft mit einem geringeren Sterberisiko einhergehen (Takano, 2002). Und in einer Untersuchung an 4500 Niederländern fand sich, dass der Zugang zu Grünflächen die Verbindung zwischen stressigen Lebenssituationen und gesundheitlichen Beschwerden signifikant verringert. Naturnähe scheint demnach stressbedingte Gesundheitsrisiken regelrecht abzupuffern (van den Berg et al., 2010).

Auch bei einer Untersuchung mit fast eintausend über 65-jährigen Männern in Hong Kong wurde die **gesundheitsförderliche Wirkung von Naturkontakt** nachgewiesen. Unabhängig von Einflussfaktoren wie Alter, Rauchen, sozioökonomischem Status und dem Ausmaß an physischer Aktivität wiesen die Männer, die in grüneren Stadtteilen der über 7 Millionen-Stadt leben, molekularbiologische Strukturen an den Enden der Chromosomen, den sog. Telomeren auf, die ein geringeres biologisches Alter anzeigen (Hartig, 2008).

Die teilungsabhängige Telomerverkürzung lässt sich für Zellen in der Haut, im Blut, in Magen und Darm, in den Nieren und Nebennieren sowie in Leber und Milz nachweisen. Verbindungen zwischen starker Telomerverkürzung und dem Auftreten von Krankheiten wurden z. B. für Arteriosklerose, Krebs- und Lebererkrankungen beschrieben (Lin et al., 2012). Die Studienergebnisse aus Hong Kong legen nahe, dass Naturkontakt die Selbstregenerationsfähigkeit erhält und damit Alterungsprozesse verlangsamt.

Fazit

Die Kulturentwicklung hat Bedingungen für ein langes Leben geschaffen. Wenn es gesellschaftlich nun noch gelingt, die soziale Gerechtigkeit soweit zu entwickeln, dass alle alten Menschen ohne materielle Sorgen leben können, kann die gewonnene Lebenszeit im Alter sich nutzen lassen, um Qualitäten von Gelassenheit, Dankbarsein, Naturverbundenheit, Mitgefühl, Fürsorge und vielleicht sogar Weisheit zu kultivieren. Diese Eigenschaften und Werte könnten dann vor allem durch die Alten in den Familien, Stadtteilen, Kommunen und in der Gesellschaft gestärkt werden.

KAPITEL

6

Anna Paul, Gustav J. Dobos

Mind-Body-Medizin an deutschsprachigen Universitäten sowie in der Aus- und Fortbildung

Aus- und Weiterbildungen im Bereich der Mind-Body-Medizin und -Gesundheit werden in Essen wie auch an anderen Hochschulen und Universitäten angeboten. Dabei wachsen die Nachfrage und das Angebot stetig. Die nachfolgenden Beispiele erheben daher keinen Anspruch auf Vollständigkeit:

Die **Vorlesung „Naturheilverfahren" für Medizinstudenten** der Universität Duisburg-Essen am Lehrstuhl für Naturheilkunde und Integrative Medizin ist eine Veranstaltung im Querschnittsbereich „Rehabilitation, physikalische Therapie und Naturheilverfahren". Sie umfasst Themenbereiche der klassischen Naturheilkunde, Ordnungstherapie bzw. der Mind-Body-Medizin, Ernährungsmedizin, Integrativen Onkologie, der Traditionellen Chinesischen und Indischen Medizin sowie der physikalischen Medizin. Sie findet während des Semesters einmal wöchentlich statt und ist begleitend zu einem **praktisch orientierten Ganztagesseminar** konzipiert. Während dieses Blockseminars erhält der Studierende einen Tag lang Einblicke in die Naturheilkunde, er lernt in Theorie und Praxis naturheilkundliche Therapien am Knappschaftskrankenhaus kennen.

An der Klinik für Naturheilkunde und Integrative Medizin können Studierende auch ihr **Wahlpflichtfach,** ein 2-wöchiges Praktikum, im Bereich der Naturheilkunde/Mind-Body-Medizin absolvieren. Durch die Teilnahme an den therapeutischen Gruppen im Rahmen der Ordnungstherapie lernen die Studierenden die Mind-Body-Medizin nach dem Essener Modell kennen. Eine mündliche und eine praktische Prüfung schließen das Wahlpflichtpraktikum ab. Studierende nicht nur aus Essen absolvieren außerdem ihre **Famulatur oder das Praktische Jahr** in der Klinik. Über 45 Doktorandinnen haben am Lehrstuhl ihre Promotion erfolgreich abgeschlossen. Mehrere Mitarbeiter konnten sich **habilitieren** (Andreas Michalsen, heute Lehrstuhl für Klinische Naturheilkunde an der Berliner Charité; Jost Langhorst, Lehrstuhl für Integrative Gastroenterologie, Universität Duisburg-Essen; Holger Cramer, Forschungsabteilung am selben Lehrstuhl).

Seit dem Jahr 2005 findet **in Kooperation mit der Rothenfußer-Akademie,** der Erich Rothenfußer Stiftung und der Karl und Veronika Carstens Stiftung jährlich Ende August die **Mind-Body Medicine Summer School** in Essen statt. Jedes Jahr nehmen ca. 100 Teilnehmer – Ärzte, Therapeuten u. a. – aus Gesundheitsberufen teil. Daneben sind mit **Unterstützung der Carstens Stiftung** explizit auch Studierende der Medizin angesprochen. Mit wechselnden Schwerpunkten vermitteln deutsche, europäische und amerikanische Dozenten eine Einführung in die Mind/Body Medicine und Mind/Body Principles. Der **aktuelle Stand der Forschung** zur MBM bei unterschiedlichen chronischen rezidivierenden Erkrankungen wird dargelegt und neuste Erkenntnisse zur Physiologie von Stress, Entspannung, Spannungsregulation und Psychoneuroimmunologie erörtert. Auch neurophysiologische Wirkaspekte von Achtsamkeit und Wirkung von Meditation auf das Gehirn und die Neurobiologie emotionaler Reaktionen werden thematisiert. Die Teilnehmer erhalten einen erfahrungsbasierten Einblick in die **Achtsamkeitsschulung** sowie in spannungsregulierende Methoden wie Meditation, Hatha Yoga und Qigong sowie kognitive Interventionen.

Ein Programmpunkt spezielle für Medizinstudenten ist das Mind-Body Medicine Skill Training (➤ Kap. 5.2) als wichtige MBM-Unterstützung bei zunehmender Belastung in der Arbeits- und Lebenswelt der jungen Mediziner in Studium und Beruf.

6.1 Ausbildungswege zum Mind-Body-Medizin-Therapeuten

Teilnehmer der Summer School wie Ärzte und andere interessierte Gesundheitsberufler können an einem **Vertiefungsseminar** der Mind-Body-Medizin teilnehmen. Dieses bietet eine intensive **Ausbildung zum MBM-Therapeuten über jeweils 11 Monate** an. Das Vertiefungsseminar ist eine qualifizierte Weiterbildung zum Therapeuten der Mind-Body-Medizin. Sie umfasst insgesamt 130 Präsenzstunden an 5 Wochenenden, an denen das Mind-Body-Medizin Programm mit einer grundlegenden Theorie-Praxis-Verschränkung erfahrbar wird.

Ziel der MBM-Weiterbildung ist es, den Teilnehmenden die Möglichkeit zu bieten, jene Fachkenntnisse und Fertigkeiten zu erwerben, die sie zur Durchführung der Mind-Body-medizinischen Interventionen befähigen. Das erworbene Wissen und Können dienen zur praktischen Arbeit mit Patienten Das MBM-Programm ist in der Gesundheitsförderung mit Gesunden und in der sekundären und tertiären Prävention einsetzbar.

Diese Weiterbildung richtet sich an **Akademiker, die im medizinischen, gesundheitspädagogischen oder sozialen Bereich** tätig sind und sich weiter qualifizieren möchten. Sie bietet ein breites Spektrum zum Erwerb einer vielfältigen Fachkompetenz für die Vermittlung des MBM-Programms MICOM – Mind Body Medicine in Integrative and Complementary Medicine. Die Teilnehmenden machen in den einzelnen Modulen Selbsterfahrung und lernen, dies in eigenen Kursen weiterzugeben. Begleitend zu dieser Ausbildung führen die Teilnehmenden **ein 10-wöchiges Mind-Body-therapeutisches Interventionsprogramm** mit einer eigenen Gruppe durch.

Für Lehrer, Erzieher und andere Kollegen in (gesundheits-)pädagogischen Berufen bietet der Lehrstuhl die **6-monatige Multiplikatoren-Weiterbildung „GAMMA – Gesundheit, Achtsamkeit und Mitgefühl in der menschenbezogenen Arbeit“** an. Diese hat die Schwerpunkte „Selbstfürsorge“, „Achtsamkeit und Mitgefühl in der Arbeit mit Kindern und Klienten“ sowie „achtsame Team- und Organisationsentwicklung“.

6.2 Ausbildung im Rahmen eines Internships in der Integrativen Medizin

Die Tätigkeit des Mind-Body-Medizin-Therapeuten ist sehr vielfältig und findet im Kontext eines multiprofessionellen Teams (Ärzte, Krankenpflege, Physiotherapie) statt. Im Internship werden alle Therapieeinheiten erlernt und entsprechend den Kenntnisse und Fähigkeiten erarbeitet. Es umfasst auch die Teilnahme am Mind-Body-Medizin-Vertiefungsseminar und an der Summer School.

Das **Praxisjahr** umfasst im stationären, teilstationären (Tagesklinik) und ambulanten Setting der Integrativen Medizin folgende Aufgabenbereiche:

- Psychoedukative Information und Beratung hinsichtlich eines gesundheitsförderlichen Lebensstils (Stress und Spannungsregulation, Ernährung, Bewegung, Schmerzbewältigung) und zur Krankheitsbewältigung
- Übungszentrierte Therapieeinheiten (Entspannungs-, Achtsamkeitsübungen, Walking, Yoga, Lehrküche)
- Selbstreflexions- und motivationsfördernde Therapiegruppen (Bedeutung der Krankheit, Umgang mit Stress)
- Anamnese- und ordnungstherapeutische Beratungsgespräche (Einzel)

Einstellungsvoraussetzungen sind ein Studienabschluss im Bereich Dipl.-Sportlehrer, Dipl.-Sportwissenschaft, Dipl.-Ökotrophologie, Dipl.-Sozialpädagogik, Dipl.-Gesundheitspädagogik, Dipl.-Pädagogik, Dipl.-Psychologie oder ein Studienabschluss in entsprechenden Bachelorstudiengängen. Ein **hohes Maß an sozialer Kompetenz und professioneller Empathiefähigkeit** wird ebenso erwartet wie Erfahrungen im Praktizieren einer Meditationsform oder eines Entspannungsverfahrens, bereits absolvierte Selbsterfahrungs- und/oder Achtsamkeitsseminare, Gruppenleitungserfahrungen sowie sozio- bzw. psychotherapeutische Grundkenntnisse.

INFO

MBM-Ausbildungen in der Klinik für Naturheilkunde und Integrative Medizin in Essen

Mind-Body-Medizin-MICOM
- Grundlagenseminar „Mind-Body Medicine Summer School"
- Vertiefungsseminar

www.mindbodymedicine.de

GAMMA-Multiplikator* innen-Weiterbildung
www.nhk-fortbildungen.de

Intership in MBM
www.kliniken-essen-mitte.de/no_cache/ueber-uns/karriere/stellenmarkt.html

Weitere Beispiele sind:
- An der **Charité Berlin** vertritt Prof. Andreas Michalsen mit dem Stiftungslehrstuhl für Klinische Naturheilkunde Aspekte der modernen Mind-Body-Medizin
  www.charite.de/service/person/person/address_detail/michalsen/
- Am Institut für komplementäre und integrative Medizin am **Universitäts-Spital Zürich** wird unter Leitung von Prof. Claudia Witt ein universitäres Weiterbildungsangebot in Mind-Body-Medizin vorbereitet.
  www.iki.usz.ch/
- Elemente der Mind-Body-Medizin finden sich im BA-Studiengang Integrative Gesundheitsförderung der **Hochschule Coburg** unter Leitung von Prof. Niko Kohls.
  www.hs-coburg.de/studium/bachelor/soziale-arbeit-und-gesundheit/integrative-gesundheitsfoerderung.html
- An der **Universität Witten-Herdecke** vertreten die Professoren Tobias Esch am Institut für Integrative Gesundheitsversorgung und Gesundheitsförderung und Johannes Michalak mit seinem Lehrstuhl für Klinische Psychologie und Psychotherapie Aspekte der Mind-Body-Medizin sowie die achtsamkeitsbasierten Psychologie und Psychotherapie
  www.uni-wh.de/gesundheit/department-fuer-humanmedizin/lehrstuehle-institute-und-zentren/integrative-gesundheitsversorgung-und-gesundheitsfoerderung/
  www.uni-wh.de/gesundheit/department-fuer-psychologie/lehrstuehle-und-professuren/lehrstuhl-fuer-klinische-psychologie-und-psychotherapie-ii/#c334
- Eine Zusammenstellung von Kursleiter-Weiterbildungen für MBSR und MBCT findet sich beim MBSR Verband.
  www.mbsr-verband.de/ausbildung/institute.html

KAPITEL

7 Adressen MBM

Patientenaufklärung

Es trifft sicherlich zu, dass naturheilkundliche Verfahren häufig ärmer an Nebenwirkungen sind als konventionelle. Trotzdem droht Gefahr im juristischen Sinne, die vielen Ärzten nicht bewusst ist.

Die Rechtsprechung geht derzeit von folgendem Grundsatz aus: Ein Patient, der einen Arzt aufsucht, selbst wenn dieser ausschließlich naturheilkundliche Verfahren anwendet, ist von diesem ausführlich über die konventionellen Therapieoptionen zu informieren. Insbesondere muss der Arzt auch darüber aufklären, ob es sich bei einem angewendeten Behandlungsverfahren um ein konventionelles handelt oder nicht.

Adressen – MBM in Essen

Stiftungslehrstuhl der Alfried Krupp von Bohlen und Halbach-Stiftung,
Medizinische Fakultät der Universität Duisburg-Essen
Kliniken Essen-Mitte, Knappschafts-Krankenhaus
Klinik für Naturheilkunde und Integrative Medizin
Am Deimelsberg 34a
45276 Essen
Tel.: +49 (0)201 174–25008
Fax: +49 (0)201 174–25500
naturheilkunde@kliniken-essen-mitte.de
www.uni-due.de/naturheilkunde

Informationen zur jährlichen Mind-Body Medicine Summer School und
zum Vertiefungsseminar der Mind-Body-Medizin
info@mindbodymedicine.de
www.mindbodymedicine.de

Achtsamkeitsinstitut Ruhr
Laurastr. 87
45289 Essen
Tel.: +49 (0)201 598 080 68
Fax: +49 (0)322 293 521 63
info@achtsamkeitsinstitut-ruhr.de
www.achtsamkeitsinstitut-ruhr.de

Adressen – MBM in Deutschland

Deutscher Wellness Verband e. V.
Neusser Str. 35
40219 Düsseldorf
Tel.: +49 (0)211 168 20 90
Fax: +49 (0)211 168 20 95
info@wellnessverband.de
www.wellnessverband.de

Institut für Achtsamkeit
Kirchstr. 37
50181 Bedburg
Tel.: +49 (0)172 218 66 81
Fax: +49 (0)212 520 837 99
info@institut-fuer-achtsamkeit.de
www.institut-fuer-achtsamkeit.de

MBSR-MBCT Verband e. V.
Dortmunder Str. 2
10555 Berlin
Tel.: +49 (0)30 916 035 27
Fax: +49 (0)30 916 035 28
kontakt@mbsr-verband.de
www.mbsr-verband.de

... et al. ...

Adressen – MBM in den USA

Benson-Henry Institute (BHI) for Mind Body Medicine at Massachusetts General Hospital (MGH)
151 Merrimac Street, 4th Floor
Boston, MA 02114
Tel.: +1 617-643-6090
Fax: +1 617-643-6077
mindbody@partners.org
www.bensonhenryinstitute.org

Center for Mindfulness in Medicine, Health Care, and Society (CfM), University of Massachusetts (UMass) Medical School
Location:
Hoagland Pincus Building
222 Maple Avenue
Shrewsburg, MA 01545
Mailing Address:
55 Lake Avenue North
Worcester, MA 01655
Tel.: +1 508-856-2656
Fax: +1 508-856-1977
mindfulness@umassmed.edu
www.umassmed.edu/cfm

Geogetown University School of Medicine Mind Body Medicine Program
3900 Reservoir Road
NW Washington DC 20057
Tel.: +1(202)687-0100
nph4@georgetown.edu (Nancy Harazduk)
haramati@georgetown.edu (Adi Haramati)
http://som./georgetown.edu/education/mindbody

Oasis Institute, CfM, UMass Medical School
cfm.oasis@umassmed.edu
www.umassmed.edu/cfm/training

Ornish Lifestyle Medicine
Tel.: +1 (877) 888-3091
www.ornish.com

Preventive Medicine Research Institute (PMRI)
Sausalito, Kalifornien (in collaboration with the University of California, San Francisco)
Tel.: +1 415-332-2525
Tandis@pmri.org
www.pmri.org

The Institute for Integrative Health
1407 Fleet Street
Baltimore, MD 21231
Tel.: +1 443-681-7600
Fax: +1 443-681-7613
info@tiih.org
https://tiih.org

Literatur- und Quellenverzeichnis

Abbott RA, Whear R, Rodgers LR, Bethel A, Thompson Coon J, Kuyken W, Stein K, Dickens C. Effectiveness of mindfulness-based stress reduction and mindfulness based cognitive therapy in vascular disease: A systematic review and meta-analysis of randomised controlled trials. J Psychosom Res. 2014;76(5):341–351.

Abrams H. Towards an understanding of mindful practices with children and adolescents in residential treatment. Residential Treatment for Children & Youth. 2007;24(1/2):93–109.

Ader R, Cohen N. Behaviorally conditioned immunosuppression. Psychosom Med. 1975;37(4):333–40.

Agana DF, Porter M, Hatch, R, Rubin D, Carek, P. Job Satisfaction Among Academic Family Physicians. Fam Med 2017; 49(8):622–625.

Aggarwal BB, Shishodia S, Sandur SK, Pandey MK, Sethi G. Inflammation and cancer: How hot is the link? Biochem Pharmacol. 2006;72(11):1605–1621.

AGO, Arbeitsgemeinschaft Gynäkologische Onkologie e. V. Guidelines Breast, Version 2017.1D. Diagnostik und Therapie primärer und metastasierter Mammakarzinome. Komplementäre Therapie. https://www.ago-online.de/fileadmin/downloads/leitlinien/mamma/2017-03/AGO_deutsch/PDF_Einzeldateien_deutsch/2017D%2024_Komplementaere%20Therapie.pdf (abgerufen am 17.5.2018)

Ajzen I. The Theory of planned behavior. Organ Behav Hum Decis Process. 1991;50:179–211.

Akgun Sahin Z, Dayapoglu N. Effect of progressive relaxation exercises on fatigue and sleep quality in patients with chronic obstructive lung disease (COPD). Complement Ther Clin Pract. 2015;21(4):277–81.

Albertson ER, Neff KD, Dill-Shackleford KE. Self-compassion and body dissatisfaction in women: A randomized controlled trial of a brief meditation intervention. Mindfulness. 2015;6(3):444–454.

Alhasan H, Hood V, Mainwaring F. The effect of visual biofeedback on balance in elderly population: a systematic review. Clin Interv Aging. 2017;12:487–497.

Altner N. Achtsamkeit im Kindergarten. Wie das Miteinander gelingt. Beltz Verlag, 2012.

Altner N, Dobos G. „Mehr Ruhe" – Stress, Gesundheit und bewusste Schulgestaltung. Schulleitung heute. 2018;1 (im Druck).

Altner N, Richarz B, Reichardt H, Dobos G. Stressbewältigung durch Achtsamkeit als Unterstützung bei der Reduzierung des Tabakkonsums bei Krankenhauspersonal. In: Heidenreich T., Michalak J, Hrsg. Achtsamkeit und Akzeptanz in der Psychotherapie. Tübingen: dgvt-verlag; 2004.

Altner N, Sauer S. Achtsamkeitspraxis als Gesundheitsressource für LehrerInnen. In: Dauber H, Döring-Seipel E. Was Lehrerinnen und Lehrer gesund erhält. Bd. 4, Kölner Reihe – Materialien zu Supervision und Beratung. Göttingen: Vandenhoeck & Rupprecht; 2013.

Altner N. „Du musst heute nicht schwimmen" Achtsamkeit und (Selbst)Mitgefühl als Basis für Stressbewältigung und bewusste Kommunikation in der Schule. Schulleitung heute, 1/2018 (im Druck).

Altner N. Achtsam mit Kindern leben. Wie wir uns die Freude am Lernen erhalten. München: Kösel Verlag; 2009.

Anand SS, Islam S, Rosengren A, Franzosi MG, Steyn K, Yusufali AH, Keltai M, Diaz R, Rangarajan S, Yusuf S. Risk factors for myocardial infarction in women and men: insights from the INTERHEART study. Eur Heart J. 2008;29(7):932–40.

Andrasik F, Buse DC, Grazzi L. Behavioral medicine for migraine and medication overuse headache. Curr Pain Headache Rep. 2009;13(3):241–8.

Andrasik F, Grazzi L, D'Amico D, Sansone E, Leonardi M, Raggi A, Salgado-García F. Mindfulness and headache: A "new" old treatment, with new findings. Cephalalgia. 2016.

Anheyer D, Haller H, Barth J, Lauche R, Dobos G, Cramer H. Mindfulness-Based Stress Reduction for Treating Low Back Pain: A Systematic Review and Meta-analysis. Ann Intern Med. 2017;166(11):799–807.

Antoni MH, Lutgendorf SK, Cole SW, Dhabahar FS, Sephton SE, Mcdonald PG, Stefanek M, Sook AK. The influence of bio-behavioral factors on tumor biology: pathways and mechanisms. Nat Rev Cancer. 2006;6:204–8.

Antonovsky A. Gesundheitsforschung versus Krankheitsforschung. In: Franke A, Broda M, Hrsg. Psychosomatische Gesundheit. Versuch einer Abkehr vom Pathogenese-Konzept. Tübingen: dgvt-Verlag; 1993;3–14.

Antonovsky A. Health, stress and coping. San Francisco: Jossey Bass. 1979.

Antonovsky A. The salutogenic model as a theory to guide health promotion. Health promotion international. 1996;11(1):11–18.

Antonovsky A. Unraveling the mystery of health. How people manage stress and stay well. San Francisco, London: Jossey-Bass Publ. 1987.

Antonovsky A. Unraveling the mystery of health. How people manage stress and stay well. San Francisco: Jossey Bass; 1987/1997.

Ardigo S, Herrmann FR, Moret V, Derame L, Giannelli S, Gold G, Pautex S. Hypnosis can reduce pain in hospitalized older patients: a randomized controlled study. BMC Geriatr. 2016;16(14).

Armanios M, Blackburn EH. The telomere syndromes. Nat Rev Genet. 2012;13(10):693–704.

Astin J. Stress reduction through mindfulness meditation. Effects on psychological symtomatology, sense of control and spiritual experience. Psychotherapy 1997;66:97–106.

Astin JA, Beckner W, Soeken L, Hochberg MC, Berman B. Psychological interventions for rheumatoid arthritis: a meta-analysis of randomized controlled trials. Arthritis Rheum. 2012;47(3):291–302.

Aune D, Keum N, Giovannucci E, Fadnes LT, Boffetta P, Greenwood DC, Tonstad S, Vatten LJ, Riboli E, Norat T. Whole grain consumption and risk of cardiovascular disease, cancer, and all cause and cause specific mortality: systematic review and dose-response meta-analysis of prospective studies. BJM. 2016;353:i2716.

Aune D, Norat T, Leitzmann M, Tonstad S, Vatten LJ.Physical activity and the risk of type 2 diabetes: a systematic review and dose-response meta-analysis. Eur J Epidemiol. 2015;(7):529–42.

AWMF, Arbeitsgemeinschaft der Wissenschaftlichen Medizinischen Fachgesellschaften e. V. Online – Das Portal der wissenschaftlichen Medizin. http://www.awmf.org/ (abgerufen am 17.5.2018)

AWMF, Arbeitsgemeinschaft der Wissenschaftlichen Medizinischen Fachgesellschaften e. V. Leitlinien – Colitis ulcerosa. http://www.awmf.org/leitlinien/detail/ll/021-009.html (abgerufen am 17.5.2018)

AWMF, Arbeitsgemeinschaft der Wissenschaftlichen Medizinischen Fachgesellschaften e. V.
Aktualisierte Leitlinie zur Diagnostik und Therapie der Colitis ulcerosa 2011 – Ergebnisse einer Evidenzbasierten Konsensuskonferenz, AWMF-Registriernummer: 021/009. http://www.awmf.org/uploads/tx_szleitlinien/021-009l_S3_Diagnostik_Therapie_Colitis_ulcerose_2011-abgelaufen.pdf (abgerufen am 17.5.2018; in Überarbeitung) (vgl. für Langfassung der Leitlinie Dignass et al. 2011)

AWMF, Arbeitsgemeinschaft der Wissenschaftlichen Medizinischen Fachgesellschaften e. V.
Leitlinien – Nationale VersorgungsLeitlinie Kreuzschmerz. http://www.awmf.org/leitlinien/detail/ll/nvl-007.html (abgerufen am 17.5.2018)

AWMF, Arbeitsgemeinschaft der Wissenschaftlichen Medizinischen Fachgesellschaften e. V. Nationale Versorgungs-Leitlinie Nicht-Spezifischer Kreuzschmerz. Kurzfassung, 2. Auflage. 2017 Version 1. AWMF-Register-Nr.: nvl-007. http://www.awmf.org/uploads/tx_szleitlinien/nvl-007k_S3_Kreuzschmerz_2018-02.pdf (abgerufen am 17.5.2018)

AWMF, Arbeitsgemeinschaft der Wissenschaftlichen Medizinischen Fachgesellschaften e. V.
Leitlinien – Spezifischer Kreuzschmerz. http://www.awmf.org/leitlinien/detail/ll/033-051.html (abgerufen am 17.5.2018)

Bachmann R, Schleinkofer G. Natürlich gesund mit Kneipp. Trias-Verlag; 2012.

Baer RA. Mindfulness training as a clinical intervention: A conceptual and empirical review. Clin Psychol Sci Pract. 2003;10:125–143.

Bai Z, Chang J, Chen C, Li P, Yang K, Chi I. Investigating the effect of transcendental meditation on blood pressure: a systematic review and meta-analysis. J Hum Hypertens. 2015;29(11):653–62.

Bai Z, Guan Z, Fan Y, Liu C, Yang K, Ma B, Wu B.The Effects of Qigong for Adults with Chronic Pain: Systematic Review and Meta-Analysis. Am J Chin Med. 2015;43(8):1525–39.

Bairs CL, Sands L. A pilot study of effectiveness of guided imagery with progressive muscle relaxation to reduce chronic pain and mobility difficulties of osteoarthritis. Pain Manag Nurs. 2004;5(3):97–104.

Bandura A. Social Foundations of thought and action: a social cognitive theory. New York: Prentice Hall; 1986.

Barrows JL, Fleury J. Systematic Review of Yoga Interventions to Promote Cardiovascular Health in Older Adults. West J Nurs Res. 2016;38(6):753–81.

Bartlett SJ, Moonaz SH, Mill C, Bernatsky S, Bingham CO 3rd. Yoga in rheumatic diseases. Curr Rheumatol Rep. 2013;15(12):387.

Beard C, Stason WB, Wang Q, Manola J, Dean-Clower E, Dusek JA, Decristofaro S, Webster A, Doherty-Gilman AM, Rosenthal DS, Benson H. Effects of complementary therapies on clinical outcomes in patients being treated with radiation therapy for prostate cancer. Cancer. 2011;117(1),96–102.

Beck AT. Cognitive therapy and the emotional disorders. International Universities Press; 1976.

Becker BD, KC Gallagher, RC Whitaker. Teachers' dispositional mindfulness and the quality of their relationships with children in Head Start classrooms. Journal of School Psychology. 2017;65:4053.

Benedetti F, Carlino E, Piedimonte A: Increasing uncertainty in CNS clinical trials: the role of placebo, nocebo, and Hawthorne effects. In: Lancet Neurol. 2016 Jun;15(7):736–747.

Bengel J, Strittmatter R, Willmann H. Was erhält Menschen gesund? Antonovskys Modell der Salutogenese – Diskussionsstand und Stellenwert. Köln: Bundeszentrale für gesundheitliche Aufklärung; 1999.

Benson H, Alexander S, Feldman CL. Decreased premature ventricular contractions through use of the relaxation response in patients with stable ischaemic heart-disease. Lancet. 1975;2:380–382.

Benson H, Baim P. Clinical Training in Mind/Body Medicine. Copyright 1992 by the Benson-Henry Institute for Mind Body Medicine, Massachusetts General Hospital, Revised September 2007.

Benson H. The Relaxation Response. New York: Avon Books; 1976.

Benson H. The relaxation response: Therapeutic Effect. Science 1997;278:169.

Benson H, Kotch JB, Crassweller KD, Greenwood MM. Historical and clinical considerations of the relaxation response. Am Sci. 1977;65(4):441–445.

Benson H, Stuart EM. The Wellness Book. Harvard Medical School, Copyright 1992 by the Benson-Henry Institute for Mind Body Medicine, Massachusetts General Hospital, Mind/Body Medical Institute.

Berrill JW, Sadlier M, Hood K, Green JT. Mindfulness-based therapy for inflammatory bowel disease patients with functional abdominal symptoms or high perceived stress levels. J Crohns Colitis. 2014;8(9):945–955.

Berto R. Exposure to restorative environments helps restore attentional capacity. J Enviorn Psychol. 2005;25:249–59.

Bhasin MK, Dusek JA, Chang BH, Joseph MG, Denninger JW, Fricchione GL, Benson H, Libermann TA. Relaxation response induces temporal transcriptome changes in energy metabolism, insulin secretion and inflammatory pathways. PLoS One. 2013;8(5):e62817.

Biegel G, Brown K, Shapiro S, Schubert C. Mindfulness-based stress reduction for the treatment of adolescent psychiatric outpatients: A randomized clinical trial. J Consult Clin Psychol. 2009;77(5):855–866.

Bierhaus A, Wolf J, Andrassy M, Rohleder N, Humpert PM, Petrov D, Ferstl R, von Eynatten M, Wendt T, Rudofsky G, Joswig M, Morcos M, Schwaninger M, McEwen B, Kirschbaum C, Nawroth PP. A mechanism converting psychosocial stress into mononuclear cell activation. Proc Natl Acad Sci U S A. 2003;100(4):1920–1925.

Birbaumer N, Schmidt RF. IV Funktionen des Nervensystems und Verhalten; Emotionen. In: Birbaumer N, Schmidt RF. Biologische Psychologie, 26, 6. Aufl. Heidelberg: Springer-Verlag; 2006:689–726.

Bircher-Benner M. Grundzüge der Ernährungstherapie. 3. Aufl. Berlin: Salle; 1909.

Birnie KA, Noel M, Parker JA, Chambers CT, Uman LS, Kisely SR, McGrath PJ. Systematic review and meta-analysis of distraction and hypnosis for needle-related pain and distress in children and adolescents. J Pediatr Psychol. 2014;39(8):783–808.

Biswas A, Oh PI, Faulkner GE, Bajaj RR, Silver MA, Mitchell MS, Alter DA. Sedentary time and its association with risk for disease incidence, mortality, and hospitalization in adults: a systematic review and meta-analysis. Ann Intern Med. 2015;162:123–32.

Black DS, Cole SW, Irwin MR, Breen E, St Cyr NM, Nazarian N, Khalsa DS, Lavretsky H. Yogic meditation reverses NF-kappaB and IRF-related transcriptome dynamics in leukocytes of family dementia caregivers in a randomized controlled trial. Psychoneuroendocrinology. 2013;38(3):348–355.

Blackburn EH, Epel ES, Lin J. Human telomere biology: A contributory and interactive factor in aging, disease risks, and protection. Science (New York, N. Y.). 2015;350(6265):1193–1198.

Blalock JE, Smith EM. Conceptual development of the immune system as a sixth sense. Brain Behav Immun. 2007;21:23–33.

Blanaru M, Bloch B, Vadas L, Arnon Z, Ziv N, Kremer I ,Haimov I. The effects of music relaxation and muscle relaxation techniques on sleep quality and emotional measures among individuals with posttraumatic stress disorder. Ment Illn. 2012;4(2):e13.

Bleiker EM, Hendriks JH, Otten JD, Verbeek AL, van der Ploeg HM. Personality factors and breast cancer risk: a 13-year follow-up. J Natl Cancer Inst. 2008;100:213–218.

Bloomfield HE, Koeller E, Greer N, MacDonald R, Kane R, Wilt TJ. Effects on Health Outcomes of a Mediterranean Diet With No Restriction on Fat Intake: A Systematic Review and Meta-analysis. Ann Intern Med. 2016;165(7):491–500.

Blumenthal JA, Sherwood A, Babyak MA, Watkins LL, Waugh R, Georgiades A, Bacon SL, Hayano J, Coleman RE, Hinderliter A. Effects of exercise and stress management training on markers of cardiovascular risk in patients with ischemic heart disease: A randomized controlled trial. JAMA. 2005;293:1626–1634.

Bo A, Mao W, Lindsey MA. Effects of mind-body interventions on depressive symptoms among older Chinese adults: A systematic review and meta-analysis. Int J Geriatr Psychiatry. 2017;32(5),509–512.

Bootzin R, Stevens S. Adolescents, substance abuse, and the treatment of insomnia and daytime sleepiness. Clinical Psychology Review. 2005;25(5),629–644.

Bosmann S, Paul A. Naturheilkunde für zu Hause: Vegetarisch vollwertig kochen, 3. bearbeitete Aufl. Essen: KVC-Verlag, Natur und Medizin e. V. Fördergemeinschaft der Karl und Veronica Carstens-Stiftung; 2017.

Bower JE, Greendale G, Crosswell AD, Garet D, Sternlieb B, Ganz PA, Irwin MR, Olmstead R, Arevalo J, Cole SW. Yoga reduces inflammatory signaling in fatigued breast cancer survivors. A randomized controlled trial. Psychoneuroendocrinology. 2014;43:20–29.

Bowker E, Dorstyn D. Hypnotherapy for disability-related pain: A meta-analysis. J Health Psychol. 2016;21(4):526–39.

Breedlove SM, Rosenzweig MR, Watson NV. Biological Psychology: An Introduction to Behavioral, Cognitive, and Clinical Neuroscience. 5th ed. Sunderland, Massachusetts: Sinauer Associates, Inc.; 2007.

Breines JG, Thoma MV, Gianferante D, Hanlin L, Chen X, Rohleder N. Self-compassion as a predictor of interleukin-6 response to acute psychosocial stress. Brain Behav Immun. 2014;37:109–114.

Brewer JA, Worhunsky PD, Gray JR, Tang Y-Y, Weber J, Kober H. Meditation experience is associated with differences in default mode network activity and connectivity. Proc Natl Acad Sci USA. 2011;108(50):20254–9.

Bridle C, Riemsma RP, Pattenden J, Sowden A J, Mather L, Watt IS, Walker A. Systematic review of the effectiveness of health behavior interventions based on the transtheoretical model. Psychology & Health. 2005;20(3).

Broda M, Bürger W, Dinger-Broda A, Massing H. Die Berus-Studie. Zur Ergebnisevaluation der Therapie psychosomatischer Störungen bei gewerblichen Arbeitnehmern. Eine Katamnesestudie stationärer Verhaltenstherapie bei einer Population von LVA-Versicherten. Berlin: Westkreuz-Verlag; 1996.

Broderick J, Crumlish N, Waugh A, Vancampfort D. Yoga versus non-standard care for schizophrenia. Cochrane Database Syst Rev. 2017;9:CD012052.

Broderick J, Knowles A, Chadwick J ,Vancampfort D. Yoga vs Standard Care for Schizophrenia. Schizophr Bull. 2016;42(1):15–7.

Brook RD, Appel LJ, Rubenfire M, Ogedegbe G, Bisognano JD, Elliott WJ, Fuchs FD, Hughes JW, Lackland DT, Staffileno BA, Townsend RR, Rajagopalan S. Beyond medications and diet: alternative approaches to lowering blood pressure: a scientific statement from the american heart association. Hypertension. 2013;61(6):1360–83.

Brooks M, Kay-Lambkin F, Bowman J, Childs S. Self-compassion amongst clients with problematic alcohol use. Mindfulness. 2012;3(4):308–317.

Brown KW, Creswell DJ, Ryan RM. Handbook of Mindfulness. The Guilford Press. New York London; 2015.

Brunnhuber S, Michalsen A. Psychosomatik und Mind Body Medizin. Integrative, komplementäre oder alternative Disziplinen? Ein entwicklungslogisches Argument. Forschende Komplementärmedizin. 2012;19:86–92.

Brunnhuber S. Achtsamkeitsübungen und Psychotherapie – Empirische Evidenz, Systematik und Neuere Befunde. Leading Opinions. Neurologie & Psychiatrie. 2012;1–2012:10–11.

Buckner RL, Andrews-Hanna JR, Schacter DL. The brain's default network: anatomy, function, and relevance to disease. Ann N Y Acad Sci. 2008;1124:1–38.

Buric I, Farias M, Jong J, Mee C, Brazil IA. What Is the Molecular Signature of Mind-Body Interventions? A Systematic Review of Gene Expression Changes Induced by Meditation and Related Practices. Front Immunol. 2017;8:670.

Burns D, Becker WD. Fühl dich gut: Angstfrei mit Depression umgehen. Trier: édition trèves; 1992.

Cahn BR, Goodman MS, Peterson CT, Maturi R, Mills PJ. Yoga, Meditation and Mind-Body Health. Increased BDNF, Cortisol Awakening Response, and Altered Inflammatory Marker Expression after a 3-Month Yoga and Meditation Retreat. Front Hum Neurosci. 2017;11:315.

Callahan LF, Pincus T. The Sense of Coherence Scale in patients with rheumatoid arthritis. Arthritis Care Res. 1995;8:28–35.

Campo RA, Bluth K, Santacroce SJ, Knapik S, Tan J, Gold S, Philips K, Gaylord S, Asher GN. A mindful self-compassion videoconference intervention for nationally recruited posttreatment young adult cancer survivors: feasibility, acceptability, and psychosocial outcomes. Support Care Cancer. 2017;25(6):1759–1768.

Cannon WB. The Wisdom of the Body. New York: Norton; 1932.

Carabotti M, Scirocco A, Maselli MA, Severi C. The gut-brain axis: interactions between enteric microbiota, central and enteric nervous systems. Annals of gastroenterology. 2015;28(2):203–209.

Carlson LE, Zelinski E, Toivonen K, Flynn M, Qureshi M, Piedalue KA, Grant R. Mind-Body Therapies in Cancer. What Is the Latest Evidence? Curr Oncol Rep. 2017;19(10):67.

Carpenter CJ. A Meta-Analysis of the Effectiveness of Health Belief Model Variables in predicting Behavior. Health Commun. 2010;25(8):661–669.

Carson JW, Keefe FJ, Lynch TR, Carson KM, Goli V, Fras AM, Thorp SR: Loving-kindness meditation for chronic low back pain: results from a pilot trial. J Holist Nurs. 2005;23(3):287–304.

Castillo-Richmond A, Schneider RH, Alexander CN, Cook R, Myers H, Nidich S, Haney C, Rainforth M, Salerno J. Effects of stress reduction on carotid atherosclerosis in hypertensive African Americans. Stroke. 2000;31:568–573.

CEBM, Centre for Evidence-Based Medicine. Oxford Centre for Evidence-based Medicine – Levels of Evidence (March 2009). http://www.cebm.net/blog/2009/06/11/oxford-centre-evidence-based-medicine-levels-evidence-march-2009/ (abgerufen am 17.5.2018)

Chaix R, Alvarez-López MJ, Fagny M, Lemee L, Regnault B, Davidson RJ, Lutz A, Kaliman P. Epigenetic clock analysis in long-term meditators. Psychoneuroendocrinology. 2017;85(Supplement C):210–214.

Chang YF, Yang YH, Chen CC, Chiang BL. Tai Chi Chuan training improves the pulmonary function of asthmatic children. J Microbiol Immunol Infect. 2008;41(1):88–95.

Chang BH, Dusek JA, Benson H. Psychobiological changes from relaxation response elicitation: long-term practitioners vs. novices. Psychosomatics. 2011;52(6):550–559.

Charalambous A, Giannakopoulou M, Bozas E, Marcou Y, Kitsios P, Paikousis L. Guided Imagery And Progressive Muscle Relaxation as a Cluster of Symptoms Management Intervention in Patients Receiving Chemotherapy: A Randomized Control Trial. PLoS One. 2016;11(6):e0156911.

Chen PY, Liu YM, Chen ML. The Effect of Hypnosis on Anxiety in Patients With Cancer: A Meta-Analysis. Worldviews Evid Based Nurs. 2017;14(3):223–236.

Chen KW, Berger CC, Manheimer E, Forde D, Magidson J, Dachman L, Lejuez CW. Meditative therapies for reducing anxiety: a systematic review and meta-analysis of randomized controlled trials. Depress Anxiety. 2012;29(7):545–562.

Cheng L, Chang S, Li J ,Hong Y. Effects of different periods of Tai Chi exercise on the kinesthesia of the lower limb joints of elderly women. Res Sports Med. 2017;25(4):462–469.

Chida Y, Steptoe A, Powell LH. Religiosity/spirituality and mortality. A systematic quantitative review. Psychother Psychosom. 2009;78:81–90.

Chiesa A, Calati R, Serretti A. Does mindfulness training improve cognitive abilities? A systematic review of neuropsychological findings. Clin Psychol Rev. 2011;31(3):449–464.

Chrousos GP, Gold PW. The concepts of stress and stress system disorders. Overview of physical and behavioral homeostasis. JAMA. 1992;267:1244–1252.

Chu P, Gotink RA, Yeh GY, Goldie SJ, Hunink MG. The effectiveness of yoga in modifying risk factors for cardiovascular disease and metabolic syndrome: A systematic review and meta-analysis of randomized controlled trials. Eur J Prev Cardiol. 2016;23(3):291–307.

Chun MH, Chang MC, Lee SJ. The effects of forest therapy on depression and anxiety in patients with chronic stroke. Int J Neurosci. 2017;127(3):199–203.

Cohen L, Cole SW, Sood AK, Prinsloo S, Kirschbaum C, Arevalo JM, Jennings NB, Scott S, Vence L, Wei Q, Kentor D, Radvanyi L, Tannir N, Jonasch E, Tamboli P, Pisters L. Depressive symptoms and cortisol rhythmicity predict survival in patients with renal cell carcinoma: role of inflammatory signaling. PLoS One. 2012;7(8):e42324.

Cohen L, Warneke C, Fouladi RT, Rodriguez MA, Chaoul-Reich A. Psychological adjustment and sleep quality in a randomized trial of the effects of a Tibetan yoga intervention in patients with lymphoma. Cancer. 2004;100(10):2253–60.

Cohen S, Doyle WJ, Skoner DP, Rabin BS, Gwaltney JM Jr. Social ties and susceptibility to the common cold. JAMA. 1997;277:1940–4.

Cohen S, Tyrrell DA, Smith AP. Psychological stress and susceptibility to the common cold. N Engl J Med. 1991;325:606–12.

Cohen S. Keynote presentation at the eight international congress of behavioural medicine: the Pittsburgh common cold studies: psychosocial predictors of susceptibility to respiratory infectious illness. Int. J. Behav. Med. 2005;12:123–131.

Cole SW. Human social genomics. PLoS genetics. 2014;10(8):e1004601.

Colloca L, Lopiano L, Lanotte M, Benedetti F: Overt versus covert treatment for pain, anxiety, and Parkinson's disease. Lancet Neurol. 2004 Nov;3(11):679–84. Review

Conne M, Norman P. Predicting health behavior: research and practice with social cognition models. Buckingham: Open university press; 1995.

Contento IR, Basch GI, Bronner YL, Lytle LA, Maloney SK, White SL, Olson CM, Schwandener SS. The effectiveness of nutrition education and implications for nutrition education policy, programs, and research. A review of research. Journal of Nutrion Education. 1995;27:277–423.

Cortese S, Ferrin M, Brandeis D, Holtmann M, Aggensteiner P, Daley D, Santosh P, Simonoff E, Stevenson J, Stringaris A, Sonuga-Barke EJ. Neurofeedback for Attention-Deficit/Hyperactivity Disorder: Meta-Analysis of Clinical and Neuropsychological Outcomes From Randomized Controlled Trials. J Am Acad Child Adolesc Psychiatry. 2016;55(6):444–55.

Cramer H, Anheyer D, Lauche R, Dobos G. A systematic review of yoga for major depressive disorder. J Affect Disord. 2017;213:70–77.

Cramer H, Haller H, Lauche R, Steckhan N, Michalsen A, Dobos G. A systematic review and meta-analysis of yoga for hypertension. Am J Hypertens. 2014;27(9):1146–51.

Cramer H, Klose P, Brinkhaus B, Michalsen A, Dobos G. Effects of yoga on chronic neck pain: a systematic review and meta-analysis. Clin Rehabil. 2017;31(11):1457–1465.

Cramer H, Krucoff C, Dobos G. Adverse events associated with yoga: a systematic review of published case reports and case series. PLoS One. 2013;8(10):e75515.

Cramer H, Langhorst J, Dobos G, Lauche R. Yoga for metabolic syndrome: A systematic review and meta-analysis. Eur J Prev Cardiol. 2016;23(18):1982–1993.

Cramer H, Lauche R, Dobos G. Characteristics of randomized controlled trials of yoga: a bibliometric analysis. BMC Complement Altern Med. 2014;14:328.

Cramer H, Lauche R, Haller H, Dobos G. A systematic review and meta-analysis of yoga for low back pain. Clin J Pain. 2013;29(5):450–60.

Cramer H, Lauche R, Haller H, Dobos G, Michalsen A. A systematic review of yoga for heart disease. Eur J Prev Cardiol. 2015;22(3):284–95.

Cramer H, Lauche R, Haller H, Langhorst J, Dobos G. Mindfulness- and Acceptance-based Interventions for Psychosis: A Systematic Review and Meta-analysis. Glob Adv Health Med. 2016;5(1):30–43.

Cramer H, Lauche R, Haller H, Steckhan N, Michalsen A, Dobos G. Effects of yoga on cardiovascular disease risk factors: a systematic review and meta-analysis. Int J Cardiol. 2014;173(2):170–83.

Cramer H, Lauche R, Hohmann C, Langhorst J, Dobos G. Yoga for chronic neck pain: a 12-month follow-up. Pain Med. 2013;14(4):541–8.

Cramer H, Lauche R, Klose P, Lange S, Langhorst J, Dobos GJ. Yoga for improving health-related quality of life, mental health and cancer-related symptoms in women diagnosed with breast cancer. Cochrane Database Syst Rev. 2017;1:CD010802.

Cramer H, Lauche R, Klose P, Langhorst J, Dobos G. Yoga for schizophrenia: a systematic review and meta-analysis. BMC Psychiatry. 2013;13:32.

Cramer H, Lauche R, Langhorst J, Dobos G. Yoga for depression: a systematic review and meta-analysis. Depress Anxiety. 2013;30(11):1068–83.

Cramer H, Lauche R, Langhorst J, Dobos G. Yoga for rheumatic diseases: a systematic review. Rheumatology (Oxford). 2013;52(11):2025–30.

Cramer H, Lauche R, Paul A, Langhorst J, Kummel S, Dobos GJ. Hypnosis in breast cancer care: a systematic review of randomized controlled trials. Integr Cancer Ther. 2015;14(1):5–15.

Cramer H, Pokhrel B, Fester C, Meier B, Gass F, Lauche R, Eggleston B, Walz M, Michalsen A, Kunz R, Dobos G, Langhorst J. A randomized controlled bicenter trial of yoga for patients with colorectal cancer. Psychooncology. 2016;25(4):412–20.

Cramer H, Posadzki P, Dobos G, Langhorst J. Yoga for asthma: a systematic review and meta-analysis. Ann Allergy Asthma Immunol. 2014;112(6):503–510.e5.

Cramer H, Rabsilber S, Lauche R, Kummel S, Dobos G. Yoga and meditation for menopausal symptoms in breast cancer survivors-A randomized controlled trial. Cancer. 2015;121(13):2175–84.

Cramer H, Schafer M, Schols M, Kocke J, Elsenbruch S, Lauche R, Engler H, Dobos G, Langhorst J. Randomised clinical trial: yoga vs written self-care advice for ulcerative colitis. Aliment Pharmacol Ther. 2017;45(11):1379–1389.

Cramer H, Thoms MS, Anheyer D, Lauche R, Dobos G. Yoga in women with abdominal obesity – a Randomized Controlled Trial. Dtsch Arztebl Int. 2016;113(39):645–652.

Cramer H, Ward L, Saper R, Fishbein D, Dobos G, Lauche R. The Safety of Yoga: A Systematic Review and Meta-Analysis of Randomized Controlled Trials. Am J Epidemiol. 2015;182(4):281–93.

Cramer H, Lauche R, Haller H, Langhorst J, Dobos G. Mindfulness- and Acceptance-based Interventions for Psychosis: A Systematic Review and Meta-analysis. Glob Adv Health Med. 2016;5(1):30–43.

Cramer H, Lauche R, Paul A, Langhorst J, Michalsen A, Dobos G. Mind-Body Medicine in the Secondary Prevention of Coronary Heart Disease. Dtsch Arztebl Int. 2015;112(45):759–767.

Creswell J, David I, Michael R, Burklund LJ, Lieberman MD, Arevalo JM, Ma J, Breen EC, Cole SW. Mindfulness-Based Stress Reduction training reduces loneliness and pro-inflammatory gene expression in older adults. A small randomized controlled trial. Brain Behav Immun. 2012;26(7):1095–1101.

Crider A, Glaros AG, Gevirtz RN. Efficacy of biofeedback-based treatments for temporomandibular disorders. Appl Psychophysiol Biofeedback. 2005;30(4):333–45.

Crum A, Langer E. Mind-set matters. Psychological Science 2007;18(2):165–171.

Dahm KA, Meyer EC, Neff KD, Kimbrel NA, Gulliver SB, Morissette SB. Mindfulness, Self-Compassion, Posttraumatic Stress Disorder Symptoms, and Functional Disability in US Iraq and Afghanistan War Veterans. J Trauma Stress. 2015;28(5):460–464.

Darwin C. Der Ausdruck der Gemüthsbewegungen bei dem Menschen und den Thieren. Aus dem Englischen übersetzt von J. Victor Carus. Stuttgart: E. Schweizerbart'sche Verlagshandlung; 1872.

Daubenmier J, Lin J, Blackburn E, Hecht FM, Kristeller J, Maninger N, Kuwata M, Bacchetti P, Havel PJ, Epel E. Changes in stress, eating, and metabolic factors are related to changes in telomerase activity in a randomized mindfulness intervention pilot study. Psychoneuroendocrinology. 2012:37(7):917–928.

Daubenmier JJ, Weidner G, Marlin R, Crutchfield L, Dunn-Emke S, Chi C, Gao B, Carroll P, Ornish D. Lifestyle and health-related quality of life of men with prostate cancer managed with active surveillance. Urology. 2006;67(1):125–130.

Daubenmier JJ, Weidner G, Sumner MD, Mendell N, Merritt-Worden T, Studley J, Ornish D. The contribution of changes in diet, exercise, and stress management to changes in coronary risk in women and men in the multisite cardiac lifestyle intervention program. Ann Behav Med. 2007;33(1):57–68.

Davidson RJ, Kabat-Zinn J, Schumacher J, Rosenkranz M, Muller D, Santorelli SF, Urbanowski F, Harrington A, Bonus K, Sheridan JF. Alterations in brain and immune function produced by mindfulness meditation. Psychosom Med. 2003;65:564–570.

Davidson R, Lutz A. Buddha's Brain: Neuroplasticity and Meditation. IEEE Signal Process Mag. 2007;176:171–175.

Davidson R, Pizzagalli D, Nitschke JB, Putnam K. Depression: Perspectives from affective Neuroscience. Annu Rev Psychol. 2002;53:545–74.

Davidson RJ, Kabat-Zinn J, Schuhmacher J, Rosenkranz M, Muller D, Santorelli SF, Urbanowski F, Harrington A, Bonus K, Sheridan JF. Alterations in Brain and Immune Function Produced by Mindfulness Meditation. Psychosom Med. 2003;(65):564–570.

Dayapoglu N, Tan M. Evaluation of the effect of progressive relaxation exercises on fatigue and sleep quality in patients with multiple sclerosis. J Altern Complement Med. 2012;18(10):983–7.

de Lorgeril M, Salen P, Martin JL, Monjaud I, Delaye J, Mamelle N. Mediterranean diet, traditional risk factors, and the rate of cardiovascular complications after myocardial infarction: final report of the Lyon Diet Heart Study. Circulation. 1999;16;99(6):779–85.

De Vries H, Dijkstra M, Kuhlman P. Self-efficacy: The third factor besides attitude and subjective norm as a predictor of behavioral intentions. Health Education Research. 1988;3:273–282.

Deckro GR, Ballinger KM, Hoyt M, Wilcher M, Dusek J, Myers P, Greenberg B, Rosenthal DS, Benson HG. The evaluation of a mind/body intervention to reduce psychological distress and perceived stress in college students. J Am Coll Health. 2002;50(6):281–7.

Dekeyser M, Raes F, Leijssen M, Leysen S, Dewulf D. Mindfulness skills and interpersonal behaviour. Pers Individ Dif. 2008;44(5):1235–1245.

Del Canale S, Louis DZ, Maio V, Wang X, Rossi G, Hojat M, Gonnella JS. The relationship between physician empathy and disease complications: an empirical study of primary care physicians and their diabetic patients in Parma, Italy. AcadMed. 2012;87(9):1243–1249.

Denninger JW, Niles H, Mehta DH, Corrigan AA, Bhasin MK. Functional Genomics in the Study of Mind-Body Therapies. Ochsner J. 2014;14(4):681–695.

DGSM, Deutsche Gesellschaft für Schlafforschung und Schlafmedizin. http://www.dgsm.de (abgerufen 17.5.2018)

DGSM, Deutsche Gesellschaft für Schlafforschung und Schlafmedizin.
Leitlinie S3: Nicht erholsamer Schlaf/Schlafstörungen. http://www.dgsm.de/fachinformationen_leitlinie.php (abgerufen 17.5.2018)

DGSM, Deutsche Gesellschaft für Schlafforschung und Schlafmedizin.
S3-Leitlinie Nicht erholsamer Schlaf/Schlafstörungen. In: Somnologie 2009;13:4–160. http://www.dgsm.de/downloads/akkreditierung_ergebnisqualitaet/S3-Leitlinie_Nicht_erholsamer_Schlaf-Schlafstoerungen.pdf (abgerufen am 17.5.2018)

DGSM, Deutsche Gesellschaft für Schlafforschung und Schlafmedizin.
S3-Leitlinie Nicht erholsamer Schlaf/Schlafstörungen. Kapitel „Insomnie bei Erwachsenen" (AWMF-Registernummer: 063–003), Update 2016. In: Somnologie 2017; 21:2–44. http://www.dgsm.de/downloads/aktuelles/S3%20LL%20Nicht-erholsamer%20Schlaf%20Kap%20Insomnie%20Somnologie%202017.pdf (abgerufen am 17.5.2018)

Deutsches Netzwerk Evidenzbasierte Medizin: Definitionen. http://www.ebm-netzwerk.de/was-ist-ebm/grundbegriffe/definitionen/ (abgerufen am 17.5.2018)

DGE, Deutsche Gesellschaft für Ernährung. 10 Regeln der DGE aktualisiert. Presseinformation: Presse, DGE intern, 2017

9/2017 vom 29.8.2017. https://www.dge.de/presse/pm/10-regeln-der-dge-aktualisiert/ (abgerufen am 17.5.2018)

Didonna F. Clinical Handbook of Mindfulness. Springer; 2010.

Dignass A, Preiß JC, Aust DE, Autschbach F, Ballauf A, Barretton G, Bokemeyer B, Fichtner-Feigl S, Hagel S, Herrlinger KR, Jantscheck G, Kroesen A, Kruis W, Kucharzik T, Langhorst J, Reinshagen, Rogler G, Schleiermacher D, Schmidt C, Schreiber S, Schulze H, Stange E, Zeitz M, Hoffmann JC, Stallmach A. Aktualisierte Leitlinie zur Diagnostik und Therapie der Colitis ulcerosa 2011 – Ergebnisse einer Evidenzbasierten Konsensuskonferenz. Zeitschrift fuer Gastroenterologie. 2011;49(09):1276–1341.

Ditto B, Eclache M, Goldman N Goldman. Short-term autonomic and cardiovascular effects of mindfulness body scan meditation. Ann Behav Med. 2006;32(3):227–234.

Dobos G, Deuse M, Michalsen A. Chronische Erkrankungen. Konventionelle und komplementäre Therapie. München: Elsevier Urban und Fischer Verlag; 2006.

Dobos G, Paul A. Mind-Body Medizin. Die moderne Ordnungstherapie in Theorie und Praxis. München: Elsevier, Urban & Fischer Verlag; 2011.

Dobos G, Altner N, Lange S, Musial F, Langhorst J, Michalsen A, Paul A. Mind-body medicine as a part of German integrative medicine. Bundesgesundheitsblatt Gesundheitsforschung Gesundheitsschutz. 2006;49(8):723–728.

Dobos G, Overhamm T, Bussing A, Ostermann T, Langhorst, J, Kummel S, Paul A, Cramer H. Integrating mindfulness in supportive cancer care: a cohort study on a mindfulness-based day care clinic for cancer survivors. Support Care Cancer. 2015;23(10):2945–2955.

Dörner K. Der gute Arzt. Lehrbuch der ärztlichen Grundhaltung. Stuttgart: Schattauer; 2003.

Duijts SF, Zeegers MP, Borne BV. The association between stressful life events and breast cancer risk: a meta-analysis. Int J Cancer. 2003;107(6):1023–9.

Dusek JA, Chang BH, Zaki J, Lazar SW et al. Association between oxygen consumption and nitric oxide production during the relaxation response. Med Sci Monit. 2006;12:CR1–10.

Dusek JA, Chang BH, Zaki J, Lazar SW, Deykin A, Stefano GB, Wohlhueter A, Hibberd P, Benson H. Association between oxygen consumption and nitric oxide production during the relaxation response. Med Sci Monit 2006; 12: CR1–10.

Dusek JA, Hibberd PL, Buczynski B, Chang BH, Dusek KC, Johnston JM, Wohlhueter AL, Benson H, Zusman RM. Stress management versus lifestyle modification on systolic hypertension and medication elimination: a randomized trial. J Altern Complement Med. 2008;14(2):129–138.

Dusek JA, Otu HH, Wohlhueter AL, Bhasin M, Zerbini LF, Joseph MG, Benson H, Libermann TA. Genomic counter-stress changes induced by the relaxation response. PloS one. 2008;3(7):e2576. Education and counseling 1999;36(1):19–129.

Ekman P, Friesen WV. Constants across cultures in face and emotion. J Pers Soc Psychol. 1971;17:124–129.

Ellis A, Dryden W. The Practice of Rational Emotive Behavior Therapy. Springer Publishing Company; 1997.

Ellis A. Training der Gefühle. Heidelberg: Moderne Verlagsgesellschaft; 20066.

Elsenbruch S, Langhorst J, Popkirowa K, Müller T, Luedtke R, Franken U, Paul A, Spahn G, Michalsen A, Janssen OE, Schedlowski M, Dobos GJ. Effects of mind-body therapy on quality of life and neuroendocrine and cellular immune functions in patients with ulcerative colitis. Psychother and psychosom. 2005;74(5):277–287.

Emavardhana T, Tori CD. Changes in self-concept, ego defense mechanisms, and religiosity following seven-day Vipassana meditation retreats. J Sci Study Relig. 1997;36(2):194–206.

Enck P, Benedetti F, Schedlowski M. New insights into the placebo und nocebo responses. Neuron. 2008;59:195–206.

Epel E, Daubenmier J, Moskowitz JT, Folkman S, Blackburn E Can meditation slow rate of cellular aging? Cognitive stress, mindfulness, and telomeres. Ann N Y Acad Sci. 2009;1172:34–53.

Epel ES, Blackburn EH, Lin J, Dhabhar FS, Adler NE, Morrow JD, Cawthon RM. Accelerated telomere shortening in response to life stress Proc Natl Acad Sci U S A. 2004;101(49):17312–17315.

Epel ES, Lin J, Wilhelm FH, Wolkowitz OM, Cawthon R, Adler NE, Epel E, Daubenmier J, Moskowitz JT, Folkman S, Blackburn, Eriksson M, Lindström B. The evidence base of the Salutogenesis: Theory, Evidence and Practice. Abstracts of the 19th IUHPE World Conference on Health Promotion & Health Education, Vancouver, June 10–15, 2007.

Epel ES, Puterman E, Lin J, Blackburn EH, Lum PY, Beckmann ND, Zhu J, Lee E, Gilbert A, Rissman RA, Tanzi RE, Schadt EE. Meditation and vacation effects have an impact on disease-associated molecular phenotypes. Transl psychiatry. 2016;6(8):e880.

Eriksson M. Unravelling the mystery of salutogenesis. Turku: Folkhälsan Research Centre; 2007.

Esch T, Duckstein J, Welke J, Braun V. Mind/body techniques for physiological and psychological stress reduction: Stress management via Tai Chi training – a pilot study. Med Sci Monit. 2007;13:CR488–497.

Esch T, Guarna M, Bianchi E, Stefano GB. Meditation and limbic processes. Biofeedback. 2004;32:22–32.

Esch T, Jose G, Gimpel C, von Scheidt C, Michalsen A. Die Flourishing Scale (FS) von Diener et al. liegt jetzt in einer autorisierten deutschen Fassung (FS-D) vor: Einsatz bei einer Mind-Body-medizinischen Fragestellung. Forsch Komplementmed. 2013; 20:267–275.

Esch T, Kim JW, Stefano GB. Neurobiological implications of eating healthy and its association with pleasure. Neuroendocrinol Lett. 2006;27:21–33.

Esch T, Michalsen A, Stefano GB. Endocannabinoide als molekulare Instrumente der Gesundheitsförderung. Med Monatsschr Pharm. 2006;29(11):397–403.

Esch T, Stefano GB, Fricchione GL, Benson H, Stefano GB. An overview of stress and its impact in immunological diseases. Mod Asp Immunobiol. 2002;2:187–192.

Esch T, Stefano GB, Fricchione GL, Benson H. Stress-related diseases: A potential role for nitric oxide. In: Stefano GB, Hrsg. Biomedical significance of nitric oxide. New York: Medical Science International; 2003.

Esch T, Stefano GB, Fricchione GL, Benson H. The role of stress in neurodegenerative diseases and mental disorders. Neuroendocrinol Lett. 2002;23:199–208.

Esch T, Stefano GB, Fricchione GL, Fricchione GL, Benson H. Stress in cardiovascular diseases. Med Sci Monit 2002;8:RA93-RA101.

Esch T, Stefano GB, Fricchione GL. The therapeutic use of the relaxation response in stress-related diseases. Med Sci Monit 2003;9:RA23–34.

Esch T, Stefano GB. A bio-psycho-socio-molecular approach to pain and stress management. Forsch Komplementarmed. 2007;14:224–234.

Esch T, Stefano GB. Proinflammation: A common denominator or initiator of different pathophysiological disease processes. Med Sci Monit. 2002;8:HY1–9.

Esch T, Stefano GB. The neurobiology of love. Neuro Endocrinol Lett. 2005;26:175–192.

Esch T, Stefano GB. The neurobiology of pleasure, reward processes, addiction and their health implications. Neuro Endocrinol Lett. 2004;25:235–251.

Esch T. Bestimmung von Vorgängen zum aktiven Erhalt der zellulären Autonomie und Organisation mit Hilfe des Schwesterchromatid-Austausch-Verfahrens. Göttingen: Georg-August-Universität; 1999.

Esch T. Die Bedeutung von Stress für das Herz-Kreislauf-System: Stress-assoziierte kardiovaskuläre Erkrankungen und nicht-medikamentöse Therapieverfahren. Apothekenmagazin. 2003;21:8–15.

Esch T. Gesund im Stress: Der Wandel des Stresskonzeptes und seine Bedeutung für Prävention, Gesundheit und Lebensstil. Gesundheitswesen. 2002;64:73–81.

Esch T. Mind-Body-Medizin: Stress, Stressmanagement und Gesundheitsförderung. Komplement Integr Med. 2008;49:35–39.

Esch T. Stress, Anpassung und Selbstorganisation: Gleichgewichtsprozesse sichern Gesundheit und Überleben. Forsch Komplementarmed. 2003;10:330–341.

Esch T, Stefano G. Proinflammation. A common denominator or initiator of different pathophysiological disease processes. Med Sci Monit. 2002;8(5):HY1–9.

Esch T, Stefano G. The neurobiology of stress management. Neuro endocrinology letters. 2010;31(1):9–39.

Esch T, Stefano G, Fricchione GL, Benson H. Stress-related diseases – a potential role for nitric oxide. Med Sci Monit. 2002;8(6),RA103–18.

Esposito K, Marfella R, Ciotola M, Di Palo C, Giugliano F, Giugliano G, D'Armiento M, D'Andrea F, Giugliano D. Effect of a mediterranean-style diet on endothelial dysfunction and markers of vascular inflammation in the metabolic sindrome: a randomized trial. Jama. 2004;292(12):1440–6.

Estruch R, Ros E, Salas-Salvadó J, Covas MI, Corella D, Arós F, Gómez-Gracia E, Ruiz-Gutiérrez V, Fiol M, Lapetra J, Lamuela-Raventos RM, Serra-Majem L, Pintó X, Basora J, Muñoz MA, Sorlí JV, Martínez JA, Martínez-González MA. PREDIMED Study Investigators. Primary prevention of cardiovascular disease with a Mediterranean diet. N Engl J Med. 2013;368(14):1279–90.

Evans S, Ling M, Hill B, Rinehart N, Austin D, Sciberras E. Systematic review of meditation-based interventions for children with ADHD. Eur Child Adolesc Psychiatry. 2017.

Fawzy FI, Fawzy NW. A structured psychoeducational intervention for cancer patients. Gen Hosp Psychiatry. 1994;16:149–192.

Fazeli MS, Lin Y, Nikoo N, Jaggumantri S, Collet JP, Afshar K. Biofeedback for nonneuropathic daytime voiding disorders in children: a systematic review and meta-analysis of randomized controlled trials. J Urol. 2015;193(1):274–9.

Fisch S, Brinkhaus B, Teut M. Hypnosis in patients with perceived stress – a systematic review. BMC Complement Altern Med. 2017;17(1):323.

Flook L, Goldberg SB, Pinger L, Davidson RJ. Promoting prosocial behavior and selfregulatory skills in preschool children through a mindfulness-based kindness curriculum. Developmental Psychology. 2015;51(1):4451.

Fooken I, Zinnecker J. Trauma und Resilienz. Chancen und Risiken lebensgeschichtlicher Bewältigung von belasteten Kindheiten. Weinheim: Juventa; 2007.

Forschungsprojekt PräGo: www.praego.net

Fortney L, Taylor M. Meditation in medical practice: A review of the evidence and practice. Prim Care. 2010;37(1):81–90.

Foucault M. Ariès oder die Sorge um die Wahrheit. In: ders. Von der Freundschaft als Lebensweise: Michel Foucault im Gespräch. Übers. Karbe M, Seitter, W. Berlin: Merve; 1984:117–122.

Fox KCR, Dixon ML, Nijeboer S, Girn M, Floman JL, Lifshitz M, Ellamil M, Sedlmeier P, Christoff K. Functional neuroanatomy of meditation: A review and meta-analysis of 78 functional neuroimaging investigations. Neurosci Biobehav Rev. 2016;65:208–228.

Fox KC, Nijeboer S, Dixon ML, Floman JL, Ellamil M, Rumak SP, Sedlmeier P, Christoff K. Is meditation associated with altered brain structure? A systematic review and meta-analysis of morphometric neuroimaging in meditation practitioners. Neurosci Biobehav Rev. 2014;43C:48–73.

Franke A, Mohn K, Sitzler F, Welbrink, Witte M. Alkohol- und Medikamentenabhängigkeit bei Frauen. Risiken und Widerstandsfaktoren. Weinheim: Juventa:2001.

Franke A, Witte M. Das HEDE-Training®. Manual zur Gesundheitsföderung auf Basis der Salutogenese. Bern: Huber, 2010.

Franke A. Modelle von Gesundheit und Krankheit. 2. Aufl., Bern: Huber; 2010.

Franke A. Zum Stand der konzeptionellen und empirischen Entwicklung des Salutogenese-Konzepts. In Antonovsky A. Salutogenese. Zur Entmystifizierung der Gesundheit. Deutsche, erweiterte Ausgabe, herausgegeben von A. Franke. Tübingen: DGVT-Verlag; 1997:171–192.

Frattaroli J, Weidner G, Merritt-Worden TA, Frenda S, Ornish D. Angina pectoris and atherosclerotic risk factors in the multisite cardiac lifestyle intervention program. Am J Cardiol. 2008;101(7):911–918.

Frenz AW, Carey MP, Jorgensen RS. Psychometric evaluation of Antonovsky's Sense of Coherence Scale. Psychological Assessment. 1993;5:145–153.

Friis AM, Johnson MH, Cutfield RG, Consedine NS. Kindness matters: a randomized controlled trial of a mindful self-compassion intervention improves depression, distress, and HbA1c among patients with diabetes. Diabetes Care. 2016;39(11):1963–1971.

Fung TT, Rexrode KM, Mantzoros CS, Manson JE, Willett WC, Hu FB. Mediterranean diet and incidence of and mortality from coronary heart disease and stroke in women. Circulation. 2009;119(8):1093–100.

Furmaniak AC, Menig M, Markes MH. Exercise for women receiving adjuvant therapy for breast cancer. Cochrane Database Syst Rev. 2016;9:CD005001.

Gaab J, Blattler N, Menzi T, Pabst B, Stoyer S, Ehlert U. Randomized controlled evaluation of the effects of cognitive-behavioral stress management on cortisol responses to acute stress in healthy subjects. Psychoneuroendocrinology. 2003;28(6):767–79.

Galante J, Iribarren SJ, Pearce PF. Effects of mindfulness-based cognitive therapy on mental disorders: a systematic review and meta-analysis of randomised controlled trials. J Res Nurs. 2013;18(2):133–155.

Geisler FC, Kubiak T, Siewert K, Weber H. Cardiac vagal tone is associated with social engagement and self-regulation. Biol Psychol. 2013;93(2):279–86.

Gerbarg PL, Jacob VE, Stevens L, Bosworth BP, Chabouni F, DeFilippis EM, Warren R, Trivellas M, Patel PV, Webb CD, Harbus MD, Christos PJ, Brown RP, Scherl EJ. The Effect of Breathing, Movement, and Meditation on Psychological and Physical Symptoms and Inflammatory Biomarkers in Inflammatory Bowel Disease: A Randomized Controlled Trial. Inflamm Bowel Dis. 2015;21(12):2886–2896.

Gerber WD. Schmerzen. In: Vaitl D, Petermann F, Hrsg. Entspannungsverfahren. Das Praxishandbuch. Weinheim: Beltz; 2004:281–295.

Gibson PR, Shepherd SJ. Evidence-based dietary management of functional gastrointestinal symptoms: The FODMAP approach. J Gastroenterol Hepatol. 2010;25(2):252–258.

Gilbert P. Compassion. Conceptualizations, Research and Use in Psychotherapy. London: Routledge; 2005.

Gimpel C, von Scheidt C, Jose G, Sonntag U, Stefano GB, Michalsen A, Esch T. Changes an Interactions of Flourishing, Mindfulness, Sense of Coherence, and Quality of Life in Patients of a Mind-Body Medicine Outpatient Clinic. Forsch Komplementmed. 2014;21:154–162.

Glaser R, Kiecolt-Glaser JK. Stress-induced immune dysfunction: implications for health. Nat. Rev. Immunol. 2005;5:243–251.

Glombiewski JA, Bernardy K, Hauser W. Efficacy of EMG- and EEG-Biofeedback in Fibromyalgia Syndrome: A Meta-Analysis and a Systematic Review of Randomized Controlled Trials. Evid Based Complement Alternat Med. 2013:962741.

Goessl VC, Curtiss JE, Hofmann SG. The effect of heart rate variability biofeedback training on stress and anxiety: a meta-analysis. Psychol Med. 2017;47(15):2578–2586.

Goglin SE, Farzaneh-Far R, Epel ES, Lin J, Blackburn EH, Whooley MA. Change in Leukocyte Telomere Length Predicts Mortality in Patients with Stable Coronary Heart Disease from the Heart and Soul Study. PloS one 2016;11(10):e0160748.

Göhner W, Fuchs R. Änderung des Gesundheitverhaltens. Göttingen: Hogrefe; 2007.

Goleman DJ, Schwartz GE. Meditation as an intervention in stress reactivity. J Consult Clin Psychol. 1976;44(3):456–466.

Gollwitzer PM. Das Rubikonmodell der Handlungsphasen. In: Kuhl J, Heckhausen H, Hrsg. Motivation, Volition und Handlung. Enzyklopädie der Psychologie, Serie IV: Motivation und Emotion. Göttingen: Hogrefe; 1996:531–582.

Gollwitzer PM. Implemantation intentions – strong effects of simple plans. American Psychologist. 1999;5(7):493–503.

Gong H, Ni C, Shen X, Wu T, Jiang C. Yoga for prenatal depression: a systematic review and meta-analysis. BMC Psychiatry. 2015;15:14.

Gordon J, Staples J, Blyta A, Bytyqi M. Treatment of posttraumatic stress disorder in postwar Kosovo high school students using mindbody skills groups: A pilot study. J of Trauma Stress. 2004;17(2):143–147.

Gotink RA, Chu P, Busschbach JJ, Benson H, Fricchione GL, Hunink MG. Standardised mindfulness-based interventions in healthcare: an overview of systematic reviews and meta-analyses of RCTs. PLoS One. 2015:10(4):e0124344.

Gotink RA, Meijboom R, Vernooij MW, Smits M, Hunink MG. 8-week Mindfulness Based Stress Reduction induces brain changes similar to traditional long-term meditation practice – A systematic review. Brain Cogn. 2016;108:32–41.

Gotink RA, Chu P, Busschbach JJ, Benson H, Fricchione GL, Hunink MG. Standardised mindfulness-based interventions in healthcare: an overview of systematic reviews and meta-analyses of RCTs. PLoS One. 2015;10(4):e0124344.

Gouda S, Luong MT, Schmidt S, Bauer J. Students and Teachers Benefit from Mindfulness-Based Stress Reduction in a School-Embedded Pilot Study. Front Psychol. 2016;7:590.

Goyal M, Singh S, Sibinga EM, Gould NF, Rowland-Seymour A, Sharma R, Berger Z, Sleicher D, Maron DD, Shihab HM, Ranasinghe PD, Linn S, Saha S, Bass EB, Haythornthwaite JA. Meditation programs for psychological stress and well-being: a systematic review and meta-analysis. JAMA Intern Med. 2014;174(3):357–68.

Grazzi L, Andrasik F. Non-pharmacological approaches in migraine prophylaxis: behavioral medicine. Neurol Sci. 2010;1Suppl1:133–5.

Greenlee H, DuPont-Reyes MJ, Balneaves LG, Carlson LE, Cohen MR, Deng G, Johnson JA, Mumber M, Seely D,

Zick SM, Boyce LM, Tripathy D. Clinical practice guidelines on the evidence-based use of integrative therapies during and after breast cancer treatment. CA Cancer J Clin. 2017;67(3):194–232.
Grepmair L, Mitterlehner F, Loew T, Nickel M. Promotion of mindfulness in psychotherapists in training: preliminary study. Eur Psychiatry. 2007;22(8):485–9.
Grepmair L, Mitterlehner F, Loew T, Bachler E, Rother W, Nickel M. Promoting mindfulness in psychotherapists in training influences the treatment results of their patients: A randomized, double-blind, controlled study. Psychother Psychosom. 2007;76(6):332–338.
Gu Q, Wu SJ, Zheng Y, Zhang Y, Liu C, Hou JC, Zhang K, Fang XM. Tai Chi Exercise for Patients with Chronic Heart Failure: A Meta-analysis of Randomized Controlled Trials. Am J Phys Med Rehabil. 2017;96(10):706–716.
Hack CC, Voiß P, Lange S, Paul AE, Conrad S, Dobos GJ, Beckmann MW, Kümmel S. Local and Systemic Therapies for Breast Cancer Patients: Reducing Short-term Symptoms with the Methods of Integrative Medicine. Geburtshilfe Frauenheilkd. 2015;75(7):675–682.
Haimerl CJ, Valentine ER. The effect of contemplative practice on intrapersonal, interpersonal, and transpersonal dimensions of the self-concept. J Transpers Psychol. 2001;33(1):37–52.
Hall A, Copsey B, Richmond H, Thompson J, Ferreira M, Latimer J, Maher CG. Effectiveness of Tai Chi for Chronic Musculoskeletal Pain Conditions: Updated Systematic Review and Meta-Analysis. Phys Ther. 2017;97(2):227–238.
Haller H, Winkler MM, Klose P, Dobos G, Kümmel S, Cramer H. Mindfulness-based interventions for women with breast cancer: an updated systematic review and meta-analysis. Acta Oncol. 2017;7:1–12.
Hamer M, Chida Y, Molloy GJ. Psychological distress and cancer mortality. J Psychosom Res. 2009;66(3):255–8.
Hamm A. Progressive Muskelentspannung. In: Vaitl D, Petermann F, Hrsg. Entspannungsverfahren. Das Praxishandbuch. Weinheim: Beltz PVU; 2004:189–210.
Hannöver W, Michael A, Meyer C, Rumpf HJ, Hapke U, John U. Die Sense of Coherence Scale von Antonovsky und das Vorliegen einer psychiatrischen Diagnose. Ergänzungen zu den deutschen Normwerten aus einer bevölkerungsrepräsentativen Stichprobe. Psychother Psychosom Med Psychol. 2004;54(3–4):179–186.
Harley CB, Futcher AB, Greider CW. Telomeres shorten during ageing of human fibroblasts. Nature. 1990;345(6274): 458–460.
Hartig T. Green space, psychological restoration, and health inequality. Lancet. 2008;372:1614–5.
Hartley L, Mavrodaris A, Flowers N, Ernst E, Rees K. WITHDRAWN: Transcendental meditation for the primary prevention of cardiovascular disease. Cochrane Database Syst Rev. 2017;11:CD010359.
Hayes SC, McCurry SM, Afari M, Wilson KG. Acceptance and Commitment Therapy: A manual for the treatment of emotional avoidance. Reno: Context Press; 1993.
Hayes SC, Strohsal KD, Wilson KG. Akzeptanz- & Commitment-Therapie. Achtsamkeitsbasierte Veränderungen in Theorie und Praxis. Paderborn: Junfermann; 2014.
Health Professionals Follow-Up Study. http://www.hsph.harvard.edu/hpfs/ (abgerufen am 17.5.2018)
Henry JP, Haviland MG, Cummings MA, Anderson DL, Nelson JC, MacMurray JP, McGhee WH, Hubbard RW. Shared neuroendocrine patterns of post-traumatic stress disorder and alexithymia. Psychosom Med.1992;54(4):407–415.
Henry JP, Stephens PM, Ely DL. Psychosocial Hypertension and the Defence and Defeat Reactions. J Hypertens. 1986;4:687–697.
Henry WP, Schacht TE, Strupp HH. Patient and therapist introject, interpersonal process, and differential psychotherapy outcome. J Consult Clin Psychol. 1990;58(6):768–774.
Hens W, Vissers D, Hansen D, Peeters S, Gielen J, Van Gaal L, Taeymans J. The effect of diet or exercise on ectopic adiposity in children and adolescents with obesity: a systematic review and meta-analysis. Obes Rev. 2017.
Herderschee R, Hay-Smith EJ, Herbison GP, Roovers JP, Heineman MJ. Feedback or biofeedback to augment pelvic floor muscle training for urinary incontinence in women. Cochrane Database Syst Rev. 2011;7:CD009252.
Hilton L, Maher AR, Colaiaco B, Apaydin E, Sorbero ME, Booth M, Shanman RM ,Hempel S. Meditation for posttraumatic stress: Systematic review and meta-analysis. Psychol Trauma. 2017;9(4):453–460.
Hinds J, Sparks P. Engaging with the natural environment: the role of affective connection and identity. J Environ Psychol. 2008;28:109–20.
Ho L, Bloom PA, Vega JG, Yemul S, Zhao W, Ward L, Savage E, Rooney R, Patel DH, Pasinetti GM. Biomarkers of Resilience in Stress Reduction for Caregivers of Alzheimer's Patients. Neuromolecular med. 2016;18(2):177–189.
Hoffman JW, Benson H, Arns PA, Stainbrook GL, Landsberg GL, Young JB, Gill A. Reduced sympathetic nervous system responsivity associated with the relaxation response. Science. 1982;215:190–192.
Hoffmann B, Moebus S, Michalsen A, Paul A, Spahn G, Dobos GJ, Jöckel KH. Health-related control belief and quality of life in chronically ill patients after a behavioral intervention in an integrative medicine clinic – an observational study. Forsch Komplementärmed Klass Naturheilkd. 2004;11(3):159–70.
Holt-Lunstad J, Smith TB, Baker M, Harris T, Stephenson D. Loneliness and social isolation as risk factors for mortality: a meta-analytic review. Perspect Psychol Sci. 2015;10(2):227–37.
Hölzel BK, Hoge EA, Greve DN, Gard T, Creswell JD, Brown KW, Barrett LF, Schwartz C, Vaitl D, Lazar SW. Neural mechanisms of symptom improvements in generalized anxiety disorder following mindfulness training. NeuroImage Clin. 2013;2:448–458.
Hölzel BK, Lazar SW, Gard T, Schuman-Olivier Z, Vago DR, Ott U. How Does Mindfulness Meditation Work? Proposing Mechanisms of Action From a Conceptual and Neural Perspective. Perspect Psychol Sci. 2011;6(6):537–559.

Hottenrott K, Chiappa AC, Semler E, Lorenz S. Präventionsstudie: Evaluation des Gesundheitsfastens nach dem Konzept der Deutschen Fastenakademie. Zkm. 2016;2:63–68.

Howe LC, Goyer JP, Crum AJ. Harnessing the placebo effect: Exploring the influence of physician characteristics on placebo response. Health Psychol. 2017;36(11):1074.

Hsu LF, Liao YM, Lai FC, Tsai PS: Beneficial effects of biofeedback-assisted pelvic floor muscle training in patients with urinary incontinence after radical prostatectomy: A systematic review and metaanalysis. Int J Nurs Stud. 2016;60:99–111.

Hu Z, Liebens J, Rao KR. Linking stroke mortality with air pollution, income, and greenness in northwest Florida: an ecological geographical study. Int J Health Geogr. 2008;7:20.

Huether G, Doering S, Ruger U, Ruther E, Schussler G. The stress-reaction process and the adaptive modification and reorganization of neuronal networks. Psychiatry Res. 1999;87:83–95.

Huppertz M, Schatanek V. Achtsamkeit in der Natur, 84 naturbezogene Achtsamkeitsübungen und theoretische Grundlagen. Junferverlag; 2014.

Hüther G. Die Macht der inneren Bilder. Göttingen: Vandenhoeck und Ruprecht; 2004.

Ikemata S, Momose Y. Effects of a progressive muscle relaxation intervention on dementia symptoms, activities of daily living, and immune function in group home residents with dementia in Japan. Jpn J Nurs Sci. 2017;14(2):135–145.

Institut für komplementäre und integrative Medizin. Fachwissen: Komplementärmedizin. 2017. http://www.iki.usz.ch/fachwissen/seiten/komplementaermedizin.aspx (abgerufen am 17.5.2018)

Intensivstation der Zukunft in der Charité, Berliner Zeitung vom 13.3.2014. https://anaesthesieintensivmedizin.charite.de/fileadmin/user_upload/microsites/m_cc07/anaesthesieintensivmedizin/Virchowklinikum__Intensivstation_der_Zukunft_in_der_Charit%C3%A9___Wissen_-_Berliner_Zeitung.pdf (abgerufen am 17.5.2018)

Irwin MR, Olmstead R, Carrillo C, Sadeghi N, Nicassio P, Ganz PA ,Bower JE. Tai Chi Chih Compared With Cognitive Behavioral Therapy for the Treatment of Insomnia in Survivors of Breast Cancer: A Randomized, Partially Blinded, Noninferiority Trial. J Clin Oncol. 2017;35(23):2656–2665.

Irwin MR, Olmstead R, Breen EC, Witarama T, Carrillo C, Sadeghi N, Arevalo JM, Ma J, Nicassio P, Ganz PA, Bower JE, Cole S. Tai chi, cellular inflammation, and transcriptome dynamics in breast cancer survivors with insomnia. A randomized controlled trial. J Natl Cancer Inst Monogr. 2014:(50):295–301.

Jacobs GD, Rosenberg PA, Friedman R, Matheson J, Peavy GM, Domar AD, Benson H. Multifactor behavioral treatment of chronic sleep-onset insomnia using stimulus control and the relaxation response. A preliminary study. Behav Modif. 1993;17(4),498–509.

Jacquart J, Miller KM, Radossi A, Haime V, Macklin E, Gilburd D, Nelson Oliver M, Mehta DH, Yeung A, Fricchione GL, Benson H, Denninger JW. The effectiveness of a community-based, mind-body group for symptoms of depression and anxiety. Adv Mind Body Med. 2014;28(3):6–13.

Jang JH, Park HY, Lee US, Lee KJ, Kang DH. Effects of Mind-Body Training on Cytokines and Their Interactions with Catecholamines. Psychiatry Investig. 2017;14(4): 483–490.

Jedel S, Hoffman A, Merriman P, Swanson B, Voigt R, Rajan KB, Shaikh M, Li H, Keshavarzian A. A randomized controlled trial of mindfulness-based stress reduction to prevent flare-up in patients with inactive ulcerative colitis. Digestion. 2014;89(2):142–155.

Jeitler M, Brunnhuber S, Meier L, Ludtke R, Bussing A, Kessler C, Michalsen A. Effectiveness of jyoti meditation for patients with chronic neck pain and psychological distress-a randomized controlled clinical trial. J Pain. 2015;16(1):77–86.

Jeitler M; Jaspers J, von Scheidt C, Koch B, Michalsen A, Steckhan N, Kessler CS. Mind-body medicine and lifestyle modification in supportive cancer care: A cohort stuy on a day care clinic program for cancer patients. Psychooncology. 2017;26(12):2127–2134.

Jha AP, Krompinger J, Baime MJ. Mindfulness training modifies subsystems of attention. Cogn Affect Behav Neurosci. 2007;7(2):109–119.

Johnson M. The body in the mind: The bodily basis of meaning, imagination and reason. The University of Chicago Press; 1987.

Johnson M. The Meaning of the Body. The University of Chicago Press; 2008.

Kabat-Zinn J, Lipworth L, Burney R, Sellers W. Four year follow up of a meditation-based stress reduction programm in the treatment of anxiety disorders. Psychiatry. 1986;49:936–943.

Kabat-Zinn J, Massion AO, Kristeller J, Peterson LG, Fletcher KE, Pbert L, Lenderking WR, Santorelli SF. Effectiveness of a meditation-based stress reduction program in the treatment of anxiety disorders. Am J Psychiatry. 1992;149:936–943.

Kabat-Zinn J, Wheeler E, Light T, Skillings A, Scharf MJ, Cropley TG, Hosmer D, Bernhard JD. Influence of a mindfulness meditation-based stress reduction intervention on rates of skin clearing in patients with moderate to severe psoriasis undergoing phototherapy (UVB) and photochemotherapy (PUVA). Psychosom Med. 1998; 60(5):625–32.

Kabat-Zinn J. An outpatient program in behavioral medicine for chronic pain patients based on the practice of mindfulness meditation: theoretical considerations and preliminary results. Gen Hosp Psychiatry. 1982;4(1):33–47.

Kabat-Zinn J. Full Catastrophe Living. Using the Wisdom of Your Body and Mind to Face Stress, Pain, and Illness. Delta; 1990.

Kabat-Zinn J. Gesund durch Meditation. Das große Buch der Selbstheilung. Frankfurt: Fischer; 2006.

Kabat-Zinn J. An outpatient program in behavioral medicine for chronic pain patients based on the practice of mindfulness meditation: theoretical considerations and preliminary results. Gen Hosp Psychiatry. 1982;4(1):33–47.

Kabat-Zinn J, Born H. Die MBSR-Yogaübungen: Stressbewältigung durch Achtsamkeit. Arbor; 2011

Kaluza G. Stressbewältigung. Trainingsmanual zur psychologischen Gesundheitsförderung. 3., vollständig überarbeitete Aufl. München: Springer; 2015. (Heidelberg: Springer; 2005)

Karpowicz S, Harazduk N, and Haramati A. Using mind-body medicine for self-awareness and self-care in medical school. J Holistic Healthcare. 2009;6(2):19–22.

Karremans JC, Schellekens MP, Kappen G. Bridging the Sciences of Mindfulness and Romantic Relationships. Pers Soc Psychol Rev. 2017;21(1):29–49.

Kearney DJ, Brown-Chang J. Complementary and alternative medicine for IBS in adults. Mind-body interventions. Clin Pract Gastroenterol Hepatol. 2008;5(11):624–636.

Keefer L, Blanchard EB. A one year follow-up of relaxation response meditation as a treatment for irritable bowel syndrome. Behav Res Ther. 2002;40(5):541–546.

Kekecs Z, Nagy T, Varga K. The effectiveness of suggestive techniques in reducing postoperative side effects: a meta-analysis of randomized controlled trials. Anesth Analg. 2014;119(6):1407–19.

Keller S, Kaluza G, Basler H-D. Motivierung zur Verhaltensänderung. Prozessorientierte Patientenedukation nach dem Transtheoretischen Modell der Verhaltensänderung. Psychomed. 2001;13(2):10111.

Keller S. Motivation zur Verhaltensänderung: das transtheoretische Modell in Forschung und Praxis. Freiburg: Lambertus Verlag GmbH; 1999.

Keller S.Motivation zur Verhaltensänderung – Aktuelle deutschsprachige Forschung zum Transtheoretischen Modell. Zeitschrift für Gesundheitspsychologie. 2004;12:35–38.

Kelley KW, Weigent DA, Kooijman R. Protein hormones and immunity. Brain Behav. Immun. 2007;21:384–392.

Kelly AC, Zuroff DC., Foa, CL, Gilbert P. Who benefits from training in self-compassionate self-regulation? A study of smoking reduction. J Soc Clin Psychol. 2012;29(7),727–755.

Kemeny ME, Schedlowski M. Understanding the interaction between psychosocial stress and immune-related diseases: a stepwise progression. Brain Behav. Immun. 2007;21:1009–18.

Keys AB. Seven countries: a multivariate analysis of death and coronary heart disease. Cambridge, Mass. Harvard University Press; 1980.

Khoury B, Sharma M, Rush SE, Fournier C. Mindfulness-based stress reduction for healthy individuals: A meta-analysis. J Psychosom Res. 2015;78(6):519–528.

Kim GW, Jeong GW, Kim TH, Baek HS, Oh SK, Kang HK, Lee SG, Kim YS, Song JK. Functional neuroanatomy associated with natural and urban scenic views in human brain: 3.0T functional MR imaging. Korean J Radiol. 2010;11:507–13.

Kim GW, Song JK, Jeong GW. Neuro-anatomical evaluation of human suitability for rural and urban environment by using fMRI. Korean J Med Phys. 2010;22:18–27.

Kirkwood G, Rampes H, Tuffrey V, Richardson J ,Pilkington K. Yoga for anxiety: a systematic review of the research evidence. Br J Sports Med. 2005;39(12):884–91;discussion 891.

Klainin-Yobas P, Oo WN, Suzanne Yew PY, Lau Y. Effects of relaxation interventions on depression and anxiety among older adults: a systematic review. Aging Ment Health. 2015;19(12):1043–55.

Kleber ME, Delgado GE, Lorkowski S, März W, von Schacky C. Omega-3 fatty acids and mortality in patients referred for coronary angiography. The Ludwigshafen Risk and Cardiovascular Health Study. Atherosclerosis. 2016;252:175–81.

Klein PJ, Schneider R, Rhoads CJ. Qigong in cancer care: a systematic review and construct analysis of effective Qigong therapy. Support Care Cancer. 2016;24(7):3209–22.

Klose P, Kraft K, Cramer H, Lauche R, Dobos G, Langhorst J. Phytotherapie in den medizinischen S3-Leitlinien der Arbeitsgemeinschaft der Wissenschaftlichen Medizinischen Fachgesellschaften – eine systematische Übersichtsarbeit. Forsch Komplementmed. 2014;21:388–400.

Knoll N, Scholz U, Rieckmann N. Einführung in die Gesundheitspsychologie (PsychoMed compact, Band 2650), 4. Aufl. UTB GmbH; 2017.

Koerber K, Männle T, Leitzmann C. Vollwert-Ernährung – Konzeption einer zeitgemäßen und nachhaltigen Ernährung. Heidelberg: Haug; 2004.

Koertge J, Weidner G, Elliott-Eller M, Scherwitz L, Merritt-Worden TA, Marlin R, Lipsenthal L, Guarneri M, Finkel R, Saunders Jr DE, McCormac P, Scheer JM, Collins RE, Ornish D. Improvement in medical risk factors and quality of life in women and men with coronary artery disease in the Multicenter Lifestyle Demonstration Project. Am J Cardiol. 2003;91(11):1316–1322.

Kok BE, Singer T. Phenomenological fingerprints of four meditations: Differential state changes in affect, mind-wandering, meta-cognition and interoception before and after daily practice across nine months of training. Mindfulness. 2017;8(1):218–231.

Kolster B. Atlas der Akupressur (mit DVD). KVM-Medizinverlag; 2013.

Kong LJ, Lauche R, Klose P, Bu JH, Yang XC, Guo CQ, Dobos G, Cheng YW. Tai Chi for Chronic Pain Conditions: A Systematic Review and Meta-analysis of Randomized Controlled Trials. Sci Rep. 2016;6:25325.

Kornfield J. Das weise Herz. Die universellen Prinzipien buddhistischer Psychologie. München: Arkana; 2008.

Korterink JJ, Ockeloen LE, Hilbink M, Benninga MA, Deckers-Kocken JM. Yoga Therapy for Abdominal Pain-Related Functional Gastrointestinal Disorders in Children: A Randomized Controlled Trial. J Pediatr Gastroenterol Nutr. 2016;63(5):481–487.

Korzenik J, Koch AK, Langhorst L. Complementary and Integrative Gastroenterology. Med Clin North Am. 2017;101(5),943–954.

Kossak H-C. Hypnose. In: Vaitl D, Petermann F, Hrsg. Entspannungsverfahren. Das Praxishandbuch. Weinheim: Beltz PVU; 2004:12542.

Krasner MS, Epstein RM, Beckman H, Suchman AL, Chapman B, Mooney CJ, Quill TE. Association of an educational program in mindful communication with burnout, empathy, and attitudes among primary care physicians. JAMA. 2009;302(12):1284–1293.

Kriegesmann B, Kley T, Knickmeier A, Altner N, Ottensmeier B. Innovationsfähigkeit 2020+. Ressourcen für kreative Kompetenz stärken. Bochum: IAI Verlag; 2015.

Kriegesmann B, Thomzik M, Göttel S, Dobos G, Paul A, Altner N, Lange S, Wolff M. Lifestyle-Management – Virtualisierte Arbeitsformen und Möglichkeiten der Lebensstilveränderung. Bochum: IAI Verlag; 2006.

Krisanaprakornkit T, Ngamjarus C, Witoonchart C, Piyavhatkul N. Meditation therapies for attention-deficit/hyperactivity disorder (ADHD). Cochrane Database Syst Rev. 2010;6:CD006507.

Kristeller JL, Hallett CB. An exploratory study of a meditation-based intervention for binge eating disorder. J Health Psyc. 1999;4(3):357–363.

Kroenke CH, Kubzansky LD, Schernhammer ES, Holmes MD, Kawachi I. Social networks, social support, and survival after breast cancer diagnosis. J Clin Obncol. 1;24(7):1105–11.

Kropp P, Meyer B, Dresler T, Fritsche G, Gaul C, Niederberger U, Forderreuther S, Malzacher V, Jurgens TP, Marziniak M, Straube A. [Relaxation techniques and behavioural therapy for the treatment of migraine : Guidelines from the German Migraine and Headache Society]. Schmerz. 2017;31(5):433–447.

Krug S, Jordan S, Mensink G, Müters S, Finger JD, Lampert T. Bundesgesundheitsbl. 2013;56:765.

Kuo B, Bhasin M, Jacquart J, Scult MA, Slipp L, Riklin EI. Lepoutre V, Comosa N, Norton BA, Dassatti A, Rosenblum J, Thurler AH, Surjanhata BC, Hasheminejad NN, Kagan L, Slawsby E, Rao SR5 Macklin EA, Fricchione GL, Benson H, Libermann TA, Korzenik J, Denninger JW. Genomic and clinical effects associated with a relaxation response mind-body intervention in patients with irritable bowel syndrome and inflammatory bowel disease. PloS one. 2015;10(4):e0123861.

Kuyken W, Watkins E, Holden E, White K, Taylor RS, Byford S, Evans A, Radford S, Teasdale JD, Dalgleish T. How does mindfulness-based cognitive therapy work? Behav Res Ther. 2010;48(11):1105–1112.

Kuyken W, Weare K, Ukoumunne OC, Vicary R, Motton N, Burnett R, Cullen C, Hennelly S, Huppert F. Effectiveness of the Mindfulness in Schools Programme: nonrandomised controlled feasibility study. Br J Psychiatry. 2013;203(2):126131.

Kuyken W, Warren FC, Taylor RS, Whalley B, Crane C, Bondolfi G, Hayes R, Huijbers M, Ma H, Schweizer S, Segal Z, Speckens A, Teasdale JD, Van Heeringen K, Williams M, Byford S, Byng R, Dalgleish T. Efficacy of Mindfulness-Based Cognitive Therapy in Prevention of Depressive Relapse: An Individual Patient Data Meta-analysis From Randomized Trials. JAMA Psychiatry. 2016;73(6):565–574.

Lahart IM, Metsios GS, Nevill AM, Carmichael AR. Physical activity, risk of death and recurrence in breast cancer survivors: A systematic review and meta-analysis of epidemiological studies. Acta Oncologica. 2015;54: 635–54.

Lahtinen M, Toukola T, Junttila MJ, Piira OP, Lepojärvi S, Kääriäinen M, Huikuri HV, Tulppo MP, Kiviniemi AM. Effect of Changes in Physical Activity on Risk for Cardiac Death in Patients With Coronary Artery Disease. Am J Cardiol. pii: S0002–9149(17)31609–0.

Lakkireddy D, Atkins D, Pillarisetti J, Ryschon K, Bommana S, Drisko J, Vanga S, Dawn B. Effect of yoga on arrhythmia burden, anxiety, depression, and quality of life in paroxysmal atrial fibrillation: the YOGA My Heart Study. J Am Coll Cardiol. 2013;61(11):1177–82.

Lakoff G, Johnson M. Leben in Metaphern. Carl Auer Verlag Heidelberg; 2007.

Lam TH, Chung KF, Yeung WF, Yu BY, Yung KP, Ng TH. Hypnotherapy for insomnia: a systematic review and meta-analysis of randomized controlled trials. Complement Ther Med. 2015;23(5):719–32.

Lange A. Physikalische Medizin. Heidelberg: Springer-Verlag; 2003.

Langeland E, Riise T, Hanestad BR, Nortvedt MW, Kritoffersen K, Wahl AK. The effect of salutogenic treatment principles on coping with mental health problems. A randomised controlles trial. Patient Educ Couns. 2006;62:212–219.

Langhorst J, Anthonisen IB, Steder-Neukamm U, Luedtke R, Spahn G, Michalsen A, Dobos GJ. Patterns of complementary and alternative medicine (CAM) use in patients with inflammatory bowel disease: perceived stress is a potential indicator for CAM use. Complement Ther Med. 2007;15(1):30–37.

Langhorst J, Anthonisen IB, Steder-Neukamm U, Lüdtke R, Spahn G, Michalsen A, Dobos GJ. Amount of systemic steroid medication is a strong predictor for the use of complementary and alternative medicine in German patients with Inflammatory bowel disease: Results from a national survey. Inflamm Bowel Dis. 2005,3:287–295.

Langhorst J, Hofstetter A, Wolfe F, Hauser W. Short-term stress, but not mucosal healing nor depression was predictive for the risk of relapse in patients with ulcerative colitis: a prospective 12-month follow-up study. Inflamm Bowel Dis. 2013;19(11):2380–2386.

Langhorst J, Mueller T, Luedtke R, Franken U, Paul A, Michalsen A, Schedlowski M, Dobos GJ, Elsenbruch S. Effects of a comprehensive lifestyle modification program on quality-of-life in patients with ulcerative colitis: a twelve-month follow-up. Scand J Gastroenterol. 2007;42(6):734–745.

Langhorst J, Wulfert H, Lauche R, Klose P, Cramer H, Dobos GJ, Korzenik J. Systematic review of complementary and alternative medicine treatments in inflammatory bowel diseases. J Crohns Colitis. 2015 Jan;9(1):86–106.

Langhorst J. Task Force – «Naturheilkunde und Komplementärmedizin in medizinischen Leitlinien. Forsch Komplementmed. Forsch Komplementärmed Klass Naturheilk. 2016;23(3):170–173.

Langhorst J, Koch AK, Häuser W. Entzündliche Darmkrankheiten. In: Egle UT, Heim C, Strauß B, von Känel R, Hrsg. Psychosomatische Medizin 3.0 Neurobiologisch fundiert – Evidenz basiert. Stuttgart: Kohlhammer (im Druck).

Langhorst J, Mueller T, Luedtke R, Franken U, Paul A, Michalsen A, Schedlowski M, Dobos GJ, Elsenbruch S. Effects of a comprehensive lifestyle modification program on quality-of-life in patients with ulcerative colitis: a twelve-month follow-up. Scand J Gastroenterol. 2007;42(6):734–745.

Langhorst L, Koch AK. Komplementäre und alternative Medizin. In: Frieling T, Schemann M, Enck P, Hrsg. Neurogastroenterologie. Berlin: De Gruyter; 2017:289–293.

Langmaack B, Braune-Krickau M. Wie die Gruppe laufen lernt: Anregungen zum Planen und Leiten von Gruppen. Beltz, 2010.

Lau N, Hue M. Preliminary outcomes of a mindfulnessbased programme for Hong Kong adolescents in schools: Well being, stress and depressive symptoms. International Journal of Children's Spirituality. 2011;16(4):315–330.

Lauche R, Cramer H, Hauser W, Dobos G, Langhorst J. A systematic review and meta-analysis of qigong for the fibromyalgia syndrome. Evid Based Complement Alternat Med. 2013;635182.

Lauche R, Cramer H, Paul A, Dobos GJ, Rampp T. Introducing integrative integrated migraine (IIMC). A model and case presentation. Eur J Integr Med. 2011.

Lauche R, Langhorst J, Dobos GCramer H. A systematic review and meta-analysis of Tai Chi for osteoarthritis of the knee. Complement Ther Med. 2013;21(4):396–406.

Lauche R, Materdey S, Cramer H, Haller H, Stange R, Dobos G, Rampp T. Effectiveness of home-based cupping massage compared to progressive muscle relaxation in patients with chronic neck pain – a randomized controlled trial. PLoS One. 2013;8(6):e65378.

Lauche R, Peng W, Ferguson C, Cramer H, Frawley J, Adams J ,Sibbritt D. Efficacy of Tai Chi and qigong for the prevention of stroke and stroke risk factors: A systematic review with meta-analysis. Medicine (Baltimore). 2017;96(45):e8517.

Lauche R, Stumpe C, Fehr J, Cramer H, Cheng YW, Wayne PM, Rampp T, Langhorst J, Dobos G. The Effects of Tai Chi and Neck Exercises in the Treatment of Chronic Nonspecific Neck Pain: A Randomized Controlled Trial. J Pain. 2016;17(9):1013–27.

Lauche R, Cramer H, Moebus S, Paul A, Michalsen A, Langhorst J, Dobos G. Results of a 2-week inpatient stay at the department for internal and integrative medicine: an observational study. Evid Based Complement Alternat Med. 2012:875874.

Lazar A, Sandell R. Grant J. Do psychoanalytic treatments have positive effects on health and health care utilization? Further findings of the Stockholm Outcome of Psychotherapy and Psychoanalysis Project (STOPPP). Psychiatry Res. 2006;16(1):51–66.

Lazar SW, Kerr CE, Wassermann RH, Gray JR, Greve DN, Treadway MT, McGarvey M, Quinn BT, Dusek JA, Benson H, Rauch SL, Moore CI, Fischl B. Meditation experience is associated with increased cortical thickness. Neuroreport. 2005;16(17):1893–7.

Lazarus RS. Emotion and Adaptation. London: Oxford University Press; 1991.

Le A, Ngnoumen CA, TLanger Ej. The Wiley Blackwell Handbook of Mindfulness. John Wiley & Sons, Chichester; 2014.

Lederbogen F, Kirsch P, Haddad L, Streit F, Tost H, Schuch P, Wüst S, Preussner JC, Rietschel M, Deuschle M, Meyer-Lindenberg A. City living and urban upbringing affect neural social stress processing in humans. Nature. 2011;474;498–501.

Lee HH, Choi YY, Choi MG. The Efficacy of Hypnotherapy in the Treatment of Irritable Bowel Syndrome: A Systematic Review and Meta-analysis. J Neurogastroenterol Motil. 2014;20(2):152–62.

Lehmann N, Paul A, Moebus S, Budde T, Dobos GJ, Michalsen A. Effects of lifestyle modification on coronary artery calcium progression and prognostic factors in coronary patients – 3-year results of the randomized SAFE-LIFE trial. Atherosclerosis. 2011;219(2):630–636.

Leitlinienprogramm Onkologie (Deutsche Krebsgesellschaft DK, AWMF), Psychoonkologische Diagnostik, Beratung und Behandlung von erwachsenen Krebspatienten, Langversion 1.1; 2014, AWMF-Registernummer: 032/051OL

Lengacher CA, Reich RR, Kip KE, Barta M, Ramesar S, Paterson CL, Moscoso MS, Carranza I, Budhrani PH, Kim SJ, Park HY, Jacobsen PB, Schell MJ, Jim HS, Post-White J, Farias JR, Park JY. Influence of Mindfulness-Based Stress Reduction (MBSR) on Telomerase Activity in Women With Breast Cancer (BC). Biol Res Nurs. 2014;16(4):438–447.

Li Q, Kobayashi M, Kawada T. Relationships between percentage of forest coverage and standardized mortality ratios (SMR) of cancers in all Prefectures in Japan. Open Pub Health J. 2008;1:1–7.

Liao J, Wu Y, Zhao Y, Zhao YC, Zhang X, Zhao N, Lee CG ,Yang YF. Progressive muscle relaxation combined with Chinese medicine five-element music on depression for cancer patients: A randomized controlled trial. Chin J Integr Med. 2017.

Liese AD, Roach AK, Sparks KC, Marquart L, D'Agostino RB Jr, Mayer-Davis EJ. Wholegrain intake and insulin sensitivity: the Insulin Resistance Atherosclerosis Study. Am J Clin Nutr. 2003;78(5):965–71.

Lillberg K, Verkasalo PK, Kaprio J, Teppo L, Helenius H, Koskenvuo M. Stressful life events and risk of breast cancer in 10,808 women: a cohort study. Am J Epidemiol. 2003;157(5):415–23.

Limsanon T, Kalayasiri R. Preliminary effects of progressive muscle relaxation on cigarette craving and withdrawal symptoms in experienced smokers in acute cigarette abstinence: a randomized controlled trial. Behav Ther. 2015;46(2):166–76.

Lin HC, Lin HP, Yu HH, Wang LC, Lee JH, Lin YT, Yang YH, Li PY, Sun WZ, Chiang BL. Tai-Chi-Chuan Exercise Improves Pulmonary Function and Decreases Exhaled Nitric Oxide

Level in Both Asthmatic and Nonasthmatic Children and Improves Quality of Life in Children with Asthma. Evid Based Complement Alternat Med. 2017;2017:6287642.
Lin J, Epel E, Blackburn E. Telomeres and lifestyle factors: roles in cellular aging. Mutat Res. 2012;730(1–2):85–89.
Linden W, Lenz JW, Con AH. Individualized stress management for primary hypertension: A randomized trial. Arch Intern Med. 2001;161:1071–1080.
Lindschinger M. Anti-Stress-Ernährung. Wien: Kneipp-Verlag; 2002.
Linehan MM. Dialektisch-Behaviorale Therapie der Borderline-Persönlichkeitsstörung. München: CIP-Medien; 1996.
Lipsett A, Barrett S, Haruna F, Mustian K, O'Donovan A.The impact of exercise during adjuvant radiotherapy for breast cancer on fatigue and quality of life: A systematic review and meta-analysis. Breast. 2017;32: 144–155Liu F ,Wang S: Effect of Tai Chi on bone mineral density in postmenopausal women: A systematic review and meta-analysis of randomized control trials. J Chin Med Assoc. 2017;80(12):790–795.
Liu X, Clark J, Siskind D, Williams GM, Byrne G, Yang JL, Doi SA. A systematic review and meta-analysis of the effects of Qigong and Tai Chi for depressive symptoms. Complement Ther Med. 2015;23(4):516–34.
Lomas-Vega R, Obrero-Gaitan E, Molina-Ortega FJ, Del-Pino-Casado R. Tai Chi for Risk of Falls. A Meta-analysis. J Am Geriatr Soc. 2017;65(9):2037–2043.
Lopez-Garcia E, Rodriguez-Artalejo F, Li TY, Fung TT, Li S, Willett WC, Rimm EB, Hu FB. The Mediterranean-style dietary pattern and mortality among men and women with cardiovascular disease. Am J Clin Nutr. 2014;99(1):172–80.
Lösel F, Bender D. Von generellen Schutzfaktoren zu differentiellen protektiven Prozessen: Ergebnisse und Probleme der Resilienzforschung. In: Opp G, Fingerle M, Freytag A, Hrsg. Was Kinder stärkt. Erziehung zwischen Risiko und Resilienz. München: Reinhardt; 1999:37–58.
Loudon A, Barnett T, Piller N, Immink MA, Williams AD. Yoga management of breast cancer-related lymphoedema: a randomised controlled pilot-trial. BMC Complement Altern Med. 2014;14:214.
Luctkar-Flude M, Groll D. A Systematic Review of the Safety and Effect of Neurofeedback on Fatigue and Cognition. Integr Cancer Ther. 2015;14(4):318–40.
Ludgendorf SK, Sood AD, Anderson B, McGinn S, Maiseri H, Dao M, Sorosky JI, De Geest K, Ritchie J, Lubaroff DM. Social support, psychological distress, and natural killer cell activity in ovarian cancer. J Clin. Oncol. 2005;23:7105–7113.
Ludlow AT, Ludlow LW, Roth SM. Do telomeres adapt to physiological stress? Exploring the effect of exercise on telomere length and telomere-related proteins. Biomed Res Int. 2013:601368.
Luken M. Sammons A. Systematic Review of Mindfulness Practice for Reducing Job Burnout. Am J Occup Ther. 2016;70(2).
Lutgendorf SK, De Geest K, Bender D, Ahmed A, Goodheart MJ, Dahmoush L, Zimmerman MB, Penedo FJ, Lucci JA 3rd, Ganjei-Azar P, Thaker PH, Mendez L, Lubaroff DM, Slavich GM, Cole SW, Sood AK. Social influences on clinical outcomes of patients with ovarian cancer. J Clin Oncol. 2012;30(23):2885–90.
Lutz A, Brefczynski-Lewis J, Johnstone T, Davidson RJ. Regulation of the neural circuitry of emotion by compassion meditation: effects of meditative expertise. PLoS One. 2008;3(3):e1897.
Lutz R, Herbst M, Iffland P, Schneider J. Möglichkeiten der Operationalisierung des Kohärenzgefühls von Antonovsky und deren theoretische Implikationen. In: Margraf J, Siegrist J, Neumer S, Hrsg. Gesundheits- oder Krankheitstheorie? Saluto- versus pathogenetische Ansätze im Gesundheitswesen. Berlin: Springer; 1998:171–185.
Ma CZ, Wong DW, Lam WK, Wan AH, Lee WC. Balance Improvement Effects of Biofeedback Systems with State-of-the-Art Wearable Sensors: A Systematic Review. Sensors (Basel). 2016;16(4):434.
MacBeth A, Gumley A. Exploring compassion: A meta-analysis of the association between self-compassion and psychopathology. Clin Psychol Rev. 2012;32(6):545–552.
Madden K, Middleton P, Cyna AM, Matthewson M, Jones L. Hypnosis for pain management during labour and childbirth. Cochrane Database Syst Rev. 2016;5:CD009356.
Magnus CM, Kowalski KC, McHugh T-LF. The role of self-compassion in women's self-determined motives to exercise and exercise-related outcomes. Self Identity. 2010;9(4):363–382.
Mahagita C. Roles of meditation on alleviation of oxidative stress and improvement of antioxidant system. J Med Assoc Thai = Chotmaihet thangphaet. 2010;93:242–254.
Malarkey WB, Mills PJ. Endocrinology: the active partner in PNI research. Brain Behav Immun. 2007;21:161–168.
Mantione KJ, Cadet P, Zhu W, Kream RM, Sheehan M, Fricchione GL, Goumon Y, Esch T, Stefano GB. Endogenous morphine signaling via nitric oxide regulates the expression of CYP2D6 and COMT: Autocrine/paracrine feedback inhibition. Add Biol. 2008;13:118–123.
Mantione KJ, Esch T, Stefano GB. Detection of nitric oxide in exhaled human breath: Exercise and resting determinations. Med Sci Monit. 2007;13(3):MT1–5.
Manzoni GM, Pagnini F, Castelnuovo G ,Molinari E. Relaxation training for anxiety: a ten-years systematic review with meta-analysis. BMC Psychiatry. 2008;8:41.
Maratos FA, Duarte J, Barnes C. McEwan K, Sheffield D, Gilbert P. The physiological and emotional effects of touch: Assessing a hand-massage intervention with high self-critics. Psychiatry Res. 2017;T250:221–227.
MSK, Memorial Sloan Kettering Cancer Center. Integrative Medizin am MSK. https://www.mskcc.org/cancer-care/diagnosis-treatment/symptom-management/integrative-medicine (abgerufen am 17.5.2018) Self-Care Tools. https://www.mskcc.org/cancer-care/diagnosis-treatment/symptom-management/integrative-medicine/multimedia (abgerufen am 17.5.2018)
Maslow AH. A theory of human motivation. Psychological Review. 1943;50(4):370–96.

Maslow AH. Motivation und Persönlichkeit. Reinbek: Rowohlt; 1981.

Maslow AH. Psychologie des Seins. Frankfurt: Fischer; 2000.

McEachan RRC, Conner M,Taylor N, Lawton RJ.Prospective prediction of health-related behaviours with the Theory of Planned Behaviour: a meta-analysis. Health Psychology Review. 2011;5(2).

McEwen BS. Protective and damaging effects of stress mediators. N Engl J Med. 1998;338:171–179.

McQuade JL, Prinsloo S, Chang DZ, Spelman A, Wei Q, Basen-Engquist K, Harrison C, Zhang Z, Kuban D, Lee A, Cohen L. Qigong/tai chi for sleep and fatigue in prostate cancer patients undergoing radiotherapy: a randomized controlled trial. Psychooncology. 2017;26(11):1936–1943.

Medalie JH, Goldbourt U. Angina pectoris among 10,000 men. II. Psychosocial and other risk factors as evidenced by a multivariate analysis of a five year incidence study. Am J Med. 1976 May 31;60(6):910–21.

Meeus M, Nijs J, Vanderheiden T, Baert I, Descheemaeker F, Struyf F. The effect of relaxation therapy on autonomic functioning, symptoms and daily functioning, in patients with chronic fatigue syndrome or fibromyalgia: a systematic review. Clin Rehabil. 2015; 29(3):221–33.

Mendelson T, Greenberg M, Dariotis J, Gould L, Rhoades B, Leaf P. Feasibility and preliminary outcomes of a school-based mindfulness intervention for urban youth. J Abnorm Child Psychol. 2010;38(7):985–994.

Merkle R. Wenn das Leben zur Last wird. Ein praktischer Ratgeber zur Überwindung seelischer Tiefs und depressiver Verstimmungen. Mannheim: PAL Verlag; 2001.

Meyer B, Keller A, Wohlbier HG, Overath CH, Muller B, Kropp P. Progressive muscle relaxation reduces migraine frequency and normalizes amplitudes of contingent negative variation (CNV). J Headache Pain. 2016;17:37.

Meyer-Abich KM. Aufstand für die Natur. Von der Umwelt zur Mitwelt. München; 1990.

Michalsen A, Grossman P, Acil A, Langhorst J, Luedtke R, Esch T, Stefano GB, Dobos GJ. Rapid stress reduction and anxiolysis among distressed women as a consequence of a three-month intensive yoga program. Med Sci Monit. 2005;11:CR555–561.

Michalsen A, Grossmann P, Lehman N, Knoblauch NTM, Pau A, Moebus S, Budde Th, Dobos JG. Psychological and quality of life outcomes from a comprehensive stress reduction and lifestyle program in patients with coronary artery disease results of a randomized trial. Psychotherapy. 2005;74:344–352.

Michalsen A, Jeitler M, Brunnhuber S, Ludtke R, Bussing A, Musial F, Dobos G, Kessler C. Iyengar yoga for distressed women: a 3-armed randomized controlled trial. Evid Based Complement Alternat Med. 2012;2012:408727.

Michalsen A, Kunz N, Jeitler M, Brunnhuber S, Meier L, Ludtke R, Bussing A ,Kessler C. Effectiveness of focused meditation for patients with chronic low back pain-A randomized controlled clinical trial. Complement Ther Med. 2016;26:79–84.

Michalsen A, Grossman P, Lehmann N, Knoblauch NT, Paul A, Moebus S, Budde T, Dobos G. J. Psychological and quality-of-life outcomes from a comprehensive stress reduction and lifestyle program in patients with coronary artery disease: results of a randomized trial. Psychother Psychosom. 2005;74(6):344–352.

Miller ER 3rd, Erlinger TP, Young DR, Jehn M, Charleston J, Rhodes D, Wasan SK, Appel LJ. Results of the Diet, Exercise, and Weight Loss Intervention Trial (DEW-IT). Hypertension. 2002;40(5):612–8.

Miller GE, Cohen S, Ritchey AK. Chronic psychological stress and the regulation of pro-inflammatory cytokines: A glucocorticoid-resistance model. Health Psychol. 2002;21:531–541.

Miller GE, Cohen S. Psychological interventions and the immune system: a meta-analytic review and critique. Health Psychol. 2001;20:47–63.

Miller RW, Rollnick S. Motivierende Gesprächsführung. Freiburg: Lambertus; 2004.

Miller RW. Motivational interviewing: Preparing people of change, 2nd edn. New York: Guffford Press; 2002.

Mitchel R, Popham F. Effect of exposure to natural environment on health inequalities: an observational population study. Lancet. 2008;372:1655–60.

Mittring N, Pérard M, Witt C. Corporate Culture Assessments in Integrative Oncology: A Qualitative Case Study of Two Integrative Oncology Centers Evid Based Complement Alternat Med. 2013;2013:316950.

Modellprojekt UbeG: www.ubeg.net

Moghaddam Hosseini V, Nazarzadeh M, Jahanfar S. Interventions for reducing fear of childbirth: A systematic review and meta-analysis of clinical trials. Women Birth. 2017.

Morin CM, Gaulier B, Barry T, Kowatch RA. Patients' acceptance of psychological and pharmacological therapies for insomnia. Sleep. 1992;15(4):302–305.

Morita E, Fukuda S, Nagano J, Hamajima N, Yamamoto H, Iwai Y, Nakashima T, Ohira H, Shirakawa T. Psychological effects of forest environments on healthy adults: shinrin-yoku (forest-air bathing, walking) as a possible method of stress reduction. Public Health. 2007;121:54–63.

Muehsam D, Lutgendorf S, Mills PJ, Rickhi B, Chevalier G, Bat N, Chopra D, Gurfein B. The embodied mind: A review on functional genomic and neurological correlates of mind-body therapies. Neurosci Biobehav Rev. 2017 Feb;73:165–181.

Mustian KM, Alfano CM, Heckler C, Kleckner AS, Kleckner IR, Leach CR, Mohr D, Palesh OG, Peppone LJ, Piper BF, Scarpato J, Smith T, Sprod LK, Miller SM. Comparison of Pharmaceutical, Psychological, and Exercise Treatments for Cancer-Related Fatigue: A Meta-analysis. JAMA Oncol. 2017;1;3(7):961–968.

Najafi Ghezeljeh T, Kohandany M, Oskouei FH, Malek M. The effect of progressive muscle relaxation on glycated hemoglobin and health-related quality of life in patients with type 2 diabetes mellitus. Appl Nurs Res. 2017;33:142–148.

Nakao M, Fricchione G, Myers P, Zuttermeister PC, Baim M, Mandle CL, Medich C, Wells-Federman CL, Martin Arcari P, Ennis M, Barsky AJ, Benson H. Anxiety is a good indicator for somatic symptom reduction through behavioral medicine intervention in a mind/body medicine clinic. Psychother Psychosom. 2001;70(1), 50–57.

Nancy E, Epela ES, Linb J, Wilhelmc FH , Wolkowitza OM , Cawthone R, Dolbierd C , Mendesf WB, Blackburn EH. Cell aging in relation to stress arousal and cardiovascular disease risk factors. Psychoneuroendocrinology. 2006;31(3):277–287.

Nanke A, Rief W. Somatoforme Störungen. In: Vaitl D, Petermann F, Hrsg. Entspannungsverfahren. Das Praxishandbuch. Weinheim: Beltz; 2004:306–319.

NCCAM, National Center for Complementary and Alternative Medicine. http://nccam.nih.gov/health/backgrounds/mindbody.htm (abgerufen am 12.1.2006) Heute: NCCIH, National Center for Complementary and Integrative Health an den NIH, National Institutes of Health. Complementary, alternative, or integrative health: what's in a name? https://nccih.nih.gov/health/integrative-health (abgerufen am 17.5.2018)

Neff KD. The development and validation of a scale to measure self-compassion. Self Identity. 2003;2(3):223–250.

Neff KD, Germer CK. A pilot study and randomized controlled trial of the mindful selfcompassion program. J Clin Psychol. 2013;69(1),28–44.

Neff KD, Kirkpatrick KL, Rude SS. Self-compassion and adaptive psychological functioning. J Res Pers. 2007;41(1):139–154.

Nenonen MT, Helve TA, Rauma AL, Hanninen OO. Uncooked, lactobacilli-rich, vegan food and rheumatiod arthritis. Br J Rheumatol. 1998;37(3):274–81.

Nery-Hurwit M, Yun J, Ebbeck V. Examining the roles of self-compassion and resilience on health-related quality of life for individuals with Multiple Sclerosis. Disabil Health J. 2017.

Nestoriuc Y, Martin A. Efficacy of biofeedback for migraine: a meta-analysis. Pain. 2007;128(1–2):111–27.

Neumann M, Edelhäuser F, Tauschel D, Fischer MR, Wirtz M, Woopen C, Haramati A, Scheffer C. Empathy decline and its reasons: A systematic review of studies with medical students and residents. Acad Med. 2011;86:996–1009.

Ngai SP, Jones AY ,Tam WW. Tai Chi for chronic obstructive pulmonary disease (COPD). Cochrane Database Syst Rev. 2016;6:CD009953.

NHS, Nurses' Health Study. http://www.nurseshealthstudy.org/ (abgerufen am 17.5.2018)

Ni X, Liu S, Lu F, Shi X ,Guo X. Efficacy and safety of Tai Chi for Parkinson's disease: a systematic review and meta-analysis of randomized controlled trials. PLoS One. 2014;9(6):e99377.

Nidich SI, Fields JZ, Rainforth MV, Pomerantz R, Cella D, Kristeller J, Salerno JW, Schneider RH. A randomized controlled trial of the effects of transcendental meditation on quality of life in older breast cancer patients. Integr Cancer Ther. 2009;8(3):228–34.

Nisbet E, Zelenski JM, Murphy SA. Happiness is in our nature: exploring nature relatedness as a contributor to subjective well-being. J Happiness Stud. 2011;12:303–22.

Nisbet E, Zelenski JM. Underestimating nearby nature: affective forecasting errors obscure the happy path to sustainability. Psychol Sci. 2011;22:1101.

Nishi D, Shirakawa MN, Ota E, Hanada N ,Mori R. Hypnosis for induction of labour. Cochrane Database Syst Rev. 2014;8:CD010852.

Ockene JK, Sorensen G, Kabat-Zinn J, Ockene IS, Donnelly G. Benefits and costs of lifestyle-change to reduce risk of chronic disease. Prev Med. 1988;17(2):224–34.

Olendzki A. Untangling Self: A Buddhist Investigation of Who We Really Are. Wisdom Publications. Somerville; 2016.

Oliveira BS, Zunzunegui MV, Quinlan J, Fahmi H, Tu MT, Guerra RO. Systematic review of the association between chronic social stress and telomere length: A life course perspective. Ageing Res Rev. 2015;26:37–52.

Orme-Johnson DW. Medical care utilization and the Transcendental Meditation program. Psychosom Med. 1987;49(1):493–507.

Ornish D, Scherwitz LW, Billings JH, Brown SE, Gould KL, Merritt TA, Sparler S, Armstrong WT, Ports TA, Kirkeeide RL, Hogeboom C, Brand RJ. Intensive lifestyle changes for reversal of coronary heart disease. JAMA. 1998;280(23):2001–7.

Ornish D, Weidner G, Fair WR, Marlin R, Pettengill EB, Raisin CJ, Dunn-Emke S, Crutchfield L, Jacobs FN, Barnard RJ, Aronson WJ, McCormac P, McKnight DJ, Fein JD, Dnistrian AM, Weinstein J, Ngo TH, Mendell NR, Carroll PR. Intensive lifestyle changes may affect the progression of prostate cancer. J Urol. 2005;174(3):1065–9;discussion1069–70.

Ornish D. Avoiding revascularization with lifestyle changes: The Multicenter Lifestyle Demonstration Project. Am J Cardiol. 1998;82(10B):72T–76T.

Ornish D, Brown SE, Scherwitz LW, Billings JH, Armstrong WT, Ports TA, McLanahan SM, Kirkeeide RL, Brand RJ, Gould KL. Can lifestyle changes reverse coronary heart disease? The Lifestyle Heart Trial. Lancet. 1990;336(8708):129–133.

Ornish D, Brown SE, Scherwitz LW, Billings JH, Armstrong WT, Ports TA, McLanahan SM, Kirkeeide RL, Brand RJ, Gould KL. Lifestyle changes and heart disease. Lancet. 1990:336(8717):741–742.

Ornish D, Lin J, Chan JM, Epel E, Kemp C, Weidner G, Marlin R, Frenda SJ, Magbanua MJM, Daubenmier J, Estay I, Hills NK, Chainani-Wu N, Carroll PR, Blackburn EH. Effect of comprehensive lifestyle changes on telomerase activity and telomere length in men with biopsy-proven low-risk prostate cancer: 5-year follow-up of a descriptive pilot study. Lancet Oncol. 2013;14(11):1112–1120.

Ornish D, Magbanua MJ, Weidner G, Weinberg V, Kemp C, Green C, Mattie MD, Marlin R, Simko J, Shinohara K, Haqq CM, Carroll PR. Changes in prostate gene expression in men undergoing an intensive nutrition and lifestyle intervention. Proc Natl Acad Sci U S A. 2008;105(24):8369–8374.

Ornish D, Scherwitz LW, Billings JH, Brown SE, Gould KL, Merritt TA, Sparler S, Armstrong WT, Ports TA, Kirkeeide RL, Hogeboom C, Brand RJ. Intensive lifestyle changes for reversal of coronary heart disease. JAMA. 1998;280(23):2001–2007.

Ornish D, Weidner G, Fair WR, Marlin R, Pettengill EB, Raisin CJ, Dunn-Emke S, Crutchfield L, Jacobs FN, Barnard RJ, Aronson WJ, McCormac P, McKnight DJ, Fein JD, Dnistrian AM, Weinstein J, Ngo TH, Mendell NR, Carroll PR. Intensive lifestyle changes may affect the progression of prostate cancer. J Urol. 2005;174(3):1065–1069;discussion1069–1070.

Ornish D, Lin J, Chan JM, Epel E, Kemp C, Weidner G, Marlin R, Frenda SJ, Magbanua MJM, Daubenmier J, Estay I, Hills NK, Chainani-Wu N, Carroll PR, Blackburn EH. Effect of comprehensive lifestyle changes on telomerase activity and telomere length in men with biopsy-proven low-risk prostate cancer. 5-year follow-up of a descriptive pilot study. Lancet Oncol. 2013;14(11):1112–1120.

Ortner CNM, Kilner SJ, Zelazo PD. Mindfulness meditation and reduced emotional interference on a cognitive task. Motiv Emot. 2007;31(4):271–283.

Ospina MB, Bond K, Karkhaneh M, Tjosvold L, Vandermeer B, Liang Y, Bialy L, Hooton N, Buscemi N, Dryden DM, Klassen TP. Meditation practices for health: state of the research. Evid Rep Technol Assess (Full Rep). 2007;(155):1–263.

Ostafin BD, Robinson MD, Meier BP. Handbook of Mindfulness and Self-Regulation. Springer; 2015.

O'Toole SK, Solomon SL ,Bergdahl SA. A Meta-Analysis of Hypnotherapeutic Techniques in the Treatment of PTSD Symptoms. J Trauma Stress. 2016;29(1):97–100.

Ottensmeier B, Altner N, Lauterbach S. Die Basis für Innovationen durch Verhaltens- und Verhältnisprävention stärken. In: Kriegesmann B, Hrsg. Ressourcenschonendes Arbeiten in der Forschung und Entwicklung. Bochum: IAI Verlag; 2017.

Palesh O, Butler LD, Koopman C, Giese-Davis J, Carlson R, Spiegel D. Stress history and breast cancer recurrence. J Psychosom Res. 2007;63(3):233–9.

Pan XH, Mahemuti A, Zhang XH, Wang YP, Hu P, Jiang JB, Xiang MX, Liu G, Wang JA. Effect of Tai Chi exercise on blood lipid profiles: a meta-analysis of randomized controlled trials. J Zhejiang Univ Sci B. 2016;17(8):640–8.

Pan Y, Yang K, Shi X, Liang H, Zhang F ,Lv Q. Tai chi chuan exercise for patients with breast cancer: a systematic review and meta-analysis. Evid Based Complement Alternat Med. 2015;2015:535237.

Panksepp J. Affective Neuroscience: The foundations of human and animal emotions. New York: Oxford University Press, Inc.; 1998.

Panksepp J. Beyond a joke: from animal laughter to human joy? Science. 2005;308(5718):62–63.

Park J, McCaffrey R, Newman D, Liehr P, Ouslander JG. A Pilot Randomized Controlled Trial of the Effects of Chair Yoga on Pain and Physical Function Among Community-Dwelling Older Adults With Lower Extremity Osteoarthritis. J Am Geriatr Soc. 2017;65(3):592–597.

Park ER., Traeger L, Vranceanu AM, Scult M, Lerner JA, Benson H, Denninger J, Fricchione GL. The development of a patient-centered program based on the relaxation response: the Relaxation Response Resiliency Program (3RP). Psychosomatics. 2013a;54(2):165–174.

Park ER, Traeger L, Willett J, Gerade B, Webster A, Rastegar S, Denninger JW, Lee JM. A relaxation response training for women undergoing breast biopsy: exploring integrated care. Breast. 2013;22(5):799–805.

Parsons CE, Crane C, Parsons LJ, Fjorback LO, Kuyken W. Home practice in Mindfulness-Based Cognitive Therapy and Mindfulness-Based Stress Reduction: A systematic review and meta-analysis of participants' mindfulness practice and its association with outcomes. Behaviour Research and Therapy. 2017;95(SupplementC):29–41.

Pascoe MC, Thompson DR, Jenkins ZM, Ski CF. Mindfulness mediates the physiological markers of stress: Systematic review and meta-analysis. J Psychiatr Res. 2017;95:156–178.

Patel C. Stress management and hypertension. Acta Physiol Scand Suppl. 1997;640:155–157.

Patel NK, Newstead AH, Ferrer RL. The effects of yoga on physical functioning and health related quality of life in older adults: a systematic review and meta-analysis. J Altern Complement Med. 2012;18(10):902–17.

Paul A, Lange S, Dobos G. Mind-Body-Medizin im Rahmen der Integrativen Onkologie am Brustzentrum der Kliniken Essen-Mitte. Zeitschrift für Komplementärmedizin. 2011;4:1–6.

Paul A, Lauche R, Cramer H, Altner N, Dobos G. An Integrative Day-Care Clinic for chronically ill patients: Concept and case presentation. Eur J Integr Med. 2012;4(4):E455-E459.

Paul A, Michalsen A. Natürlich herzgesund: Ein Ratgeber für Menschen mit koronarer Herzkrankheit. Essen: KVC-Verlag; 2008.

Paul A. Lebensstilveränderungen bei Herzkrankheiten. Eine Interventionsstudie. Essen: KVC-Verlag Karl und Veronica Carstens-Stiftung; 2010.

Paul A. Die Auswirkung eines multimodalen Lifestyle-Programms auf das Gesundheitsverhalten von Patienten mit koronarer Herzerkrankung. Universität Witten Herdecke, Dissertation 2005.

Paul A, Cramer H, Lauche R, Altner N, Langhorst J, Dobos GJ. An oncology mind-body medicine day care clinic: concept and case presentation. Integr Cancer Ther. 2013;12(6):503–507.

Paul A, Altner N, Lange S. Patientenkompetenz fördern durch Ordnungstherapie und Mind-Body-Medizin im Kontext der integrativen Onkologie. Deutsche Zeitschrift für Onkologie. 2013;3.

Paul A, Lange S, Voiß P, Klose P, Kümmel S, Dobos GJ. Das „Essener Modell" – ein Konzept zur integrativ-onkologischen Therapie von Brustkrebspatientinnen. In: Breast Care. Karger Verlag; 8/4/2013.

Paul A, Lange S, Altner N. Innovationsprozesse – willkommene Herausforderung oder krankmachende Belastung? In: Giesert M, Hrsg. Führung und Gesundheit. Hamburg: VSA Verlag; 2009.

Pawlak CR, Jacobs R, Mikeska E, Ochsmann S, Lombard MS, Kavelaars A, Heijnen CJ, Schmidt RE, Schedlowski M. Patients with systemic lupus erythematosus differ from healthy controls in their immunological response to acute psychological stress. Brain Behav Immun. 1999;13:287–302.

Pedersen BK, Fischer CP. Beneficial health effects of exercise – the role of IL-6 as a myokine. Trends Pharmacol Sci. 2007;28:152–6.

Pelekasis P, Matsouka I, Koumarianou A. Progressive muscle relaxation as a supportive intervention for cancer patients undergoing chemotherapy: A systematic review. Palliat Support Care. 2017;15(4):465–473.

Peltonen R, Nenonen M, Helve T, Hanninen O, Toivanen P, Eerola E. Faecal microbial flora and disease activity in rheumatiod arthritis during a vegan diet. Br J Rheumatol. 1997;36(1):64–8.

Perry-Parrish C, Copeland-Linder N, Webb L, Sibinga E. Mindfulness-Based Approaches for Children and Youth. Curr Probl Pediatr Adolesc Health Care. 2016;46(6):172–178.

Perseius KI, Kaver K, Ekdahl S, Asberg M, Samuelson M. Stress and burnout in psychiatric professionals when starting to use dialectical behavioural therapy in the work with young self-harming women showing borderline personality symptoms. J Psychiatr Ment Health Nurs. 2007;14(7):635–43.

Petermann F, Vaitl D. Entspannungsverfahren – eine Einführung. In: Vaitl D, Petermann F, Hrsg. Entspannungsverfahren. Das Praxishandbuch. Weinheim: Beltz PVU; 2004:1–17.

Petticrew M. Cancer-stress link: the truth. Nurs Times. 1999;3–9;95(9):52–3.

Pfeifer K. Prävention von Erkrankungen der Bewegungsapparats-Evidenzbasierung. Bewegungstherapie und Gesundheitssport. 2004;20:68–69.

Pinquart M, Duberstein PR. Associations of social networks with cancer mortality: a meta-analysis. Crit Rev Oncol Hematol. 2010;75(2):122–37.

Pinto-Gouveia J, Duarte C, Matos M, Fráguas S. The protective role of self-compassion in relation to psychopathology symptoms and quality of life in chronic and in cancer patients. Clin Psychol Psychother. 2014;21(4):311–323.

Pischke CR, Weidner G, Elliott-Eller M, Ornish D. Lifestyle changes and clinical profile in coronary heart disease patients with an ejection fraction of <or=40 % or >40 % in the Multicenter Lifestyle Demonstration Project. Eur J Heart Fail. 2007;9(9):928–934.

Platsch KD. Die Medizin heilen. An der Schwelle einer neuen Gesundheitskultur. Bad Kötzting: Systemische Medizin; 2014.

Porges SW. The polyvagal theory: new insights into adaptive reactions of the autonomic nervous system. Cleve Clin J Med. 2009;76(2):86–90.

Poulsen DV, Stigsdotter U, Djernis D, Sidenius U. 'Everything just seems much more right in nature': How veterans with post-traumatic stress disorder experience nature-based activities in a forest therapy garden. Health Psychol Open. 2016;31;3(1).

Prather AA, Gurfein B, Moran P, Daubenmier J, Acree M, Bacchetti P, Sinclair E, Lin J, Blackburn E, Hecht FM, Epel ES. Tired telomeres. Poor global sleep quality, perceived stress, and telomere length in immune cell subsets in obese men and women. Brain Behav Immun. 2015;47:155–162.

Pressemitteilung der Europäischen Kommission/European Commission Press Release Database. Health and Safety: Commission welcomes EU-wide campaign to manage stress at work. Brussels, 7.4.2014. http://europa.eu/rapid/press-release_IP-14-386_en.htm (abgerufen am 17.5.2018)

Prochaska J. Transtheoretical model of behavior change. In: Gellman M, Turner JR, Hrsg. Encyclopedia of behavioral medicine. New York: Springer Verlag; 2013:1997–2000.

Prochaska JO, Di Clemente JO. Stages and processes of self change of smoking: Toward an integrative model of change. J Consult Clin Psychol. 1985;51:390–395.

Prochaska JO, Velicer WF. The transtheoretical model of health behavior change. American journal of health promotion: AJHP. 1997;12(1):38–48.

PSB. Periodischer Sicherheitsbericht. Ministerium des Innern, 2001:45 f.

Puterman E, Lin J, Krauss J, Blackburn EH, Epel ES. Determinants of telomere attrition over 1 year in healthy older women. Stress and health behaviors matter. Mol psychiatry. 2015;20(4):529–535.

Puterman E, Epel ES, Lin J, Blackburn EH, Gross JJ, Whooley MA, Cohen BE. Multisystem resiliency moderates the major depression-telomere length association. Findings from the Heart and Soul Study. Brain behave immun. 2013;33:65–73.

Raanaas RK, Patil G, Alve G. Patients' recovery experiences of indoor plants and views of nature in a rehabilitation center. Work. 2015.

Rainforth MV, Schneider RH, Nidich SI, Gaylord-King C, Salerno JW Anderson JW. Stress reduction programs in patients with elevated blood pressure: a systematic review and meta-analysis. Curr Hypertens Rep. 2007;9(6):520–8.

Raingruber B, Robinson C. The effectiveness of Tai Chi, yoga, meditation, and Reiki healing sessions in promoting health and enhancing problem solving abilities of registered nurses. Issues Ment Health Nurs. 2007;28(10):1141–55.

Rampp T. Kopfschmerz/Migräne – Komplementärer Teil. In: Dobos G, Deuse U, Michalsen A, Hrsg. Chronische Erkrankungen integrativ. München: Elsevier; 2006:164 ff.

Rayan A, Ahmad M. Mindfulness and parenting distress among parents of children with disabilities: A literature review. Perspect Psychiatr Care. 2017.

Raz A, Buhle J. Typologies of attentional networks. Nat Rev Neurosci. 2006;7:367–379.

Reiche EMV, Nunes SOV, Morimoto HK. Stress, depression, the immune system, and cancer. Lancet Oncol. 2004;5:617–625.

Reynolds P, Kaplan GA. Social connections and risk for cancer: prospective evidence from the Alameda County Study. Behav Med. 1990;16(3):101–10.

Rhyner HH, Rosenberg K. Das große Ayurveda Ernährungsbuch. Neuhausen, Urania; 2003.

Richardson J, Smith JE, McCall G, Richardson A, Pilkington K, Kirsch I. Hypnosis for nausea and vomiting in cancer chemotherapy: a systematic review of the research evidence. Eur J Cancer Care (Engl). 2007;16(5):402–12.

Rockliff H, Gilbert P, McEwan K, Lightman S, Glover D. A pilot exploration of heart rate variability and salivary cortisol responses to compassion-focused imagery. Clinical Neuropsychiatry. 2008;5(3):132–139.

Rogers CR. Therapeut und Klient. Grundlagen der Gesprächspsychotherapie. 18. Aufl. Frankfurt: Fischer; 2004.

Rogers CR. Die klientenzentrierte Gesprächspsychotherapie. 17. Aufl. Frankfurt: Fischer; 2005.

Rogers CR. On becoming a person. A therapist's view of psychotherapy, Boston-Houghton Mifflin; 1961. Deutsch: Entwicklung der Persönlichkeit: Psychotherapie aus der Sicht eines Therapeuten. 16. Aufl. Stuttgart: Klett-Cotta; 2006.

Rogers RW. A protection motivation theory of fear appeals and attitude change. J Psychol. 1975;91:93–114.

Rosenberg MB. Gewaltfreie Kommunikation: Eine Sprache des Lebens. Paderborn: Junfermann; 2007.

Rosenkranz MA, Davidson RJ, Maccoon DG, Sheridan JF, Kalin NH, Lutz A. A comparison of mindfulness-based stress reduction and an active control in modulation of neurogenic inflammation. Brain Behav Immun. 2013;27(1):174–184.

Rosenstock IM. Historical Origins of the health belief model. Health Education Monographs. 1974;2:1–8.

Rotaru TS, Rusu A. A Meta-Analysis for the Efficacy of Hypnotherapy in Alleviating PTSD Symptoms. Int J Clin Exp Hypn. 2016;64(1):116–36.

Rudolph KL, Chang S, Lee HW, Blasco M, Gottlieb GJ, Greider C, DePinho RA. Longevity, Stress Response, and Cancer in Aging Telomerase-Deficient Mice. Cell. 1999;96:701–712.

Rutten JM, Reitsma JB, Vlieger AM, Benninga MA. Gut-directed hypnotherapy for functional abdominal pain or irritable bowel syndrome in children: a systematic review. Arch Dis Child. 2013;98(4):252–7.

Sack M, Künsebeck HW, Lamprecht F. Kohärenzgefühl und psychosomatischer Behandlungserfolg. Psychother Psychosom Med Psychol. 1997;47:56–67.

Sackett DL, Rosenberg WM, Gray JA, Haynes RB, Richardson WS. Evidence based medicine: what it is and what it isn't. BMJ. 1996;312(7023):71–72.

Saha FJ, Brüning A, Barcelona C, Büssing A, Langhorst J, Dobos G, Lauche R, Cramer H. Integrative medicine for chronic pain: A cohort study using a process-outcome design in the context of a department for internal and integrative medicine. Medicine (Baltimore). 2016;95(27):e4152.

Salamon E, Esch T, Stefano GB. Pain and relaxation. Int J Mol Med. 2006;18:465–470.

Salamon E, Esch T, Stefano GB. Role of amygdala in mediating sexual and emotional behavior via coupled nitric oxide release. Acta Pharmacol Sinica. 2005;26:389–395.

Salhofer I, Will A, Monsef I, Skoetz N. Meditation for adults with haematological malignancies. Cochrane Database Syst Rev. 2016;2:CD011157.

Saltzman A, Goldin P. Mindfulnessbased stress reduction for schoolage children. In: Greco LA, Hayes SC, Hrsg. Acceptance and mindfulness treatments for children and adolescents. Oakland, CA: New Harbinger; 2008:139–161.

Samitz G. Körperliche Aktivität zur Senkung der kardiovaskulären Mortalität und Gesamtmortalität. Eine Public Health Perspektive. Wien Klin Wochenschr. 1998;110:589–596.

Sammer U. Entspannung erfolgreich vermitteln. Stuttgart: Pfeiffer bei Klett-Cotta; 2003.

Sanada K, Alda Díez M, Salas Valero M, Pérez-Yus MC, Demarzo MM, Montero-Marín J, García-Toro M, García-Campayo J. Effects of mindfulness-based interventions on biomarkers in healthy and cancer populations: a systematic review. BMC Complement Altern Med. 2017;17(1):125.

Satin JR, Linden W, Phillips MJ. Depression as a predictor of disease progression and moritality in cancer patients: a meta-analysis. Cancer. 2009;115:5349–5361.

Saunders PA, Tractenberg RE, Chaterji R, Amri H, Harazduk N, Gordon JS, Lumpkin M, Haramati A. Promoting self-awareness and reflection through an experiential mind-body skills course for first year medical students. Med Teach. 2007;29(8):778–784.

Sbarra DA, Smith HL, Mehl MR. When leaving your ex, love yourself observational ratings of self-compassion predict the course of emotional recovery following marital separation. Psychol Sci. 2012;0956797611429466.

Schachter S, Stanley, Singer J. Cognitive, social and physiological determinants of emotional state. Psych Review. 1962;69:379–407.

Schaefert R, Klose P, Moser G, Hauser W. Efficacy, tolerability, and safety of hypnosis in adult irritable bowel syndrome: systematic review and meta-analysis. Psychosom Med. 2014;76(5):389–98.

Schaffer SD, Yucha CB. Relaxation & pain management: the relaxation response can play a role in managing chronic and acute pain. Am J Nurs. 2004;104(8):75–76,78–79,81–72.

Schandry R. Biologische Psychologie, 2. Aufl. Weinheim: Beltz Verlag; 2006.

Schlicht W, Brand R. Körperliche Aktivität. Sport und Gesundheit. 2007:9,12,59.

Schmiedel V, Augustin M. Leitfaden Naturheilkunde, 7. Aufl. München: Elsevier Urban und Fischer Verlag; 2017.

Schmiedeler S. Mindfulness-based intervention in attentiondeficit/hyperactivity disorder (ADHD). Z Kinder Jugendpsychiatr Psychother. 2015;43(2):12331.

Schneider RH, Grim CE, Rainforth MV, Kotchen T, Nidich SI, Gaylord-King C, Salerno JW, Kotchen JM, Alexander CN. Stress reduction in the secondary prevention of cardiovascular disease: randomized, controlled trial of transcendental meditation and health education in Blacks. Circ Cardiovasc Qual Outcomes. 2012;5(6):750–8.

Schoenefeld SJ, Webb JB. Self-compassion and intuitive eating in college women: Examining the contributions of distress tolerance and body image acceptance and action. Eating Behaviors. 2013;14(4):493–496.

Scholz U, Schüz B, Ziegelmann JP, Lippke S, Schwarzer R. Beyond behavioural intentions: planning mediates between intentions and physical activity. Br J Health Psychol. 2008.

Scholz U, Stadler G, Ochsner S1, Rackow P, Hornung R, Knoll N. Examining the relationship between daily changes in support and smoking around a self-set quit date. Health Psychol. 2016;35(5):514–7.

Schoultz M, Atherton I, Watson A. Mindfulness-based cognitive therapy for inflammatory bowel disease patients: findings from an exploratory pilot randomised controlled trial. Trials. 2015;16:379.

Schulz KH, Meyer A, Langguth N. Körperliche Aktivität und psychische Gesundheit. Bundesgesundheitsbl 2012;55:55–65. https://www.rki.de/DE/Content/Service/Sozialberatung/BGBL_Krprl_Akt_psych_Gesund.pdf?__blob=publicationFile (abgerufen 17.5.2018)

Schulz von Thun F. Miteinander reden 1. Störungen und Klärungen. Aufl. 48. Reinbek: Rowohlt TB; 2010. (Ausg. 410–499 Tsd. Reinbek: Rowohlt TB; 1994)

Schulz von Thun F. Miteinander reden 3. Das „Innere Team" und Situationsgerechte Kommunikation. Aufl. 25. Reinbek: Rowohlt; 2013.

Schumann A, Hapke U, Meyer C, Rumpf HJ, John U. Measuring Sense of Coherence with only three items: A useful tool for population surveys. Br J Health Psychol. 2003;8:409–421.

Schumann D, Langhorst J, Dobos G, Cramer H. Effects of Yoga versus the low-FODMAP diet in patients with irritable bowel syndrome – a randomized controlled trial. Aliment Pharmacol Ther. 2017.

Schumann D, Anheyer D, Lauche R, Dobos G, Langhorst J, Cramer H. Effect of Yoga in the Therapy of Irritable Bowel Syndrome: A Systematic Review. Clin Gastroenterol Hepatol. 2016;14(12):1720–1731.

Schumann D, Anheyer D, Lauche R, Dobos G, Langhorst J, Cramer H. Effect of Yoga in the Therapy of Irritable Bowel Syndrome: A Systematic Review. Clin Gastroenterol Hepatol, 2016;14(12):1720–1731.

Schumann D, Langhorst J, Dobos G, Cramer H. Randomised clinical trial: yoga vs a low-FODMAP diet in patients with irritable bowel syndrome. Aliment Pharmacol Ther. 2017.

Schussler DL, Jennings PA, Sharp JE, Frank JL. Improving Teacher Awareness and Well-Being Through CARE: a Qualitative Analysis of the underlying Mechanisms. Mindfulness. 2016;7(1): 130142.

Schutte NS, Malouff JM. A meta-analytic review of the effects of mindfulness meditation on telomerase activity. Psychoneuroendocrinology. 2014;42:45–8

Schwarzer R, Jerusalem M, Weber H. Gesundheitspsychologie von A bis Z. Göttingen: Hogrefe; 2002.

Sedlmeier P, Eberth J, Schwarz M, Zimmermann D, Haarig F, Jaeger S, Kunze S. The psychological effects of meditation: a meta-analysis. Psychol Bull. 2012;138(6):1139–71.

Segal ZWM, Teasdale J. Mindfulness-Based Cognitive Therapy for Depression. New York: Guilford Press; 2002.

Selye H. The Evolution of the Stress Concept. Am Scientist. 1973;61:692–699.

Selye H. The Stress of life. New York: McGraw-Hill; 1956.

Sephton S, Spiegel D. Circadian disruption in cancer: a neuroendocrine-immune pathway from stress to disease? Brain Behav. Immun. 2003;17:321–328.

Shahriari M, Dehghan M, Pahlavanzadeh S , Hazini A. Effects of progressive muscle relaxation, guided imagery and deep diaphragmatic breathing on quality of life in elderly with breast or prostate cancer. J Educ Health Promot. 2017;6:1.

Shanafelt TD, Boone S, Tan L, Dyrbye LN, Sotile W, Satele D, West CP, Sloan J, Oreskovich MR. Burnout and satisfaction with work-life balance among US physicians relative to the general US popilation. Arch Intern med 2012; 172(18): 1377–1385.

Shapiro SL, Schwartz GE, Bonner G. Effects of mindfulness-based stress reduction on medical and premedical students. J Behav Med. 1998;21(6):581–599.

Sheeran P. Intention-behavior relations: A conceptual and empirical reciew. Eur Rev Soc Psychol. 2002;12:1–36.

Shi L, Zhang D, Wang L, Zhuang J, Cook R, Chen L. Meditation and blood pressure: a meta-analysis of randomized clinical trials. J Hypertens. 2017;35(4):696–706.

Shih M, Yang YH, Koo M. A meta-analysis of hypnosis in the treatment of depressive symptoms: a brief communication. Int J Clin Exp Hypn. 2009;57(4):431–42.

Sibinga EMS, Lindsey Webb L, Ghazarian S R, Ellen JM. SchoolBased Mindfulness Instruction: An RCT. Pediatrics. 2016;37(1):e20152532.

Siegel DJ. Das achtsame Gehirn, Freimat im Schwarzwald, Arbor; 2007:404.

Sielski R, Rief W ,Glombiewski JA. Efficacy of Biofeedback in Chronic back Pain: a Meta-Analysis. Int J Behav Med. 2017;24(1):25–41.

Silberman A, Banthia R, Estay IS, Kemp C, Studley J, Hareras D, Ornish D. The effectiveness and efficacy of an intensive cardiac rehabilitation program in 24 sites. Am J Health Promot. 2010;24(4):260–266.

Silva LM, Schalock M ,Gabrielsen K. Early intervention for autism with a parent-delivered Qigong massage program: a randomized controlled trial. Am J Occup Ther. 2011;65(5):550–9.

Silva LM, Schalock M, Ayres R, Bunse C, Budden S. Qigong massage treatment for sensory and self-regulation prob-

lems in young children with autism: a randomized controlled trial. Am J Occup Ther. 2009;63(4):423–32.
Silva LM, Schalock M, Garberg J, Smith CL. Qigong massage for motor skills in young children with cerebral palsy and Down syndrome. Am J Occup Ther. 2012;66(3):348–55.
Singer S, Brähler E. Die "Sense of Coherence Scale". Testhandbuch zur deutschen Version, Göttingen: Vandenhoeck und Ruprecht; 2007.
Singer T, Seymour B, O'Doherty J, Kaube H, Dolan RJ, Frith CD. Empathy for pain involves the affective but not sensory components of pain. Science. 2004;303(5661):1157–1162.
Singer T. Effects of contemplative dyads on engagement and perceived social connectedness over 9 months of mental training: A randomized clinical trial. JAMA Psychiatry. 2016.
Singer T, Klimecki OM. Empathy and compassion. Current Biology. 2014; 24(18):R875-R878.
Singh N, Lancioni GE, Winton AS, Singh J, Curtis WJ, Wahler RG, McAleavey KM. Mindful parenting decreases aggression and increases social behavior in children with developmental disabilities. Behav Modif. 2007;31(6):749–71.
Singh N, Lancioni G, Joy S, Winton A, Sabaawi M, Wahler R, Singh J. Adolescents with conduct disorder can be mindful of their aggressive behavior. J Emot Behav Disord. 2007;15(1):56–63.
Skoldstam L, Hagfors L, Johansson G. An experimental study of a Mediterranean diet intervention for patients with rheumatoid arthritis. Ann Rheum Dis. 2003;62(3):208–14.
Slagter HA, Lutz A, Greischar LL, et al. Mental training affects distribution of limited brain resources. PLoS Biol. 2007;5(6):e138.
Slavich GM. Understanding inflammation, its regulation, and relevance for health. A top scientific and public priority. Brain Behav Immun. 2015;45: 13–14.
Sobel DS. Mind matters, money matters: the cost-effectiveness of mind-body-medicine. JAMA. 2000;298:1705.
Soellner R, Huber S, Lenartz N, Rudinger G. Gesundheitskompetenz – ein vielschichtiger Begriff. Zs f Gesundheitspsychologie. 2009;17(3):105–113.
Song R, Grabowska W, Park M, Osypiuk K, Vergara-Diaz GP, Bonato P, Hausdorff JM, Fox M, Sudarsky LR, Macklin E, Wayne PM. The impact of Tai Chi and Qigong mind-body exercises on motor and non-motor function and quality of life in Parkinson's disease: A systematic review and meta-analysis. Parkinsonism Relat Disord. 2017;41:3–13.
Sotos-Prieto M, Bhupathiraju SN, Mattei J, Fung TT, Li Y, Pan A, Willett WC, Rimm EB, Hu FB. Changes in Diet Quality Scores and Risk of Cardiovascular Disease Among US Men and Women. Circulation. 2015;132(23):2212–9.
Spahn G, Choi KE, Kennemann C, Ludtke R, Franken U, Langhorst J, Paul A, Dobos GJ. Can a multimodal mind-body program enhance the treatment effects of physical activity in breast cancer survivors with chronic tumor-associated fatigue? A randomized controlled trial. Integr Cancer Ther. 2013;12(4):291–300.
Spijkerman MP, Pots WT, Bohlmeijer ET. Effectiveness of online mindfulness-based interventions in improving mental health: A review and meta-analysis of randomised controlled trials. Clin Psychol Rev. 2016;45:102–114.
Sprehn GC, Chambers JE, Saykin AJ, Konski A, Johnstone PA. Decreased cancer survival in individuals separated at time of diagnosis: critical period for cancer pathophysiology? Cancer. 2009;115(21):5108–16.
Sprenger RK. Die Entscheidung liegt bei dir! Wege aus der alltäglichen Unzufriedenheit. 15. Aufl. Frankfurt: Campus; 2016.
Sprod LK, Fernandez ID, Janelsins MC, Peppone LJ, Atkins JN, Giguere J, Block R, Mustian KM. Effects of yoga on cancer-related fatigue and global side-effect burden in older cancer survivors. J Geriatr Oncol. 2015;6(1):8–14.
Stahl JE, Dossett ML, LaJoie AS, Denninger JW, Mehta DH, Goldman R, Fricchione GL, Benson H. Relaxation Response and Resiliency Training and Its Effect on Healthcare Resource Utilization. PLOS ONE. 2015;10(10):e0140212.
Statistisches Bundesamt (Destatis), 2017: Häufigste Todesursache Herzerkrankungen. https://www.destatis.de/DE/ZahlenFakten/GesellschaftStaat/Gesundheit/Todesursachen/Todesursachen.html (abgerufen am 17.5.2018)
Stavemann HH. Im Gefühlsdschungel. Emotionale Krisen verstehen und bewältigen. 2., überarbeitete und erweiterte Aufl. Weinheim: Beltz; 2010.
Stavemann HH. Sokratische Gesprächsführung in Therapie und Beratung. Eine Anleitung für Psychotherapeuten, Berater und Seelsorger. 3. Aufl. Weinheim: Beltz; 2015. (2. Aufl. Weinheim: Beltz; 2007)
Stavemann HH. Therapie emotionaler Turbulenzen. Einführung in die Kognitive Verhaltenstherapie. 4., vollständig überarbeitete Aufl. Weinheim: Beltz; 2010. (3. Aufl. Weinheim: Beltz; 2003)
Steele JD, Kumar P, Ebmeier KP (2007). Blunted response to feedback information in depressive illness. Brain 2007; 130:2367–2374.
Stefano GB, Benson H, Fricchione GL, Esch T. The Stress Response: Always Good and When It Is Bad. New York: Medical Science International; 2005.
Stefano GB, Esch T. Integrative medical therapy: Examination of meditation's therapeutic and global medicinal outcomes via nitric oxide. Int J Mol Med. 2005;16:621–630.
Stefano GB, Fricchione GL, Esch T. Relaxation: Molecular and physiological significance. Med Sci Monit. 2006;12:HY21–31.
Stefano GB, Fricchione GL, Slingsby BT, Benson H. The placebo effect and relaxation response: Neural processes and their coupling to constitutive nitric oxide. Brain Res Brain Res Rev. 2001;35:1–19.
Stefano GB, Murga J, Benson H, Zhu W, Bilfinger TV, Magazine HI. Nitric oxide inhibits norepinephrine stimulated contraction of human internal thoracic artery and rat aorta. Pharmacol Res. 2001;43:199–203.

Stefano GB, Esch T. Integrative medical therapy. Examination of meditation's therapeutic and global medicinal outcomes via nitric oxide (review). Int J Mol Med. 2005;16(4):621–630.
Stefano GB, Esch T, Bilfinger TV, Kream RM. Proinflammation and preconditioning protection are part of a common nitric oxide mediated process. Med Sci Mon: international medical journal of experimental and clinical research. 2010;16(6):RA125–30.
Sterling P, Allostasis EJ. A new paradigm to explain arousal pathology. In: Fisher S, Reason J, Hrsg. Handbook of Life Stress, Cognition and Health. New York: John Wiley and Sons; 1988.
Stollberg, E., Härle, G. Über das Beenden von Gruppen. In: von Kanitz A, Lotz W, Menzel B, Stollberg E, Zitterbarth W, Hrsg. Elemente der Themenzentrierten Interaktion (TZI). Texte zur Aus- und Weiterbildung. Göttingen: Vandenhoeck & Ruprecht; 2015:158–171.
Storch M, Cantieni B, Hüther G, Tschacher W. Embodiment – Die Wechselwirkung von Körper und Psyche verstehen und nutzen. Bern: Huber Verlag; 2006:73–98.
Straub RH, Dhabhar FS, Bijlsma JW, Cutolo M. How psychological stress via hormones and nerve fibers may exacerbate rheumatoid arthritis. Arthritis Rheum. 2005;52;16–26.
Strauss C, Cavanagh K, Oliver A, Pettman D. Mindfulness-based interventions for people diagnosed with a current episode of an anxiety or depressive disorder: a meta-analysis of randomised controlled trials. PLoS One. 2014:9(4):e96110.
Strumpfer DJW. Salutogenesis: A new paradigm. S Afr J Psychol. 1990;20(4):265–276.
Stuart E, Caudill M, Lesermann J, Dorrington C, Friedman R, Benson H. Non-pharmacologic treatment of hypertension: A multiple-risk-factor approach. J Cardiovas Nurs. 1987;1:1–14.
Stubberud A, Varkey E, McCrory DC, Pedersen SA, Linde M. Biofeedback as Prophylaxis for Pediatric Migraine: A Meta-analysis. Pediatrics. 2016;138(2).
Sveaas SH, Smedslund G, Hagen KB, Dagfinrud H. Effect of cardiorespiratory and strength exercises on disease activity in patients with inflammatory rheumatic diseases: a systematic review and meta-analysis. Br J Sports Med. 2017;51(14):1065–1072.
Tadic SD, Zdaniuk B, Griffiths D, Rosenberg L, Schafer W, Resnick NM. Effect of biofeedback on psychological burden and symptoms in older women with urge urinary incontinence. J Am Geriatr Soc. 2007;55(12):2010–5.
Tahiri M, Mottillo S, Joseph L, Pilote L, Eisenberg MJ. Alternative smoking cessation aids: a meta-analysis of randomized controlled trials. Am J Med. 2012;125(6):576–84.
Takano T. Age-adjusted mortality and its association to variations in urban conditions in Shanghai. Health Policy. 2002;61:239–53.
Talisman N, Harazduk N, Rush C, Graves K, Haramati A. Mind-body medicine facilitation on affirming and enhancing professional identity in health care professions faculty. Acad Med. 2015;90:780–784.
Tang YY, Holzel BK, Posner MI. The neuroscience of mindfulness meditation. Nat Rev Neurosci. 2015;16(4);213–225.
Tao WW, Jiang H, Tao XM, Jiang P, Sha LY, Sun XC. Effects of Acupuncture, Tuina, Tai Chi, Qigong, and Traditional Chinese Medicine Five-Element Music Therapy on Symptom Management and Quality of Life for Cancer Patients: A Meta-Analysis. J Pain Symptom Manage. 2016;51(4):728–47.
Targ EF, Levine EG. The efficacy of a mind-body-spirit group for women with breast cancer: a randomized controlled trial. Gen Hosp Psychiatry. 2002;24(4):238–48.
Taylor E, Taylor-Piliae RE. The effects of Tai Chi on physical and psychosocial function among persons with multiple sclerosis: A systematic review. Complement Ther Med. 2017;31:100–108.
Teasdale JD, Segal ZV, Williams JM, Ridgeway VA, Soulsby JM, Lau MA. Prevention of relapse/recurrence in major depression by mindfulness-based cognitive therapy. J Consult Clin Psychol. 2000;68(4):615–623.
Teasdale JD, Segal ZV, Williams JM. How does cognitive therapy prevent depressive relapse and why should attentional control (mindfulness) training help? Behav Res Ther. 1995;33(1):25–39.
Tefikow S, Barth J, Maichrowitz S, Beelmann A, Strauss B, Rosendahl J. Efficacy of hypnosis in adults undergoing surgery or medical procedures: a meta-analysis of randomized controlled trials. Clin Psychol Rev. 2013;33(5):623–36.
Terry ML, Leary MR. Self-compassion, self-regulation, and health. Self and Identity 2011:10(3);352–362.
Teut M, Knilli J, Daus D, Roll S, Witt CM. Qigong or Yoga Versus No Intervention in Older Adults With Chronic Low Back Pain-A Randomized Controlled Trial. J Pain. 2016;17(7):796–805.
Thaker PH, Han LY, Kamat AA, Arevalo JM, Takahashi R, Lu C, Jennings NB, Armaiz-Pena G, Bankson JA, Ravoori M, Merritt WM, Lin YG, Mangala LS, Kim TJ, Coleman RL, Landen CN, Li Y, Felix E, Sanguino AM, Newman RA, Lloyd M, Gershenson DM, Kundra V, Lopez-Berestein G, Lutgendorf SK, Cole SW, Sood AK. Chronic stress promotes tumor growth and angiogenesis in a mouse model of ovarian carcinoma. Nat Med. 2006;12:939–44.
Thanissaro Bhikkhu. Selves & Not-Self. The Buddhist Teaching on Anatta. Valley Center, CA; 2011.
Thind H, Lantini R, Balletto BL, Donahue ML, Salmoirago-Blotcher E, Bock BC, Scott-Sheldon LAJ:The effects of yoga among adults with type 2 diabetes: A systematic review and meta-analysis. Prev Med. 2017;105:116–126.
Toelstede BG. Aus Wünschen Ziele machen. Wie ich erreiche, was ich mir vornehme. Freiburg: Herder TB; 2003.
Toobert DJ, Glasgow RE, Strycker LA, Barrera M Jr, Radcliffe JL, Wander RC, Bagdade JD. Biologic and quality-of-life outcomes from the Mediterranean Lifestyle Program: a randomized clinical trial. Diabetes Care. 2003;26(8):2288–93.
Townshend K, Jordan Z, Stephenson M, Tsey K. The effectiveness of mindful parenting programs in promoting pa-

rents' and children's wellbeing: a systematic review. JBI Database System Rev Implement Rep. 2016.
Udris I, Rimann M. Das Kohärenzgefühl: Gesundheitsressource oder Gesundheit selbst? Strukturelle und funktionale Aspekte und ein Validierungsversuch. In: Wydler H, Kolip P, Abel T, Hrsg. Salutogenese und Kohärenzgefühl. Grundlagen, Empirie und Praxis eines gesundheitswissenschaftlichen Konzepts Weinheim: Juventa; 2000:129–148.
Ulrich R. View through a window may influence recovery from surgery. Science. 1984;224:420–1.
UGB – Verband für Unabhängige Gesundheitsberatung e. V. (Hrsg.): Foliensatz Ernährung. 3. Aufl. 2005.
Unrath M, Zeeb H, Letzel S, Claus M, Pinzon LCE. Psychische Gesundheit von Hausärzten in Rheinland-Pfalz. Dtsch Arztebl Int 2012; 109(11): 201–207.
Vaitl D, Petermann F. Entspannungsverfahren. Das Praxishandbuch. Weinheim: Beltz PVU; 2004.
Vaitl D. Neurophysiologie der Entspannungsverfahren. In: Vaitl D, Petermann F, Hrsg. Entspannungsverfahren. Das Praxishandbuch. Weinheim: Beltz PVU; 2004b:34–47.
Vaitl D. Psychophysiologie der Entspannungsverfahren. In: Vaitl D, Petermann F, Hrsg. Entspannungsverfahren. Das Praxishandbuch. Weinheim: Beltz PVU; 2004a:21–33.
Vaitl D. Psychophysiologie der Interozeption. In: Vaitl D, Petermann F, Hrsg. Entspannungsverfahren. Das Praxishandbuch. Weinheim: Beltz PVU; 2004c:48–58.
Valiente Lopez M, van Selms MK, van der Zaag J, Hamburger HL, Lobbezoo F. Do sleep hygiene measures and progressive muscle relaxation influence sleep bruxism? Report of a randomised controlled trial. J Oral Rehabil. 2015;42(4):259–65.
Valk SL, Bernhardt BC, Trautwein FM, Bockler A, Kanske P, Guizard N, Collins DL, Singer T. Structural plasticity of the social brain: Differential change after socio-affective and cognitive mental training. Sci Adv. 2017;3(10):e1700489.
van de Weijer-Bergsma E, Langenberg G, Brandsma R, Oort FJ, Bögels SM. The Effectiveness of a SchoolBased Mindfulness Training as a Program to Prevent Stress in Elementary School Children. Mindfulness. 2014;5(3):238248.
van den Berg AE, Maas J, Verheij RA, Groenewegen PP. Green space as a buffer between stressful life events and health. Soc Sci Med. 2010;70:1203–10.
van den Brink E, Koster F. Mitfühlend leben. Mindfulness-based compassionate living. Kösel; 2012.
van Dixhoorn J, Duivenvoorden HJ, Pool J, Verhage F. Psychic effects of physical training and relaxation therapy after myocardial infarction. J Psychosom Res. 1990;34:327–337.
Vancampfort D, Correll CU, Scheewe TW, Probst M, De Herdt A, Knapen J, De Hert M. Progressive muscle relaxation in persons with schizophrenia: a systematic review of randomized controlled trials. Clin Rehabil. 2013;27(4):291–8.
Veehof MM, Trompetter HR, Bohlmeijer ET, Schreurs KM. Acceptance- and mindfulness-based interventions for the treatment of chronic pain: a meta-analytic review. Cogn Behav Ther. 2016;45(1):5–31.
Voiß P, Lange S, Hugen C, Klose P, Paul AE, Dobos G, Kümmel S. Komplementäre Verfahren in Prävention und Therapie. In: Untch M, Harbeck N, Thomssen C, Hrsg. Colloquium Senologie 2017/2018. München: Agileum; 2015:447–475
Wachs K, Cordova JV. Mindful relating: exploring mindfulness and emotion repertoires in intimate relationships. Behav Modif. 2007;31(6):464–81.
Wall R. Tai Chi and mindfulnessbased stress reduction in a Boston public middle school. J Pediatr Health Care. 2005;19(4):230–237.
Wallace BA. The attention revolution, unlocking the power of the focus mind. Boston Wisdom; 2006.
Wang F, Lee EK, Wu T, Benson H, Fricchione G, Wang W, Yeung AS. The effects of tai chi on depression, anxiety, and psychological well-being: a systematic review and meta-analysis. Int J Behav Med. 2014;21(4):605–17.
Wang F, Man JK, Lee EK, Wu T, Benson H, Fricchione GL, Wang W, Yeung A. The effects of qigong on anxiety, depression, and psychological well-being: a systematic review and meta-analysis. Evid Based Complement Alternat Med. 2013;2013:152738.
Wang LF, Long H, Deng M, Xu H, Fang J, Fan Y, Bai D, Han XL. Biofeedback treatment for sleep bruxism: a systematic review. Sleep Breath. 2014;18(2):235–42.
Wang Y, Shan W, Li Q, Yang N, Shan W. Tai Chi Exercise for the Quality of Life in a Perimenopausal Women Organization: A Systematic Review. Worldviews Evid Based Nurs. 2017;14(4):294–305.
Watson SL, Weeks BK, Weis LJ, Harding AT, Horan SA, Beck BR. High-Intensity Resistance and Impact Training Improves Bone Mineral Density and Physical Function in Postmenopausal Women With Osteopenia and Osteoporosis: The LIFTMOR Randomized Controlled Trial. J Bone Miner Res. 2018;33(2):211–220. Epub 2017 Oct 4.
Watzlawick P, Beavin JH, Jackson DD. Menschliche Kommunikation. Formen, Störungen, Paradoxien. 13. Aufl. Göttingen: Hogrefe, vorm. Verlag Hans Huber; 2016. (11. Unveränderte Aufl. Bern: Huber; 2007)
Watzlawick P. Anleitung zum Unglücklichsein. 15. Aufl. München: Piper; 2009.
Wayne PM, Walsh JN, Taylor-Piliae RE, Wells RE, Papp KV, Donovan NJ, Yeh GY. Effect of tai chi on cognitive performance in older adults: systematic review and meta-analysis. J Am Geriatr Soc. 2014;62(1):25–39.
Weaver LL, Darragh AR. Systematic Review of Yoga Interventions for Anxiety Reduction Among Children and Adolescents. Am J Occup Ther. 2015;69(6):6906180070p1–9.
Weinberger S. Klientenzentrierte Gesprächsführung. Lern- und Praxisanleitung für psychosoziale Berufe. Weinheim: Beltz Juventa; 2013.
Welbrink A, Franke A. Zwischen Genuss und Sucht – das Salutogenesemodell in der Suchtforschung. In Wydler H, Kolip P, Abel T, Hrsg. Salutogenese und Kohärenzgefühl. Grundlagen, Empirie und Praxis eines gesundheitswissenschaftlichen Konzepts. Weinheim: Juventa; 2000:43–55.
Wieland LS, Skoetz N, Pilkington K, Vempati R, D'Adamo CR, Berman BM. Yoga treatment for chronic non-specific

low back pain. Cochrane Database Syst Rev. 2017;1:CD010671.

Wiesmann U, Rölker S, Ilg H, Hirtz P, Hannich HJ. Zur Stabilität und Modifizierbarkeit des Kohärenzgefühls aktiver älterer Menschen. Zeitschrift für Gerontologie und Geriatrie. 2006;39:90–99.

Wilhelmi de Toledo F, Buchinger A, Burggrabe H, Gaisbauer M, Hölz G, Kronsteiner W, Kuhn C, Lischka E, Lischka N, Lützner H, May W, Melchart D, Michalsen A, Müller H, Peper E, Resch K-L, Ritzmann-Widderich M, Wessel A, Wichert H, Stange R. Leitlinien zur Fastentherapie. Forsch Komplementärmed Klass Naturheilkunde. 2002;9:189–199.

Wilken B. Methoden der Kognitiven Umstrukturierung. Ein Leitfaden für die psychotherapeutische Praxis. 3., aktualisierte Aufl. Stuttgart: Kohlhammer; 2006.

Witt C, Linde K. Clinical research in complementary and integrative medicine. München: Elsevier; 2011:1–8.

Witt CM, Bartsch HH, Güthlin C, Lampert C, Längler A, Ritter CA, Rostock M, Schildmann J, Weis J, Wilhelm M, Horneber M. Kompetenznetz Komplementärmedizin in der Onkologie (KOKON) Ein wissenschaftlicher Beitrag zur Verbesserung der Versorgung. 2017.

Wolf D. Ängste verstehen und überwinden. Wie Sie sich von Angst, Panik und Phobien befreien. Aktualisierte Aufl. Mannheim: PAL; 2011.

Wolf D. Wenn Schuldgefühle zur Qual werden: Selbstvorwürfe ablegen, sich verzeihen lernen. 5. Aufl. Mannheim: PAL; 2003.

Wong A, Figueroa A, Sanchez-Gonzalez MA, Son WM, Chernykh O, Park SY. Effectiveness of Tai Chi on Cardiac Autonomic Function and Symptomatology in Women With Fibromyalgia: A Randomized Controlled Trial. J Aging Phys Act. 2017:1–26.

Wood C, Clow A, Hucklebridge F, Law R, Smyth N. Physical fitness an rior physical activity are both associated with less cortisol secretion during psychosocial stress. Anxiety Stress Coping. 2017;16:1–11.

Wu W, Guo F, Ye J, Li Y, Shi D, Fang D, Guo J, Li L. Pre- and post-diagnosis physical activity is associated with survival benefits of colorectal cancer patients: a systematic review and meta-analysis. Onco target. 2016;7(32):52095–52103

www.claudia-witt.org/projects/modalities/mind-body-medicine. claudia witt – complementary and integrative medicine. Zurich IEEKU (IEACI) Scheme for a Mind Body Medicine Consultation. http://www.claudia-witt.org/projects/modalities/mind-body-medicine/ (abgerufen am 17.5.2018)

Xiang Y, Lu L, Chen X, Wen Z. Does Tai Chi relieve fatigue? A systematic review and meta-analysis of randomized controlled trials. PLoS One. 2017;12(4):e0174872.

Xiong X, Wang P, Li X, Zhang Y. Qigong for hypertension: a systematic review. Medicine (Baltimore). 2015;94(1):e352.

Yang Y, Li XY, Gong L, Zhu YL, Hao YL. Tai Chi for improvement of motor function, balance and gait in Parkinson's disease: a systematic review and meta-analysis. PLoS One. 2014;9(7):e102942.

Yang ZY, Zhong HB, Mao C, Yuan JQ, Huang YF, Wu XY, Gao YM ,Tang JL. Yoga for asthma. Cochrane Database Syst Rev. 2016;4:CD010346.

Yasuma F, Hayano J. Respiratory sinus arrhythmia: why does the heartbeat synchronize with respiratory rhythm? Chest. 2004;125(2):683–90.

Yilmaz CK, Kapucu S. The Effect of Progressive Relaxation Exercises on Fatigue and Sleep Quality in Individuals With COPD. Holist Nurs Pract. 2017;31(6):369–377.

Youkhana S, Dean CM, Wolff M, Sherrington C, Tiedemann A. Yoga-based exercise improves balance and mobility in people aged 60 and over: a systematic review and meta-analysis. Age Ageing. 2016;45(1):21–9.

Younge JO, Gotink RA, Baena CP, Roos-Hesselink JW, Hunink MG. Mind-body practices for patients with cardiac disease: a systematic review and meta-analysis. Eur J Prev Cardiol. 2015;22(11):1385–98.

Zech N, Hansen E, Bernardy K, Hauser W. Efficacy, acceptability and safety of guided imagery/hypnosis in fibromyalgia – A systematic review and meta-analysis of randomized controlled trials. Eur J Pain. 2017;21(2):217–227.

Zeidan F, Martucci KT, Kraft RA, Gordon NS, McHaffie JG, Coghill RC. Brain mechanisms supporting the modulation of pain by mindfulness meditation. J Neurosci. 2011;31(14):5540–5548.

Zeng Y, Luo T, Xie H, Huang M, Cheng AS.Health benefits of qigong or tai chi for cancer patients: a systematic review and meta-analyses. Complement Ther Med. 2014;22(1):173–86.

Zenner C, Herrnleben-Kurz S, Walach H. Mindfulness-based interventions in schools – a systematic review and meta-analysis. Front Psychol. 2014.

Zessin U, Dickhäuser O, Garbade S. The Relationship Between Self-Compassion and Well-Being: A Meta-Analysis. Appl Psychol Health Well Being. 2015;7(3):340–364.

Zhang Y, Montoya L, Ebrahim S, Busse JW, Couban R, McCabe RE, Bieling P, Carrasco-Labra A, Guyatt GH. Hypnosis/Relaxation therapy for temporomandibular disorders: a systematic review and meta-analysis of randomized controlled trials. J Oral Facial Pain Headache. 2015;29(2):115–25.

Zhao L, Wu H, Zhou X, Wang Q, Zhu W, Chen J. Effects of progressive muscular relaxation training on anxiety, depression and quality of life of endometriosis patients under gonadotrophin-releasing hormone agonist therapy. Eur J Obstet Gynecol Reprod Biol. 2012;162(2):211–5.

Zintl F, Eisenhut A. Ausdauertrainging. München: BLV Sportwissen; 2004:177 f.

Zou L, Wang H, Xiao Z, Fang Q, Zhang M, Li T, Du G, Liu Y. Tai chi for health benefits in patients with multiple sclerosis: A systematic review. PLoS One. 2017;12(2):e0170212.

Zupanec S, Jones H, McRae L, Papaconstantinou E, Weston J, Stremler R. A Sleep Hygiene and Relaxation Intervention for Children With Acute Lymphoblastic Leukemia: A Pilot Randomized Controlled Trial. Cancer Nurs. 2017;40(6):488–496.

Abkürzungen

ACT	Acceptance and Commitment Therapy
ADHS	Aufmerksamkeits-Defizit-Hyperaktivitätsstörung
CED	chronisch-entzündliche Darmerkrankungen
CU	Colitis ulcerosa
DBT	Dialectical Behavior Therapy
FFA	Freiburger Fragebogen zur Achtsamkeit
GAMMA	Gesundheit, Achtsamkeit und Mitgefühl in der Menschenbezogenen Arbeit
GI	glykämischer Index
GL	glykämische Last
GRR	Generalisierte Widerstandsressourcen
HAPA	Health Action Process Approach
HEDE	Health-Ease und Dis-Ease
IV	Integrierte Versorgung
KreaRe	Kreative Leistungsfähigkeit und Ressourcenmanagement in Forschung und Entwicklung
MAPs	Mindful Awareness Practices
MBCT	Mindfulness-Based Cognitive Therapy
MBCT-D	Mindfulness-Based Cognitive Therapy-Depression
MBCPM	Mindfulness-Based Chronic Pain Management
MB-EAT	Mindfulness-Based Eating Awareness Training
MBEC	Mindfulness-Based Elder Care
MBM	Mind-Body-Medizin/Mind Body Medicine
MBRTP	Mindfulness-Based Relapse Prevention
MBSR	Mindfulness-Based Stress Reduction
MBSR-S	Mindfulness-Based Stress Reduktion-Self
MC	Morbus Crohn
MICOM	Mind Body Medicine in Integrative and Complementary Medicine
MSC	Mindful Self-Compassion
NIH	National Institutes of Health
PME	Progressive Muskelentspannung
PNI	Psychoneuroimmunologie
PräGO	Präventives Gesundheitsmanagement durch integrierte Personal- und Organisationsentwicklung
RDS	Reizdarmsyndrom
RET	Rational-Emotive Therapie
RRT	Reiz-Reaktions-Therapie
SGB	Sozialgesetzbuch
SRT	Symptomreduktionstherapie
TCM	Traditionelle Chinesische Medizin
TTM	Transtheoretisches Modell
TZI	Themenzentrierte Interaktion
UbeG	Unternehmensgewinn durch betriebliche Gesundheitspolitik

Abbildungsnachweis

F210-021	Colloca L, Lopiano L, Lanotte M, Benedetti F: Overt versus covert treatment for pain, anxiety, and Parkinson's disease, Lancet Neurol. 2004 Nov; 3(11):679–84
F971-002	Colloca L, Benedetti F: Placebos and painkillers: is mind as real as matter?, Nat Rev Neurosci. 2005 Jul; 6(7):545–52
L143	Heike Hübner, Berlin
L231	Stefan Dangl, München
M297	M. Deschner, Berlin
M570	Anna Paul
P466	Nils Altner
P467	Gustav Dobos
P468	Tobias Esch
P469	Edward H. Adelson
P470	Alexa Franke
P471	Silke Lange
P472	Christel von Scheidt
P473	Christiane Pithan
P474	Tina Zempel
P475	Merle Malburg
P476	Frauke Reese
P477	Thomas Rampp
P478	Petra Voiß
P479	Jost Langhorst
P480	Anna K. Koch
P481	Claudia M. Witt
P482	Lena Kümmel
P483	Nadine Laub
T974-001	Clinical Training in MindBody Medicine: Benson H. M.D., Baim P, M.S., N.P., Copyright 1992 by the Benson-Henry Institute for Mind Body Medicine, Massachusetts General Hospital, Revised September 2007
T974-002	The Wellness Book: Herbert Benson, Eileen M. Stuart, Harvard Medical School, Copyright 1992 by the Benson-Henry Institute for Mind Body Medicine, Massachusetts General Hospital, MindBody Medical Institute
W1041	UGB - Verband für Unabhängige Gesundheitsberatung e. V. (Hrsg.): Foliensatz Ernährung; 3. Aufl. 2005

Sachregister

N

O

P